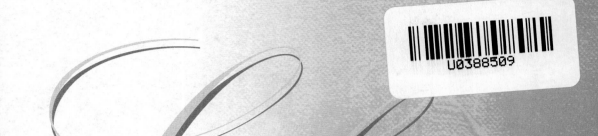

生命终末期护理管理

SHENGMING ZHONGMOQI HULI GUANLI

刘国莲　宁艳花　主编

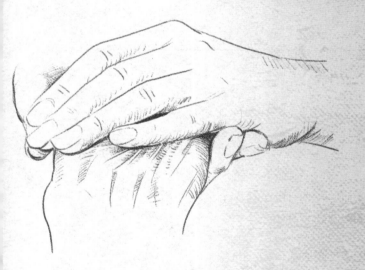

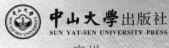 中山大学出版社
SUN YAT-SEN UNIVERSITY PRESS

·广州·

图书在版编目（CIP）数据

生命终末期护理管理/刘国莲，宁艳花主编．—广州：中山大学出版社，2019.10

ISBN 978 - 7 - 306 - 06684 - 8

Ⅰ．①生…　Ⅱ．①刘…　②宁…　Ⅲ．①临终关怀—护理　Ⅳ．①R473

中国版本图书馆 CIP 数据核字（2019）第 178527 号

出 版 人：王天琪
策划编辑：金继伟
责任编辑：张礼凤　翁慧怡
封面设计：曾　斌
责任校对：李先萍
责任技编：何雅涛
出版发行：中山大学出版社
电　　话：编辑部 020 - 84110283，84111996，84111997，84113349
　　　　　发行部 020 - 84111998，84111981，84111160
地　　址：广州市新港西路 135 号
邮　　编：510275　传　　真：020 - 84036565
网　　址：http：//www.zsup.com.cn　E - mail：zdcbs@ mail.sysu.edu.cn
印 刷 者：广州一龙印刷有限公司
规　　格：787mm×1092mm　1/16　25.75 印张　476 千字
版次印次：2019 年 10 月第 1 版　2019 年 10 月第 1 次印刷
定　　价：68.00 元

如发现本书因印装质量影响阅读，请与出版社发行部联系调换。

本书编委会

主编　刘国莲　宁艳花

编者　（以姓氏笔画为序）

　　　　牛　萌（宁夏医科大学）

　　　　宁艳花（宁夏医科大学）

　　　　刘国莲（宁夏医科大学）

　　　　刘赟赟（宁夏医科大学）

　　　　何旭文（宁夏医科大学）

　　　　陈　莉（宁夏医科大学）

　　　　郭浩乾（宁夏医科大学）

前　　言

　　随着人口老龄化及肿瘤患者的人数增多，肿瘤和慢性非恶性疾病已成为我国人口病死的重要因素，因而生命终末期护理管理需求也随之增大。国外对生命终末期护理管理的研究已相对成熟，形成了相应的护理体系。生命终末期护理是指对无法治愈或进入临终阶段的患者，开展以患者及家属为中心的综合护理服务，旨在帮助患者和家属接触病痛、获得最佳的生活质量。生命终末期护理的内容包括姑息护理（也称为舒缓护理）、临终关怀（也称为安宁疗护）和死亡教育。《中国护理事业发展规划纲要（2011—2015年）》也明确指出，要研究制订老年病科、姑息治疗、临终关怀的护理规范及指南。

　　姑息护理已经成为一种新型的护理方式。世界卫生组织对姑息护理的最新定义为：通过早期识别、积极评估，有效控制疼痛及其他躯体症状，处理患者躯体、社会心理和精神的困扰，预防和缓解患者的身心痛苦，从而最大限度地改善和提高生命面临疾病威胁的患者及其家属的生命质量。临终关怀是一种特殊的卫生保健服务，指由多学科、多方面的专业人员组成的临终关怀团队，为当前医疗条件下尚无治愈希望的临终患者及其家属提供全面的舒缓疗护，以使临终患者缓解极端病痛，维护临终患者的尊严，让临终患者舒适安宁地度过人生最后旅程。姑息护理和临终关怀的任务并不是使患者康复，而是提高患者的生存质量，二者的许多护理内容相同，其主要区别在于实施的时间节点不同。死亡教育不是一种指向死亡的教育，而是帮助个体认清死亡的现象及其本质，积极地预防和应对各种死亡时间，从而更加珍惜生命，以及更好地理解生命的真正价值。临终关怀的理论与实践不能脱离对死亡的认识和理解。医护人员只有具备较为扎实的、丰富的死亡学知识，才能有助于其为临终患者提供感情上的支持和行动上的关怀。

　　本书旨在采用系统的文献研究，总结我国常见疾病终末期的护理方法，从而为护理人员生命终末期护理知识的学习提供学术资料；通过对国内研究现状的总结分析，提出不足及研究展望，为生命终末期护理研究提供思路。

刘国莲

2019 年 2 月

目　　录

第一编　姑息护理

第二编　临终关怀

第三编　死亡教育

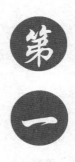

第一编

姑息护理

姑息治疗是对无法治愈或进入临终阶段的患者基于完全、主动、系统地治疗和生命关怀的总称，是以患者及家属为中心，综合心理、社会和精神问题，依据不同的人生观、信仰、文化及需求，重视控制疼痛、解除痛苦，在延长患者生命的同时，也注重关怀性治疗。姑息治疗的主要目的是帮助患者和家属解除病痛、获得最佳的生活质量，因此，应与延长患者生命的治疗、疾病控制的关键性治疗同时进行。与姑息治疗对应，姑息护理应运而生。

第一章　姑息护理概述

第一节　姑息护理认知的发展

一、姑息护理的概念

　　姑息护理（palliative care，PC）也译为舒缓护理、舒缓照顾或缓和医疗，是对患有无法治愈疾病的患者给予积极的整体护理，将疾病治疗与姑息护理相结合，通过预防、评估和有效控制疼痛及其他躯体症状，缓解患者心理和精神等方面的问题，即以预防和缓解不适、尽可能达到最佳生活质量，同时给予家属丧亲支持，协助患者及其家庭做医疗方面的重要选择，以提高患者及其家属的生活质量的一种护理模式。世界卫生组织（World Health Organization，WHO）于 1990 年首次提出 "palliative care" 的概念，并于 2002 年对姑息护理的定义进行了修改，提出姑息护理是一种通过早期识别、积极评估、控制疼痛和缓解其他痛苦症状，包括身体、心理、社会和精神困扰，从而预防和缓解身心痛苦，改善生命面临疾病威胁的患者（包括成人和儿童）及其家庭生活质量的支持性照护。姑息护理的概念强调了症状管理、生活质量和全人照顾，指出姑息护理覆盖了疾病的整个周期，而非局限于疾病终末期。姑息护理的内涵，包括以团队形式满足患者及家庭的需要，旨在提高患者及家庭的生活质量，同时可对整个疾病过程产生积极影响。姑息护理从疾病的早期即可开始，可合并其他试图延长患者生命的措施，如放疗护理、化疗护理及疼痛护理等。

　　人们经常混淆临终关怀和姑息护理。临终关怀的服务对象较姑息护理局限，仅限于临终期（一般不超过 1 年）患者，其目的是为临终患者及其家属提供一种全面的照护，包括医疗、护理、心理和社会等各个方面，旨在提高临终患者的生命质量，使其能够少痛苦、舒适、安详且有尊严地走完人生的最后旅程，并使其家属的身心健康得到维护和加强。世界卫生组织对姑息护理的最新定义为：通过早期识别、积极评估，有效控制疼痛及其他躯体症状，处理躯体、社会心理和精神的困扰，预防和缓解患者身心痛苦，从而最大限度地改善和提高面临致命疾病威胁的患者及其家属的生命质量。目前，姑息护理已经成为一种新型的护理方式，适用于所有威胁生命或潜在威胁生命的慢性病患者的任何时间及任何阶段，包括无法治愈的疾病及慢性迁延性疾病患者和临终患者，特别是患有癌症、艾滋病、慢性阻塞性肺疾病、糖尿病等无法治愈的疾病的患者。

最初，姑息护理仅仅指对癌症患者提供护理服务。随着护理事业的发展和社会的需求，姑息护理的概念也有了新的发展和变化，涉及的学科和服务范围也逐渐扩展。姑息护理于 20 世纪末引入我国，由于本土化原因，我国于 1997 年发表第一篇姑息护理的文献后便进入停滞期，直到 2001 年才陆续有相关的文献报道。2006 年以后，姑息护理相关研究得以迅速发展。2010 年，一项随机对照试验证明，对转移性非小细胞肺癌患者诊断后介入姑息护理能显著改善患者的生活质量和情绪状态，延长生存期，表明在诊断严重疾病或限制生命疾病后早期给予姑息护理是合适且有益的。2014 年，世界卫生大会呼吁所有成员国将姑息护理作为综合治疗的一部分，在疾病早期将其与治愈性治疗措施同时提供给患者，对姑息护理的发展具有里程碑意义。美国国家综合癌症网络（NCCN）2018 版《姑息护理临床实践指南》中指出，应根据患者的意愿和选择，从疾病诊断开始共同提供姑息护理与疾病治愈性治疗，适用于任何疾病、任何疾病阶段及任何年龄的患者。需要进一步明确的是，姑息护理的理念针对的是所有医生（不论其学科）照顾患者的一般的或基本的姑息护理方法。

近年来，我国护理学者从认知、实践和教育等领域也对姑息护理进行了大量的研究和实践探索，也有学者对国内姑息护理文献进行了计量分析，发现我国姑息护理近年来发展迅速，研究地域分布在 25 个省（市、自治区），研究主题主要集中于姑息护理理论的论述、临床护理实践和调查研究三个方面，取得的进展也主要体现在这几个方面。

二、姑息护理的认知发展

目前，我国关于姑息护理认知的研究主要以护理人员的研究较多，对患者终末期护理的认知调查主要集中在对临终关怀认知的研究。

（一）护理人员对姑息护理的认知

国内学者采用中文版姑息护理知识问卷对护士开展了姑息护理认知的调查，结果发现我国护理人员对姑息护理的认知主要表现为5个方面的特点。

1. 护理人员对姑息护理的认知水平整体偏低

以2013—2015年国内学者对南京医科大学第一附属医院老年科护士、长春市三级甲等（简称为"三甲"）医院护士、上海市9所医院护士和南京市6所三级甲等医院医护人员的调查结果可见，调查对象的姑息护理知识正确率为44.4%～49.7%，显著低于2007年法国（54.6%）、加拿大（61.0%）、美国（61.4%）等发达国家的认知水平。2018年，刘德兰等人对山东省肿瘤护理人员的调查结果显示，肿瘤护理人员对姑息护理相关知识的需求程度较高，这与周新华等人对乌鲁木齐6所三级甲等医院肿瘤科护士的调查结果一致。另有学者对山东省综合医院护理人员姑息护理认知状况进行了调查，发现该省综合医院护理人员的姑息护理知识水平较低，态度有待提高。对长春市三甲医院护士和老年科护士的调查，也得出了相似的结论。因此，在各层次肿瘤护理人员中开展姑息护理相关培训十分重要。

2. 护理人员对姑息护理认知范围较为局限

首先，大多数护理人员对姑息护理的认知常常局限于恶性疾病晚期患者的护理，而对慢性非恶性疾病患者、儿童等特殊患者及其家属的姑息护理的认知不足。其次，对患者整个就医过程的姑息护理，以及出院后及死亡后姑息护理的延续未能足够重视。最后，从对姑息护理知识掌握的情况来看，我国护理人员对患者心理、社会与精神支持相关的知识普遍缺乏，而对与临床工作密切相关的知识掌握相对较好。

3. 护理人员对姑息护理的认知水平存在地域差异

通过文献研究发现，吉林、山东、上海、四川等地姑息护理研究成果较多，研究内容也较广泛深入，涉及慢性非恶性疾病患者姑息护理、儿童姑息护理、姑息护理教育及模式的构建等，而贵州、内蒙古和新疆等地区姑息护理的研究和研究内容相对较弱，主要与区域经济水平、高等教育发展水平和医疗卫生事业发展情况等有关。

4. 护理人员对姑息护理的支持态度

癌症患者适时选择姑息护理和临终关怀是有益的，且医护人员常常是患者选择医疗方案的主要信息来源。由于专业性和权威性，医护人员的观念对医疗决策的权重相对较大，即医护人员的个人态度很容易影响患者及其家属对治疗方案的选择。针对医护人员对中晚期癌症患者选择姑息护理和临终关怀的态度倾向的调查，国内学者先后开展了不同时间和不同地区的研究。周天等于2011年对北京某医院医护人员的调查结果发现，影响护士对医疗方案选择的4个主要因素依次为生存期延长时间、癌症缩小程度、副作用大小和经济压力大小，47.4%的护士第一反应是不接受姑息支持和临终关怀。2017年，邹继峰对某医院医护人员进行晚期癌症患者姑息治疗和临终关怀态度的调查结果显示，51.3%的医护人员同意对晚期癌症患者进行姑息治疗或临终关怀，48.7%的医护人员对此持中立或不同意的观点；进一步进行影响因素分析发现，医护人员对晚期癌症患者姑息护理和临终关怀的态度与性别和月收入无明显相关性，而与年龄、学历、岗位、工作时间及家中是否有危重患者等因素直接相关。综上所述，需要加强姑息护理和临终关怀的相关教育培训，同时需要建立统一的姑息护理和临终关怀的专业性标准，以改善医护人员对晚期癌症患者姑息护理和临终关怀的态度。

5. 影响护理人员姑息护理认知的因素

国内学者对综合医院护理人员的调查结果发现，接受教育培训经历影响护士姑息护理认知水平，即有培训史的护士较无培训史护士好。现有研究发现，尽管国内已有部分医院开展姑息护理知识的培训和宣传，但是尚缺乏规范的姑息护理培训体系，缺乏专业的培训师资、规范的培训教材和统一的培训考核标准，从而使有些医院专科培训效果不明显。此外，多因素分析结果显示，年龄、职称、科室等对护士姑息护理知识得分有显著影响。在年龄方面，年龄在36～45岁间的护士比35岁以下者姑息护理知识得分较高，可能是因为年龄大的护士工作时间长、护理经验丰富，能够理解患者的心理需求。在职称方面，主管护师知识得分高于护师和护士，一方面可能与工作经验有关，另一方面也可能与职称晋升考试涉猎相关内容有关。在工作科室方面，肿瘤科护士姑息护理得分最高，这可能与肿瘤患者是姑息护理的最初服务对象有关，肿瘤科护士对姑息护理知识的学习较多。

（二）患者对姑息护理的认知

受传统观念的影响，国内慢性病患者对姑息护理的认知水平普遍较低。慢性病患者常常病程长，预后的可预见性较差，在疾病漫长的发生、发展过程中也经历着疼痛、经济和心理压力等问题，继而导致患者的生活质量严重下降。姑息护理的目的在于控制患者的疼痛和提高其生活质量，贯穿于慢性病发生和发展的各个阶段。然而，通过现有文献研究发现，国内外关于慢性病患者姑息护理认知的相关研究较少，特别是非恶性肿瘤的慢性病患者。该领域的研究局限受认知评价工具缺乏或不成熟、研究角度单一等因素制约。对此，国内学者张春梅等人于 2018 年建立了慢性病患者姑息护理接受度测评问卷，并进行了信效度检验，该问卷共包括 3 个维度和 10 个条目。3 个维度，分别是生命质量态度、内容与形式和支持来源。10 个条目，主要包括：①在我即将离开人世时，请采取一切抢救措施延长我在世上生存的时间；②即使抢救措施会增加我的痛苦也没事，只要能延长我的生命就行；③我想不惜一切代价延长生命，即使是增加我痛苦的治疗措施也不愿放弃；④我希望医护人员能为我提供生活方面的专业指导，以便消除我在疾病养护方面的疑惑；⑤我希望我的身体总是保持清洁、舒适；⑥希望自己的民族、生活习惯及信仰能够被尊重；⑦我渴望被允许参与到治疗决策和护理计划的制订中，表达自己的意愿；⑧和病友聊天会让自己更好地了解疾病；⑨我乐于和病友一起讨论疾病，相互鼓励、相互支持；⑩我希望通过自己的努力摆脱疾病带来的烦恼。经研究证实，该工具信效度较好，相对于同类型的研究能够更全面地反映慢性病患者对姑息护理的接受程度，可用于慢性病患者的评估。

三、姑息护理的服务对象

姑息护理早期主要用于身患绝症、身心极度痛苦的患者。这是由于姑息护理起初主要应用于慢性非传染性疾病患者。目前，姑息护理也已应用于临终新生儿、终末期肾病患者等，服务对象的范畴扩展至任何年龄段、任何需要这种照护的人群。美国国家共识项目（National Consensus Project，NCP）在姑息护理质量临床实践指南中，将致残性、威胁生命的疾病解释为持续或反复发作并影响患者日常生活，或可能减少患者预期寿命的各个年龄段和广泛的诊断类别。在这一临床实践指南中所包括的姑息护理对象有 5 种类型：①患有严重疾病或绝症的患者，如癌症晚期、终末期老年痴呆症等；②患有慢性进行性疾病者，如慢性肾病、进展性心脏病或肺疾病、恶性肿瘤、周围性血管性疾病等；③有先天性疾病或日常活动需要依赖他人提供生命支持或需要长期照护的儿童和成年人；④患有急性、严重危及生命支持或需要长期照护的儿童和成年人；⑤患有急性、严重危及生命的疾病者，如白血病患者、严重创伤者等。

四、姑息护理的服务类型

1. 医疗机构病房

由于患者的症状需要密切的评估与观察，以获得及时、最优的缓解，所以医疗机构病房是较常见的服务类型。这一类型的对象还包括居家环境不适宜养病者，或家中无人照料、必须住院者。

2．居家照料

对于症状已获得有效缓解可以回家调养者，在家中至少有 1 名照顾者的情况下可以选择居家照料。姑息护理专业人员需定期、及时进行家庭访视，使患者能够在最熟悉的环境中接受缓和护理。

3．日间照料中心

部分接受缓和护理患者在白天因照顾者上班等原因，白天在家无人照料，可以选择在日间照料中心接受姑息护理。而在照顾者下班或时间方便时，患者再返回家中休息。

五、姑息护理实践原则

世界卫生组织在对姑息护理明确定义的同时，也提出了姑息护理的实践原则。2011 年，世界姑息护理联盟（World Palliative Care Alliance，WPCA）对世界卫生组织的姑息护理实践原则做了补充解释。2018 年 10 月 8 日，世界卫生组织出版的《21 世纪初级卫生保健指南》（*A Vision for Primary Health Care in the* 21st *Century*），将姑息护理纳入初级卫生保健，旨在为全民提供公平、安全、高质量、满足全面期待的连续性医疗护理服务。姑息护理实践原则从"不推迟死亡"到"不过度推迟死亡"，再到"不加速死亡"的不断变化，姑息护理的理念与适用范围也在逐渐向疾病早期推进。不同时期姑息护理原则的具体内容见表 1 - 1。

表 1 - 1　不同时期姑息护理实践原则的具体内容

发布机构	世界卫生组织	世界姑息护理联盟	世界卫生组织
发布时间	2002 年	2011 年	2018 年
具体内容	1．缓解疼痛和其他痛苦症状； 2．肯定生命并将死亡视为正常过程； 3．既不加速也不推迟死亡； 4．整合患者护理的心理和精神方面；	1．缓解疼痛和其他痛苦症状； 2．肯定生命并将死亡视为正常过程； 3．既不加速也不过度地推迟死亡； 4．根据患者和家属的需要和期望，整合患者护理的心理和精神方面；	1．早期发现问题并全面评估和处理； 2．提高生活质量，促进尊严和舒适，也可能对疾病进程产生积极影响； 3．在整个疾病过程中为患者及其家属提供支持； 4．与严重或限制生命的疾病问题结合考虑，并加以预防、早期诊断和治疗；

续表 1 - 1

发布机构	世界卫生组织	世界姑息护理联盟	世界卫生组织
具体内容	5. 提供支持系统，帮助患者尽可能积极地生活直至死亡； 6. 提供支持系统，帮助家庭应对患者疾病和自己的丧亲之痛； 7. 如果有需要，采用团队方法来满足患者及其家属的需求，包括丧亲辅导； 8. 提高生活质量，也可能对疾病过程产生积极影响； 9. 适用于疾病早期，与其他旨在延长生命的疗法相结合，并更好地了解、评估和管理临床并发症	5. 提供支持系统，使患者能够获得并遵循最佳临床照护，解决社会和法律问题，特别是减少贫困对患者及其家庭成员（包括儿童）的影响；帮助患者尽可能积极地生活直至死亡； 6. 提供支持系统，帮助家庭应对患者疾病和自己的丧亲之痛； 7. 如果有需要，采用团队方法来全面满足患者及其家属的需求，包括丧亲辅导； 8. 提高患者及其家属的生活质量，也可能对疾病过程产生积极影响； 9. 适用于疾病早期，与其他旨在延长生命的疗法（如癌症患者的化学疗法或放射疗法、HIV/AIDS患者的抗逆转录病毒疗法）相结合，并包括更好地了解、评估和管理临床并发症	5. 适用于疾病早期，与其他旨在延长生命的治疗共同使用； 6. 为临终时价值存疑的疾病缓解和生命维持治疗提供替代方案，并协助关于生命维持治疗的优化利用决策； 7. 适用于患有严重或危及生命疾病且长期遭受身体、心理、社会或精神痛苦的患者； 8. 如果需要，在患者去世后为家庭成员提供丧亲支持； 9. 旨在减轻因病致贫对患者和家庭的影响，避免因疾病导致经济困难； 10. 不是加速死亡，而是提供必要的治疗，根据患者的需求和价值观为其提供足够的舒适度； 11. 应由各级卫生服务系统的医务人员（包括初级卫生服务提供者、全科医生和专科医生）提供不同层次（基础—中等—专业）的缓和医疗技能培训； 12. 鼓励社区和民众积极参与； 13. 在各级卫生服务系统提供门诊、住院和居家照护； 14. 提供连续性服务，从而强化卫生服务系统

第二节 我国姑息护理实践的现状分析及展望

一、我国姑息护理的现状分析

（一）姑息护理的特征

1. 姑息护理对象以癌症患者为主

世界卫生组织明确提出，姑息护理的对象为任何患有不可治愈性疾病的患者及其家属。但是，我国姑息护理实践研究的对象主要为癌症患者，慢性非恶性疾病患者及其家属的姑息护理研究报道较少。对患有慢性非恶性疾病的老年人调查结果显示，其姑息护理服务的需求较高，主要需求包括控制和减轻身体不适症状及疼痛管理，咨询服务，以及减少抑郁、焦虑等不良情绪的心理疏导。患者家属一方面需要协助医护人员对患者实施姑息护理服务，同时其自身因长期照顾而产生躯体、心理、情感及社会负荷，生活质量显著下降，影响其护理能力和身心健康，所以对患者家属实施姑息护理同样具有重要的意义。

2. 癌症患者姑息护理的介入时间以中晚期为主

研究发现，我国对癌症患者实施姑息护理的阶段主要为癌症晚期和终末期。然而，姑息护理应贯穿于疾病的全过程，包括从诊断为不可治愈性疾病起至生命的终结。国外研究发现，及时、及早地进行姑息护理（early palliative care，EPC），在减轻癌症患者抑郁程度、提高生存质量及延长生存时间方面的效果更佳。而国内癌症患者的姑息护理介入时间较晚，这可能与我国缺乏相关专业人员、国家相关医疗补助不足及医疗卫生资源有限等因素有关。

3. 姑息护理服务模式以医院为主

我国姑息护理的研究主要集中在大医院的住院患者，社区患者接受姑息护理的机会较少。有学者提出，"以机构为支撑、居家为基础、社区为依托"的姑息护理服务，不仅可以保持护理的连续性，还可以降低费用，缓解医院床位紧张状况，节约国家卫生费用支出，优化医疗资源配置。然而，目前我国社区居家姑息护理的开展甚少，这可能与配套政策不完善、社区卫生服务治疗不够理想等因素有关。

（二）姑息护理的局限

1. 专业团队缺乏

研究发现，多学科组成的姑息护理团队能够满足患者及其家属多层次、全方位的需求，有助于提高患者及其家属的生存质量。目前，我国姑息护理研究中的实施团队仅小部分由多学科人员组成，与国外相比较，在团队构成上主要缺乏临床姑息护理专家和音乐治疗师，且缺乏持续性的团队管理。这与我国缺乏姑息护理相关的资格认证体系、医疗资源匮乏及东西部经济发展不平衡等因素有关。

2. 姑息护理专业规范性培训较少

有关姑息护理规范化专业培训和考核的文献鲜见报道。姑息护理教育和培训机会少是我国护理人员姑息护理知识缺乏和态度不积极的主要原因之一。因此，应借鉴国外经验，结合各地区的实际情况制订适合我国护理人员的姑息护理培训核心知识体系，但是未见其相关应用效果的报道。

（三）姑息护理的内容

目前，我国姑息护理的内容包括基础护理、症状控制、中医特色护理、心理护理、人文关怀、死亡教育、家属支持等，其中，居前五位的姑息护理措施依次为控制症状、心理护理、家属支持、基础护理和死亡教育。控制症状主要包括疼痛、疲乏及相应并发症的治疗与护理；家属支持主要是对家属提供心理护理与支持，指导其参与护理计划，协助其在心理、生活及经济等方面给予患者更多的支持；基础护理包括饮食与营养、睡眠与活动、皮肤等的护理；死亡教育主要是帮助患者树立科学的死亡观，消除其对死亡的恐惧和焦虑心理。

（四）姑息护理的评价指标及工具特征

国内姑息护理研究的评价指标主要是生存质量、心理健康水平、症状、患者满意度等。其中，大部分指标的评估工具是汉化版国外引进量表，使用范围广且具有良好的信效度，如汉密尔顿焦虑量表（HAMA）、症状自评量表（SCL-90）和癌症患者生活质量评估问卷（EORT-QLQ-C30）等。此外，也有部分研究以自行设计量表为评估工具，但缺乏信效度检验，从而可能会影响结果的可靠性，如患者满意度的评估。此外，姑息护理研究的评价指标均采用结果评价指标，缺乏对结构与过程的评价指标。因此，建议评估时也适当增加结构与过程评价指标，如具有良好信效度的综合性测量护理结构与过程的评估工具——护理评估量表。

二、我国姑息护理的研究局限及展望

(一) 研究局限

综合分析我国姑息护理相关研究文献,笔者总结了近年来姑息护理研究的不足,主要包括3个方面。

1. 姑息护理研究内容有待进一步拓展

就研究内容来看,发达国家姑息护理经过近几十年的发展,在姑息护理概念、原则、主要内容、姑息护理团队等方面积累了大量的理论和实践研究成果,建立了较为完善的姑息护理服务体系,开展了系列研究及姑息护理的教育课程,研究范畴已延伸至心脏、呼吸、神经血管和消化等其他严重的慢性非癌症疾病,研究内容涵盖疼痛和其他症状的控制、死亡教育、沟通技巧、伦理问题、家属和丧亲者需求等。我国姑息护理研究开展的主要机构为医院和高等院校,研究类型以临床经验性和总结性方式为主,研究内容主要涉及晚期癌症患者的症状控制和心理支持等方面。总体而言,我国对姑息护理研究的范围不够宽泛,临床实践研究具有表面笼统、深度不够的问题。研究对象多集中在恶性疾病患者,且大多数患者处于终末阶段,对非癌症患者、儿童、家庭和老龄化等主题涉及较少。姑息护理的模式仍然以医院护理模式为主,对社区、居家的姑息护理模式研究主要局限于引入国外研究经验,国内相关实践研究较少。该局限性主要与两方面的原因有关。首先,国内的姑息护理发展历程仅10余年,且大众受"喜谈生、避谈死"和"百善孝为先"等传统观念的制约,护理人员对姑息护理认知不足,相关姑息护理专业教育也比较少,从而使姑息护理实践难免会出现浅层概念化的问题;其次,随着各类医改政策的实施,患者数呈指数增长,临床护理工作繁忙,护理人员很难有时间对姑息护理进行规范化、程序化的研究。

基于以上问题,我们对姑息护理提出了相关的启示和研究展望。首先,护理人员需加强姑息护理专业知识的学习,提高对姑息护理认知,拓展姑息护理的研究范畴,探索符合我国国情和患者的姑息护理之路,着眼于社区和家庭开展姑息护理服务研究,减轻医疗卫生系统的负担,节约医疗卫生资源;其次,在国家管理机构层面,建议制定相关政策、加大资金投入、鼓励跨地区交流、开展生死观教育和姑息护理服务宣传,促进姑息护理研究内容的拓展。

2. 姑息护理研究地域差异显著

从姑息护理研究文献的机构分布和地域分布可见,我国姑息护理研究存在明显的地区差异。发文量较高的前三位机构依次是中国人民解放军第二军医大学护理学院、吉林大学护理学院和四川大学华西医院；研究较多的地域有上海、四川、山东、江苏、吉林和湖南等地，相反地，内蒙古、贵州、安徽、新疆等地研究较少。由此看见，姑息护理的开展与各地区经济发展程度、相关政策及社会支持力度等有一定的关系。据此，有学者建议国家相关部门采取姑息护理区域合作措施，让上海等较早开展姑息护理且运作较成熟的城市，与该项工作开展不主动或不成熟的地区形成合作帮带关系，积极探索适宜于不同地区、不同经济状况的姑息护理模式，扩大姑息护理的覆盖面。

3. 高等院校是姑息护理研究的主力军，缺乏知名度较高的专家

从发文篇数排名来看，研究结构统计中高等院校占有较大的比例；从著者信息来看，我国姑息护理的作者较为分散，在文献增长期未见活跃的研究者，没有形成可持续研究的局面。这可能与我国目前尚缺乏姑息护理的教育内容、姑息护理尚未成为护理专业学生的必修课程、护理人员也难以接受系统的姑息护理理论教育和技术教育等有关。据此建议，加强姑息护理的学校教育和继续教育，设置姑息护理专业的教材和课程，加强护理专业学生姑息护理专业知识的学习和护理人员的姑息护理继续教育，培养专业的姑息护理人才，组建专业性姑息护理团队；同时，鼓励各地各单位共同关注姑息护理问题，集中学科优势，形成核心研究团队，聚焦中国姑息护理特异性问题，指引国内姑息护理研究的发展方向。

（二）展望

1. 姑息护理将被更多的人所接受

随着我国经济社会的发展和人民生活水平的不断提高，人们在面对治愈性治疗无法挽救生命时，希望有尊严、没有痛苦地面对生活，这是姑息护理发展的前提和良好基础。姑息护理充分考虑到患者及家庭的独特性，尊重家庭在决策中的核心角色作用，通过指导和协助患者及家庭决策，防止或减轻患者痛苦，这种理念将被越来越多的人接受。

2. 姑息护理将走向制度化、专业化

姑息护理的发展需要逐步建立姑息护理患者准入标准、临床实践路径、服务评价标准等，姑息护理将逐步走向制度化、专业化发展的道路。

3. 姑息护理服务将更加多元化

国家、政府和社会可以建立多种形式的服务机构，如独立的姑息护理院或病房、居家姑息护理中心、与智慧社区养老服务融合的姑息护理等，以满足不同年龄段、不同疾病类型患者的需要。

【参考文献】

[1] Fallon M, Foley P. Rising to the challenge of palliative care for non-malignant disease [J]. Palliative Medicine, 2012, 26 (2): 99 –100.

[2] 张玉玺, 吴金凤, 范云霞, 等. 老年科护士姑息护理知识调查分析 [J]. 护理学杂志, 2013, 28 (7): 44 –46.

[3] Oliver K. Patient issues: demystifying palliative care [J]. European Association of Neurooncology Magazine, 2014, 4 (3): 127 –128.

[4] 杨青建. 长春市三甲医院护士姑息护理知信行的现状调查及相关因素分析 [D]. 长春: 吉林大学, 2013.

[5] Behmann M, Lückmann S L, Schneider N. Palliative care in Germany from a public health perspective: qualitative expert interviews [J]. BMC Research Notes, 2009, 2 (1): 1 –6.

[6] 王婷婷. 南京市三甲医院医护人员姑息护理知识的调查和分析 [D]. 南京: 南京中医药大学, 2015.

[7] Sanson-Fisher R, Girgis A, Boyes A, et al. The unmet supportive care needs of patients with cancer [J]. Cancer, 2015, 88 (1): 226 –237.

[8] 邹继峰. 医护人员对肿瘤晚期患者临终关怀和姑息支持的态度 [J]. 中医药管理杂志, 2017, 25 (15): 175 –177.

[9] 周天, 张培彤, 莫爵飞, 等. 医护人员对中晚期肿瘤患者选择姑息支持和临终关怀的态度倾向 [J]. 中国肿瘤, 2012 (2): 156 –160.

[10] Boyes A W, Afaf G, Catherine D, et al. Prevalence and correlates of cancer survivors' supportive care needs 6 months after diagnosis: a population-based cross-sectional study [J]. BMC Cancer, 2012, 12 (1): 150.

[11] 韦迪, 刘翔宇, 谌永毅, 等. 肿瘤病人全人姑息照护理论及需求的研究进展 [J]. 护理研究, 2017, 31 (21): 2565 –2568.

[12] 赵晓婕, 杨逸, 吴啊萍, 等. 晚期癌症患者对临终关怀需求的调查分析 [J]. 护理学杂志, 2015, 30 (9): 27 –30.

[13] Sanders S L, Bantum E O, Owen J E, et al. Supportive care needs in patients with lung cancer [J]. Psycho-Oncology, 2010, 19 (5): 480 –489.

[14] 于方方, 付菊芳, 白燕妮, 等. 成人癌症患者支持性照护需求的研究现状 [J]. 解放军护理杂志, 2014, 31 (19): 23 –27.

[15] Grbich C, Maddocks I, Parker D, et al. Identification of patients with noncancer diseases for palliative care services [J]. Palliative & Supportive

Care，2005，3（1）：5－14.

［16］马婷婷，强万敏. 中国姑息护理文献计量分析［J］. 护理学杂志，2015（23）：79－82.

［17］马潇，沈军. 我国姑息护理研究的文献计量学分析［J］. 检验医学与临床，2016，13（4）：482－484.

［18］White K，D'Abrew N，Katris P，et al. Mapping the psychosocial and practical support needs of cancer patients in Western Australia［J］. European Journal of Cancer Care，2012，21（1）：107－116.

［19］孙鑫章. 慢性非恶性疾病老年人姑息护理接受度及影响因素研究［D］. 开封：河南大学，2014.

［20］邹敏. 上海市护士姑息护理知识的现状调查与原因分析［J］. 中国实用护理杂志，2015（18）：1386－1390.

［21］Kent E E，Wilder A，Keegan T H M，et al. Social support needs in adolescents and young adults diagnosed with cancer［J］. Psycho-Oncology，2012，21（2）：5.

［22］胡翠环，王志红，任海燕，等. 癌症患者抑郁症相关因素调查分析［J］. 护理学杂志，2006（10）：65－67.

［23］王雪仙，周东华，王秀平. 癌症患者社会支持水平的调查［J］. 解放军护理杂志，2011（16）：17－19.

［24］Lintz K，Moynihan C，Steginga S，et al. Prostate cancer patients' support and psychological care needs：survey from a non-surgical oncology clinic［J］. Psycho-Oncology，2003，12（8）：769－783.

［25］张玉玺，林征. 晚期肿瘤患者姑息护理实践特点及启示［J］. 护理学报，2013，20（2A）：20－23.

［26］Beesley V L，Price M A，Webb P M，et al. Changes in supportive care needs after first-line treatment for ovarian cancer：identifying care priorities and risk factors for future unmet needs［J］. Psycho-Oncology，2013，22（7）：1565－1571.

［27］王毅欣，沈洁，徐燕. 晚期癌症患者居家姑息照护服务影响因素的质性研究［J］. 中华护理杂志，2011（5）：499－502.

［28］World Health Organization. Palliative care［EB/OL］. （2010－12－01）［2016－03－01］. http://www. who. int/cancer/palliative/en.

［29］韩群英，魏红艳，张龚. 临床姑息护理在恶性肿瘤患者护理中的应用体会［J］. 淮海医药，2010（1）：79－80.

［30］谢晓琴，张琼，康冬梅. 三层次需求调查问卷对终末期妇科恶性肿瘤姑息治疗需求的调查［J］. 实用医院临床杂志，2017，14（5）：62 - 65.

［31］Schmid-Büchi S, Halfens R J G, Müller M, et al. Factors associated with supportive care needs of patients under treatment for breast cancer［J］. European Journal of Oncology Nursing, 2013, 17（1）: 22 - 29.

［32］李湘辉，赖世伟，成沛玉，等. 姑息护理对住院癌症患者生活质量的影响［J］. 护理实践与研究，2011（13）：4 - 6.

［33］黄晶. 上海市社区肿瘤姑息照护全科团队人员组成和功能研究［D］. 上海：第二军医大学，2008.

［34］Chalmers K I, Luker K A, Leinster S J, et al. Information and support needs of women with primary relatives with breast cancer: development of the information and support needs questionnaire［J］. Journal of Advanced Nursing, 2001, 35（4）: 497.

［35］王玉萍. 老年患者居家姑息治疗护理措施及可行性分析［J］. 中国医药科学，2011（18）：103 - 103.

［36］刘霖. 姑息照护培训的核心知识体系研究［D］. 上海：第二军医大学，2008.

［37］Usta E, Aygin D, Sağlam E. Knowledge and opinions of nursing students on palliative care: a university example［J］. Journal of Human Sciences, 2016, 13（3）: 4405.

［38］Sepúlveda C, Marlin A, Yoshida T, et al. Palliative care: the World Health Organization's global perspective［J］. Journal of Pain and Symptom Management, 2002, 24（2）: 91 - 96.

［39］马潇. 我国实施姑息护理的系统评价［D］. 重庆：重庆医科大学，2016.

［40］张春梅，刘彦慧，侯振华，等. 慢性病患者姑息护理接受度测评问卷编制及信效度检验［J］. 护理学报，2018，25（15）：6 - 9.

［41］庄显叶. 科普化姑息护理读本联合心理行为干预在晚期肿瘤患者中的应用研究［J］. 临床护理杂志，2018，17（5）：45 - 48.

［42］刘德兰，闫荣，曲华燕，等. 肿瘤护理人员对姑息护理相关知识需求的调查分析［J］. 护理学杂志，2018，33（24）：11 - 14.

［43］周新华，薛少杰，康璇，等. 肿瘤科护士姑息护理知识和态度调查分析［J］. 全科护理，2018，16（24）：2948 - 2951.

［44］胡雅，石泽亚，付藏媚，等. 肿瘤安宁疗护 SCI 论文研究热点前沿的可视化分析［J］. 护理学报，2018，25（17）：12 - 16.

［45］杨海苓. 山东省综合医院护士姑息护理认知现状及相关因素研究［D］. 济南：山东大学，2018.

［46］World Health Organization. WHO definition of palliative care/WHO definition of palliative care for children［EB/OL］.［2018 - 12 - 03］. http://www. who. int/cancer/palliative/definition/en/.

［47］Kelley A S, Meier D E. Palliative care：a shifting paradigm［J］. The New England Journal of Medicine, 2010, 363（8）：781 - 782.

［48］Temel J S, Geer J A, Muzikansky A, et al. Early palliative care for patients with meatstatic non-small-cell lung cancer［J］. The New England Journal of Medicine, 2010, 363（8）：733 - 742.

［49］World Health Assembly. Strengthening of palliative care as a component of comprehensive care throughout the life course［EB/OL］.（2014 - 05 - 24）［2018 - 12 - 31］. http://apps. who. int/gb/ebwha/pdf-files/files/WHA67/A67 - R19 - en. pdf.

［50］National Comprehensive Cancer Network. NCCN clinical practice guidelines in oncology palliative care：Version 1 2018［EB/OL］.（2017 - 12 - 19）［2018 - 12 - 31］. https://www. nccn. org/professionals/physician-gls/pdf/palliative. pdf.

［51］Worldwide Palliative Care Alliance. WPCA policy statement on defining palliative care［EB/OL］.（2011 - 07）［2018 - 12 - 31］. http://www. thewhpca. org/resources/item/definging-palliative-care.

［52］Worldwide Hospice Palliative Care Alliance. WHO publishes new guides on integrating palliative care into health care［EB/OL］.（2018 - 10 - 08）［2018 - 12 - 31］. http://www. thewhpca. org/latest-news/item/who-publishes-guides-on-integrating-palliative-care-into-healthcare.

［53］World Health Organization. Integrating palliative care and symptom relief into primary health care［EB/OL］.（2018 - 10 - 08）［2018 - 12 - 31］. http://apps. who. int/iris/bitstream/handle/10665/274559/9789241514477 - eng. pdf? ua = 1.

［54］Morita A, Akechi T, Ikenaga M, et al. Late referrals to specialized palliative care service in Japan［J］. Journal of Clinical Oncology, 2005, 23（12）：2637.

［55］国家卫生和计划生育委员会. 国家卫生计生委关于印发安宁疗护中心基本标准和管理规范（试行）的通知［EB/OL］.（2017 - 02 - 09）［2018 -

12 – 31]. http://www. nhfpc. gov. cn/yzygj/s3593/201702/df50fdc62fa84 cdd9d9a09d5162a661f. shtml.

[56] 国家卫生和计划生育委员会. 国家卫生计生委办公厅关于印发安宁疗护 实践指南（试行）的通知[EB/OL]. (2017 – 02 – 09)[2018 – 12 – 31]. http://www. moh. gov. cn/yzygj/s3593/201702/83797c0261a94781b158dbd 76666b717. shtml.

第二章 终末期患者的姑息护理

第一节 姑息护理措施

姑息护理是针对生命终末期患者的一种人性化、高效、新型的积极性、功能性整体护理，目的是控制疼痛和缓解症状，旨在提高患者的生存质量，让患者平静地度过生命的最后阶段。针对终末期患者，主要采用以下姑息护理措施。

一、环境护理

环境护理的目的是为患者提供一个温馨、舒适的病房环境。病房应保持充足的光线和通风，每天定时对房间进行消毒。房间内适当增加绿色植物，摆放对患者具有重要意义的摆件，使病房充满家庭温馨氛围。病房内应配置电视机等设备，并放置于合适的位置，使患者躺卧于病床即可舒适观看。白天可播放一些舒缓的轻音乐，帮助患者保持愉悦放松的心情。制作悬挂关于疾病、人文知识的健康宣教版面，给患者提供一切方便其生活的设施，以提升患者的舒适度。

二、基础护理

（一）皮肤护理

对生命终末期患者，特别是卧床患者，应定时清洁皮肤，床单和被褥等要定时更换，保持患者皮肤干燥、整洁。尿失禁患者要留置导尿管，大小便结束后应及时清理，用清水擦洗皮肤，保持会阴部皮肤干燥。长期卧床患者应提供气垫床，定时协助患者翻身，减少受压。翻身后，应评估患者受压皮肤的情况，观察有无红肿，避免压疮的发生。对因疼痛变换体位困难者，要在患者疼痛症状轻微时协助患者翻身，避免在患者疼痛严重时变更体位。

（二）营养护理

生命终末期患者常常存在饮食和营养问题，因此，生命终末期患者应由营养医师、营养护士对其进行专业的营养评估，根据患者的病情和症状给予饮食指导，必要时给予各种肠内、外营养支持治疗。对于可经口进食者，依据患者的饮食习惯和喜好，与其共同探讨，制订每日膳食食谱，鼓励患者多食用新鲜蔬果，以保证每天足够量的蛋白质、电解质和热量的摄入。对患者及其照顾者给予食物搭配指导，以清淡、易消化的高营养食物为主，少量多餐，以保持大便通畅，做好相关护理工作。对不能进食者，应根据情况对患者实施肠内营养或静脉营养治疗。

（三）疼痛护理

疼痛是终末期患者的常见症状，特别是癌症患者，是影响患者生活质量最重要的因素。对终末期患者进行姑息护理时，首先要进行疼痛评估；其次，根据疼痛评估结果，遵医嘱为患者实施有效的止痛方案及护理措施。对终末期患者，可以通过药物治疗或非药物治疗两种方式缓解疼痛。

对于癌症患者疼痛的药物治疗是指遵照 WHO 推荐的癌症三阶梯镇痛法，由轻及重使用解热镇痛类、弱阿片类乃至吗啡等药物，剂量由低到高，给药方式可采取先口服再静脉的顺序。疼痛的非药物治疗方式是指通过心理辅导、音乐疗法、针灸疗法等方式减轻患者疼痛。首先，医护人员要对患者进行癌痛的健康教育，提高患者对疼痛的认知。其次，适当给予患者积极的心理暗示，指导患者进行疼痛的自我评估并主动向医护人员描述疼痛的程度，积极配合疼痛治疗。再次，应指导患者应用自己比较感兴趣的事物转移其注意力，或配合舒缓音乐，平复焦躁的情绪。最后，可通过强化睡眠与舒适护理提高患者的镇痛效果，帮助患者达到和维持躯体、情感、精神的最佳状态。

（四）疲乏护理

疲乏是晚期癌症患者的常见症状之一，与其他症状相互作用，从而影响到患者的生活质量。护理人员应先对终末期患者的疲乏状态进行评估，分析引起患者疲乏发生及促成的因素，从而依据患者的病情、疲乏状况制订适宜的活动计划。对能下床活动的患者，指导其进行慢性有氧运动，如打太极、散步、慢行等；对卧床患者，建议其在床上进行肌肉伸缩活动，或者在家属的协助下进行被动运动，以防长期卧床导致肌肉萎缩。

（五）其他常见症状护理

终末期患者因疾病或治疗的原因常常伴有恶心、呕吐、呼吸困难、便秘等多种晚期常见症状。护理人员应评估终末期患者存在的症状及其严重程度，以及这些症状对患者的情绪、工作、一般活动、行走、乐趣、与他人的关系等日常生活方面造成困扰的程度，并根据患者的具体症状实施对症护理，帮助患者解决首要症状，控制其他各种症状，保持患者舒适度。

三、心理护理

（一）患者的心理护理

终末期患者因疾病症状、家庭及社会各方面因素，常出现焦虑、抑郁等心理反应，且每个患者的心理反应是不同的。因此，对终末期患者应综合评估患者的不同心理、性格特点和实际情况，采取针对性的护理措施，减轻患者的心理不适。此外，就终末期患者而言，倾听是对患者心理支持的关键。护理过程中，可鼓励患者倾诉，耐心倾听患者家属的诉说，从中发现患者的心理问题和需求，及时给予心理支持和照护。家庭支持对患者的心理调适至关重要，应叮嘱患者家属多给予患者情感支持，多关心患者，缓解患者的心理不良情绪。

（二）患者家属的心理护理

由于存在家属病痛、照顾负担和经济负担等因素，终末期患者家属常常出现不良情绪。护理人员可通过信心和希望疗法、音乐治疗、情绪宣泄法等行为训练帮助患者家属提高心理应对能力；加强健康教育、认知干预、提供信息支持等帮助患者家属提高心理调节和适应能力。

四、死亡教育

死亡教育也是姑息护理重要的内容之一。濒死患者往往对死亡存在着恐惧和抗拒，护理人员可根据其年龄、文化程度、性格特点和自身经历等组织语言，斟酌沟通方式，对患者及其家属进行死亡教育。教育的方式可采用发放生死教育普及资料、专题知识讲座、病友座谈会等。通过死亡教育使患者逐渐接受自身病情，树立正确的死亡观念，使患者能以平静的心态面对死亡，也能使患者家属理智地接受亲人即将离世的现实，减少患者对死亡的恐惧，以不断提高患者的临终生存质量。

第二节　癌症患者姑息护理

随着癌症发病率显著上升，对姑息护理的需求也越来越大。近年来，关于癌症患者临床姑息护理实践的报道涉及临床症状、身心反应、生活质量、家属支持、姑息护理手册编制等方面，相较于其他疾病患者的姑息护理实践来说比较成熟。国外学者通过对检索到的 11 项关于姑息治疗对肿瘤干预效果的数据进行 Meta 分析证实，专门的姑息治疗对肿瘤患者的疼痛、恶心和乏力等症状以及身体和心理功能有明显的改善。

一、癌症患者的姑息护理需求

对于姑息护理的需求而言，准确评估患者症状的存在情况及相应需求是提供有效的姑息护理的前提，为临床护理实施更具针对性的姑息护理提供了依据。

（一）生理需求

依照马斯洛需要层次理论，生理需求是人类生存最重要、最基本、最原始的需求，在一切需求满足之前，应该首先考虑生理需求。国外研究发现，癌症患者的需求主要表现在生理和日常生活需求，特别是化疗期间因出现恶心、呕吐、头痛、腹胀、乏力等不适时，此方面的需求较强。当癌症晚期时，因癌细胞本身生长、浸润或转移会产生剧烈的疼痛，严重影响患者的饮食、活动和睡眠，给患者带来极大的痛苦。国内学者谢晓琴等人采用三层次需求调查问卷对终末期妇科癌症姑息治疗需求的调查结果显示，最常见的未被满足的需求是疲劳，其次是缺乏食欲，疼痛、气短、恶心则出现得相对较少。因此，应充分满足患者的生理需求，不仅可以改善患者的生活质量，还能够提高治疗的依从性，提高患者的自我照顾能力。

（二）心理需求

癌症患者在面临疾病和死亡时会产生一系列的心理变化，尤以中晚期癌症患者更为明显，癌症患者常常出现抑郁、焦虑、恐惧、敌对等情绪，且心理因素对癌症的发生发展影响非常大。研究发现，癌症患者最大的心理问题是担心癌症扩散或复发，癌症患者抑郁症发生率高达 69.9%；一些晚期癌症患者还会因为昂贵的治疗费用、病死率高及治疗带来沉重的负担等产生自责心理，甚至会出现自杀的行为。由此可见，癌症患者的心理需求具有特异性，护理人员应关注患者的心理和情绪变化，评估癌症患者的心理需求，制订相应的康复护理计划，经常与患者沟通交流，给予及时的疏导。

（三）社会需求

社会支持可减轻疾病的症状及发展，改变患者的行为，影响患者对治疗方案的选择，提高患者对治疗的依从性，进而影响患者的生活质量。由于大多数患者认为癌症为不治之症，重返社会贡献的概率不大，所以家属在经济、情感上对患者的投入会有一定程度的减少。国内外研究结果显示，约33%的癌症患者的社会支持需求未得到满足，患者期望家属的陪伴和支持；许多癌症患者的健康信息需求大，而且信息和照顾的需求没有得到足够的重视。因此，医护人员及家属应积极参与到患者支持性照顾计划中，与患者多沟通，满足其对知识、情感的需求。

二、姑息护理理论在癌症患者中的应用

姑息护理的哲学基础为"全人"，全人姑息护理应贯穿于癌症患者的整个生命历程。癌症患者全人姑息护理能够提高患者生存过程中的生活质量，减轻痛苦，提高患者和家属的满意度，延长生存期。

（一）马斯洛需要层次理论在癌症患者姑息护理中的应用

马斯洛需要层次理论将人的需要分为5个层次，分别是生理的需要、安全的需要、情感和归属的需要、尊重的需要和自我实现的需要。马斯洛需要层次理论对癌症患者的身心康复有重要意义。生理和安全的需要是患者的"身体"层面，患者要保证身体的和谐与舒适。情感和归属与尊重的需要体现心理结构中情感与意志部分，属于个体的"心理"和"社会"层面，患者需要保持心理平衡，保持与外在社会的联系，寻求存在感。自我实现就是个体发现自身潜能，并实现其潜能，得到最大满足的过程；强调一种积极向上的态度，使个体能清醒地认识自己、完善自己，即自我实现是患者的精神层面，追求自我修养的终极目标。基于马斯洛需要层次理论，国内护理学者对癌症患者进行了疼痛干预、心理护理和自我实现需要处理干预等研究，结果发现基于该理论的护理干预可显著改善患者的疼痛程度，对保证手术成功、改善癌症患者不良情绪、延长生存期、提高生活质量具有重要作用；提示护理人员应根据马斯洛的需要层次理论遵循以患者为中心、全人姑息护理的原则，评估癌症患者的不同需求，总结分析制订合理的护理计划与措施，提高患者的生存质量。

（二）纽曼健康系统模式在癌症患者姑息护理中的应用

纽曼健康系统模式的思想，是指人是一个和环境不断相互作用的开放系统，由生理、心理、社会、成长和精神5个变量组成；健康是在一定范围内变化的状态，通过持续运用可得到的资源维持个体系统中生理、心理、社会文化、成长和精神间的平衡、稳定状态。基于纽曼健康护理模式对癌症患者的姑息护理研究，国内也有相关的研究报道。研究发现，纽曼健康护理模式能改善乳腺癌手术患者的焦虑、抑郁情绪，调节肺癌切除术患者的负性心理，降低其汉密尔顿焦虑（HAMA）量表评分和提高癌症患者生活质量评估问卷（EORTC-QLQ-C30）的量表评分，提高癌症患者的生活质量。对原发性肝癌介入治疗患者的研究也发现，纽曼健康护理模式能显著改善患者的焦虑情绪，提高患者的生活质量。基于纽曼健康护理模式的姑息护理，主要关注癌症患者在压力环境下持续的健康稳定状态，全面评估现存和潜在的压力源情况，运用全人姑息护理干预手段，增强患者机体防御能力，促进患者身心整体康复。

（三）中医理论在癌症患者姑息护理中的应用

中医理论认为，疾病是身体功能紊乱和内部失调的症状。器官、情绪、社会环境及精神是相互联系的整体，这些元素之间的平衡是个体健康的关键。社会环境因素包括饮食、天气、颜色、味觉和声音等，精神包括个人价值观、人生观和信仰等。国内有学者提出，"阴阳气不相顺接"是癌症的病理机制基础，"消散"是癌症的病理机制转化的关键，气滞、血瘀、痰凝是癌症的病理机制外在表现，治疗应内外结合，以养气血、和脏腑、滋津液、理脾胃为主，形成"癌状态论"。基于中医理论的癌症患者全人姑息护理方法，有助于调节患者脏腑气，增强患者机体防御能力。

三、姑息护理的内容

（一）常规护理

对于癌症患者的姑息护理，常规地应提供4种护理措施。①为癌症患者提供良好舒适的生活环境，让患者能在病房里感受到家的温暖。根据气候的变化及时调节室内温度，保证室内通风、空气清新、安静整洁，使患者有一个良好的休息环境，尽可能地少打扰患者。②由于癌症患者基本上是不能治愈的，因此要尽可能地让他们心情愉悦，及时为患者提供正确的心理引导，避免他们对治疗产生抵触或抗拒。③晚期癌症患者大多数营养不良，应最大限度地保证他们的体力和营养需求。④保证卧床患者皮肤清洁、床单干燥。定时为他们擦拭身体、翻身、拍背，以免局部受压严重。保持舒适体位，保障血液流通。由于晚期癌症患者免疫力低下，应积极配合医生的嘱咐对症治疗及护理，根据不同症状的患者，安排相应的表格及时记录患者的临床反应，及时跟主治医师反馈和沟通。

（二）心理护理

癌症患者往往会因为担心治疗费用不足或不愿拖累家属等心理，常常产生对化疗和放疗的抵抗情绪，以及恐慌、绝望等各种负性心理情绪反应。对此，应根据患者的性别、文化程度及文化背景、性格特点及家庭情况等综合因素进行具体分析，并进行针对性的心理辅导，耐心倾听患者的倾诉，多与患者及其家属沟通，在条件允许的情况下多陪伴患者，促使患者适当地释放不良的心理情绪。

（三）症状护理

肿瘤患者终末期症状一般有疼痛、呼吸困难、恶心、呕吐、出血、谵妄和喉鸣等，对肿瘤终末期患者应就以上症状进行护理。

1. 疼痛

癌痛是癌症患者面临的一个主要临床问题，我们在护理中要仔细观察患者疼痛的部位、时间和性质，评估疼痛程度，合理使用镇痛药物。

2. 呼吸困难

17%～55%的肿瘤终末期患者有呼吸困难，而约50%的住院患者呼吸急促。呼吸困难是患者常见的症状，因此，护理人员应保持患者呼吸通畅，口唇湿润。

3. 恶心、呕吐

70%～80%接受化疗的患者会出现恶心、呕吐症状，其程度受化疗药物的影响。护理人员应遵医嘱及时注射止吐药物，防止患者误吸，保持室内空气清新，保持患者衣物清洁、无味。

4. 出血

20%的晚期肿瘤患者会出现出血症状，在死亡原因中占5%。由于肿瘤晚期患者一旦出现大出血，就几乎没有存活的可能性，护理人员要尽量控制家属情绪，遵医嘱使用止血药和镇静剂，时刻注意患者病情的变化，做好记录，直至出血停止。

5. 谵妄、喉鸣

80%的肿瘤终末期患者会出现谵妄状态，30%～50%的患者会出现喉鸣症状。对于出现这两种症状的患者，医护人员尽量不要采取约束措施，尽量多鼓励家属陪伴患者，缓解患者内心的恐惧和疑心，尊重患者，积极配合医生治疗。

（四）社会支持

良好的社会支持能够促进癌症患者的适应性行为，从而提高患者的生活质量。有学者研究发现，通过与癌症患者家属沟通，使其了解患者的心理变化，重视患者的个人愿望，并尽可能地向终末期患者表达爱与关怀，给予患者充分的情感支持，同时帮助患者争取家庭和社会的经济支持，以减轻家属的经济负担，可以有效地改善终末期患者的负性情绪，提高患者的生活质量和功能状态，同时能够提高患者家属对护理的满意度。

四、癌症患者姑息护理干预效果

（一）生存质量

生存质量是姑息护理干预效果评价的重点指标之一，综合反映癌症患者生存、预后和生活状况。国内的系统评价结果显示，2周以上的姑息护理可以改善患者的生存质量。癌症患者常常因承受多方面的负担和压力，生存质量总体较差。姑息护理通过对癌症患者生理、心理、社会和精神等需求采用综合性的姑息护理措施，提供积极、连续和全面的护理，最终可提高癌症患者的生存质量。国内外研究结果均显示，姑息护理对提高癌症患者生存质量具有肯定的意义，且干预时间越长，患者的生存质量越好。

（二）心理状况

癌症患者普遍存在焦虑和抑郁，甚至绝望的负性心理，且随着病情的恶化，癌症患者焦虑抑郁水平显著增加。据报道，国内癌症患者中焦虑、抑郁的发生率分别为12.7%和19.3%。负性心理情绪对癌症患者具有多方面的负性影响，如降低治疗效果，延长住院时间，降低患者治疗依从性、自理能力和生活质量等，还会缩短癌症患者的生存时间。国内研究主要通过评价患者的焦虑与抑郁情绪、精神面貌、死亡恐惧症等反映姑息护理对癌症患者心理状况的影响。对老年晚期恶性肿瘤终末期患者的姑息护理研究发现，接受姑息护理后老年肿瘤患者的精神面貌、心态、死亡恐惧症和家属的心态均显著改善，能够降低患者的负性心理，从而提高生活质量。系统评价结果显示，以心理状况为指标，姑息护理干预时间分别有 2 周、4 周、8 周及 12 周 4 个时间点的研究；除了 2 周的干预时间不能有效地改善癌症患者的抑郁情绪外，其他 3 个时间点均可有效地改善癌症患者的抑郁情绪，且干预时间越长，效应量越大。但是，目前国内专业心理治疗师尚未介入姑息医疗，姑息医学中心心理护理多由护士承担，可能会在一定程度上影响干预效果。

（三）症状控制

癌症患者在治疗及疾病发展过程中存在多种症状，如疼痛、疲乏、恶心、呕吐等。研究发现，癌症患者疼痛和疲乏的发生率分别为 65.26% 和 80%。疼痛可通过生理和心理多种途径降低癌症患者的生存质量；癌性疲乏持续时间较长，也可以严重影响患者的身心健康、患者的家庭及社会功能状态，降低生活质量。症状控制是姑息护理的主要措施之一，也是国内姑息护理居第一位的内容。研究发现，姑息护理可以有效地缓解癌症患者的疼痛程度和疲乏等症状。

五、癌症患者姑息护理的研究热点及前沿主题

国内学者以"Web of Science TM 核心合集"数据库作为数据源，应用 Cite Space 分析软件，以可视化的方式展示了我国对癌症姑息护理研究的现状及热点前沿主题，从而为我国癌症姑息护理的研究和实践提供了有价值的参考数据。

（一）癌症姑息护理的研究热点

胡雅等人的研究通过关键词共现分析确定了癌症姑息护理研究领域的研究热点。结果发现，在关键词共现分析汇总后的网络图谱中，得出了排名前 10 位的癌症姑息护理研究领域的高频关键词：姑息护理（palliative care）、癌症（cancer）、生活质量（quality of life）、终末期（end）、乳腺癌（breast cancer）、随机对照试验（randomized controlled trial）、肿瘤（tumor）、管理（management）、肺癌（lung cancer）、生活（life）。从以上共现分析结果可见，近年来癌症姑息护理的研究热点主要体现在 3 个方面。①研究对象。研究人群主要集中在乳腺癌和肺癌患者，乳腺癌是女性中最常见的恶性肿瘤之一，而肺癌是我国发病率最高、死亡率最高的一种恶性肿瘤。乳腺癌和肺癌极易发生转移，给患者带来严重的痛苦，而对这类患者实施姑息护理可以提高癌症患者的生活质量。②研究类型。研究类型以随机对照试验为主，即在癌症姑息护理领域已经开展了大量高质量的原始研究，这些研究结果也可以作为未来该领域进

行循证探索的基础。③研究内容。从研究内容分析结果可见，癌症姑息护理的研究内容主要集中在生活质量和管理等方面，即研究者主要关注姑息护理对癌症患者生活质量的影响及如何对姑息护理进行有效的管理。研究证实，专门的姑息治疗（specialized palliative care，SPC）可显著改善癌症患者疼痛、恶心和乏力等症状以及身体和心理功能，继而改善癌症患者的生活质量，提高癌症患者的总体生存率。在姑息护理管理方面，国外的研究主要集中在症状管理，如癌痛、便秘等常见的症状、药物、不良情绪的管理等方面，通过以上方面的有效管理促进姑息护理的实施，从而提高癌症患者的生活质量。

（二）癌症姑息护理的研究前沿

胡雅等人的研究通过关键词共现分析发现，癌症姑息护理的研究文献中，近年来变化频次较高的 6 个突现词分别是：需求（need）、支持性照护（supportive care）、早期姑息治疗（early palliative care）、关联（association）、细胞肺癌（cell lung cancer）和预测（predictor）。由此可见，2015—2018 年，癌症姑息护理的研究前沿主题主要是需求、支持性照护和早期姑息护理等。目前，姑息治疗和支持性照护被公认为是全球癌症控制项目的重要组成部分，面对濒临死亡的终末期患者，其护理主要是提供缓解性及支持性的照顾。在姑息护理的实施过程中，应充分考虑癌症患者及其家属的需求，如肿瘤患者对终末期疾病的心理情绪反应、患者家属在照护中的负担等，从而进一步探索护理的内涵。随着人们生活水平及思想认识的提高，社会对生命终末期护理的需求将越来越强烈，对癌症患者实施早期姑息护理能帮助患者更好地理解和应对他们所患的疾病，也可以使生命终末期患者有尊严地离世，减少家庭照顾者的精神压力和疾病负担，更能减少社会和医疗资源的浪费。

根据该团队综合国际上癌症姑息护理领域的研究热点和研究前沿分析结果，将来的研究首先可在乳腺癌和肺癌领域进行相关的循证探索和实践；也可以借鉴在乳腺癌和肺癌领域进行的姑息护理经验，在更广泛的服务对象或疾病范围内进行相关研究。其次，该领域的研究应充分考虑癌症患者的需求，并为癌症患者提供支持性照护和姑息护理。最后，姑息护理不仅应针对终末期癌症患者，更应倡导对癌症患者早期进行姑息护理，以更早地减少癌症患者痛苦，提高患者生活质量。

第三节 非恶性疾病患者姑息护理

非恶性疾病是指除癌症以外的其他慢性疾病。美国临终关怀协会（National Hospice Organization，NHO）的指南中明确将心理衰竭、慢性阻塞性肺疾病、慢性肾功能衰竭、肝功能衰竭、神经系统疾病（如痴呆）、心脑血管疾病（如中风）、糖尿病、艾滋病等列入非恶性疾病范畴。因慢性疾病病情复杂且病程长，非恶性疾病患者身心护理需求呈现出明显的复杂性和长期性，非恶性疾病患者终末期承受的身体、心理痛苦不亚于癌症患者。与癌症患者不同，心脏病、肺部疾病等非恶性疾病终末期患者的病情恶化通常要经历更长的时期，且病程可预见性差。因此，医疗护理等多学科介入才能为非恶性疾病患者提供最佳治疗，但是目前非恶性疾病患者的需求远远得不到满足。老年人因机体功能的退化，罹患慢性非恶性疾病的机会增加，对姑息护理的需求也显著增加。WHO特别强调，人口老龄化趋势的加剧使老年人姑息护理的需求逐渐为全球共同关注的公共健康问题。国外已广泛应用姑息护理于慢性非恶性疾病，而我国多用于晚期癌症患者。近年来，随着人口老龄化和姑息医学的发展，国内学者对非恶性疾病患者的姑息护理也开展了相关研究。

一、慢性阻塞性肺疾病

慢性阻塞性肺疾病（chronic obstructive pulmonary disease，COPD）是常见的慢性气道炎症性疾病，重度患者多合并慢性呼吸衰竭、肺源性心脏病等，是慢性非恶性疾病的典型代表。COPD进行性加重的呼吸困难和活动耐力首先引起的症状，严重降低了COPD患者的生活质量。国外一般建议采用姑息护理的干预措施，提高患者生存质量。

（一）COPD患者姑息护理需求

国内对重度COPD患者姑息护理需求评估的研究结果显示，重度COPD患者对姑息护理的需求大，可能与患者承受的症状负担有关。COPD患者症状发生率、频率和严重程度给患者造成了生理、心理和精神多种负面影响。在生命终末期，98%的COPD患者存在慢性呼吸困难，96%的患者存在疲乏和虚弱，77%的患者存在情绪低落，70%的患者承受着疼痛。此外，COPD患者急性发作可增加死亡风险，进行性加重的病情变化使患者入院次数增加，进展的呼吸衰竭、心血管疾病、恶性肿瘤和其他疾病是患者死亡的首要原因，对社会经济负担产生严重的负面影响。国外研究发现，第一诊断为COPD或合并COPD的患者更易产生姑息护理需求，尽管重度 COPD 患病率和病死率高，但是 COPD 患者未享受到相应的姑息护理。调查显示，50% 的肺癌患者获得姑息照顾服务，而仅 9% 的 COPD 患者获得姑息护理服务；在生命终末期，COPD 患者获得减轻症状的治疗措施和姑息护理服务也少于肺癌患者。因此，应及早评估 COPD 患者的姑息护理需求，采取姑息护理措施，提升 COPD 患者的生活质量。影响 COPD 患者的因素调查发现，男性、年龄大、经济压力、病程、肺功能分级等因素与姑息护理需求相关；文化程度越高，越注重自身健康管理，更易于接受姑息护理。此外，焦虑抑郁、肺功能分级及并发症个数也是影响姑息照顾需求的主要因素。COPD 患者因反复发作，急性加重后病情迅速恶化，久治不愈，经济负担沉重，而 COPD 患病群体以老年人为主，心理调节能力差，常会产生焦虑、抑郁。研究证实，急性加重期的 COPD 患者焦虑、抑郁发生率很高，且未得到及时诊断和护理，继而会影响呼吸功能、日常生活能力和生活质量。气流受限严重程度对 COPD 患者姑息护理需求的影响，主要体现在极重度 COPD 患者姑息护理需求明显高于重度患者。COPD 患者随着病程的进展，存在心血管疾病、糖尿病、骨骼肌萎缩、营养障碍等多种并发症，不仅影响患者整体疾病的严重程度，增加病死率，也增加了 COPD 患者的经济负担，从而降低了患者的生活质量。研究发现，并发症个数越多，姑息护理需求越大，存在并发症个数是 COPD 患者姑息护理需求的影响因素。

2015 年更新版 COPD 全球倡议指出，姑息治疗、终末期护理和临终关怀是进展期 COPD 患者治疗的重要组成部分。目前，COPD 患者获得的姑息护理远远不及其他严重危及生命的慢性疾病，应引起对 COPD 患者姑息护理的重视，需要增加姑息治疗、医生和公共设施服务。而在我国，姑息医疗机构大多数为宁养院，分布在社区，其护理团队的主要成员为医生和护士，未见有系统的姑息护理团队，且姑息护理对象以恶性肿瘤患者居多。医护人员及其照顾者对 COPD 患者缺乏足够的认识，以及缺乏跨学科合作的专业姑息护理团队是阻碍 COPD 患者接受姑息护理的主要原因。姑息护理的发展亟待国家相关政策的支持和医学教育模式的改革。据此，学者提出 3 点建议：①姑息医疗机构招募各学科人才，组建姑息护理团队，完善专业团队的构建。同时，建议针对不同疾病设立专科特色，如针对 COPD 等呼吸系统疾病应有呼吸治疗师的参与。②大力开展姑息护理教育和继续教育培训，开设姑息护理专业课程，培养姑息护理专科性人才。2014 年，北京协和医院肿瘤内科宁晓红副教授开设的舒缓医学课程，开启了国内比较全面的姑息护理教育，授课内容包括姑息治疗团队，晚期癌症患者的症状控制，舒缓照顾和营养，老年或非癌症患者的照顾、心理护理和精神照顾，沟通，居家照顾和志愿者等。但是，我国姑息护理教育开展整体滞后，姑息护理教育之路任重而道远。③针对 COPD 患者姑息护理需求的影响因素，关注其焦虑抑郁等负性情绪，有的放矢地提供心理和社会支持；对气流受限严重或存在并发症的患者应密切观察，借助合理的评估工具，评估并及时缓解患者的症状负担，保证患者的舒适与生活质量。

（二）COPD 患者的姑息护理模式

1．多学科合作护理模式

目前，发达国家姑息护理的主要模式包括临终关怀医院、医院姑息护理单元、医院姑息护理小组、家庭姑息护理小组、居丧服务等。由专业的姑息护理团队提供姑息护理服务，典型的姑息护理团队包括全科医生、开业护士或临床护理专家、注册护士、心理医生、营养师、社会工作者等多学科人才，必要时还会纳入药剂师、理疗师、康复治疗师、特殊人群生活专家及经培训的志愿者等。研究发现，姑息护理干预可明显改善癌症患者的情绪和生活质量。由于慢性非恶性疾病的发展轨迹呈间歇性、进行性加重的特点，与癌症的疾病进程不同，所以用于癌症患者的姑息护理模式并不完全适用于慢性非恶性疾病。此外，目前的医疗救助行为多由非姑息护理专家执行，主要目的是延长患者的生存期。与此相反，姑息护理应由姑息护理团队执行，侧重于全面地改善患者的生活质量。COPD 病程长且反复发作，患者长期承受疾病负担，因此，以往集中式的医疗救助已无法满足患者的需求。基于恶性疾病多学科合作的策略，探索适合慢性非恶性疾病的姑息护理服务模式，将是今后 COPD 患者姑息护理研究的重点。就目前的研究结果可见，全科医生和姑息护理专家相结合将是 COPD 患者长期而可持续性的护理模式。

2．多理念融合护理模式

姑息护理的初衷是控制和治疗疾病无法治愈患者的痛苦症状，预防和缓解患者的身心痛苦，提高患者及家属的生活质量。一个全面的、以患者为中心的姑息护理方案应以姑息护理的理论及患者需求为基础，并在患者整个疾病轨迹中执行姑息护理实践。国外一项被称为"INSPIRED"的重组临床干预模式，由呼吸治疗师、心理治疗师与患者共同协调组成的姑息护理团队，整合了整体护理和姑息护理两种理念；设计的姑息护理计划包括以家庭为中心的自我管理计划和出现呼吸困难危机及急性发作时个性化自主行动计划，灵敏的预立医疗自主计划（advance care planning，ACP）及当地的医疗保健系统的协助等内容；结果发现该模式可改善 COPD 患者的生活质量，减少晚期 COPD 患者 70% 的住院时数，再住院次数和急诊就诊次数。与姑息护理的理念一致，预立医疗自主计划赋予患者自主选择治疗的权利，注重提高患者和照顾者的生存质量。

预立医疗自主计划强调以患者为中心，要求医生与患者经常沟通，与其共同制订医疗护理计划，对未来危机做好情绪准备，激发患者的生存意念。有研究表明，预立医疗自主计划在 COPD 患者中是可行的，能改善患者和家属的生活质量，应该纳入 COPD 患者姑息护理的重要组成部分，呼吸科医生也意识到预立医疗自主计划的重要性并表示予以支持，但目前在住院患者中预立医疗自主计划的讨论相对较少。国外研究发现，仅有 19% 进入肺康复的患者与医生讨论预立医疗自主计划，只有 14% 的患者认为临床医生理解他们的临终关怀愿望。预立医疗自主计划的实施现况并不乐观，将预立医疗自主计划在 COPD 患者中推行还有很长的一段路要走。

3. 姑息护理内容

结合 COPD 疾病的特征，目前 COPD 患者未满足的需求主要集中在症状控制、心理和社会问题、终末期交流沟通等方面。呼吸困难是 COPD 患者的主要症状，随着病情的进展逐渐不可控制，严重时会增加患者的痛苦程度，对患者的生活质量影响最大。有学者建议，应及早对重度 COPD 患者提供呼吸护理，不应到呼吸困难变得棘手时才开始。COPD 患者的护理需求复杂，迫切需要一种恢复性治疗措施和姑息护理相结合的方法，而肺康复和姑息护理就是这种结合方法的重要组成部分。COPD 患者因疾病迁延不愈而限制活动能力，长期困于家中，相应地，照顾者的负担也较沉重。研究表明，由经过训练的 COPD 教育指导者对 COPD 患者实行 4～8 周的居家姑息护理模式，可以更好地提升 COPD 患者的生活质量；该居家姑息护理模式的主要内容包括主题为"living well with COPD"的自我管理教育计划、8 个关于生活质量的教育模块、制订决策的教育指导，同时要求适时、准确、有针对性地为 COPD 患者修订完善姑息护理方案。由此可见，对晚期 COPD 患者提供以家庭为中心的姑息护理模式是可行的。

（三）存在问题与应用展望

1. 提高社会公众对 COPD 姑息护理的认知

当前，人们对癌症、慢性非恶性疾病和缓慢恶化者的姑息护理的认识有所不同，大多数认为癌症患者是姑息护理的主要需求人群，而慢性非恶性疾病患者的姑息护理意识还有待加强。国内学者指出，非恶性疾病患者姑息护理服务需求迫切，但是相应服务、研究和教育培训都不充分，未能满足患者的需要。COPD 是慢性非恶性疾病中的典型代表，具有症状负担重和临床病程不可预测的特点。许多研究证实，生命终末期 COPD 患者没有得到足够的姑息护理，其原因是获取与姑息护理服务相关的信息不足和生命终末期的可选择信息缺乏。

因此，有必要在社区、医院普及姑息护理的相关知识，在继续教育培训班上传播国际先进的姑息护理理念，提高社会公众和医护人员自身对姑息护理的认知。同时，需要深入开展慢性非恶性疾病姑息护理的研究，以期为开展后续的姑息护理奠定基础。近年来，国外学者就姑息护理在 COPD 患者中的应用开展了相关研究，而国内此类研究的报道相对较少。韦宇宁、刘小英等首次对 COPD 姑息护理模式的综述，促进了国内 COPD 姑息护理的研究。

2. 加大对姑息护理的投入力度

发达国家已经开展了 COPD 的姑息护理，但许多发展中国家仅仅停留在关注姑息护理上，而且投入力度也有待加强。在泰国，按照要求姑息护理团队至少应有 1 名经过姑息护理训练的医生和护士，但是仅有 17% 的公立医院达到该要求，60% 的公立医院虽然提供姑息护理服务，但是这些服务都是由没有经历过姑息护理培训的工作人员提供。在中国，医院应响应中国护理事业发展规划纲要中提到的"加强医院老年病科，临终关怀科建设，根据需要设立老年病、临终关怀病房"，率先在医院有针对性地对各专科医生开展姑息护理技能的培训，组建姑息护理团队在医院、社区试行姑息护理服务，以期构建"以机构为支撑，居家为基础，社区为依托"的长期护理服务体系。该举措将有望更大范围地满足非恶性疾病患者的姑息护理需求。

3. 组建姑息护理团队

建设初级保健系统的姑息护理力量，对寻求任何全面的、灵敏的和可持续的晚期肺部疾病护理模式是非常必要的。国内姑息护理起步晚，发展缓慢，且由于缺乏专业的姑息团队，从而使姑息护理的开展受限。国内学者，以上海市社区为依托，构建了姑息护理全科团队人员组成和功能框架，研究发现我国姑息护理团队目前比较缺乏社会工作者、临床姑息护理专家、志愿者和音乐治疗师。据此，国家应加大全科医生和临床护理专家的培养力度，借鉴国外姑息护理团队的组建经验，建立符合我国国情、适合当下医疗环境的姑息护理团队。此外，需要培养全科医生和肺科医生症状管理的核心技能，特别在呼吸困难、沟通、预立医疗自主计划和护理协调等方面。

4. 大力开展姑息护理教育

1998 年，林菊英主编的《社区护理》首次引进"姑息护理"的概念。但作为一个新学科，姑息护理仅仅出现在相关的章节中，并未在专业课程中有系统的介绍，所以当时姑息护理在护理教育中并未真正开展过。2005 年，李金祥编写的《姑息医学》总结了国内外多位专家对恶性末期疾病姑息治疗 30 余年的临床实践经验，对临床姑息治疗具有启发性，但是该书仅用作医学专业或者护理专业学生的参考工具，并未被当成课程教材使用。姑息护理教育的发展受限于国内姑息护理的现状,如师资队伍建设、课程设置等。建议开展本土化教学方式,在医学教材中普及姑息护理基本技能,如疼痛管理、心理护理等;对不同系统疾病的专科医护人员重点培训专项姑息护理技能,如呼吸治疗师必须掌握呼吸困难的姑息护理技能。

二、终末期心力衰竭患者

心力衰竭(heart failure,HF)简称心衰,是一组心室充盈或射血能力受损的复杂临床综合征。据调查,全球约2300万名患者受心力衰竭影响,其中5%~10%的患者已处于终末期心力衰竭(end-stage heart failure,ESHF)阶段。我国心力衰竭的发病率约为0.9%,城市高于农村,女性高于男性。终末期心力衰竭是指患者经规范的优化治疗,休息时仍有明显的症状和体征,且常反复入院。心力衰竭患者一旦到此阶段,所面临的生理、心理和社会等多方面的负担日益加剧,生活质量显著下降。由于终末期心力衰竭具有转归复杂、疾病轨迹难以预测等特点,增加了患者的治疗成本和护理难度。据推测,预计到2030年,美国每年将投入77.7亿美元用于心力衰竭患者的管理。随着姑息护理逐渐覆盖至慢性非恶性疾病患者群,姑息护理在心力衰竭患者中的作用日益受到重视,美国、欧洲、加拿大及中国等心血管协会指南中均指出,应对终末期心力衰竭患者采取姑息护理。

(一)终末期心力衰竭患者的姑息护理评估工具

虽然终末期心力衰竭患者对姑息护理的需求日益凸显,且多项研究证实了姑息护理对心力衰竭患者的积极作用,但与癌症患者相比,终末期心力衰竭患者接受的姑息护理服务仍然很少,仅约占心力衰竭患者的10%。姑息护理在心力衰竭患者中的推进受多种因素影响,其中疾病进程复杂、预后难以预测等,增加了心力衰竭患者转诊至姑息护理机构的难度。此外,缺乏最佳开始姑息护理的时间是最关键的原因。为了及时启动姑息护理,需要评估工具来识别有姑息护理需求的患者,目前使用的包括预后评估工具、需求评估工具及惊讶问题(Surprised Question,SQ)。

1. 预后评估工具

终末期心力衰竭患者的预期生存时间很难预测,患者及医护人员常高估生存期限,从而导致患者转诊至姑息护理机构的时间延迟。传统的个体特征包括年龄、性别、体质指数和左心室射血分数等均可估计患者预后,但这对于识别有姑息护理需求的心力衰竭患者缺乏足够的预测价值。因此,需要借助预后评估工具对终末期心力衰竭患者进行评估,可为患者何时开始姑息护理提供参考。目前，临床上用于预测患者的死亡率的预后工具已有很多，但这些工具均无法准确预测患者的生存期限。例如，Uszko-Lencer 等开发的 Bardiche 指数，Bardiche 评分低（≤8 分）、中（9～16 分）、高（>16 分）的患者 2 年生存率分别为 97%、83%、58%，但其不能准确预测个体患者的生存率，而且不能确定心力衰竭患者的姑息护理需求。因此，预后评估工具不足以用来启动医护人员、患者及其家属之间开展姑息护理的讨论，今后的姑息护理研究中尚需关注终末期心力衰竭患者预后评估工具的研究。

2. 需求评估工具

除简易筛查和预后评估之外，还需全面评估终末期心力衰竭患者姑息护理需求，以指导医护人员适时引入姑息护理，为患者提供满足其护理需求和目标的姑息护理，提高患者的生活质量。目前用于姑息护理需求评估的工具有很多，包括癌症患者支持性护理需求问卷（Supportive Care Needs Survey，SCNS）、姑息关怀中的问题与需求问卷（The Problem and Needs in Palliative Care Questionnaire，PNPC）和患者姑息护理需求问卷（The Patient Needs Assessment in Palliative Care，PNAP）等。但是，这些评估工具主要针对晚期癌症患者的需求评估，鲜见在心力衰竭患者中的应用研究。2013 年，澳大利亚 Waller 等基于"渐进性疾病需求评估工具 – 癌症"（The Needs Assessment Tool：Progressive Disease-Cancer，NAT：PD-C）修订形成了的"渐进性疾病需求评估工具 – 心力衰竭"（The Needs Assessment Tool：Progressive Disease-Heart Failure，NAT：PDHF）。"渐进性疾病需求评估工具 – 心力衰竭"适用于不同医疗背景下心力衰竭患者及其家属的姑息护理需求评估，该量表包含 4 个部分（包括判断患者是否需要转诊姑息护理机构），对于每个条目评估患者的关注度及采取的行动。"渐进性疾病需求评估工具 – 心力衰竭"可促进医护人员与患者及其照顾者就姑息护理需求和干预计划进行沟通，在充分的评估后为患者及其照顾者提供最合适的姑息护理以满足需求。"渐进性疾病需求评估工具 – 心力衰竭"易于管理，能对终末期心力衰竭患者进行全面和针对性的评估，具有良好的评分者间信度，未来还需进一步的测试来验证临床常规使用是否可减少患者及其家属未满足的需求。

3. 惊讶问题

惊讶问题是国外新近研究的一种简易筛查工具，可以筛选可能从临终关怀和姑息护理中受益的患者。通过临床医生的反思对患者的预后进行评估，例如，"如果这名患者在未来 12 个月内死亡，我会感到惊讶吗?"目前，该筛查工具已在多个国家和地区得到广泛应用，英国黄金标准框架（The Gold Standards Framework，GSF）预测指标指南将其作为识别终末期患者的首要指标。惊讶问题建议筛查工具简便易行，且促使医护人员思考患者的预后问题，但是，该工具预测患者在 1 年内死亡的可靠性上仍存在争议。2017 年，Downar 等的 Meta 分析结果显示，惊讶问题对于预测不同人群患者 1 年内死亡，"不惊讶"的灵敏度为 67%，特异度为 80%。与恶性疾病相比，惊讶问题在非恶性疾病中的区分度更差。相对而言，有关惊讶问题在心力衰竭患者中使用的研究尚不多见。有学者对 231 例心力衰竭患者的研究发现，全科医生使用惊讶问题预测患者 1 年内死亡率为 79%，但实际死亡率远远低于预测值。此外，惊讶问题的否定回答和姑息治疗需求之间的关系仍然未知，但这对终末期心力衰竭患者来说至关重要，因此在对"惊讶问题"做出的否定回答后，还需进一步确定和评估终末期心力衰竭患者的姑息治疗需求。

（二）终末期心力衰竭患者姑息护理需求

美国国家临终关怀和姑息护理组织（National Hospice and Palliative Care Organization，NHPCO）认为，实施姑息护理应基于患者的需要，而不是疾病诊断和生存期限。2014 年，一项全球性姑息护理需求调查结果显示，存在姑息护理需求的成年人中，心血管疾病患者占 38.7%，高于癌症患者，位居第一，其中心力衰竭患者对姑息护理的诉求日益受到社会公众的关注，大量研究也证实了终末期心力衰竭患者对姑息护理存在多样性需求。

1. 症状控制

研究发现，不同文化背景的终末期心力衰竭患者均存在多种相互关联的症状群，如呼吸困难、疲乏、睡眠障碍等，导致患者日常生活严重受限。Chetna 等对 27 名患者的质性研究发现，所有患者均表示曾因严重的呼吸困难、焦虑抑郁、疲乏等被迫停止正在进行的活动，如行走、会见朋友等；受水肿、胃肠道淤血等症状的影响，患者被迫进行限制液体、减少摄食等生活方式上的改变，以期获得症状缓解。由此可见，终末期心力衰竭患者对症状控制的需求尤为强烈，且与晚期癌症患者的疼痛相比，心力衰竭患者更希望呼吸困难得到管理。早期发现症状并进行护理干预，对患者来说至关重要；然而，终末期心力衰竭具有症状复杂、并发症多等特点，增加了患者早期识别和准确判断症状的难度，从而导致就医延迟，甚至院外心脏骤停等恶性事件的发生。Maria 等对心力衰竭患者的访谈结果提示，医护人员需指导心力衰竭患者及其家属对症状的评估和监测，使其获得早期识别症状的能力，从而能尽早寻求医疗团队的帮助，控制疾病的进展。

2. 沟通与交流

护患之间清晰有效的沟通对提高护理满意度至关重要，患者及家属通常希望获得关于病情真实、及时和准确的信息,但由于终末期心力衰竭预后不良、疾病轨迹难以预测且以老年患者为主的特点,增加了医患之间的沟通难度。2015 年,Klindtworth 等对老年终末期心力衰竭患者的访谈结果显示,部分患者不能理解"心力衰竭"这一专业术语的实际含义,且表示对自己的病情及预后缺乏足够的了解,并希望能有更多的时间与医生进行面对面的交流,以了解自身疾病的真实情况、疾病预后及可供选择的治疗方案等。国内研究也有类似的结论,除了疾病的预后之外,患者认为还应在交流过程中获得关于心力衰竭症状控制和用药知识等与自我管理相关的内容。据此,医务人员应定期与患者进行沟通,但并非所有患者都能接受关于疾病预后不良的负面信息,在交流过程中应注意运用通俗易懂的语言,同时了解患者信息需求的动态变化,做好权衡,在提供信息的同时维持患者的希望。

3. 社会心理与精神支持

整体护理是姑息护理的核心理念,强调为患者提供生理支持的同时,还应满足患者社会心理与精神层面的需要。由于症状负担沉重,终末期心力衰竭患者的社会活动明显减少,家庭及社会角色得不到满足,从而引起患者的自我负担感和社会孤立感。这是终末期心力衰竭患者的主要体验之一,甚至造成患者情绪低落,产生焦虑、抑郁等症状。Meta 分析结果显示,患者表示在社会工作中能获得人生价值,希望能通过维持社会角色以获得自我认同感的满足。此外,来自家庭成员的支持对心力衰竭患者也尤为重要。但是,研究发现,心力衰竭患者通常会感到家庭支持的不足。由于缺乏对疾病知识的了解,且未能参与到患者疾病治疗的过程,家属常常不能很好地为患者提供相应的保健知识、自我管理以及情感上的支持。近年来,越来越多的研究者开始探索对终末期心力衰竭患者的心理护理,其中包括维持爱与归属、希望、人生价值或目标等。

(三)终末期心力衰竭患者的姑息护理模式

随着终末期心力衰竭患者的姑息护理问题受到医疗界的普遍关注,越来越多的学者开始探讨不同机构下姑息护理对心力衰竭患者的意义,通过构建多学科团队,为患者提供住院、门诊及居家姑息护理。

1. 住院姑息护理模式

2015 年,美国 Sidebottom 等为探究住院姑息护理对患者的作用,组建了包括医生、高级实践护士、社会工作者和牧师在内的多学科团队,对 116 例心力衰竭终末期患者提供在院期间的专业姑息护理咨询,内容包括对患者生理、心理、精神状态等的全面评估,对患者的治疗方案的调整提出建议,并讨论预立医疗自主计划的问题;干预后发现,住院姑息护理可改善心力衰竭患者的症状

负担、缓解焦虑抑郁以及提高患者的生活质量。值得注意的是，与 Campbell
等的研究结果一致，大多数患者在接受初步咨询之后没有进行任何跟进性的姑
息治疗，表明简单的姑息治疗干预可能会带来长期的好处。

2. 居家姑息护理模式

居家姑息护理通常与延续性护理理念相结合，为患者提供连续性的姑息护
理服务。2014 年，瑞典的"PREFER（Palliative Advanced Home Care and Heart
Failure Care）"研究，将 72 例心力衰竭终末期患者随机分配至试验组和对照
组，试验组采取姑息护理团队和心脏科团队相结合的多学科手段，以电话联合
家庭访视的形式为居家患者提供以人为本的结构化护理，内容包括家庭环境下
的利尿剂使用、心电图检查和患者的心理疏导等；对照组采取常规护理。结果
显示，6 个月后试验组在健康相关身体症状、心功能分级、再入院率和生活质
量上较对照组有显著改善。2016 年，我国香港学者黄金月教授采用居家姑息
护理模式对 43 例心力衰竭终末期患者进行干预，也得出了类似的结论。

3. 门诊姑息护理模式

除住院及居家姑息护理，门诊姑息护理模式也逐渐受到研究者的关注，持
续的纵向门诊姑息护理咨询也可以减轻终末期心力衰竭患者的症状负担和抑郁
症状，从而提高患者的生活质量。同时，这种在非紧急情况下的交流，有利于
医患间信息共享与沟通交流，推动预立医疗自主计划的施行。Evangelista 等将
36 例患者在出院后转介门诊姑息治疗咨询，研究门诊姑息护理模式对终末期
心力衰竭患者症状负担、抑郁及生活质量的影响。结果发现，3 个月之后 2 组
患者的症状负担、抑郁状况和生活质量均较干预前有所改善，但与常规护理组
相比，在接受门诊姑息护理咨询的患者改善更为明显。尽管门诊姑息护理模式
在国外已逐渐开展，但在国内开展较少，且现有研究样本量较小，今后的工作
中仍需进行大规模的临床研究验证其效果。

4. 综合性姑息护理模式

国内学者曹佳等人通过分析中国内地终末期心力衰竭患者姑息护理的研
究，参考英国、加拿大、欧洲、中国香港等姑息护理指南和专家共识制订了终
末期心力衰竭患者的姑息护理模式。该模式由多学科人员组建姑息护理团队，
由具有家庭姑息护理和心力衰竭护理经验的高年资护士负责，由心血管内科医
生负责调整药物治疗方案和相关医疗决策。该模式是综合性的护理模式，由护
士主导，临床医师全程参与，志愿者协助支持，引导患者和家属积极配合终末
期心力衰竭患者的院外治疗和护理。具体的干预步骤分为出院前和出院后。

（1）出院前：责任护士会见终末期心力衰竭患者及其家属，并进行出院
前评估；评估后，与患者及其家属讨论患者的身体、心理、社会和精神状态，

以及患者和家属希望得到的护理方法，同时鼓励患者及其家属充分表达他们的想法。会谈结束前，对终末期心力衰竭患者制订出针对性的个性化护理计划。向患者发放护理手册，包含慢性心力衰竭应注意的饮食、服药、锻炼、自我护理、每日体重监测表、每周服药日历、危险信号的早期识别及如何向医护人员早期汇报这些信号的途径。

（2）出院后：对终末期心理衰竭患者进行连续的随访或电话随访。

1）家访内容：初次家访，责任护士追踪出院前评估的健康问题并提供健康教育和咨询；后期的家访询问上次家访出现的问题，制订后续的护理目标并提供健康教育和咨询；并依据患者的认知情况，进行疾病的一般知识、症状和体征、常见并发症、药物的服用方法和依从性教育、生活方式、出现哪些症状和体征变化应该入院治疗、其他患者和家属关心的问题等系列内容的健康教育。志愿者应给予患者相应的社会支持。

2）电话随访内容：主要是追踪或讨论家访时关注的临床用药、体征、膳食和答复患者提出的问题。患者需要咨询或遇到突发情况时可以随时打电话联系责任护士。护士在医生和患者之间发挥桥梁作用，有病情恶化、需要入院治疗或其他需要医生介入的情况时，护士要及时向医生报告病情。

该模式旨在减轻疾病痛苦和提高患者生活质量，改善患者心理和对社会生活的融入程度，不以治疗疾病和延长生存期为目的。经随机对照试验结果证实，姑息护理模式可有效地减少患者再入院率，改善患者生活质量，减轻临床不适程度，缓解患者的焦虑和抑郁情绪。

（四）存在问题与展望

1. 缺乏科研资助和政策支持

尽管心力衰竭已经成为世界范围内受重视的慢性疾病，近年来终末期心力衰竭患者的姑息护理也日益受到关注，但目前对该领域的研究仍然较少，缺乏高质量的研究为心力衰竭专科姑息护理的开展提供证据支持。然而，对在2009—2013 年发表在 9 种主要心脏病学期刊及 4 个心脏病学会议上的文献进行分析，结果显示，涉及心力衰竭患者姑息护理的研究分别仅约 1%、2%。此外，美国国立卫生研究院 1 项 450 亿美元的心力衰竭研究项目中，仅有1400 万美元用于姑息治疗研究，占总经费的 0.03%。基于满足终末期心力衰竭患者对姑息护理日益增长的需求，需要相应的政策和经济支持研究心力衰竭患者的最佳姑息护理模式。

2. 疾病轨迹难以预测

充分了解心力衰竭患者的疾病进程，评估终末期心力衰竭患者的预期存活期限对早期转诊姑息护理机构具有重要意义，但目前为止这还是一个公认的难题。研究发现，医务人员仅能对16%的终末期心力衰竭患者做出处于终末期阶段的判定。虽然已有研究聚焦于心力衰竭患者生存期的预测，并探索预后的模型，但在临床运用中并未起到良好的效果。由于心力衰竭病程发展不确定和疾病轨迹难以预测，加上目前为患者提供更多潜在的治疗选择，如左心室辅助装置等，增加了对终末期心力衰竭及转诊指标的界定难度，这往往延迟了终末期心力衰竭患者转诊姑息护理或临终关怀机构的时间。

3．对姑息护理的错误认知

姑息护理适用于任何年龄不可治愈性疾病患者的疾病的任何阶段，常与改善病情、治愈疾病及延长生命的积极治疗措施同时进行。然而，临床上医务人员、患者及照顾者常误将姑息护理等同于临终关怀，这成为阻碍转诊姑息护理的一个主要因素。对医护人员的定性访谈结果显示，大部分人认为仅当心力衰竭患者预期寿命＜6月时，才应开始考虑对其进行姑息护理，而这与姑息护理应及早实施的观念相违背。此外，不了解姑息护理是积极治疗的辅助措施、缺乏与患者就生命终末期话题的沟通技巧等，均限制了医护人员对终末期心力衰竭患者的姑息护理转诊。患者及其照顾者作为疾病治疗方案的共同制订者，他们对姑息护理的认识也在很大程度上影响了治疗方式的选择。许多患者及家属常认为，选择姑息治疗意味着放弃治疗，因而拒绝接受姑息护理。此外，对疾病不良预后缺乏客观了解、社会对死亡话题的禁忌与恐惧及传统的"仁义""孝道"等观念，也对患者及其照顾者选择姑息护理产生束缚。

近年来，国内外学者对适合终末期心力衰竭患者的姑息护理模式进行了探索，并取得了一定的成绩，但终末期心力衰竭患者的最优姑息护理措施仍未可知，未来仍需扩大样本量，进一步探索适合终末期心力衰竭患者的最佳姑息照护策略。科学有效的转诊筛查和需求评估可促进姑息护理在终末期心理衰竭患者中的应用，国外已探索了针对心理衰竭患者的姑息护理评估工作，但尚未得到广泛的使用，且国内也缺乏本土化的评估工具。据此，在今后的研究中应在借鉴国外现有成果的基础上，开发适合我国终末期心理衰竭人群的姑息照顾需求评估工具，并将其应用于临床，以期为患者提供满足其需求的姑息护理服务，推动国内心力衰竭患者姑息护理的开展。

三、脑卒中患者

脑卒中是一种常见的致死、致残率极高的神经系统疾病，是我国城乡居民死亡的首要原因。随着现代诊疗水平的提高，尽管其病死率有所下降，但致残率仍然很高，同时患者常伴有抑郁、焦虑等心理障碍。据报道，大约20%的患者在脑卒中后1个月内死亡，大部分的患者在10天内死亡，有10%的患者1年后死亡。脑卒中是姑息照护中非癌症患者的常见疾病。目前，国际上逐渐关注脑卒中患者的姑息照护问题，重视姑息照护与专业治疗的结合。脑卒中患者的姑息照护包括两部分人群，即急性脑卒中患者（定义为卒中后1个月内死亡）和慢性脑卒中患者，此二者在症状、患者和家属需求、服务内容上均有很明显的区别。在脑卒中的急性期，准确的预后判断和适时的姑息照护转诊是有困难，但非常重要；而对于脑卒中后长期生存者，其护理工作主要关注康复锻炼、心理状态及生活质量。目前，脑卒中患者的姑息照护在国外一些医疗机构已逐渐开展，国内的相关研究鲜见报道。

（一）脑卒中患者姑息护理需求

1. 症状管理

由于其照护者缺少必要的信息支持，脑卒中患者通常症状控制不理想，需要专业人员的介入。研究发现，吞咽困难是神经系统疾病的最常见症状。约45%的患者存在语言交流障碍，患者的症状评估需要依据患者的表情和行为表现或照护者的评价。转诊姑息照护的需求主要是保持舒适，实施临终关怀的评估。此研究还证实了急性或慢性神经系统非癌性疾病的患者同样存在姑息照护的需求，对于此类患者，姑息照护应包含语言障碍患者症状评估的方法、吞咽困难的评估和治疗方案。对于进行性恶化的患者应鼓励其早期使用预嘱或确定代理律师。

一项对脑卒中死亡患者的家属、朋友的回顾性调查结果显示，大多数脑卒中患者症状控制不理想，如疼痛、大小便失禁、情绪低落等；患者家属缺乏相应的信息，不能给患者提供整体的照护；半数被调查者表示对目前医护人员所提供的信息支持不满意。对急性脑卒中入院或转院进入门诊的患者的症状调查发现，8%的患者在脑卒中第1年内存在脑卒中后疼痛，其中63%的患者在脑卒中后1个月内发生疼痛，并且没有进行任何处理。对脑卒中死亡患者家属的调查显示，12.5%的患者死于脑血管意外，发生脑血管意外患者的功能障碍程度更高，并在临终前5个月逐渐加重，患者的临终场所以医院为主。对转诊到姑息照护团队的脑卒中患者进行回顾性分析发现，最常见症状为呼吸困难和疼痛，93%患者存在不同水平的沟通障碍。据此，在今后的脑卒中患者研究中，需要研发非语言性评估工具。

2. 照护者压力

脑卒中患者通常存在较为严重的后遗症，其照护者存在较大压力，影响其正常的生活质量，需要多学科团队提供协助。对照护者压力的调查结果显示，半数患者由于躯体功能的障碍需要依赖照护者，大多数照护者认为对其生活质量有负性影响，超过半数的照护者存在不同水平的抑郁。另外一项对脑卒中患者家属的调查结果也显示，43%的家属需要患者生活护理的协助，27%的家属需要家务劳动的协助，31%的家属需要经济上的帮助，76%的家属表示长期的照护相当大程度上限制了自己的生活，仅有32%的家属认为这是一种值得的经历。

（二）脑卒中患者姑息护理模式

关于脑卒中患者的照护模式，国外有学者采取利物浦照护路径（liverpool care pathway，LCP）对脑卒中临终患者在急性脑卒中单元实施姑息护理。利物浦照护路径姑息护理模式可以改善临床照护7个关键项目中的6个，包括治疗措施、药物使用、皮下用药、护理措施、患者宗教方面需求的评估和记录、与家属讨论患者临终前事宜。未改善的项目是家属对脑卒中患者临终阶段的认识。但是，由于该研究采用前后对照、样本量过少，其结果还有待于进一步验证。对急性脑卒中单元医护人员和严重脑卒中患者家属的访谈研究显示，对脑卒中患者的临终判断具有复杂性，如预后的判断、人工营养的使用、干预措施的效果判断等。对于生存期超过5天、预后不良的患者，照护存在很大的困难。护理人员应在积极治疗的同时实施姑息照护，特别是针对患者家属提供信息支持。姑息专业人员的参与，有利于促进与家属间的沟通，帮助家属做出决策。

2017年，国内学者应用怀旧疗法对老年脑卒中患者开展姑息护理研究。研究发现，怀旧疗法可帮助老年人从往事中找回自我，维持自我概念，减轻忧虑和混乱的状态，从情感上获得重新体验快乐、尊严等利于康复的情绪，增加幸福感和满意度。将怀旧疗法应用于老年脑卒中患者的姑息护理，可以帮助老年患者增进自我了解、提升自尊、增强社会适应性、积极参与康复锻炼，继而减轻疼痛，改善护理满意度，有助于减轻家庭照顾负担，促进患者尽早康复。

（三）存在问题与展望

目前，针对脑卒中患者姑息照护的研究数量并不多，我国的研究更少。虽然脑卒中患者姑息照护的临床价值、效益分析等有待于进一步的检验，但是近期已经有许多机构涉足此领域。英国出版的《脑卒中国家临床指南（第二版）》中指出，所有脑卒中患者都应有机会接受姑息照护服务，提供服务的人员需要经过一定的培训，并认识到姑息照护是脑卒中综合管理的一部分。澳大利亚出版的《脑卒中康复临床指南》中也提到，脑卒中患者和家属应该接受姑息照护服务，姑息照护专家应参与患者的照护。英国国民医疗保健系统于2005年建立的姑息照护项目提供了急性脑卒中背景下姑息照护的实施建议。基于以上内容可以发现，脑卒中患者和家属存在与癌症患者不同的姑息照护需求内容，他们承受更多的渐进性功能障碍，家属需要更多的照护支持。通过姑息照护专家与脑卒中专家合作，可以为患者提供连续性照护，为家属在艰难的时刻提供更大的支持，促进开放性沟通，协助做出临终决策，减少专业团队的紧张与压力等。

1. 脑卒中患者的姑息护理面临的挑战

首先，由于对脑卒中患者姑息护理的前瞻性研究较少，特别是急性脑卒中患者姑息照护的实施缺少依据。其次，哪些干预措施适用于脑卒中患者还有待于进一步验证。在脑卒中单元，康复和积极治疗是主要的措施，因此缺乏姑息护理所需的资源、技能和经验。如何协调两者之间的关系是开展脑卒中患者姑息护理的一大挑战。再次，脑卒中患者存在并发症多、家属负担重、患者存在语言交流障碍等问题，也给开展姑息护理提出了挑战。最后，脑卒中疾病本身的多样性，使医护人员较难预测患者的预后，因此较难掌握姑息照护的时机。

2. 展望

综上所述，目前对于脑卒中患者姑息照护实施的范围及程度知之甚少，今后的研究方向应注意5点：①加强姑息照护专家和脑卒中单元的联合研究，以确定姑息照护服务所应处理的症状和采用的模式；②进行长期的、前瞻性的研究，为姑息照护专家介入脑卒中患者照护提供更好的研究支持；③发展简单的姑息照护需求评估工具，包括症状处理、心理问题、交流与信息需求、宗教和精神需求、对家属的影响等；④对急救医疗背景下的医护人员进行教育，提高其对姑息照护含义的理解；⑤对于慢性脑卒中患者，需要考虑到家属的负担，分析姑息照护所能提供的服务，如医疗信息、促进沟通、协助临终决策、哀伤辅导和咨询等。对于急性脑卒中患者，大部分的照护应由专业人员提供。此外，还应考虑姑息护理介入的最佳时机，对医护人员进行培训等。

四、终末期肾病患者

2014年发表在 *Lancet* 杂志上的一篇报道显示，在全球范围内有8%～16%的人患有慢性肾脏疾病，并预计到2020年，慢性肾脏疾病进展为终末期肾病患者的人数将比2005年增加约60%。终末期肾病不仅具有较高的发病率，其病死率也较高。终末期肾病患者常常并发症较多，症状多严重，治疗费用高，患者及其家属常承受巨大的心理负担和经济压力。在美国国家临终关怀组织的指南中，已经明确将慢性肾功能衰竭纳入姑息护理服务范畴，以提供疼痛或其他症状的识别和管理、治疗计划和沟通、心理社会支持及透析决策的伦理问题。英国和澳大利亚等发达国家也已在医疗机构中开设终末期肾病患者群的姑息照护程序。近年来，终末期肾病患者的姑息护理在我国香港和台湾地区有了较快的发展，大陆（内地）仍然相对滞后。中国台湾和香港自 20 世纪 80 年代至今已进行多年的姑息护理研究及临床实践。台湾学者对终末期肾病患者的研究发现，接受姑息护理后可显著降低终末期肾病患者的症状负担，减少生活质量受损，且姑息护理组患者对护理满意度更高。香港学者的研究发现，在终末期肾病患者与肾病专家及社会医疗工作者进行疾病诊断、预后和治疗方案的讨论后，对终末期肾病患者实行预立医疗照护计划，最终选择肾脏替代治疗和肾脏姑息疗法的患者分别在透析前门诊和一站式多学科肾脏姑息疗法门诊进行随访，大多数肾脏姑息疗法患者随访时表示满意度较高，其症状控制、心理社会支持等方面得到姑息团队的切实帮助。

（一）终末期肾病患者姑息护理的适用对象

慢性肾脏疾病发展至终末期时会出现一系列的生理及心理症状，使患者的生活质量下降，保守治疗逐渐成为继肾脏移植、血液透析、腹膜透析后终末期肾病患者的第四种治疗方式，目的是保护肾脏的残余功能，延缓疾病进展，预防并发症。姑息护理作为保守治疗的重要组成部分，注重患者的心理社会支持。在国外研究中，终末期肾病患者的姑息护理优先应用于慢性肾功能衰竭患者（尿肌酐清除率 < 15 mL/min）、自愿放弃肾脏替代治疗或考虑频繁透析严重影响生活质量者、因心脏病等严重共患病导致预后较差者、不能承受治疗强度被迫中止透析者等。也有学者建议，慢性肾脏疾病患者的患病全程及照顾者均应给予姑息护理。

（二）终末期肾病患者姑息护理的认知

1. 终末期肾病患者的认知

终末期肾病患者的认知决定了其对疾病和姑息护理的态度，若患者对姑息护理的认知充分，则更能理解姑息护理的益处和重要性，并能更好地配合医护人员完成姑息护理。2016 年，国外对终末期肾病患者姑息和临终护理的相关知识和态度的报道结果显示，仅约 22.0% 的终末期肾病患者能正确叙述姑息护理，并以负面认知为主；接受姑息护理教育后，87.8% 的终末期肾病患者表示认可姑息护理服务。由此可见，终末期肾病患者的姑息护理认知较差，应对患者进行健康教育，提高终末期肾病患者的认知，从而影响患者的自我管理行为和生活方式，最终提高终末期肾病患者的姑息护理接受度。

2. 医护人员对终末期肾病姑息护理的认知

患者在住院期间的大多数疾病信息来源于医护人员，若医护人员不能将准确、权威的信息传达给患者，将直接影响患者的认知。国外研究报道，对肾内科实习生慢性肾脏疾病姑息和临终护理的态度、培训及知识的掌握情况的调查发现，99%的调查对象认为医护人员有责任为终末期肾病患者在临终前提供医疗救助，但仅有不足一半的调查对象得到过相关内容的教学指导，如中止透析的管理与评估、透析患者的疼痛管理、患者转诊时间的确定等。由此可见，提高医护人员的终末期肾病姑息护理的认知度，开展相关内容的培训和知识教育，提高医护人员的姑息医学专业知识水平，是提高终末期肾病患者认知的首要条件。

（三）终末期肾病患者姑息护理模式

1. 终末期肾病患者的姑息照护模式

国内外研究发现，多种姑息照护模式在终末期肾病患者中应用后均取得了良好效果。有研究以医院作为终末期肾病患者姑息护理的主要服务地点，将姑息照护作为一种治疗方法纳入医院门诊流程，以便患者在入院前选择或及时转诊。Brown 等将该姑息照护模式应用于门诊非透析的老年终末期肾病患者，结果发现姑息照护对患者的症状控制具有积极影响。有研究以小型诊所为终末期肾病患者姑息护理的主要服务地点，由护士主导的肾脏和专科姑息照护联合诊所为有姑息护理需求的终末期肾病患者制订高质量、简化的护理流程，由临终关怀护理专家和肾脏病护理专家为主导，对患者进行每月一次的面对面访谈并举行多学科会议，同时与全科医师商讨制订适当的治疗策略。该研究经过6个月的试点研究结果显示，该模式的效果较好，得到了终末期肾病患者、护理人员和其他医疗专业人员的一致好评。该模式的优点在于流程简化、可操作性较高和以患者为中心的护理理念。还有的研究以家庭为终末期肾病姑息护理的主要服务地点，由初级保健医师和护士组成的初级保健团队为终末期肾病患者实施姑息护理，并由医院姑息治疗中心、肾内科及居家姑息支持中心共同协助随访，干预3年后结果发现，51%的终末期肾病患者没有进行过急诊科就诊，58%的患者没有再住院，50%的终末期肾病患者在家中去世。居家护理模式能够帮助终末期肾病患者减少前往医院的频率，从而减轻患者的疲劳，初级保健医生和护士可在终末期肾病患者家中对其进行病情指导。此外，多部门联合支持保证了居家护理的质量，能够在患者满意度较高的治疗环境下开展姑息护理服务。有学者建议，医护人员应整合多种姑息照护模式，全面评估患者的情况及风险因素；同时，指导患者根据自己的意愿和需要选择合适的姑息照护模式。

2. 姑息护理的实施团队

与癌症及其他慢性疾病终末期的姑息护理相同，终末期肾病患者姑息护理的实施也是由多学科成员组成的专业姑息护理团队来提供全方位照护。Rak 等的研究中，针对终末期肾病患者实施姑息护理的多学科姑息团队成员包括心脏病专家、肾病专家、姑息医学专家、生物伦理学家、病例管理者和护士等。终末期肾病患者患有严重并发症（心脏疾病）时，如果在血液透析治疗期间出现血流动力学不稳定的表现，并发多种血液透析相关并发症时，多学科姑息团队成员与患者、家属应共同讨论病情，倾听患者的意愿并考虑其经济状况，当疾病发展至患者难以承受的治疗强度且治疗风险大于益处时，可根据病情最后选择姑息疗法。姑息护理团队能够全面考虑患者的疾病状况，鼓励终末期肾病患者及家属参与治疗方式的讨论，尊重其治疗意愿，并根据病情进展制订医疗决策，从而最大限度地优化患者的生活质量。

（四）终末期肾病患者姑息护理的内容

1. 症状管理

终末期肾病患者的相关症状包括瘙痒、疼痛、疲劳、睡眠障碍、厌食、抑郁和呼吸困难等，常因无法准确评估而未得到充分治疗。专业的评估量表有助于对患者进行评估，了解患者的主观感受并提供恰当的治疗护理。通常用于肾病患者的 3 种全球症状评分工具为改良版埃德蒙顿症状评估量表（modified Edmonton symptom assessment system，m-ESAS）、肾病版姑息结果量表 – 症状部分（patient outcomes scale symptom module-renal，POSs-renal）及透析症状指数（dialysis symptom index，DSI）。量表评估具有主观性，在临床实践中应结合医生诊断结果及病情观察，定期评估症状发生率、强度和缓解情况，结合药物治疗与个体化运动疗法，将以人为本的沟通交流融入护理过程，从而提高患者治疗的依从性。

2. 照顾者情感支持

姑息护理的服务对象不仅是终末期患者，同时也包括终末期患者的照顾者。照顾者既是姑息护理的实施者，也是服务对象。国外对透析患者家庭护理人员的经验和需求感知的研究发现，透析患者的照顾者经历较重的情感、身体、社交和经济负担；并且照顾者角色要求很高，很少得到认可、支持或暂时喘息的机会，一系列生理和心理负担使照顾者的生活质量明显下降。此外，照顾者的健康状况和照护能力又会影响患者的预后和生活质量。对非透析慢性肾衰竭照顾者的心理社会支持研究发现，由姑息照护护士和社会工作者给照顾者提供 6 个月的现场咨询和社会心理干预，可明显改善照顾者的压力、焦虑和抑郁症状。由此可见，姑息护理时，照顾者的情感支持也非常重要。医护人员应指导照顾者树立正确的生死观，当患者临终期时给予照顾者哀伤辅导，以缓解其痛苦和心理负担。

（五）存在问题与展望

1. 终末期肾病患者的姑息护理面临的挑战

（1）伦理挑战。医学伦理学中包括患者自主、有利、不伤害和避免过度治疗的原则。与其他慢性病患者的姑息护理相似，受传统死亡观和伦理观的影响，大多数家庭成员对姑息护理的接受度较低，成为阻碍终末期肾病患者姑息护理开展的重要因素。

（2）决策冲突。终末期肾病患者与其他慢性非恶性肿瘤疾病患者相同，由于疾病预后的不确定性使终末期肾病患者难以做出治疗选择，常常会出现决策冲突。国外学者对肾脏科的专科医生及护理专家的质性访谈研究发现，慢性肾病患者的决策冲突主要表现在保守治疗与透析之间选择时患者会感到矛盾，因此会不断改变治疗选择或直到病情加重才被迫做出决定，从而使治疗过程中，往往产生医患共同决策的障碍。据此，科学的预后评估对解决决策冲突具有至关重要的指导意义。对此，已有学者开展了慢性肾脏疾病患者预后模型的研究，但临床应用前要对模型进行有效验证，避免错误预后指导对慢性肾病患者造成危害。

（3）转诊情况。将患者转诊到姑息照护机构是对患者进行姑息护理的前提，转诊系统不健全、缺乏规范的转诊标准会限制患者的转诊率。英国学者对终末期肾病患者实行专科姑息照护的全国性调查结果显示，仅7%的医疗机构对终末期肾病患者有特定转诊标准，部分调查对象表示转诊人数较少是专科姑息照护开展率低的直接原因。对此，有学者提出，首先，医院应正规、高效地运行姑息护理转诊系统，发展电子转诊，以避免主观因素的干扰；将转诊程序融入日常医疗护理工作中，培训专人管理，防止遗漏和错误引导。其次，医院和服务机构应保持联系，以确保各个转诊环节保持畅通。最后，医护人员应与患者面对面访谈，倾听患者的意愿，解决困扰，排除姑息护理转诊的障碍。

2. 展望

（1）加强专业能力，组建专业团队。长期以来，恶性肿瘤患者的姑息护理受到了广泛关注，姑息护理的教育、培训、研究及临床实践均主要集中于恶性肿瘤方面。为关注终末期肾病患者的生活质量，开展针对终末期肾病患者的姑息护理，建议医院和社区的相关机构通过开展终末期肾病等慢性非恶性疾病姑息护理继续教育和培训，以普及姑息护理专业知识；医学院校应将非恶性疾病姑息护理相关课程纳入医学学历教育中，培养人文关怀和死亡教育等相关领域的专业人士，为组建专业姑息护理团队奠定人才基础；通过政策上的支持和宣传，鼓励社会各界的投资和捐赠，为构建专业姑息照护团队和发展姑息医疗给予政策和经济上的保障。鼓励研究部门开展相关科研项目，不断完善我国姑息医学的发展。

（2）透析决策。如前所述，虽然已有慢性肾脏疾病预后评估模型的研究，但是目前仍无法准确预测个体患者的预后。因此，是否拒绝或撤回重病患者的透析治疗，患者、家属和医护人员会出现难以抉择的情况。2000 年，美国肾内科医师协会和肾脏病学会发布的关于适当的开始和退出透析共同决策的临床实践指南，针对透析医疗决策过程提出了循证建议。据此，终末期肾病患者姑息护理的开展可以参考基于循证的指南意见，以确定最佳的开展时机。

（3）完善终末期肾病患者的姑息照护系统。高效、完善的姑息照护系统是开展服务的前提，为保证医院的急诊中心、普通病房和重症监护室等不同部门能够独立执行姑息需求的筛选工作，院内姑息照护中心需要与各部门建立紧密工作联系；为确保院外各级医疗机构间顺畅交流对接，应建立并执行相关政策和程序；专业姑息照护医疗机构应与社区等其他院外宁养机构建立良好的工作关系。

五、晚期老年痴呆症患者

老年痴呆症，是指老年老化程度超过生理老化或过早老化，致脑功能障碍，引起获得性、持续性智能障碍。老年痴呆症有很多种，其中最常见的是阿尔茨海默病（Alzheimer's Disease，AD），其次是血管性痴呆。老年痴呆症晚期可表现为大脑所有功能完全被损，记忆行为、逻辑思维、语言表达和运动协调逐步丧失，呈现完全性缄默、四肢僵直、行走困难、因吞咽困难而不主动进食，大小便失禁，直至生活完全不能自理，终年卧床，最后多继发感染性肺炎、压疮和心肾功能衰竭而死亡。老年痴呆症目前尚无有效的治疗方法。为了提高晚期老年痴呆患者的生活质量，给予适当的护理有十分重要的意义。姑息照护作为一种新型的护理方式，是医护人员为终末期老年痴呆患者提供有效照护，以达到控制疼痛、缓解症状的目的，旨在提高终末期老年痴呆患者及其照顾者的生活质量。

（一）晚期老年痴呆症患者姑息照护的必要性

1. 基于姑息护理提高老年痴呆症患者的生活质量

研究表明，65 岁以上老年痴呆的发生率为 5%，而 80 岁以上老年痴呆的发生率为 25%。也就是说，随着年龄的增长，老年痴呆发生的风险显著升高。随着人口老龄化的加剧，以及我国老年人口基数较大的实际情况，老年痴呆症患者也逐渐增加。据统计，目前全球有 2430 万老年痴呆症患者，患者数每 20 年增加一倍，预计到 2040 年将达到 8110 万。我国是世界上人口老龄化速度最快的国家之一，也是世界上老年人口最多的国家，预计到 2025 年，我国将有 1009 万老年性痴呆患者。大多数晚期老年痴呆症患者会丧失生活自理能力，长期卧床，多伴有营养不良、压疮或肺部感染等多种并发症，生活质量很差。对晚期癌症患者实施姑息护理可以显著提高患者的生活质量。据此，对老年痴呆症患者，也应关注患者生命末期的姑息护理，这已经成为当今重要的公共卫生问题，亟待解决。

2. 减轻患者家属及照顾者的负担

家属是老年痴呆症患者的主要照顾者。由于老年痴呆症患者的特点，给照顾者造成了体力、心理和经济等方面的巨大压力，特别是直系家属照顾者。长期繁重的日常生活护理给照顾者身心健康带来很大影响，很多照顾者会出现压抑、焦虑、抑郁等负性心理问题和生理上的不适。对癌症患者照顾者的研究发现，姑息护理可以有效地改善照顾者的生活质量。目前，许多研究者已将老年痴呆症患者的照顾及照顾者作为研究对象，将其身心健康的研究作为老年痴呆总体研究的一个重要组成部分。

（二）晚期老年痴呆患者姑息照护需求

1. 疼痛管理

由于老年痴呆症患者在认知、语言等方面的缺陷，无法正常表达自己的疼痛和需要，而其照顾者也难以通过观察或患者的自我描述来评估患者的疼痛情况，因此，对于老年痴呆症患者的疼痛控制并未得到重视。研究发现，与没有认知缺陷的患者相比，老年痴呆症患者镇痛剂的使用率更低。鉴于该问题，有学者针对晚期老年痴呆症患者研制了通过行为观察评估患者疼痛程度的工具，包括晚期老年痴呆症患者疼痛评估量表（pain assessment in advanced dementia scale，PAINAD）和沟通能力受限老年患者的疼痛评估量表（pain assessment checklist for senior with limited ability to communicate，PACSLAC）。晚期老年痴呆症患者疼痛评估量表由美国老年科医护人员设计，可以用于疼痛干预效果的评价，同时可以避免镇痛剂滥用或缺如。沟通能力受限老年患者的疼痛评估量表是一个基本的评估量表，一般每半个月或每月评估 1 次，可以反映患者在行为和能力等方面的改变。

2. 饮食管理

晚期老年痴呆症患者大部分存在吞咽困难，从而容易引起营养不良、反复发作的吸入性肺炎等问题。对此，临床上通常采用鼻饲或经皮内镜下胃造瘘术以保证患者的进食。但是，研究发现这些治疗措施并没有改善患者的生存时间、死亡风险、营养指标和压力性溃疡的发生率，反而对患者造成不适甚至损伤。对于患者的进食困难，是否采取治疗措施，老年痴呆症患者也没有自己决定的能力。而家属和照顾者因受伦理道德、法律及社会舆论等方面的影响，很难做出放弃治疗的决定。因此，有学者建议国家医疗机构应建立一个专业的标准，以指导医护人员、家属及照顾者在患者临终时做出决定，既能维护患者利益，又能降低决策风险。

3. 心理行为症状管理

老年痴呆症患者通常会出现一系列的行为和精神症状，如情绪不稳定、幻觉、攻击行为、睡眠紊乱、焦虑抑郁和无目的的游走等。这些心理行为症状既会影响患者的生活质量，又会增加照顾者的负担，也是一些老年患者被送到养老院等机构的主要原因。英国《痴呆姑息照护指南》推荐，当患者出现心理行为症状时首选非药物性措施，即姑息护理措施，包括行为疗法、音乐疗法、改变环境和体格锻炼等。

4. 感染管理

晚期老年痴呆症患者常常伴有肺炎、尿路感染等各种感染，其中支气管肺炎是老年痴呆症患者的主要死亡原因。据此，发生肺炎是老年痴呆症患者进入临终期的一个标志，应该选择姑息照护的措施来护理此类患者。也有学者提出，抗生素的使用可以延长患者约 9 个月的生命。使用抗生素后患者生命的延长可能与临床上医生的选择有关系，如患者病情更严重时，医生就认为治疗没有很大的必要。总而言之，目前的研究表明，就使患者舒适这一护理目标而言，抗生素的使用并没有起到重要的作用，反而增加了家属和照顾者的负担，延长了患者的临终期，加重了患者的痛苦。

5. 推进预立医疗自主计划

预立医疗自主计划是以患者为中心，通过医护人员、患者、家属及照顾者之间的讨论，建立一种患者临终期的治疗策略，满足患者生命末期的意愿，充分尊重患者的自主权，提高临终患者的生活质量。同癌症及其他的慢性病患者相比，晚期老年痴呆症患者在临终期有严重的认知障碍，缺乏做出治疗和护理决定的能力。因此，就老年痴呆症患者而言，如果在患者患病初期有能力时能够建立高级护理计划，当患者不能表达自己的意愿和愿望时，作为临终治疗和护理决策的指导，可以更好地满足患者的需要。

（三）晚期老年痴呆症患者姑息照护的限制因素

以往姑息照护主要是针对癌症晚期患者及其家庭，现在越来越多地在一些进展性终末期疾病，如神经退行性疾病中应用，包括老年痴呆症。早在 20 世纪 90 年代，美国国家临终关怀和姑息护理组织已经倡导将癌症之外的其他可以适用姑息照护和临终关怀的疾病也纳入姑息护理的服务范围。尽管老年痴呆症是一种无法治愈的疾病，但姑息照护对其适用性已经达成共识。然而，大多数的老年痴呆症患者没有得到理想的姑息照护。最近一项欧洲国家的调查发现，养老机构的很多老年痴呆症患者在生命末期很少得到支持性的护理，很多因素影响晚期老年痴呆症患者姑息照护的实施。

1. 老年痴呆症患者的预后不明确，无法清晰界定生命末期

老年痴呆症的病程往往是一个长期的、渐进的发展过程，预后很难判断，家属、医生及护理人员都很难决定姑息照护开始的时间。对此，有学者提出，根据患者的临床表现，只要认定痴呆症进入重度即可采取姑息护理；也有学者提出，当功能性评估量表进入 7a-e 阶段后即可考虑采取姑息照护，或者将死亡危险指数评分≥12 分界定为老年痴呆症的生命末期。但是，关于晚期老年痴呆症的界定尚存在争议。

2. 老年痴呆症患者因存在认知障碍，无法准确表达需求

晚期老年痴呆症患者已丧失语言能力，且常伴有行为的改变，护理人员通常难以辨别患者的病情和照护需求。患者的期望和意愿是实施姑息照护的核心，但晚期痴呆症患者无法表达，除非患者在患病早期预先表示过（如制订预立治疗计划），否则很难达到患者的期许。因此，晚期痴呆症患者由于感染、吞咽困难、持续发热等问题被转到医院治疗而非接受姑息照护是很普遍的，而此时的医疗决策过程也面临伦理、道德方面的困境。

3. 医护人员缺乏晚期老年痴呆症患者的姑息照护知识

尽管医疗卫生领域已经普遍接受姑息照护，但是很多医护人员常认为给予患者姑息照护意味着治疗已无计可施了，患者及家属也会将姑息照护等同于放弃治疗。照顾者、医护人员对于晚期老年痴呆症患者缺乏足够的认识也是阻碍患者接受姑息照护的主要原因。当晚期老年痴呆症患者出现急性症状时，家属可能会希望医护人员采取积极的治疗措施，致使患者接受不恰当的处理。由于医护人员面对患者死亡时会有负罪感，而且可能引起医患纠纷，使多数医护人员将生命末期患者的处理重点放在急症或潜在可逆的症状，而不是选择姑息照护。此外，很多的医护人员不知如何与老年痴呆症患者沟通，不知如何评估患者的症状和痛苦，不能提供高质量的姑息照护。研究发现，养老院的医护人员大多没有接受过姑息照护知识和技能的培训，自身也认为自己无法为老年痴呆症患者提供足够的照护，因而在患者发生急性症状时，只能将其转送到医院治疗。

4. 姑息照护的政策和资源缺乏，无法满足患者需求

为老年痴呆症患者提供姑息照护需要团队的协作，共同讨论来决定进入姑息照护的时机，制订晚期老年痴呆症患者姑息照护指南，安排患者病情进展过程中的各种治疗和护理措施。目前，国内外医疗保健体系均缺乏足够科技的姑息护理机构和跨学科的姑息护理团队，均影响姑息护理服务的开展。

晚期老年痴呆症患者的姑息照护是一个新兴的课题，它对专业知识和技能的要求很高，这一领域的研究与实践正逐渐受到重视。由于老年痴呆症是不可逆的进展性疾病，积极的治疗措施并不能改变其发展的进程，通过合理的评估工具了解患者的病情发展阶段，将重点由治疗转变为姑息照护是一种较好的选择。姑息照护是一项社会化的系统工程，高效率的姑息照护需要一支经验丰富的多学科、多专业的团队协作，不仅需要医护人员、患者及家属的配合，而且需要国家政府乃至全社会的理解和支持。综上所述，对重度老年痴呆症患者提供姑息照护是必要且可行的，但具体护理模式尚待进一步完善。

第四节　儿童姑息护理

据调查显示，全球每年约有 20 万儿童被诊断为癌症，80% 生活在中低收入国家，且死亡率达 90%，他们都无法享受姑息护理。全球每年有超过 2100 万儿童需要姑息护理，其中有 800 万儿童需要特殊的姑息护理。由此可见，儿童姑息护理的需求大、发展广。

一、儿童姑息护理的概念

世界卫生组织关于儿童姑息护理（pediatric palliative care，PPC）的定义：①儿童姑息护理是主动关心儿童的身体、心理和精神，同时给予家庭支持的服务；②姑息护理始于疾病的诊断，贯穿于治疗全程；③医护人员必须评估和减轻儿童的身体、心理和社会压力；④多学科方法是有效姑息护理的前提，包括家庭和充分利用可获得的社区资源；⑤它可以被提供在三级关爱场所和社区健康中心，甚至是儿童的家里。

二、儿童姑息护理的发展

1974 年，加拿大医师首次提出"姑息护理"的概念。次年，他在蒙特利尔维多利亚皇家医院创办了世界上第一所姑息护理机构。20 世纪 70 年代起，姑息护理服务机构在世界发达国家纷纷建立。经过几十年的发展，目前发达国家如加拿大、英国、美国、澳大利亚等都构建了较为完善的姑息护理服务体系。在我国，"姑息护理"的概念被林菊英主编首次引进《社区护理》，在中国台湾、香港和澳门地区已开展至儿童姑息护理的领域，但是大陆（内地）主要应用在对老年人和癌症患者身上，对于儿童的姑息护理较少。我国首家儿童临终关怀机构——"蝴蝶之家"于 2010 年在湖南长沙正式开业，这引起了社会各方面的反响。

三、儿童姑息护理团队及培训

儿童姑息护理团队是由多学科、跨职业的专业人士组成，不同的团队其结构类型和人数也有所不同。常见的儿童姑息护理团队由医护工作者、家属、朋友、营养师、伦理学者、社会工作者、丧亲安慰者等组成。儿童姑息护理团队的主要任务是通过为儿童及家属提供积极、连续、全面的照护，以提高其生存质量。研究表明，多学科的团队在儿童姑息护理中可产生积极的作用。专业的培训是儿童姑息护理团队发挥职能的前提条件。早在 2000 年，美国儿科学会等世界组织已经提出，应确保医师参加相应的专业化培训，使他们有信心执行姑息护理和照顾临终关怀。美国临终关怀教育协会建立了一个为期 3 天的"训练培训者"课程体系，内容分为 9 个教育模块，主要包括疼痛和疾病症状、文化差异、沟通技巧、悲痛和丧亲管理，涵盖了姑息护理教育的主要内容。此外，姑息护理协会组织制订了每个层次的姑息护理实践标准，包括对全科护士、高级实践护士、注册护士和护士助理的核心课程。然而，在查阅文献过程中，国内关于姑息护理的相关课程和培训甚少，因此需要加强儿童姑息护理团队的建设及培训，发展具有中国特色的儿童姑息护理模式。

四、儿童姑息护理的内容

（一）基础护理

首先，为患儿营造舒适、安静的环境；其次，密切观察患儿的病情；最后，保持患儿身上各种管道畅通，及时处理分泌物，做好相应症状的急救护理。

（二）疼痛管理

临终患儿对疼痛的敏感程度高于成人，其疼痛主要源于疾病本身引起的疼痛和治疗操作性疼痛。在选择药物镇痛的治疗过程中，应遵循 WHO 推荐的癌症三阶梯止痛法，及时做好疼痛的评分。同时，应根据不同年龄的患儿特点给予非药物止痛。当进行有创性操作时，应先征求家属的同意，操作要轻柔，并能提供人文关怀。何华云等研究显示，超过 57% 的新生儿科护士认为姑息护理培训中控制疼痛是最为重要的一项，但是对于如何减少疼痛却不了解，正确率低于 50%。不同年龄的患儿对于疼痛的表达不同，因此应加强对患儿疼痛知识的学习。

（三）舒适护理

对于患儿应增加家长探视的时间和频率。婴幼儿患者应增加抚触、非营养性吮吸等，增加家长与患儿相处的时间，提高其舒适度；学龄前儿童可以适当陪同患儿做游戏、玩玩具及讲故事，使其生活过得轻松愉快；学龄儿童对于死亡有自己的看法，应鼓励他们表达自己的愿望，尽可能让他们实现自我。

（四）对家长的支持

基于我国的相关政策和社会因素，大多数患儿为独生子女，当患儿面临疾病的疼痛和选择时，父母的心理压力增加。因此，需要对家长进行减压护理。医护人员应在隐秘的环境里告知家属患儿真实的病情，讲解姑息护理的实施，尽量为患儿和家长提供更多相处的时间。当患儿死亡后，护理人员作为倾听者，应鼓励家属表达自己真实的感觉，宣泄内心的负面情绪，提供丧亲护理。研究表明，临终儿童会对整个家庭产生巨大的影响，导致心理、生理、经济和社会等各个方面的紊乱，严重影响家属的生活质量。因此，除了医院期间的安慰外，还需要后续的随访，使家属能从悲痛、绝望中得到安慰与恢复。

五、儿童姑息护理存在的问题

（一）医护人员相关知识认知程度不足

由于儿童姑息护理起步晚、未普及，使医护人员对其相关知识认识欠缺。有研究显示，小儿肿瘤科护士对过半数的护理知识掌握现状不佳，尤其是姑息护理相关知识。Steele 的研究发现，医护人员很少给患儿的家长提供有效交流、沟通的心理支持，医护人员本身缺乏临终关怀的教育和训练。因此，应该开展关于临终关怀和姑息护理的相关教育和培训，提高医护工作者对姑息护理的认知水平。

（二）家属的不理解

在当今的中国，很多的新闻报道关于一户人家倾其所有为了治疗患儿的疾病，使患儿能够生存下来。他们不容易明白疾病的恶化程度，觉得通过治疗一定可以痊愈，从而增加患儿治疗的痛苦，降低了患儿的生活质量。患儿若不能得医治就是他们的罪过，却没有想到给孩子一个舒适、幸福的最后一程。

（三）缺乏姑息护理的教育

国内对护理专业本科生姑息护理的认知程度的调查结果发现，了解姑息护理内涵的护理学生仅为 20.3%，关于姑息护理测试平均正确率为 53.2%，低于土耳其护理学生和澳大利亚护理学生的认知水平。这说明我国姑息护理的教育需要被重视，同时在护理教育中需要增加姑息护理的相关课程。儿童姑息护理的发展有利于提高患儿临终阶段的生命质量，有利于缓解医护人员与家属之间的矛盾，也有利于节约卫生资源，对患儿的家庭有重要意义。目前，我国在儿童姑息护理领域发展慢，需要该领域的教授专家和临终关怀机构及社会工作者共同努力，帮助社会重新认识姑息护理，使每一个个体能有尊严、舒适地走完最后一个阶段。

【参考文献】

[1] 韦迪，刘翔宇，谌永毅，等. 肿瘤病人全人姑息照护理论及需求的研究进展 [J]. 护理研究，2017，31（21）：2565－2568.

[2] Sanders S L, Bantum E O, Owen J E, et al. Supportive care needs in patients with lung cancer [J]. Psycho-Oncology, 2010, 19 (5): 480－489.

[3] 于方方，付菊芳，白燕妮，等. 成人癌症患者支持性照护需求的研究现状 [J]. 解放军护理杂志，2014，31（19）：23－27.

[4] White K, D'Abrew N, Katris P, et al. Mapping the psychosocial and practical support needs of cancer patients in Western Australia [J]. European Journal of Cancer Care, 2012, 21 (1): 107－116.

[5] 赵晓婕，杨逸，吴啊萍，等. 晚期癌症患者对临终关怀需求的调查分析 [J]. 护理学杂志，2015，30（9）：27－30.

[6] Schmid-Büchi S, Halfens R J G, Müller M, et al. Factors associated with

supportive care needs of patients under treatment for breast cancer ［J］. European Journal of Oncology Nursing, 2013, 17 (1): 22 – 29.

［7］ Sanson-Fisher R, Girgis A, Boyes A, et al. The unmet supportive care needs of patients with cancer. Supportive Care Review Group ［J］. Cancer, 2015, 88 (1): 226 – 237.

［8］ 胡翠环, 王志红, 任海燕, 等. 癌症患者抑郁症相关因素调查分析 ［J］. 护理学杂志, 2006 (10): 65 – 67.

［9］ Kent E E, Wilder A, Keegan T H M, et al. Social support needs in adolescents and young adults diagnosed with cancer ［J］. Psycho-Oncology, 2012, 21(2): 5.

［10］ 王雪仙, 周东华, 王秀平. 癌症患者社会支持水平的调查 ［J］. 解放军护理杂志, 2011 (16): 17 – 19.

［11］ Lintz K, Moynihan C, Steginga S, et al. Prostate cancer patients' support and psychological care needs: survey from a non-surgical oncology clinic ［J］. Psycho-Oncology, 2003, 12 (8): 769 – 783.

［12］ Chalmers K I, Luker K A, Leinster S J, et al. Information and support needs of women with primary relatives with breast cancer: development of the information and support needs questionnaire ［J］. Journal of Advanced Nursing, 2001, 35 (4): 497.

［13］ 夏利江, 沈媛. 姑息护理在晚期肿瘤病人护理中的应用 ［J］. 世界最新医学信息文摘, 2018 (79): 268 – 270.

［14］ Beesley V L, Price M A, Webb P M, et al. Changes in supportive care needs after first-line treatment for ovarian cancer: identifying care priorities and risk factors for future unmet needs ［J］. Psycho-Oncology, 2013, 22 (7): 1565 – 1571.

［15］ Milligan S. Addressing the spiritual care needs of people near the end of life ［J］. Nursing Standard, 2011, 26 (4): 47 – 56.

［16］ 袁慧丽, 李玲. 姑息护理在终末期癌症患者中的应用分析 ［J］. 中国实用医药, 2016 (3): 229 – 231.

［17］ Pearce M J, Coan A D, Ii J E H, et al. Unmet spiritual care needs impact emotional and spiritual well-being in advanced cancer patients ［J］. Supportive Care in Cancer, 2012, 20 (10): 2269 – 2276.

［18］ Stephenson P S, Berry D M. Spirituality and uncertainty at the end of life ［J］. Oncology Nursing Forum, 2014, 41 (1): 33 – 39.

［19］巩敏. 晚期癌症患者的姑息护理研究进展［J］. 基层医学论坛，2015
（12）：1670 - 1671.

［20］Vilalta A，Valls J，Porta J，et al. Evaluation of spiritual needs of patients
with advanced cancer in a palliative care unit［J］. Journal of Palliative
Medicine，2014，17（5）：592 - 600.

［21］WHO. Palliative care［EB/OL］.（2010 - 12 - 01）［2016 - 03 - 01］.
http：//www. who. int/cancer/palliative/en.

［22］Meffert C，Hatami I，Xander C，et al. Palliative care needs in COPD
patients with or without cancer：an epidemiological study［J］. European
Respiratory Journal，2015，46（3）：663 - 670.

［23］Senni M，Parrella P，De Maria R，et al. Predicting heart failure outcome
from cardiac and comorbid conditions：the 3C-HF score［J］. International
Journal of Cardiology，2013，163（2）：211.

［24］Adeponle A，Groleau D，Kola L，et al. Perinatal depression in Nigeria：
perspectives of women，family caregivers and health care providers［J］.
International Journal of Mental Health Systems，2017，11（1）：27.

［25］杨晓芬. 姑息护理对晚期乳腺癌患者生活质量的影响［J］. 现代医院，
2017，17（5）：772 - 774.

［26］Mazanec S R，Daly B J，Douglas S L，et al. Work productivity and health of
informal caregivers of persons with advanced cancer［J］. Research in Nursing
& Health，2011，34（6）：483 - 495.

［27］Amano K，Morita T，Tatara R，et al. Association between early palliative
care referrals，inpatient hospice utilization，and aggressiveness of care at the
end of life［J］. Journal of Palliative Medicine，2014，18（3）：270 - 273.

［28］方英，何晓玲，叶世富，等. 姑息护理对老年晚期恶性肿瘤终末期患者
的影响［J］. 中国肿瘤临床与康复，2018，25（8）：1013 - 1016.

［29］Reyes-Ortiz C A，Williams C，Westphal C. Comparison of early versus late
palliative care consultation in end-of-life care for the hospitalized frail elderly
patients［J］. American Journal of Hospice & Palliative Medicine，2015，32
（5）：516 - 520.

［30］Kamo N，Dandapani S V，Miksad R A，et al. Evaluation of the SCA
instrument for measuring patient satisfaction with cancer care administered via
paper or via the internet［J］. Annals of Oncology，2011，22（3）：723 - 729.

［31］史琴瑶. 中晚期食管癌病人姑息治疗及临终关怀的相关护理措施研究

　　　　　［J］. 蚌埠医学院学报，2018，43（7）：941 - 944.

［32］ Morita T, Hirai K, Sakaguchi Y, et al. Measuring the quality of structure and process in end-of-life care from the bereaved family perspective ［J］. Journal of Pain & Symptom Management，2004，27（6）：492 - 501.

［33］ Jordhøy M S, Fayers P, Loge J H, et al. Quality of life in palliative cancer care: results from a cluster randomized trial ［J］. Journal of Clinical Oncology，2001，19（18）：3884 - 3894.

［34］ 谢晓琴，张琼，康冬梅. 三层次需求调查问卷对终末期妇科恶性肿瘤姑息治疗需求的调查 ［J］. 实用医院临床杂志，2017，14（5）：62 - 65.

［35］ Higginson I J, Evans C J. What is the evidence that palliative care teams improve outcomes for cancer patients and their families? ［J］. The Cancer Journal，2010，16（5）：423 - 435.

［36］ Bakitas M, Lyons K D, Hegel M T, et al. The project ENABLE II randomized controlled trial to improve palliative care for patients with advanced cancer ［J］. The Journal of the American Medical Association，2009，302（7）：741 - 749.

［37］ 叶梅. 姑息治疗期癌症患者的抑郁特点及心理护理策略研究 ［D］. 重庆：第三军医大学，2013.

［38］ Sepúlveda C, Marlin A, Yoshida T, et al. Palliative care: the World Health Organization's global perspective ［J］. Journal of Pain and Symptom Management，2002，24（2）：91 - 96.

［39］ Grbich C, Maddocks I, Parker D, et al. Identification of patients with noncancer diseases for palliative care services ［J］. Palliative & Supportive Care，2005，3（1）：5 - 14.

［40］ 谢云，范杜，陈云华. Guide Care 护理模式对慢性阻塞性肺疾病病人照顾者的影响 ［J］. 护理研究（下旬版），2014，28（9）：3447 - 3448.

［41］ Horton R, Rocker G, Dale A, et al. Implementing a palliative care trial in advanced COPD: a feasibility assessment（the COPD IMPACT study）［J］. Journal of Palliative Medicine，2013，16（1）：67 - 73.

［42］ Beernaert K, Cohen J, Deliens L, et al. Referral to palliative care in COPD and other chronic diseases: a population-based study ［J］. Respiratory Medicine，2013，107（11）：1731 - 1739.

［43］ 李湘辉，赖世伟，成沛玉，等. 姑息护理对住院癌症患者生活质量的影响 ［J］. 护理实践与研究，2011，8（13）：4 - 6.

［44］ Collins E S, Witt J, Bausewein C, et al. A systematic review of the use of the palliative care outcome scale and the support team assessment schedule in palliative care ［J］. Journal of Pain and Symptom Management, 2015, 50 (6): 842 –853.

［45］ Harding R, Selman L, Agupio G, et al. Validation of a core outcome measure for palliative care in Africa: the APCA African palliative outcome scale ［J］. Health & Quality of Life Outcomes, 2010, 8 (10): 1477 –7525.

［46］ 代丹. 重度 COPD 患者对姑息照护的需求评估及影响因素探讨 ［J］. 当代护士（上旬刊）, 2017 (7): 27 –29.

［47］ Saleem T Z, Higginson I J, Chaudhuri K R, et al. Symptom prevalence, severity and palliative care needs assessment using the palliative outcome scale: a cross-sectional study of patients with Parkinson's disease and related neurological conditions ［J］. Palliative Medicine, 2013, 27 (8): 722 –731.

［48］ Weingaertner V, Scheve C, Gerdes V, et al. Breathlessness, functional status, distress, and palliative care needs over time in patients with advanced chronic obstructive pulmonary disease or lung cancer: a cohort study ［J］. Journal of Pain and Symptom Management, 2014, 48 (4): 569 –581.

［49］ 孙鑫章. 慢性非恶性疾病老年人姑息护理接受度及影响因素研究 ［D］. 开封：河南大学, 2014.

［50］ Hyasat K, Sriram K B. Evaluation of the patterns of care provided to patients with COPD compared to patients with lung cancer who died in hospital ［J］. American Journal of Hospice and Palliative Medicine, 2015: 1049909115586395.

［51］ 华影, 冷侠, 王彩兰, 等. 通过社区医疗机构对终末期 COPD 老年患者实施姑息护理的研究 ［J］. 阜阳职业技术学院学报, 2015, 26 (4): 61 –64.

［52］ Global strategy for the diagnosis, management and prevention of COPD, global initiative for chronic obstructive lung disease (GOLD) (2015) ［R/OL］. Available from: http://www. goldcopd. org/.

［53］ Solano J P, Gomes B, Higginson I J. A comparison of symptom prevalence in far advanced cancer, AIDS, heart disease, chronic obstructive pulmonary disease and renal disease ［J］. Journal of Pain & Symptom Management, 2006, 31 (1): 58 –69.

［54］ 刘小英, 崔妙玲. 慢性阻塞性肺疾病患者姑息照护的研究进展 ［J］. 护理学杂志, 2015, 30 (11): 106 –109.

［55］ Elkington H, White P, Addington-Hall J, et al. The healthcare needs of chronic obstructive pulmonary disease patients in the last year of life [J]. Palliative Medicine, 2005, 19 (6): 485 – 491.

[56] 许少英, 刘婧, 冼志莲, 等. 老年慢性阻塞性肺疾病患者自我感受负担的调查分析 [J]. 中华护理杂志, 2011 (9): 914 – 916.

[57] Walke L M, Gallo W T, Tinetti M E, et al. The burden of symptoms among community-dwelling older persons with advanced chronic disease [J]. Archives of Internal Medicine, 2004, 164 (21): 2321 – 2324.

[58] 崔妙玲, 李丽蓉, 赵琳, 等. BODE 指数与稳定期慢性阻塞性肺疾病患者抑郁症状相关性分析 [J]. 实用医学杂志, 2013, 29 (22): 3697 – 3699.

[59] Quill T E, Abernethy A P. Generalist plus specialist palliative care-creating a more sustainable model [J]. The New England Journal of Medicine, 2013, 368 (13): 1173 – 1175.

[60] 盖晓燕, 贺蓓. 慢性阻塞性肺疾病终末期患者的姑息治疗和临终关怀 [J]. 中华结核和呼吸杂志, 2014, 37 (4): 287 – 289.

[61] Smith T A, Kim M, Piza M, et al. Specialist respiratory physicians' attitudes to and practice of advance care planning in COPD. A pilot study [J]. Respiratory Medicine, 2014, 108 (6): 935 – 939.

[62] 刘小英, 崔妙玲, 黄文婷, 等. 重度慢性阻塞性肺疾病患者姑息照护需求水平及其影响因素分析 [J]. 中国护理管理, 2016, 16 (3): 332 – 336.

[63] Horton R, Rocker G, Dale A, et al. Implementing a palliative care trial in Advanced COPD: a feasibility assessment (the COPD IMPACT study) [J]. Journal of Palliative Medicine, 2013, 16 (1): 67 – 73.

[64] 谭莼. 姑息照护在重度 COPD 患者中的运用及其效果评价 [J]. 世界最新医学信息文摘, 2017 (17): 163 – 164.

[65] Janssen D J A, Engelberg R A, Wouters E F M, et al. Advance care planning for patients with COPD: past, present and future [J]. Patient Education & Counseling, 2012, 86 (1): 19 – 24.

[66] 韦宇宁, 崔妙玲, 李丽蓉, 等. 慢性阻塞性肺疾病病人姑息照护模式的应用进展 [J]. 护理研究, 2012, 26 (14): 1261 – 1263.

[67] Adler E D, Goldfinger J Z, Kalman J, et al. Palliative care in the treatment of advanced heart failure [J]. Circulation, 2009, 120 (25): 2597 – 2606.

[68] Mcilvennan C K, Allen L A. Palliative care in patients with heart failure [J]. BMJ, 2016, 353 (14): i1010.

[69] Kavalieratos D, Corbelli J, Zhang D, et al. Association between palliative

care and patient and caregiver outcomes：a systematic review and meta-analysis［J］. JAMA, 2016, 316 (20)：2104 –2114.

[70] Heidenreich P A, Albert N M, Allen L A, et al. Forecasting the impact of heart failure in the United States：a policy statement from the American Heart Association［J］. Circulation Heart Failure, 2013, 6 (3)：606 –619.

[71] 中华医学会心血管病学分会. 中国心力衰竭诊断和治疗指南 2014［J］. 中华心血管病杂志, 2014, 42 (2)：3 –10.

[72] Ng A Y M, Wong F K Y, Lee P H. Effects of a transitional palliative care model on patients with end-stage heart failure：study protocol for a randomized controlled trial［J］. Trials, 2016, 17 (1)：1 –9.

[73] Facts N. Figures：hospice care in America［J］. Alexandria, VA：National Hospice and Palliative Care Organization, 2012：10 –11.

[74] Moser D K, Lee K S, Wu J R, et al. Identification of symptom clusters among patients with heart failure：an international observational study［J］. International Journal of Nursing Studies, 2014, 51 (10)：1366 –1372.

[75] 秦江梅, 张艳春, 张丽芳, 等. 典型城市居民慢性病患病率及患者疾病负担分析［J］. 中国公共卫生, 2014, 30 (1)：5 –7.

[76] Connor S R, Bermedo M C S. Global atlas of palliative care at the end of life ［J］. World Health Organization, 2014：17553.

[77] Malhotra C, Wong G C S, Tan B C, et al. Living with heart failure：perspectives of patients from Singapore［J］. Proceedings of Singapore Healthcare, 2016, 25 (2)：92 –97.

[78] Klindtworth K, Oster P, Hager K, et al. Living with and dying from advanced heart failure：understanding the needs of older patients at the end of life.［J］. BMC Geriatrics, 2015, 15 (1)：125.

[79] Yu M M, Chair S Y, Chan C W H, et al. Information needs of older people with heart failure：listening to their own voice［J］. Journal of Geriatric Cardiology, 2016, 13 (5)：435 –438.

[80] Psotka M A, Mckee K Y, Liu A Y, et al. Palliative care in heart failure：what triggers specialist consultation?［J］. Progress in Cardiovascular Diseases, 2017, 60 (2)：215 –225.

[81] Hopp F P, Thornton N, Martin L, et al. Life disruption, life continuation：contrasting themes in the lives of African-American elders with advanced heart failure［J］. Social Work in Health Care, 2012, 51 (2)：149 –172.

［82］ Beernaert K, Deliens L, Vleminck A D, et al. Is there a need for early palliative care in patients with life-limiting illnesses? Interview study with patients about experienced care needs from diagnosis onward ［J］. American Journal of Hospice and Palliative Medicine, 2015: 1049909115577352.

［83］ Dev S, Abernethy A P, Rogers J G, et al. Preferences of people with advanced heart failure——a structured narrative literature review to inform decision making in the palliative care setting ［J］. American Heart Journal, 2012, 164 (3): 313 – 319.

［84］ 李学平, 缑红艳, 林国新. 姑息护理在终末期心衰患者中的应用效果研究 ［J］. 世界最新医学信息文摘, 2017 (19): 234.

［85］ Olano-Lizarraga M, Oroviogoicoechea C, Errasti-Ibarrondo B, et al. The personal experience of living with chronic heart failure: a qualitative meta-synthesis of the literature ［J］. Journal of Clinical Nursing, 2016, 25 (17 – 18): 2413 – 2429.

［86］ Gadoud A, Kane E, Macleod U, et al. Palliative care among heart failure patients in primary care: a comparison to cancer patients using English family practice data ［J］. PLOS ONE, 2014, 9 (11): 0113188.

［87］ Janssen D J A, Johnson M J, Spruit M A. Palliative care needs assessment in chronic heart failure ［J］. Current Opinion Support and Palliative Care, 2017, 12 (1): 1.

［88］ Ziehm J, Farin E, Schäfer J, et al. Palliative care for patients with heart failure: facilitators and barriers——a cross sectional survey of German health care professionals ［ J ］. Bmc Health Services Research, 2016, 16 (1): 361.

［89］ Uszko-Lencer N H M K, Frankenstein L, Spruit M A, et al. Predicting hospitalization and mortality in patients with heart failure: the BARDICHE-index ［J］. International Journal of Cardiology, 2017, 227 (15): 901 – 907.

［90］ Thomas K. The GSF Prognostic Indicator Guidance ［J］. End of Life Care Journal, 2010, 4: 62 – 64.

［91］ Downar J, Goldman R, Pinto R, et al. The "surprise question" for predicting death in seriously ill patients: a systematic review and meta-analysis ［J］. Canadian Medical Association Journal, 2017, 189 (13): E484 – E493.

［92］葛郁平, 宁晓红. 北京协和医学院研究生院《舒缓医学》开课 ［J］. 协和医学杂志, 2014 (2): 212.

［93］Waller A, Girgis A, Davidson P M, et al. Facilitating needs-based support and palliative care for people with chronic heart failure: preliminary evidence for the acceptability, inter-rater reliability, and validity of a needs assessment Tool ［J］. Journal of Pain Symptom Management, 2013, 45 (5): 912 – 925.

［94］Barnes S, Gott M, Payne S, et al. Predicting mortality among a general practice-based sample of older people with heart failure ［J］. Chronic Illness, 2008, 4 (1): 5 – 12.

［95］Sidebottom A C, Jorgenson A, Richards H, et al. Inpatient palliative care for patients with acute heart failure: outcomes from a randomized trial ［J］. Journal of Palliative Medicine, 2015, 18 (2): 134 – 142.

［96］Campbell R T, Jackson C E, Wright A, et al. Palliative care needs in patients hospitalized with heart failure (PCHF) study: rationale and design ［J］. ESC Heart Failure, 2015, 2 (1): 25 – 36.

［97］Brännström M, Boman K. Effects of person-centred and integrated chronic heart failure and palliative home care. PREFER: a randomized controlled study ［J］. European Journal of Heart Failure, 2014, 16 (10): 1142 – 1151.

［98］Wong F K Y, Ng A Y M, Lee P H, et al. Original article: effects of a transitional palliative care model on patients with end-stage heart failure: a randomised controlled trial ［J］. Heart, 2016, 102 (14): 1100 – 1108.

［99］Evangelista L S, Lombardo D, Malik S, et al. Examining the effects of an outpatient palliative care consultation on symptom burden, depression, and quality of life in patients with symptomatic heart failure ［J］. Journal of Cardiac Failure, 2012, 18 (12): 894 – 899.

［100］Gelfman L P, Kavalieratos D, Teuteberg W G, et al. Primary palliative care for heart failure: what is it? how do we implement it ［J］. Heart Failure Reviews, 2017, 22 (5): 611 – 620.

［101］Xie K, Gelfman L, Horton J R, et al. State of research on palliative care in heart failure as evidenced by published literature, conference proceedings, and NIH funding ［J］. Journal of Cardiac Failure, 2017, 23 (2): 197 – 200.

［102］Treece J, Chemchirian H, Hamilton N, et al. A review of prognostic tools in heart failure ［J］. American Journal of Hospice Palliative Medicine, 2017, 35 (3): 514 – 522.

[103] Whellan D J, Goodlin S J, Dickinson M G, et al. End-of-life care in patients with heart failure [J]. Journal of Cardiac Failure, 2014, 20 (2): 121 –134.

[104] 韩清波, 闫玮娟. 怀旧疗法在老年脑卒中病人姑息护理中的应用 [J]. 蚌埠医学院学报, 2017, 42 (10): 1423 –1424.

[105] Chahine L M, Malik B, Davis M. Palliative care needs of patients with neurologic or neurosurgical conditions[J]. European Journal of Neurology, 2008, 15 (12): 1265 –1272.

[106] Higginson I J. Meeting the palliative care needs of stroke patients [M] // Kalra L, Rudd A, Wolfe C, et al. A Practical Guide To Comprehensive Stroke Care: Meeting Population Needs. World Scientific, 2014: 331 –355.

[107] Blacquiere D, Bhimji K, Meggison H, et al. Satisfaction with palliative care after stroke: a prospective cohort study [J]. Stroke, 2013, 44 (9): 2617 –2619.

[108] Liu Q, Guo J, Li J, et al. Effect of socioeconomic status on secondary prevention of stroke [J]. International Journal for Quality in Health Care, 2011, 23 (4): 405 –412.

[109] 周玲君, 崔静, 赵继军. 脑卒中患者姑息照护的研究进展 [J]. 解放军护理杂志, 2010 (12): 911 –913.

[110] Addington-Hall J, Lay M, Altmann D, et al. Community care for stroke patients in the last year of life: results of a national retrospective survey of surviving family, friends and officials [J]. Health and Social Care, 1998, 6(2): 112 –119.

[111] Mazzocato C, Michel-Nemitz J, Anwar D, et al. The last days of dying stroke patients referred to a palliative care consult team in an acute hospital [J]. European Journal of Neurology, 2010, 17 (1): 73 –77.

[112] Ortiz A, Covic A, Fliser D, et al. Epidemiology, contributors to, and clinical trials of mortality risk in chronic kidney failure [J]. The Lancet, 2014, 383 (9931): 1831 –1843.

[113] Bayoumi M, Al H A, Al S A, et al. Predictors of quality of life in hemodialysis patients [J]. Saudi Journal of Kidney Diseases & Transplantation, 2013, 24 (2): 254 –259.

[114] Levin A, Stevens P E, Bilous R W, et al. Kidney disease: improving global outcomes (KDIGO) CKD work group. KDIGO 2012 clinical practice

guideline for the evaluation and management of chronic kidney disease [J]. Kidney International Supplements, 2013, 3 (1): 1 – 150.

[115] Brown M A, Collett G K, Josland E A, et al. CKD in elderly patients managed without dialysis: survival, symptoms, and quality of life [J]. Clinical Journal of the American Society of Nephrology, 2015, 10 (2): 260 – 268.

[116] Harrison K, Watson S. Palliative care in advanced kidney disease: a nurse-led joint renal and specialist palliative care clinic [J]. International Journal of Palliative Nursing, 2011, 17 (1): 42 – 46.

[117] Yong D, Kwok A, Wong D, et al. Symptom burden and quality of life in end-stage renal disease: a study of 179 patients on dialysis and palliative care [J]. Palliative Medicine, 2009, 23 (2): 111 – 119.

[118] Yuen S K, Suen H P, Kwok O L, et al. Advance care planning for 600 Chinese patients with end-stage renal disease [J]. Hong Kong Journal of Nephrology, 2016, 19: 19 – 27.

[119] Hendry B M, Cairns H S. The renal national service framework: a step in the right direction [J]. Clinical Medicine, 2004, 4 (5): 458 – 461.

[120] Rosenwax L K, Mcnamara B, Blackmore A M, et al. Estimating the size of a potential palliative care population [J]. Palliative Medicine, 2005, 19 (7): 556 – 562.

[121] Shah S, Blanchard M, Tookman A, et al. Estimating needs in life threatening illness: a feasibility study to assess the views of patients and doctors [J]. Palliative Medicine, 2006, 20 (3): 205 – 210.

[122] Grubbs V, Moss A H, Cohen L M, et al. A palliative approach to dialysis care: a patient-centered transition to the end of life [J]. Clinical Journal of the American Society of Nephrology, 2014, 9 (12): 2203 – 2209.

[123] Ashby M, Hoog C, Kellehear A, et al. Renal dialysis abatement: lessons from a social study [J]. Palliative Medicine, 2005, 19 (5): 389 – 396.

[124] Rak A, Raina R, Suh T T, et al. Palliative care for patients with end-stage renal disease: approach to treatment that aims to improve quality of life and relieve suffering for patients (and families) with chronic illnesses [J]. Clinical Kidney Journal, 2017, 10 (1): 68 – 73.

[125] Grbich C, Maddocks I, Parker D, et al. Identification of patients with noncancer diseases for palliative care services [J]. Palliative & Supportive

Care, 2005, 3 (1): 5 – 14.

[126] Holley J L. Palliative care in end-stage renal disease: focus on advance care planning, hospice referral, and bereavement [J]. Seminars in Dialysis, 2005, 18 (2): 154 – 156.

[127] Hussain J A, Mooney A, Russon L. Comparison of survival analysis and palliative care involvement in patients aged over 70 years choosing conservative management or renal replacement therapy in advanced chronic kidney disease [J]. Palliative Medicine, 2013, 27 (9): 829 – 839.

[128] Davison S N, Levin A, Moss A H, et al. Executive summary of the KDIGO controversies conference on supportive care in chronic kidney disease: developing a roadmap to improving quality care [J]. Kidney International, 2015, 88 (3): 447 – 459.

[129] Crail S, Walker R, Brown M. Renal supportive and palliative care: position statement [J]. Nephrology, 2013, 18 (6): 393 – 400.

[130] Leiva-Santos J P, Sanchez Hernández R, García-Llana H, et al. Renal supportive care and palliative care: revision and proposal in kidney replacement therapy [J]. Nefrologia, 2012, 32 (1): 20 – 27.

[131] Teruel José L, Lourdes R, Victor B, et al. Home palliative care for patients with advanced chronic kidney disease: preliminary results [J]. Healthcare, 2015, 3 (4): 1064 – 1074.

[132] Sas C. Advance care planning for patients with end-stage renal disease. [J]. Health & Social Work, 2018, 43 (1): 63 – 66.

[133] Murtagh F E, Addington-Hall J, Edmonds P, et al. Symptoms in the month before death for stage 5 chronic kidney disease patients managed without dialysis [J]. Journal of Pain and Symptom Management, 2010, 40 (3): 342 – 352.

[134] Brennan F, Collett G, Josland E A, et al. The symptoms of patients with CKD stage 5 managed without dialysis [J]. Progress in Palliative Care, 2015, 23 (5): 267 – 273.

[135] Murphy E L, Murtagh F E M, Carey I, et al. Understanding symptoms in patients with advanced chronic kidney disease managed without dialysis: use of a short patient-completed assessment tool [J]. Nephron Clinical Practice, 2009, 111 (1): c74 – c80.

[136] Weisbord S D, Fried L F, Arnold R M, et al. Development of a symptom

assessment instrument for chronic hemodialysis patients: the dialysis symptom index [J]. Journal of Pain and Symptom Management, 2004, 27 (3): 226 - 240.

[137] Taylor A. Improving practice with the Liverpool Care Pathway [J]. Nursing Times, 2005, 101 (35): 36 - 37.

[138] Maddalena V, O' Shea F, Barrett B. An exploration of palliative care needs of people with end-stage renal disease on dialysis [J]. Journal of Palliative Care, 2017, 33 (1): 19 - 25.

[139] Chan K Y, Yip T, Yap D Y H, et al. Enhanced psychosocial support for caregiver burden for patients with chronic kidney failure choosing not to be treated by dialysis or transplantation: a pilot randomized controlled trial [J]. American Journal of Kidney Diseases, 2016, 67 (4): 585 - 592.

[140] Jayanti A, Neuvonen M, Wearden A, et al. Healthcare decision-making in end stage renal disease-patient preferences and clinical correlates [J]. BMC Nephrology, 2015, 16 (1): 189.

[141] Song M K, Sereika S M. An evaluation of the decisional conflict scale for measuring the quality of end-of-life decision making [J]. Patient Education and Counseling, 2006, 61 (3): 397 - 404.

[142] Noble H, Brazil K, Burns A, et al. Clinician views of patient decisional conflict when deciding between dialysis and conservative management: qualitative findings from the palliative care in chronic kidney disease (PACKS) study [J]. Palliative Medicine, 2017, 31 (10): 921 - 931.

[143] Forzley B, Er L, Chiu H H, et al. External validation and clinical utility of a prediction model for 6-month mortality in patients undergoing hemodialysis for end-stage kidney disease [J]. Palliative Medicine, 2018, 32 (2): 395 - 402.

[144] Hobson K, Gomm S, Murtagh F, et al. National survey of the current provision of specialist palliative care services for patients with end-stage renal disease [J]. Nephrology Dialysis Transplantation, 2011, 26 (4): 1275 - 1281.

[145] Davison S N, Jhangri G S, Koffman J. Knowledge of and attitudes towards palliative care and hospice services among patients with advanced chronic kidney disease [J]. BMJ Supportive & Palliative Care, 2014, 64 (5): 781 - 789.

[146] Combs S A, Culp S, Matlock D D, et al. Update on end-of-life care training during nephrology fellowship: a cross-sectional national survey of fellows [J]. American Journal of Kidney Diseases, 2015, 65 (2): 233 –239.

[147] Bates M J, Chitanni A, Dreyer G. Palliative care needs of patients living with end-stage kidney disease not treated with renal replacement therapy: an exploratory qualitative study from Blantyre, Malawi [J]. African Journal of Primary Health Care & Family Medicine, 2017, 9 (1): e1 – e6.

[148] Grossman D, Rootenberg M, Perri G A, et al. Enhancing communication in end-of-life care: a clinical tool translating between the clinical frailty scale and the palliative performance scale [J]. Journal of the American Geriatrics Society, 2014, 62 (8): 1562 –1567.

[149] Galla J. Clinical practice guideline on shared decision-making in the appropriate initiation of and withdrawal from dialysis [J]. Journal of the American Society of Nephrology, 2000, 11 (7): 1340 – 1342.

[150] 黎晓艳, 童莺歌, 邱文波. 美国姑息照护指南、专家共识解读及其对我国开展姑息照护的启示 [J]. 护理研究, 2016, 30 (35): 4422 – 4425.

[151] 温鑫, 王瑜, 赵秋阁, 等. 终末期肾病姑息护理的研究进展 [J]. 解放军护理杂志, 2018, 35 (17): 45 – 49.

[152] 杜静, 宋洁, 石作荣. 晚期老年痴呆症患者姑息照护的研究进展 [J]. 解放军护理杂志, 2013 (16): 38 – 41.

[153] Fulton A T, Rhodes-Kropf J, Corcoran A M, et al. Palliative care for patients with dementia in long-term care [J]. Clinics in Geriatric Medicine, 2011, 27 (2): 153 – 170.

[154] Ballard C, Corbett A. Management of neuropsychiatric symptoms in people with dementia [J]. CNS Drugs, 2010, 24 (9): 729 – 739.

[155] Tan L, Tan L, Wang H F, et al. Efficacy and safety of atypical antipsychotic drug treatment for dementia: a systematic review and meta-analysis [J]. Alzheimer' s Research & Therapy, 2015, 7 (1): 20.

[156] 石作荣, 宋洁, 杜静. 对医护人员晚期老年痴呆患者预立医疗照护计划的态度调查 [J]. 中华现代护理杂志, 2016, 22 (3): 304 – 308.

[157] Zwerdling T, Hamann K, Meyers F. Extending palliative care is there a role for preventive medicine? [J]. Journal of Palliative Medicine, 2005, 8 (3): 486 – 489.

[158] Jordan A. Extending palliative care to patients with dementia [J]. British

Journal of Hospital Medicine, 2010, 71 (1): 31 –35.

[159] Sampson E L, Candy B, Jones L. Enteral tube feeding for older people with advanced dementia [M] // The Cochrane Library. John Wiley & Sons, Ltd, 2009.

[160] Sampson E L. Palliative care for people with dementia [J]. British Medical Bulletin, 2010, 96 (1): 159 –174.

[161] Birch D, Draper J. A critical literature review exploring the challenges of delivering effective palliative care to older people with dementia [J]. Journal of Clinical Nursing, 2008, 17 (9): 1144 –1163.

[162] McCarron M, McCallion P, Fahey-McCarthy E, et al. The role and timing of palliative care in supporting persons with intellectual disability and advanced dementia [J]. Journal of Applied Research in Intellectual Disabilities, 2011, 24 (3): 189 –198.

[163] 李玲利, 肖梅. 重度老年痴呆患者的姑息护理及其对家属的影响 [J]. 四川医学, 2007, 28 (1): 109 –110.

[164] Ryan T, Gardiner C, Bellamy G, et al. Barriers and facilitators to the receipt of palliative care for people with dementia: the views of medical and nursing staff [J]. Palliative Medicine, 2012, 26 (7): 879 –886.

[165] Sampson E L, Jones L, Thuné-Boyle I C, et al. Palliative assessment and advance care planning in severe dementia: an exploratory randomized controlled trial of a complex intervention [J]. Palliative Medicine, 2011, 25 (3): 197 –209.

[166] Houttekier D, Cohen J, Bilsen J, et al. Place of death of older persons with dementia. A study in five European countries [J]. Journal of the American Geriatrics Society, 2010, 58 (4): 751 –756.

[167] 樊清华, 郑建中. 老年痴呆患者家属心理健康状况的调查分析 [J]. 中国实用护理杂志, 2011, 27 (22): 62 –63.

[168] Barber J, Murphy K. Challenges that specialist palliative care, nurses en –counter when caring for patients with advanced dementia [J]. International Journal of Palliative Nursing, 2011, 17 (12): 587.

[169] Rusalen F, Ferrante A, Pò C, et al. Pain therapy, pediatric palliative care and end-of-life care: training, experience, and reactions of pediatric residents in Italy [J]. European Journal of Pediatrics, 2014, 173 (9): 1201 –1207.

［170］陈奖国，杨明莹，杨倩蓉．儿童姑息护理的研究进展［J］．护理实践与研究，2017，14（8）：33－34.

［171］Connor S R，Downing J，Marston J. Estimating the global need for palliative care for children：a cross-sectional analysis［J］. Journal of Pain and Symptom Management，2016，53（2）：171－177.

［172］何华云，鞠燕，湛恩梅．新生儿护士姑息护理教育的需求调查分析［J］．重庆医学，2015，44（23）：3308－3309.

［173］Wolff J，Robert R，Sommerer A，et al. Impact of a pediatric palliative care program［J］. Pediatric Blood & Cancer，2010，54（2）：279－283.

［174］Pelant D，McCaffrey T，Beckel J. Development and implementation of a pediatric palliative care program［J］. Journal of Pediatric Nursing，2012，27（4）：394－401.

［175］刘小蓉，邹敏，范杏红．癌症儿童的姑息护理［J］．护理研究，2009，23（8）：661－662.

［176］何梦雪，陆红，沈南平，等．全国14所医院小儿肿瘤科护士专科护理知识的问卷调查及影响因素分析［J］．上海交通大学学报（医学版），2015，35（3）：427－431.

［177］Herbert A，Bradford N，Donovan L，et al. Development of a state-wide pediatric palliative care service in Australia：referral and outcomes over two years［J］. Journal of Palliative Medicine，2014，17（3）：288－295.

［178］张毓，周艳，唐晶．国内外儿童姑息护理的研究进展［J］．护理研究，2013，27（28）：3085－3087.

［179］Usta E，Aygin D，Sağlam E. Knowledge and opinions of nursing students on palliative care：a university example［J］. 2016，13（3）：4405.

［180］Keele L，Keenan H T，Bratton S L. The effect of palliative care team design on referrals to pediatric palliative care［J］. Journal of Palliative Medicine，2015：jpm. 2015. 0261.

［181］曹佳，曹文红，李月琴．姑息护理模式对终末期心力衰竭患者再入院率和生活质量的影响［J］．心脑血管病防治，2019，19（1）：102－105.

［182］陆云．姑息护理在晚期宫颈癌患者中的应用效果观察［J］．内蒙古医学杂志，2018，50（12）：1524－1526.

［183］Kassianos A P，Ioannou M，Koutsantoni M，et al. The impact of specialized palliative care on cancer patients' health-related quality of life：a systematic review and meta-analysis［J］. Supportive Care in Cancer，2018，

26（1）：61 - 79.

[184] 胡雅，石泽亚，付藏媚，等．肿瘤安宁疗护 SCI 论文研究热点前沿的可视化分析 [J]．护理学报，2018，25（17）：12 - 16.

第二编

临终关怀

第三章 临终关怀概述

第一节 临终关怀的概念

一、临终关怀的定义

临终关怀（hospice care）又称善终服务，是指由医生、护士、社会工作者、志愿者及政府人员等多学科人员组成的团队对临终患者及其家属提供全面的支持与照护。世界卫生组织指出，临终关怀为那些罹患无法治愈疾病的患者提供积极的整体护理，处理心理、社会和精神方面的一系列问题，使患者舒适、无痛苦、有尊严地走完人生最后的旅程，同时使临终患者家属的身心健康得到维护和增强，最大可能地提高患者及其家属的生活质量。因此，临终关怀不仅是一种服务，也是一门以临终患者的生理、心理发展和为临终患者提供全面照料以减轻患者家属精神压力为研究对象的新兴学科。

（一）临终关怀的内涵

1. 减轻痛苦

在临终关怀的过程中，对于患者疼痛最需要采取的措施是预防和及时处理，最大限度地减轻患者的身体疼痛。一般会采取进行药物控制和非药物控制两种措施。药物控制是在医生的正确指导下，使用镇痛药物来缓解患者的病痛，临床上多采用镇痛药物缓解患者的疼痛。非药物控制则是通过舒缓情绪的方式缓解患者的疼痛，如音乐疗法、意念疗法等。对生命终末期患者可采用两种方法搭配使用，最大限度减轻临终患者的疼痛，对临终关怀工作具有重要意义。

2. 消除不安

减轻生命终末期患者对死亡的恐惧和不安的情绪是临终关怀的主旨之一。临终关怀能够从生理和心理上舒缓患者的痛苦，减轻他们在生命终末期的紧张感和恐惧感，甚至可以使患者能够坦然面对死亡，平静地度过生命的最后阶段。临终者及其家属的不安会相互影响，当通过临终关怀消除临终者的不安后，再通过有效的沟通，可以缓解或消除临终者家属的不安情绪。

3．树立正确的死亡观

临终者若不能坦然面对死亡，将不能接受自己处于生命终末期的现实，甚至会因担心、害怕死亡反而加速死亡的过程，难以安详地走过生命的最后阶段。临终关怀的宗旨就是通过精神上的安慰和疏导，改善患者对死亡的惧怕和抵触心理，协助临终者及其家属接受死亡，并理解死亡的意义。

4．满足患者的意愿

临终关怀工作的目的是尽可能在生命终末期从各个方面满足临终者未完成的心愿。医护人员可通过与临终者及其家属的日常接触、言谈举止和性格特点等方面评估临终者的心愿，并最大限度地满足患者的愿望，以使临终者不留遗憾。

（二）临终关怀与姑息护理

1．临终关怀与姑息护理的本质

临终关怀（hospice care）与姑息护理（palliative care）在本质上都是行动理念，但是在理念上存在明显的差别，桑德斯曾在多篇文献中进行了详细的比较。在《晚期肿瘤的药物治疗》一文中明确提出，只有在所有治疗手段和缓解症状的办法（包括姑息医疗手段）都无效时，患者才被视为进入临终阶段。在关于"晚期疾病的治疗"和"濒死患者的护理"等文献中也提出，在疾病晚期阶段，患者所需要的并不是积极治疗，而是"身体上的舒适和心理上的安宁"。WHO对姑息护理的定义包含了临终关怀，认为临终关怀是姑息护理的最后阶段，但是该理念并不能直接用于具体实践。美国的临床医学实践以"是否能继续进行原发疾病的治疗"来划分姑息护理和临终关怀的界限，相比之下更具有实际操作性和科学性，即疾病早期和终末期的医疗护理思路截然不同，姑息护理并不等同于临终关怀。

姑息护理最早于1975年被提出，与"hospice care"相比，"palliative care"强调了医疗手段，即缓解症状与疼痛是照护的核心，这也成为临终关怀医疗实践中的重要手段。但是，两者在症状控制和给予患者及其家属照护方面的服务是相似的，只是应用前提有所不同。终末期患者进入临终关怀的前提是"放弃原发疾病的治疗且可以接受死亡的来临"，其核心目标是减轻痛苦和控制不适症状，提高终末期患者的生活质量。而姑息护理应在疾病早期与疾病治愈性治疗措施一起使用，帮助患者积极面对疾病，能够更好地接受专科治疗。因此，临终关怀的理念是通过提供医疗技术照护来改善恶性肿瘤患者及运动神经疾患患者的生命终末期生存质量，且改善临终生存状况是首要目的，而非延长患者的生命。临终关怀出于对生命的尊重，力图通过减轻患者的疼痛感和各种不适症状来提高患者的生存质量、维护临终患者的生命尊严。临终关怀既不加快患者的死亡，也不采取手段延缓死亡，仅仅通过各种支持手段，帮助患者在临终前积极地生活，帮助家属正确对待患者的疾病和应对哀痛。换言之，临终关怀在终末期患者临终阶段的医疗护理过程中可占据主导地位，但姑息护理作为疾病非终末期的辅助治疗，应与专科医疗相结合，故不应成为必要的治愈性治疗替代品。

2. 临终关怀与姑息护理的区别

由表 3 - 1 可以看出临终关怀与姑息护理的区别，具体来说，有以下不同。

（1）服务对象、介入时间和准入标准不同。根据 WHO 的理念，姑息护理作为一种基本卫生服务，适用于患有严重疾病尚未进展至终末期患者，且应在疾病早期介入。研究表明，对终末期患者实施姑息护理并不足以提高照护质量和患者生活质量。因此提出，随着患者病情进展，如果医务人员（包括专科医生或姑息医疗团队）、患者及家属认为专科治疗无效，或者患者不能耐受病因治疗的副作用，治疗的弊大于利，不再具备继续病因治疗的条件，即可过渡到临终关怀，此时患者应满足"知晓病情、出现症状、具有临终关怀意愿"这三个条件。进入临终关怀患者的要求有 3 点：①患者的疾病已经进入终末期，出现症状；②患者拒绝原发疾病的检查、诊断和治疗；③患者能够接受临终关怀的理念，具有临终关怀的需求和意愿。目前，关于临终期的界定没有统一标准，一般认为，疾病终末期患者可以预计的未来生存期有限，现有的医学手段无法准确预测生存期，但具体到 6 个月或 3 个月、2 周都没有实际意义，只要患者有需求和意愿，都应获得适当的服务。与之相比，姑息护理的准入标准包括 3 个方面：①疾病早期，但尚未进展至终末期；②出现症状，不论疾病的阶段和预后，可以在治愈疾病这个目标下进行；③具有姑息护理的需求和意愿。

（2）服务目的、内容和方式不同。在临终关怀中，患者的生存质量是第一位的，不受生存期的长短或是防范风险的限制，从而导致症状治疗不足，目的是帮助患者"好好地活"。姑息护理帮助患者积极面对疾病，在改善生活质量的基础上，使他们能够更好地接受对因治疗措施和生活，即"活得更好"。医患之间充分、及时的沟通对达到临终关怀的预期目标至关重要，应做到 2 个方面：①患者在进入临终关怀后应明确知晓自己"能够获得哪些帮助"和"不能获得哪些治疗"，增加患者坦然地面对死亡的可能性；②临终关怀团队成员应尽最大努力减轻患者痛苦，给予终末期患者合适的治疗和帮助，虽不能"逆转"死亡结局，但尽可能帮助患者实现"善终"。

　　此外，姑息护理和临终关怀都强调对患者及家属提供生理、心理、社会的全方位照护。姑息护理可以在治愈疾病这个目标下进行，与治愈性治疗措施（如治愈性手术、标准放化疗等）一起使用，为患者提供综合治疗和连续性服务。但是，临终关怀中有关疾病的病因治疗即对因治疗将不再继续，也可以不进行有关原发疾病进展的检查，而可以接受有助于对症治疗的检查，任何能够改善患者不适症状的措施都可以根据患者的需求和意愿来提供，包括姑息性干预（palliative intervention），如姑息性手术、姑息性放疗或介入治疗等，旨在减轻痛苦，而非治愈疾病。

　　（3）服务结果与潜在风险不同。临终关怀是在患者走向生命终点的过程中给予舒适照顾，不以改变患者最终死亡结局为目标，服务结果是患者可以没有痛苦地、有尊严地离世。实践中发现，进入临终关怀的终末期患者在改善症状后，患者的进食、情绪、睡眠状态也会随之改善，身体状况也进入良性循环，甚至生存期有可能得到延长。姑息护理作为病因治疗的辅助，其目的是帮助患者顺利舒适地完成疾病治疗和康复过程，服务的结果有可能改变疾病进展的趋势，甚至延长生命。

　　在规避医疗纠纷和法律风险方面，由于姑息护理针对的是整个疾病治疗周期，在此过程中需要尽力规避医疗风险，按照现有的法律法规要求，若有任何的遗漏、欠缺、误诊、误治都有可能面临医疗纠纷，承担法律责任。而临终关怀面对的是疾病终末期患者，即将来临的死亡结局是不可避免的，并非"风险或不良事件"，并非"医治无效、不良后果或最坏结局"，只是顺应自然规律，这有助于引导家属正确认识死亡、面对死亡。临终关怀目前在我国法律层面暂时没有依据，在临床实践中，可以通过签署"患方拒绝原发疾病的检查、诊断和治疗"的知情同意书，规避医疗纠纷和法律风险。

表 3-1　临终关怀与姑息护理的比较

概念	临终关怀	姑息护理
服务对象	临终前的疾病终末期患者及其家属	面临生命威胁的患者及其家属
介入时间	临终前几周或几个月	疾病早期介入

续表 3 - 1

概念	临终关怀	姑息护理
服务内容	1. 为患者提供生理、心理和社会的全人照护，减轻痛苦；包括以改善症状为目的姑息性干预（如姑息性手术、姑息性放疗或介入治疗等）。 2. 为患者及其家属提供医疗、护理、法律、情绪等方面的支持服务	1. 预防、控制、解除患者生理、心理和社会等方面的困扰；在疾病早期联合治愈性治疗措施（如治愈性手术、标准放化疗等），提供综合治疗和连续性服务。 2. 为患者及其家属提供医疗、护理、法律、情绪等方面的支持服务
服务目的	帮助患者在生命末期"好好地活"，提高患者生命质量和死亡质量	改善患者及其家属的生活质量，帮助家庭积极面对疾病，让患者"活得更好"
服务结果	帮助患者舒适、安详、有尊严地离世； 舒适度＞安全（两害相权取其轻）	使患者能够承受专科对因治疗措施；安全＞风险
服务层次	1. 一级医疗机构、社区和居家服务。 2. 二级医疗机构住院服务。 3. 三级医疗机构高质量住院服务	1. 基础水平的姑息护理服务。 2. 中等水平的姑息护理服务。 3. 专业的姑息护理服务
主要区别	不再继续原发疾病的治疗	继续原发疾病的治疗

二、临终关怀的理念

（一）以治愈为主的治疗转变为以对症为主的照护

临终关怀是针对各种疾病终末期，治疗不再生效，生命即将结束的患者，对这些患者不是通过治疗使其免于死亡，而是通过全面的身心照料，提供临终患者适度的照护，控制症状，解除痛苦，消除焦虑、恐惧，获得心理、社会支持，使其得到最后的安宁。因此，临终关怀将以治愈（cure）为主的治疗转变为以对症为主的照料（care）。

（二）以延长患者的生存时间转变为提高患者的生活质量

临终关怀不以延长生存时间为重，而以丰富患者有限生命，提高其临终阶段生活质量为宗旨，提供临终患者一个安适、有意义、有尊严、有希望的生活。让患者在有限的时间里，能有清醒的头脑，在可控制的病痛中，接受关怀，享受人生的余晖。临终关怀充分显示了人类对生命的热爱。

（三）尊重临终患者的尊严和权利

临终患者是临近死亡而尚未死亡者，只要他没有进入昏迷状态，就仍有思维、意识、情感，仍有个人的尊严和权利。医护人员应注意维护和保持人的价值和尊严，在临终照料中应允许临终患者保留原有的生活方式、尽量满足其合理要求、保留个人隐私权利、参与医护方案的制订等。

（四）注重临终患者家属的心理支持

在对临终患者全面照料的同时，也提供临终患者家属心理、社会支持，从而获得接受死亡事实的力量，坦然地面对死亡。使患者家属既为患者生前提供服务，又为其死后提供居丧服务。

三、临终关怀服务对象、模式及机构类型

（一）服务对象

临终关怀的服务对象是诊断明确且病情不断恶化、现代医学手段不能治愈、不可逆转的疾病终末期、预期生存期为 3～6 个月者。常见的临终关怀对象包括晚期癌症患者、严重心肺疾病临终患者等。临终关怀的对象涵盖所有年龄段的患者，包括临终老年人、临终儿童等。此外，临终关怀的服务对象除了临终患者外，还包括临终患者的家属。临终关怀在时限上始于确诊患者预期生存期 3～6 个月时，止于患者死亡后的居丧期。

（二）服务模式

1. 住院机构模式

如临终关怀院、姑息治疗病区、护理之家等，由医院的专科医生、护士、志愿者等多学科工作人员提供照顾。专门的姑息治疗机构由专科医生和护士负责，不必要的治疗和检查能及时停止。另外，多学科协作能够兼顾对患者及家属的全面照顾和支持。

2. 居家照护模式

临终患者在家居住，由家属提供基本的生活照顾，由医护人员定期探访，提供帮助，如社区医院的医护人员承担定期的巡诊工作。巡诊小组一种是由全科医生、护理人员及志愿者组成，另一种是由经过专科知识培训和认证的护士组成。工作内容主要有注射药物、伤口换药、疼痛控制、生活护理、心理支持

等。居家照护的模式既满足了一些患者希望最后的时间能与家属在一起的愿望，而且费用低，又能缓解医院床位紧张的状况。但是，照顾者的负担较重，压力大，需要更多的帮助。

不同的模式有各自的优势，在国内如何开展更加实际和有效，尚需进一步探索。

（三）临终关怀机构类型

1. 独立的临终关怀院

独立的临终关怀院（free standing hospice），是指不隶属于任何医疗、护理或其他医疗保健服务机构的临终关怀服务机构。世界上一些著名的现代临终关怀机构，如 1967 年英国西塞莉·桑德斯博士（Dr. Cicely Saunders）创建的位于英国伦敦的世界第一家现代临终关怀院——圣克里斯多弗临终关怀院，1992 年香港善终服务促进会钟淑子女士等创建的香港第一家临终关怀院——白普里宁养中心（Bradbury Hospice）都是独立的临终关怀院。独立的临终关怀院在各种临终关怀机构中所占的比例，因各国家和地区的不同而有所不同。美国临终关怀组织主席来中国访问时介绍，美国已获"临终关怀机构执照"的临终关怀机构共计 1700 所，其中独立的临终关怀机构占 41.00%。英国临终关怀机构有 430 所，其中独立的临终关怀院有 100 所，占 23.26%。在我国独立的临终关怀机构目前已有近 100 家，如南京市鼓楼安怀医院、上海市中原护理院等。独立的临终关怀院可承担社区内多种形式的临终关怀服务项目，包括住院临终关怀服务、日间临终关怀服务和家庭临终关怀服务等。

2. 附设的临终关怀机构

附设的临终关怀机构（institution based hospice unite），是指在医院、护理院、养老院、社区保健站、家庭卫生保健服务中心等机构内划出一个病区或一个病房，用来收住临终患者，即所谓的"临终关怀病区"或"临终关怀单元（病室或病床）"。我国目前设立独立的临终关怀院相对比较困难，多数是采用附设临终关怀病房的形式来开展临终关怀服务。这些机构基本上能够依据临终关怀的服务精神，力求在经费不足、条件较差的情况下，尽可能地为临终患者提供较好的身心整体照护。

3. 家庭临终关怀机构

家庭临终关怀简称居家照护（home care），是临终关怀基本服务方式之一，指晚期患者住在自己家中由其家属提供基本的日常照护，由家庭临终关怀机构常规地提供晚期患者和家属所需要的临终关怀服务。家庭临终关怀机构承担着大量的临终关怀服务工作任务，在一些国家和地区衡量临终关怀机构的规模不仅要看临终关怀机构拥有多少张晚期患者住院床位，而且主要看该机构能够同时为多少晚期患者及其家庭提供具有一定质量要求的临终关怀服务。近年来，我国一些省、市已经开展了家庭临终关怀服务的实践和研究工作，正在探讨从中国国情出发如何发展城乡家庭临终关怀服务项目的相关问题。

4. 临终关怀机构的核心服务

临终关怀机构的核心服务（core services），是指临终关怀机构根据临终关怀模式所提供的基本服务项目。在临终关怀事业比较发达的国家和地区，政府相关部门常常以临终关怀机构是否具备提供临终关怀核心服务的能力作为颁发临终关怀服务"执照"和"许可证"的依据和条件。

5. 社会支援

临终关怀服务中的社会支援（social support），又称临终关怀社会服务（social services in hospice care），它是临终关怀机构的基本职能之一。它既包括对临终患者的社会支持，还包括对临终患者家属的社会支持；既包括在临终患者接受照护过程中所提供的各种社会支持，也包括临终患者去世后一年内向其家属提供的居丧照护。

四、临终关怀的原则

（一）基本原则

（1）护理为主，适度治疗，提高患者的生存质量，有效地控制症状是临终关怀的首要任务。

（2）遵循规律，尊重生命，关注心理支持。

（3）整体护理。以临终患者和家属为服务对象，并强调患者及其家属共同参与。临终关怀服务团队成员应连续评估患者及其家属的需求并提供帮助。

（二）伦理原则

1. 知情同意原则

知情同意，是指医务人员要为患者提供做决定所必需的足够信息，如病情、诊疗方案、预后及可能会出现的危害等，让患者在权衡利弊后，对医务人员所拟订的诊疗方案做出同意或否定的决定。

坚持知情同意的原则就是在临终关怀服务中尊重患者的意向和权利，即尊重患者在医疗护理上的自主权。临终患者在意识清醒尚有能力做决定时，医护人员要尊重患者的选择，给予患者做医疗决定的权利。当患者意识障碍、自己无能力做决定时，则由其家属或法定代理人听取医务人员介绍后做出选择。这样既保护了患者的健康利益，也维护了患者的权利。

另外，对那些濒死的、无治疗希望的临终患者，也应重视患者家属的意愿，因为滥用无益的医学方法延续其生命，不仅徒增患者的痛苦，对患者生命的尊严及价值也无实际意义，而且会对患者家属造成巨大的经济负担。

2．医学人道主义的原则

人道主义是一种提倡关怀人、爱护人、尊重人，做到以人为本、以人为中心的世界观。在临终关怀服务中，谴责和反对非道德的行为，提倡关心同情患者。出于对生命的绝对保护，医护人员不得任意放弃对患者的治疗。

3．尊重与关怀的原则

尊重临终患者是医护人员的伦理道德义务，也是建立良好医患关系的必要条件。医护人员只有尊重临终患者和家属，才能取得其信任，使医护行为正常进行。医护人员对临终患者的关怀应是全方位、多角度的，除了用必要的药物来缓解或解除其痛苦外，更要从心理上关怀、疏导患者，用爱心去抚平患者的痛苦。

4．顾及国家的法律和医护人员的尊严的原则

医护人员为避免医疗纠纷或刑事责任，在临终关怀服务中应依法行事，不要以身试法。此外，在临终关怀过程中，临终患者和家属也应尊重医护人员在医疗护理过程中的自主权，当医护人员发现患者或家属所提出的要求违反医护专业伦理道德的原则时，有权拒绝，不应在对方威胁或利诱下丧失原则，努力维护自身的尊严。

（三）临终患者症状控制原则

临终症状控制（symptom control），是指根据临终患者在生命终末期出现的生理不适症状进行照护。临终护理服务的基本内容，不仅涉及医学问题，还涉及临终患者的基本需求、临终患者的权利和尊严、临终患者家属在相关医疗决定中的角色和作用及社会卫生资源的公正分配等社会和伦理道德问题。因此，在对临终患者进行照护时应遵循临终症状控制原则。

1．医学和方法论原则

（1）姑息性原则。以"姑息性服务"为基本治疗原则，以提高临终患者舒适度为基本任务，尽量避免因实施诊断或治疗等不必要的复杂措施而增加临终患者的痛苦。

（2）客观原则。医护人员要重视临终患者的主诉，在收集其资料时，应尽量避免主观的判断。

（3）整体论原则。用"整体论"的方法分析和处理临终患者的各种症状，即在对临终患者实施照护服务时，应充分考虑患者的心理精神状态和社会功能与社会适应状况，从生理、心理、社会等方面对患者实施全面照顾。

（4）调整原则。临终患者的病情会随着时间的推移不断恶化，症状控制的措施和方法须根据病情变化及时调整。

（5）清醒原则。清醒原则指对患者进行临终护理时应尽可能保持临终患者的意识处于清醒状态。

2. 生命伦理原则

（1）统一原则。坚持"生命神圣论""生命质量论""生命价值论"相统一的生命伦理原则，尊重临终患者的生命和生活，把提高临终患者的生存质量作为临终症状控制的基本宗旨。

（2）权利原则。尊重临终患者的自主能力，尊重临终患者及家属的权利，坚持"知情同意"的原则，各种医疗护理决定，均须有临终患者及家属的参与。当临终患者与家属对治疗和护理的意见不一致时，应坚持临终患者权利第一的原则。

（3）公平原则。坚持社会卫生资源公正分配原则，在努力满足临终患者舒适的基本需求前提下，注意节约卫生资源，不应把临终照护服务作为营利的手段。

3. 症状护理原则

（1）质量原则。对每一个临终患者实施临终关怀服务时，要有明确的团队负责人，以确保患者的症状得到很好的处理。

（2）舒适原则。在对临终患者的临床症状采取措施前，必须进行科学准确的评估，在此基础上制订科学的护理方案，力求使临终患者在护理过程中承受最少的痛苦和损伤，获得最大程度的舒适。

（3）个体化原则。护理方案应采用与临终患者当时身体精神状况相适应的护理原则，并根据患者的病情及时调整护理方案。

（4）同意原则。医护人员应经常与临终患者及家属讨论照护方案，并随时听取患者及家属对治疗方案的感受和意见。

（5）告知原则。告知原则主要是指医护人员应随时将患者的状况和可能出现的症状及时告知患者和家属。

五、临终关怀的目标和意义

（一）临终关怀的目标

（1）缓解疼痛和其他痛苦症状。

（2）肯定生命并把死亡视为生命的一部分。

（3）既不加速也不延缓死亡。

（4）提供生理、心理和社会的全面照护，支持患者积极地生活到生命的最后一刻。

（5）帮助家属度过悲伤期。

（二）临终关怀的意义

（1）临终关怀是人类追求高生存质量的客观要求。

（2）临终关怀是社会文明的标志。

（3）临终关怀是医学人道主义精神的具体体现。

（4）临终关怀是我国卫生保健体系自我完善的必然要求。

（5）临终关怀是适应社会发展的需要。

第二节　生命终末期患者的需求及临终关怀

一、临终的概念及时限

关于临终时限目前世界上尚无统一的界定标准，各个国家都有自己的看法，过程可长可短。美国将临终定义为患者已无治疗意义，估计只能存活 6 个月以内。日本以患者只有 2 ～ 6 个月存活时间为终末阶段。英国以预后 2 年或不到 1 年为临终期。其余不少国家倾向于以垂危患者住院治疗至死亡、平均 17.5 天为标准。

我国不少学者提出，当患者处于疾病末期、死亡在短期内（估计存活时间为 2 ～ 3 个月）不可避免地要发生时即属于临终阶段，并指出对晚期癌症患者，只要出现生命体征和代谢方面的紊乱即可开始实施临终护理。从社会意义上讲，生命的预期寿命在 6 个月之内者即为临终期患者。临终过程的长短没有一定的时限，有时可以很短暂，只持续几周、几天，甚至几小时；有时则很长，能持续几个月，甚至几年才死亡。总体而言，在临终过程中治愈疾病、恢复健康的希望已经变得极其渺茫，患者日渐衰退，将在身心痛苦的煎熬中度过最后的日子。

二、临终患者的变化

（一）临终患者的生理变化

临终患者的生理变化有 5 种表现：①循环功能衰竭。表现为皮肤苍白、湿冷，四肢发绀，脉搏细弱、不规则，血压下降或测不出。②胃肠道功能减弱。表现为恶心、呕吐、口干、食欲不振、腹胀、便秘等，严重者出现脱水、体重减轻。③感知觉、意识改变。表现为视觉逐渐减退，最后视力丧失。眼睑干燥、分泌物增多。听觉是最后消失的一个感觉。若有疼痛，表现为烦躁不安、疼痛面容；意识改变可出现嗜睡、意识模糊、昏睡、昏迷等。④肌肉张力丧失。表现为肌肉软弱无力、无法维持舒适体位、大小便失禁、吞咽困难、面部外观呈希氏面容（如面部消瘦、呈铅灰色、眼眶凹陷、双眼半睁半闭、下颌下垂、嘴微张）。⑤呼吸功能减退。表现为呼吸浅、慢、费力，鼻翼翕动，张口呼吸及潮式呼吸等呼吸困难症状，最终呼吸停止。由于分泌物潴留，出现痰鸣音及鼾声呼吸。

（二）临终患者的心理变化

临终患者在面对死亡时，心理反应非常复杂。罗斯（E. Kubler-Rose）在《论死亡和濒临死亡》一书中，将临终患者的心理过程概念化为 5 个阶段，即否认期、愤怒期、协议期、抑郁期、接受期。①否认期：患者对死亡的否定通常只是一种暂时性的心理防御反应，是个体对令人震惊事件的缓冲，随后就会被部分否定、部分接受所代替。②愤怒期：患者在愤怒期常无理由地迁怒于医护人员或家属，对身边的人抱怨或挑剔，甚至恶语相加，处于此期的患者常常难以沟通，给予的照护也难以得到患者的配合。③协议期：协议期是面对死亡心有不甘，希望免受死亡的痛苦，患者在此期常常积极配合照护。④抑郁期：由于病情不断恶化、身体功能的逐渐丧失，使患者对周围事物淡漠，对任何东西均不感兴趣。抑郁心理对于临终患者在一定程度上是必需和有益的，有利于患者真正接纳死亡。⑤接受期：接纳死亡说明临终患者正在接受死亡的到来，患者的情绪逐步恢复正常，能以平和的心态来面对死亡。帕蒂森（E. Mansell Pattison）将临终患者的心理反应划分为急性危机期和慢性生存 - 濒死期。其中，急性危机期的心理反应以焦虑为主，慢性生存 - 濒死期的患者焦虑水平逐渐降低，并学会面对恐惧，接受濒死的事实。

三、临终患者的健康需求

(一) 有效控制疼痛

据世界卫生组织统计，在全世界每年新发生的 700 万癌症患者中，30% ～ 50% 的患者伴有与癌症有关的不同程度的疼痛。疼痛本身及其伴随而来的恐惧感，使患者身心备受煎熬，严重影响患者的生活质量。几乎所有临终患者宁愿接受旨在让他们感觉舒服的照护，而不愿再接受治疗。医护人员应把缓解临终患者的疼痛作为临终关怀的护理目标，注意收集资料，保证患者服药方法正确，及时评估疼痛缓解情况。

(二) 保持安全舒适

安全是患者的根本需要，让患者安心、家属放心，就要求医护人员有良好的职业道德、高度责任感、同情心及良好的医疗护理操作技术，多关心体贴患者，生活上多照顾，加强医患交流，加强基础照护。

(三) 满足求知心理

希望知晓真实病情是患者的权利。对身患绝症者，需采取因人而异、因人施护的原则。对能承受者在告知病情时要注意谈话技巧，用语委婉，使其面对现实；对无法承受者，应协同家属做好保护性措施。

(四) 坚强精神支持

晚期癌症患者怀有强烈的求生欲望，期望得到有效救治，此时护理人员应及时给予鼓励支持，增强患者战胜疾病的信心和毅力，解决心理痛苦。

(五) 死亡准备教育

个体对死亡的态度受年龄、家庭环境、所接受教育程度、人生经历和社会背景等的影响。害怕死亡，不愿接受疾病的事实必然给患者造成极大的精神压力。这就要求医护人员首先能正确对待死亡，加强对生死观的认识，培养自控能力，才能帮助患者从死亡的恐惧与不安中解脱出来。当死亡不能避免时泰然处之，有足够的时间精力处理未尽的心愿。

四、临终关怀的实施步骤

（一）评估

1. 家庭评估

医护人员对临终者家庭评估的内容主要包括家庭成员亲密程度与情感支持，家属的心理反应，有无家庭危机存在，家庭医疗资源利用情况及家庭对临终患者的照顾能力，休息和睡眠环境，膳食是否符合营养要求等情况。

2. 患者状况评估

评估临终患者的生理和心理反应。生理反应包括循环功能、呼吸功能、肌肉张力、是否有疼痛、是否有感知觉和意识的改变等。临终患者通常经历的5个心理反应阶段，即否认期、愤怒期、协议期、抑郁期和接受期。

（二）制订照护计划

首先设定护理目标，要注意目标的可行性、实用性。帮助临终患者在短期内缓解疼痛，提高患者的舒适感，引导其主动正视现实的心理调适。通过对家属的护理，满足其照顾患者的需要，指导其对患者的生活照料，减轻家属的压力。照护目标设定后，针对患者的特点制订出患者及家属知情同意且切实可行的照护计划，以确保计划的落实。

（三）实施照护计划

根据临终患者存在的问题和制订的照护计划，采取相应的措施进行护理，具体内容可参阅第五部分临终关怀的内容。

（四）评价

检查照护目标是否达到，未达到目标者应及时寻找原因，修正计划。对照护过程中出现的新问题要重新制订计划。

五、临终关怀的内容

（一）基础护理

临终患者能否舒适地走完人生的最后时光，很大程度上取决于基础护理的实施。

1．促进患者的舒适

临终患者的病居环境应该安静、整洁，阳光充足、空气新鲜、色调和谐，可放置一些绿色植物与鲜花。控制居室的温度以 20 ～ 22℃ 为宜，湿度在 0%～60%，音量在 35 ～ 40dB。可依据患者喜好在其房间放置装饰画、家庭照片等，以增加家庭温馨气氛。

2．营养支持

缺乏食欲和恶心呕吐是癌症晚期和其他临终患者最常见的问题，这将导致营养不良、消瘦、全身衰竭。医护人员应根据患者的饮食习惯及病情要求，按照少量多餐，易于消化吸收的饮食原则，增进患者食欲。进餐前用止吐药、助消化药可缓解患者恶心呕吐的现象，必要时给予口腔护理。进食困难者，可用鼻饲法给予足够热量的均衡营养物及水分。

3．皮肤护理

临终患者多因体质虚弱或因为躯体局部疼痛而长期采取某一卧位，导致机体局部长期受压，血液循环障碍，易产生压疮。医护人员应与患者家属一起制订皮肤护理计划，按时翻身、擦浴、按摩受压处等，认真做好皮肤护理工作。

4．口腔护理

重视口腔护理，晨起、餐后、睡前协助患者漱口，保持口腔清洁与舒适，可减少口腔并发症的发生，同时能增加患者的食欲。

5．减轻感觉、知觉改变的影响

提供舒适安静的环境、适当的照明，及时用湿纱布拭去眼部分泌物，以避免临终患者视觉模糊产生紧张、恐惧心理，增加安全感。听力常为最后消失的感觉，护理过程中应避免在患者周围窃窃私语，以免增加患者的焦虑。可采用触摸患者的非语言交流方式，配合以温和的语调、清晰的语言与患者交谈，使临终患者感到即使在生命的最后时刻，也并不孤独。

（二）疼痛护理

疼痛是临终患者最主要的躯体症状，能否有效控制临终患者的疼痛直接关系到患者的生活质量。癌性疼痛是指与癌症有关的疼痛，以慢性疼痛为主，常伴有疼痛综合征，随时间变化表现为进行性加重，时伴有爆发性疼痛，所造成的心理障碍比其他疼痛所导致的状况更为严重。

1．评估

在评估时倾听并相信患者的主诉，教会家属有关疼痛的评估方法。通常使用的疼痛评估工具包括疼痛文字描述评分量表（verbal descriptors scale，VDS）、数字评分法（numerical rating scale，NRS）、视觉模拟评分法（visual analogue scale，VAS)、面部表情量表，以及专门针对儿童的指距评分法 (finger span scale，FSS) 等。在进行疼痛评估时，需要全面评估疼痛的时间、部位、程度、性质、持续时间、减轻或加重因素、疼痛产生的影响等，并注意患者的精神状态及有关心理社会因素。

2．护理

（1）药物干预。癌症三阶梯止痛法（three-step analgesic ladder）是癌性疼痛最常使用的药物干预方法。①轻度疼痛，主要选用非阿片类（非甾体类抗炎药）加减镇痛辅助药。常用的非阿片类药物包括阿司匹林、乙酰氨基酚、布洛芬、吲哚美辛等。非甾体类止痛抗炎药存在天花板效应，即最大效剂量问题。②中度疼痛，主要选用弱阿片类药物加减非甾体类抗炎药和镇痛辅助药。常用的弱阿片类药物包括可待因、布桂嗪、曲马多等。WHO 推荐的代表药物是可待因，其持续时间与吗啡相似，对呼吸中枢抑制轻微，无明显便秘、体位性低血压、尿潴留等副作用。③重度疼痛，主要选用强阿片类药物加减非甾体类抗炎药和镇痛辅助药。WHO 推荐的强阿片类代表药物是吗啡。在癌症三阶梯止痛法的药物干预中，镇痛辅助药贯穿其中，常使用的镇痛辅助药包括皮质激素、抗抑郁药、抗惊厥药等。在进行疼痛的药物干预时，需根据临终患者个体差异确定药物使用剂量，首选口服镇痛药，及时、有效地预防和处理药物引起的便秘、恶心与呕吐等副作用，并密切观察临终患者的病情发展，及时调整药物方案。

（2）非药物干预。疼痛的非药物干预是指对引起疼痛的非躯体因素进行干预，包括治疗性干预、教育性干预、针刺治疗等。常使用的治疗性非药物干预包括 3 种方式：①认知－行为干预，即通过帮助临终患者建立正确的疼痛认知方法，教会患者自我行为训练的程序与方法，帮助患者改变对疼痛的不正确认知、不良止痛行为。认知－行为干预强调向患者提供学习和应对疼痛有效的策略、解决问题的技巧等。认知－行为干预的具体方法包括放松训练、认知疗法、生物反馈、音乐疗法与艺术疗法、暗示等。②支持－表达干预，即通过为临终患者提供讨论的场所和机会，使患者能表达其所关心的疼痛问题，以及由于疼痛所致的悲伤、害怕、愤怒等负性情绪，利用积极的心理情感，减轻疼痛带来的影响。③教育性干预，是指通过健康教育等途径，澄清临终患者对疼痛的错误认识，向临终患者介绍疼痛的应对方式，提供必要的支持。针刺治疗目前应用较多的是经皮神经电刺激。

（三）恶心与呕吐

恶心与呕吐是临终患者常见的症状之一。常见的疾病因素有胃肠道梗阻、中枢神经系统的原发或转移性肿瘤、感染、高血糖或低钠血症等代谢异常等。治疗因素如抗癌治疗有关的细胞毒性药物对呕吐中枢的刺激导致的预感性恶心呕吐和药物引起的急性与延期性呕吐，疼痛控制时强阿片类药物引起的恶心与呕吐，便秘治疗时药物因素造成的恶心与呕吐等。患者自身因素包括既往是否有恶心与呕吐史、是否存在焦虑或抑郁情绪等。

1．评估

临终患者恶心与呕吐的原因常是多重的，医护人员需对恶心与呕吐的发作时间、性质、加重或缓解因素，以及疾病因素、治疗因素、患者相关因素等可能导致恶心与呕吐发作的因素进行综合评估。

2．护理

（1）掌握合适的给药时机。对于化疗药物导致的恶心与呕吐，应尽可能在患者餐后 3 ～ 4 小时或睡眠中给药，餐后 3 ～ 4 小时胃充盈度较小，胃内压力较低，而在睡眠时胃肠蠕动减慢，发生恶心与呕吐的概率相对较小。止吐药是控制恶心与呕吐的主要措施，在使用止吐药时须加强病情观察，并及时反馈给医生。

（2）做好饮食护理。化学治疗时恶心与呕吐会导致患者交感神经兴奋性增高，抑制胃肠平滑肌的蠕动及消化腺的分泌，直接影响患者的消化功能。患者的饮食应以清淡易消化的高维生素、高营养食物为主，少食多餐，避免大量饮水。由于清晨是一天中最不容易发生恶心与呕吐的时间，因而患者的早餐应保证摄入全天所需的大部分营养，尽可能在清晨 7 点之前进食早餐，这样可以保证在化学治疗前胃基本排空。

（3）提供清新的环境。要保持患者的居住环境安静、清新，避免食物或其他气味过重、室内物品过多等，在患者出现呕吐时，及时协助患者漱口，并清理呕吐物，适时开窗通风换气。

（4）给予心理支持。恶心与呕吐的发生常导致患者出现或加重恐惧、紧张等负性情绪，影响患者临终关怀的开展，因而需要加强与患者的沟通交流，告知患者恶心与呕吐发生的常见原因，使患者有充分的心理准备，积极面对恶心与呕吐。

（四）睡眠障碍

由于各种因素影响而出现睡眠不足、睡眠质量不高，或是睡眠过程中出现异常行为均称为睡眠障碍。临终患者睡眠障碍产生的主要原因有药物因素、环境因素、患者个体相关因素等。其中，β 受体阻滞剂、甲基多巴、氨茶碱、某些抗抑郁药物等，常会引起睡眠障碍，为了治疗睡眠障碍而使用的药物尤其是苯二氮䓬类药物，可以产生日间遗留效应。环境因素比较常见的有环境中室温过高或过低、噪声过大、光线刺激。患者个体相关因素多见于老年临终患者，老年临终患者一方面由于生物节律的改变，通常表现为睡眠能力减退、睡眠时相提前、唤醒阈值降低等；另一方面，由于老年人可能同时患有多种躯体疾病，尤其是受到疼痛、活动受限、皮肤瘙痒、尿急、尿频等的影响产生睡眠障碍。

1. 评估

睡眠评估包括 3 种方法：①睡眠日记。睡眠日记作为一种经济、实用的睡眠评估方法，常用于睡眠的连续性评估，主要记录在床上的时间、自估的睡眠时间、睡眠过程中的觉醒次数（起床次数）、清晨起床后精神状况、夜间发生的相关症状，以及日间饮用浓茶、酒精、咖啡情况和入睡前 1 小时活动情况等。②睡眠调查。如使用美国国立卫生研究院睡眠障碍共识报告推荐的睡眠调查问题"个体是否对自己的睡眠满意""睡眠或疲劳是否影响个体的日间活动""是否有其他人抱怨过睡眠时的异常行为，如打鼾、呼吸中断或腿部异常活动"等。③睡眠监测。必要时使用多导联睡眠监测、体动记录仪等进行睡眠监测。

2. 护理

（1）药物治疗的护理。睡眠障碍的常用药物包括抗抑郁类药物、苯二氮䓬类、非苯二氮䓬类、非巴比妥类非苯二氮䓬类及激素类等。使用药物治疗时需要注意应用间隔给药方法，通常为每周 2 ～ 4 次，应用短期给药时，一般不超过 3 ～ 4 周，在停药时需注意逐渐停药，注意撤药后的反应，避免出现戒断综合征。

（2）睡眠环境刺激控制。主要包括日间控制和睡眠时间的控制，其中，日间控制强调不管夜间睡眠时间长短都要做到清晨固定时间起床、日间充分暴露在明亮环境中、除非必需时减少日间小憩次数等；而睡眠时间的控制强调建立并保持良好睡眠行为习惯，如不要在床上看电视、睡前如厕等，并控制睡眠时温度，保持睡眠环境暗化，在安抚性声音有助于入睡时可适当采用。

（3）认知 - 行为疗法。主要包括身体放松训练、精神放松训练、睡眠限制等。其中，睡眠限制通过限制卧床时间，减少卧床的非睡眠时间，从而提高睡眠效率。

（五）呼吸困难

呼吸困难多见于慢性充血性心力衰竭、慢性阻塞性肺疾病、晚期癌症及其他终末期疾病的患者等。呼吸困难发生的原因包括呼吸肌异常、通气异常、心力衰竭、代谢异常、疼痛或冷热等不良刺激、认知因素等。

1. 评估

临床常用呼吸量测定、肺功能测定等量化患者病情的严重程度。但对于临终患者来说，呼吸困难的评估并不能总是依靠这些临床评估方法进行评定，可以使用简单的评估工具如数字评价量表，来评估临终患者描述呼吸困难带来的不适程度。

2. 护理

（1）氧气疗法。对于能够使用氧气疗法缓解的呼吸困难，要及时根据患者病情给予适当的给氧方式，以增加患者的血氧饱和度水平，减轻呼吸困难。

（2）药物治疗的护理。常使用的药物包括支气管扩张剂、皮质激素、阿片类药物、抗焦虑药物等。在使用药物治疗时，需加强对药物不良反应的观察，并教会患者特殊给药途径的方法，如手持定量雾化吸入 β_2 受体激动剂的方法。

（3）非药物干预。如教会患者腹式呼吸法、缩唇呼吸等呼吸技巧的应用，协助患者采取半坐位或坐位等合适体位，保持室内合适的温度与湿度，提供心理支持等。

（六）排便失禁

临终患者的排便失禁主要是疾病或损伤、临终期的肌肉松弛等原因。其中，疾病或损伤导致的排便失禁常见于胃肠道疾病、神经系统疾病、精神障碍等。

1. 评估

主要评估患者排便的次数、现病史、心理状况、有无压疮等内容。

2. 护理

（1）饮食护理。增加食物中纤维素含量的摄入，以增加粪便体积，刺激肠蠕动，加强排便的规律性。

（2）保持清洁。及时清洁被粪便污染的被褥和衣物，保持室内清新。

（3）心理支持。临终患者在出现排便失禁时，常存在害怕被发现、难以启齿等心理，因而需加强与患者的沟通，了解失禁患者的心理需求，有针对性地进行心理疏导。

（4）皮肤护理。定时用温水清洗肛周及臀部皮肤，并轻拭擦干，保持局部皮肤干燥，必要时使用润肤油剂或凡士林。

（七）压疮

大部分患者在终末期会出现恶病质，极度疲劳、长期卧床、被动体位增加了皮肤发生压疮的危险。特别是伴有大小便失禁、腹泻、肠瘘、阴道膀胱瘘等的患者更容易出现皮肤压疮。

1. 评估

评估的内容主要包括患者出现压疮的危险因素、压疮的大小与分期等。目前，常用的评估工具有 Norton 评分表、Braden 评分表等。

2. 护理

（1）定时翻身。对于压疮高危患者，护理方面应及早采取预防措施，定时翻身是预防的措施，协助患者变换合适的体位，建立翻身卡或翻身记录督促连续执行。

（2）使用减压产品。在骶尾部、骨隆突处及其他受压部位使用减压用品如海绵垫、小枕头、小棉垫垫气圈或软垫，以减轻压迫。长期卧床无多发骨破坏的患者可使用气垫床，以减轻身体受压程度，改善局部血液循环，有效预防压疮。

（3）合理使用敷料。目前，临床应用的多种敷料对于早期预防压疮和促进压疮的愈合起了很大的作用。另外，保持皮肤的清洁干燥及改善患者的营养状态对于预防压疮也非常重要。

（八）心理护理

1. 临终患者各个阶段心理反应的护理

（1）否认期护理。应尊重其反应，不要急于揭穿其防御心理，也不要欺骗患者，采取理解、同情的态度，认真倾听其感受，坦诚温和地回答患者的询问。

（2）愤怒期护理。要理解患者发怒是源于害怕和无助，而不是针对护士本身。应为患者提供宣泄内心不快的机会，给患者宽容、关爱和理解，尽量满足合理需要，但应预防意外事件的发生。

（3）协议期护理。应鼓励患者说出内心的感受，积极引导，减轻压力。主动关心患者，加强护理，使患者更好地配合治疗，以减轻痛苦。

（4）抑郁期护理。应允许临终患者用忧伤、哭泣来宣泄情感。给予患者精神支持，尽量满足合理要求，允许家属陪伴身旁。应注意安全，预防自杀倾向。

（5）接受期护理。应尊重患者，给予一个安静、舒适的环境，减少外界干扰。继续保持对患者的关心、支持，加强生活护理，让其安详、平静地离开人间。

以上是临终患者心理反应的一般规律，但是临终患者的心理反应是因人而异的。因此，在实际工作中，用护士的爱心、耐心、细心和同情心照顾每一位临终患者，真正体现出珍重生命质量，使患者感到舒适并获得支持和力量。

2. 临终患者的心理关怀

临终患者心理关怀的目的在于有效控制焦虑和抑郁，促进临终患者的心理健康水平，从而使患者平静地走完临终阶段。

（1）临终患者心理关怀的策略。①具有"初学者"头脑。要做到不带有任何偏见，尊重临终患者心理反应的独特性。②做到"积极关怀"。要主动了解患者心理需求，及时评估患者心理反应。

（2）替代医学的应用。替代医学（alternative medicine），也称作补充医学（complementary medicine），包括不使用现代生物医学的手术和药物来治疗疾病的众多自然疗法，是常规医学之外的医疗保健实践。由于替代医学具有无不良反应、整体性治疗的特点，治疗的提供者在治疗时应具耐心，常在治疗时起到支持性的作用，提高患者希望水平，因而在临终患者心理关怀中具有一定的应用空间。

1）音乐疗法。音乐疗法是医学、心理学与音乐相互交叉、相互结合的产生，随着"生物医学"模式向"生物－心理－社会医学"模式的转变，音乐疗法作为心理治疗的重要方面越来越受到重视。音乐疗法作为一种有效的非语言交流手段，被广泛应用于减轻恶心与呕吐、改善患者精神状态、提高终末期患者生活质量、改善患者呼吸、控制血压稳定性、减轻老年性痴呆和帕金森病症状等方面。音乐疗法也在不断发展中，音乐生物反馈疗法作为集音乐治疗与生物反馈治疗为一体的一种生理心理综合治疗方法，在临终关怀中具有较大的应用空间。

2）怀旧疗法。怀旧疗法是由回想过去对自己具有特别意义事件的心智过程。对于临终患者而言，通过有组织地回想、分享过去的生活经验，可以将既往事件和经验在回忆中重新组织回忆，以提升临终患者的自尊心，并可通过与患者的沟通肯定其人生的意义，从而减轻负性情绪。怀旧疗法选择临终患者感兴趣的主题，并合理运用"引导物"，如相片、纪念品、日记等，常使用的话题包括生活经历、重大生活事件、儿时回忆等，内容通常包括对最深刻记忆、重要转变时间、控制等的回忆。怀旧疗法通常以一对一或小组团体的形式开展。一对一的形式较适用于不合群或注意力不集中的对象，小组团体的形式通常4～8人为一组，护士须提供小组成员分享感受的机会。

3）阅读疗法。阅读疗法指的是引导患者有计划、有控制地阅读图书或其他资料，借以辅助医治疾病，特别是情绪、情感方面的紊乱病症。阅读疗法不属于心理疗法，而是职业疗法的一种。对于住院临终患者，使用阅读疗法可以扭转医院人格化环境，缓解临终与现实的冲突，通过阅读作品感情内涵的共鸣，实现临终患者希望沟通、表达、被人理解与接受的愿望，从而减轻患者的孤独、压抑和恐惧感。

（九）临终患者家属的护理（居丧护理）

1．满足家属照顾患者的需要

指导家属参与患者的日常照护活动，了解患者病情的发展，使家属在照料亲人的过程中获得心理上的安慰。

2．鼓励家属表达感情

应与家属积极沟通，在交谈时应选择安静、隐私的环境，鼓励家属将内心的痛苦和真实想法说出来。

3．指导家属对患者的生活照料

指导、解释、示范有关的护理技术，使患者家属能够正确操作有关护理设施，掌握护理程序，在照顾亲人的过程中获得心理慰藉。若在护理过程中出现问题，对家属的过激言行，应容忍和谅解，避免发生纠纷。

4．心理照护

劝导家属保持健康、保存体力，帮助家属进行心理自我疏导，防止家属因长期精神痛苦和疲劳而发生疾病。

（十）善后护理

按照死者生前愿望和家属的要求进行善后护理是临终关怀的一项重要工作。其主要内容包括尸体料理和丧亲者护理2个方面。

1．尸体料理

社区护士应协助死者家属进行遗体清洁和处理、遗物处理、联系殡葬服务等，从而减轻家属的负担和压力。

2．丧亲者护理

死亡对于丧亲者是悲哀的高峰，长期的思想抑郁和痛苦，必将影响丧亲者的身心健康。医护人员应对丧亲者予以同情、理解和帮助，给予他们情绪和心理上的疏导与支持，以缓解他们的身心痛苦。

（1）心理疏导。应鼓励家属尽情宣泄痛苦的情感，以便做出全面评估，针对不同的心理反应阶段制订不同的护理措施。另外，可提供有关知识，对丧亲者进行指导，安慰他们面对现实，使其意识到安排好未来的工作和生活是对亲人最好的悼念。

（2）生活指导和建议。如劝导家属平衡饮食、合理休息、适当运动等，使他们保持健康，帮助家属重建生活的信心。

（3）利用社会支持系统。应积极帮助丧亲者争取可能得到的社会支持，缓解压力所带来的不良影响，减少丧亲家属心身疾病的发生。

（4）丧亲者随访。在患者死后，临终关怀机构应通过电话、访视、信件等形式与丧亲者保持联系，帮助他们解决实际问题，继续提供心理支持和健康指导。

六、临终关怀管理

临终关怀管理是为了提高临终患者生存质量，系统地、科学有效地利用全科医生、护士、社会工作者等临终关怀团队成员及医疗仪器设备的过程。

（一）临终关怀管理的目的和任务

临终关怀管理以提高临终关怀质量为主要目的，其任务是研究临终关怀工作的特点，找出其规律性，科学地对临终关怀的诸要素（如人员、信息、技术、设施等）进行计划、协调、实施与管理，以提高工作质量，为临终患者提供优质服务。

（二）临终关怀管理的特点

临终关怀管理作为独立的学科有其自身的规律性。临终照护是综合应用医学、生理学、心理学、伦理学、自然科学、社会科学、人文精神、宗教信仰等领域的知识，帮助、指导、照顾临终患者，以达到使其安详、平静地走完生命的最后旅程，并协助家属度过居丧期。因此，临终关怀是一项涉及多学科、多手段，并强调社会共同参与的综合性服务，它具有很强的广泛性、综合性和实践性。

（三）临终照护工作标准化管理内容

有研究表明，大多数人临终患者希望自己人生的最后阶段在家中平静、安详地度过。在家中实施临终照护，可以使临终患者和家属共同生活在一起，从而减少患者的恐惧与不安。实施临终照护工作标准化管理可以为医护人员、社会工作者等对实施临终关怀的患者规范管理，为临终患者提供同质化照护，保证照护质量。临终照护工作标准化管理内容包括以下 7 个方面。

1. 建立完整的临终照护信息记录

接到患者家属有关临终照护的需求后，应及时登门了解患者病情，登记患者的相关信息。

2. 签订居家临终照护协议书

临终患者的居家临终照护需要家属与护士的积极配合。从管理的角度，签订"居家临终照护协议书"是很有必要的，既是医护人员对患者和家属的一种服务承诺，也是患者和家属对护士工作的一种认可和监督。在出现医疗纠纷或其他不可预测的问题时，也可以作为法律依据。因此，医护人员需在签订协议书之前认真细致评估患者，并向家属解释协议书内容，虚心听取家属的意见，并耐心地解答家属的问题，使其真正知情、同意，并能明确双方应承担的责任和义务。

3. 定期进行身体和症状评估，制订临终照护计划

全科医生和护士对临终患者身体进行全面评估，了解其生理、心理等方面的状况，并与患者家属全面沟通，建立临终照护家庭病床和知情同意书，全科医生、护士应在 24 小时内完成与患者家属签署临终照护协议书及制订临终照护计划。

4. 执行临终照护计划

全科医生、护士在对患者生理、心理和社会等因素进行全面评估后，由护士落实制订的照护计划，并根据患者的实际情况，1 ～ 2 周后修订和完善一次，并进一步落实。

5. 家属的安全意识、照护知识技能的教育与培训

护士根据照护计划落实照护措施的同时，应主动对患者家属进行照护知识与技能的教育、培训，包括紧急状况处置、安全知识教育，如发热、疼痛的处理、并发症的预防等知识。临终患者营养状况差，身体极度虚弱，护士应指导家属采取相应的安全防范措施。如下床活动时要注意预防跌倒，穿合适的鞋、裤子等；房间走道宽敞、地面无积水等；卧床患者应注意预防坠床和压疮，应在床旁加围栏保护，做到定时翻身，骨突出部位加垫或软枕保护，协助患者选取舒适的卧位等；身体留置各类管路的患者，在床上移动时应避免牵拉、打折，以预防管道脱出等。此外，应让患者家属主动参与到照护患者的活动中。

6. 建立、完善照护记录

护士应建立完善的照护记录单，定期对临终患者的病情变化、身体的各类导管留置时间、通畅与否、照护措施落实情况、家属所做的死亡准备等进行评估和准确记录，并及时报告全科医生，与其沟通，保障各类处置及时到位。

7. 对患者及其家属开展死亡教育，树立科学的死亡观

患者及其家属对死亡的态度受到多种因素影响，应当尊重。护士和患者建立相互信任的治疗性关系是进行死亡教育的前提，通过评估患者的性别、年龄、受教育程度、疾病状况、应对能力、家庭关系等影响死亡态度的个体和社会因素，了解患者对待死亡的态度。要尊重患者的知情权利，引导患者面对和接受当前疾病状况；帮助患者获得有关死亡、濒死相关知识，引导患者正确认识死亡；评估患者对死亡的顾虑和担忧，给予针对性的解答和辅导；引导患者回顾人生，肯定生命的意义；鼓励患者制订现实可及的目标，并协助其完成心愿；鼓励家属陪伴和坦诚沟通，适时表达关怀和爱；允许家属陪伴，与亲人告别。护士开展死亡教育，要与患者坦诚沟通，做到不敷衍、不回避，帮助患者树立科学的死亡观。

【参考文献】

［1］崔以泰，甘兰君. 临终关怀学——生命临终阶段之管理［M］. 北京：中国医药科技出版社，1991.

［2］邹宇华. 死亡教育［M］. 广州：广东人民出版社，2008.

［3］Badham P. Christian Beliefs about Life after Death［M］// Christian Beliefs about Life after Death. London：Palgrave Macmillan UK，1976.

［4］陈蕃，李伟长. 临终关怀与安乐死曙光［M］. 北京：中国工人出版社，2004.

［5］Bawn R，Matthews T. Improving palliative care［J］. Nursing Times，2002，98（12）：34－35.

［6］Briggs L A，Kirchhoff K T，Hammes B J，et al. Patient-centered advance care planning in special patient populations：a pilot study［J］. Journal of Professional Nursing，2004，20（1）：47－58.

［7］Buck J. Reweaving a tapestry of care：religion，nursing，and the meaning of hospice，1945—1978［J］. Nursing History Review，2007，15（1）：113－145.

［8］Bulkin W，Cimino J E，Wollner D I，et al. The physician and hospice care：roles，attitudes，and issues［M］. London：The Haworth Press，1992.

［9］王平，李海燕. 死亡与医学伦理［M］. 武汉：武汉大学出版社，2005.

［10］Caffrey C，Harriskojetin L D，Moss A J，et al. Home health care and discharged hospice care patients；United States，2000 and 2007［J］. National Health Statistics Reports，2011，38（38）：1.

［11］史宝欣. 生命的尊严与临终护理［M］. 重庆：重庆出版社，2007.

［12］Canadian Hospice Palliative Care Association. A model to guide hospice palliative care：based on national principles and norms of practice：revised and condensed edition：2013［EB/OL］.（2013－09）［2018－11－08］.

http://www.chpac.net/media/319547/norms-of-practive-engweb.pdf.

[13] 孟宪武. 人类死亡学论纲 [M]. 西安：陕西人民教育出版社，2000.

[14] Chan H Y, Pang S M. Let me talk—an advance care planning programme for frail nursing home residents [J]. Journal of Clinical Nursing, 2010, 19 (21 – 22)：3073 – 3084.

[15] Chinthapalli K. Nine out of 10 palliative care experts would choose Liverpool care pathway for themselves [J]. BMJ, 2013, 346 (1)：fl303.

[16] 傅伟勋. 死亡的尊严与生命的尊严 [M]. 北京：北京大学出版社，2006.

[17] Christakis N A, Iwashyna T J. Impact of individual and market factors on the timing of initiation of hospice terminal care [J]. Medical Care, 2000, 38 (5)：528 – 541.

[18] Corr C A, Nabe C M, Corr D M. Death and Dying：Life and Living [M]. 6th ed. United States：Wadsworth, Cengage Learning, 2008.

[19] Deep K S, Griffith C H, Wilson J F. Discussing preferences for cardiopulmonary resuscitation：what do resident physicians and their hospitalized patients think was decided? [J]. Patient Education and Counseling, 2008, 72 (1)：20 – 25.

[20] DeSpelder L A, Strickland A L. The Last Dance：Encountering Death and Dying [M]. 4th ed. Mountain View, CA, US：Mayfield Publishing Co. 1996.

[21] 李义庭，李伟，刘芳，等. 临终关怀学 [M]. 北京：中国科学技术出版社，2000.

[22] Editor T. Respecting end-of-life treatment preferences [J]. American Family Physician, 2005, 72 (7)：1263 – 1268.

[23] Ellershaw J, Wilkinson, et al. Care of the Dying：A Pathway to Excellence [M]. 2th ed. Oxford：Oxford University Press, 2011.

[24] Emanuel L L, Danis M, Pearlman R A, et al. Advance care planning as a process：structuring the discussions in practice [J]. Journal of the American Geriatrics Society, 1995, 43 (4)：440 – 446.

[25] 郭巧红，任小红，周丽娟，等. 护生专业性死亡教育体系的探讨 [J]. 中国实用护理杂志，2009, 25 (14)：64 – 65.

[26] Epstein A S, Shuk E, O' Reilly E M, et al. 'We have to discuss it'：cancer patients' advance care planning impressions following educational information about cardiopulmonary resuscitation [J]. Psycho-Oncology,

2015, 24 (12): 1767 – 1773.

[27] Fagerlin A, Schneider C E. Enough: the failure of the living will [J]. The Hastings Center Report, 2004, 34 (2): 30 – 42.

[28] Fried T R, Bullock K, Iannone L, et al. Understanding advance care planning as a process of health behavior change [J]. Journal of the American Geriatrics Society, 2009, 57 (9): 1547 – 1555.

[29] 赵香琴, 余水秀. 临终关怀转诊时间及发展模式 [J]. 护理实践与研究, 2014, 11 (10): 22 – 24.

[30] Green M J, Levi B H. The era of "e": the use of new technologies in advance care planning [J]. Nursing Outlook, 2012, 60 (6): 376 – 383.

[31] Grogan E. Advance care planning can be of benefit to patients, but there are concerns [J]. BMJ, 2015, 339 (2): b2391.

[32] 白筱, 张旭. 罗点点: 给死亡加个选项 [J]. 中国慈善家, 2015 (2): 61 – 63.

[33] 李军玲, 尹少红. 356 例患者临终关怀分析 [J]. 海军医学杂志, 2016, 37 (5): 464 – 465.

[34] Guo Q H, Ren X H, Zhou L J, et al. Discussion on the education system of professional death for nursing students [J]. Chinese Journal of Practical Nursing, 2009, 25 (14): 64 – 65.

[35] Holder J S, Aldredge-Clanton J. Parting: a handbook for spiritual care near the end of life [J]. Nursing Standard, 2012, 27 (6): 28.

[36] Hu W Y, Yang C L, Hu W Y, et al. Truth telling and advance care planning at the end of life [J]. Hu Li Za Zhi, 2009, 56 (1): 23 – 28.

[37] Hui E, Ma H M, Tang W H, et al. A new model for end-of-life care in nursing homes [J]. Journal of the American Medical Directors Association, 2014, 15 (4): 287 – 289.

[38] Kübler-Ross E. On death and dying [J]. Southern Medical Journal, 1971, 64 (5): 641.

[39] 邱常青, 蔡惠霞, 葛翠翠. 人性化护理在临终患者关怀中应用 [J]. 中国现代药物应用, 2016, 10 (12): 266 – 267.

[40] 徐朝艳, 黄艺仪. 我国临终关怀的存在问题与护理 [J]. 现代临床护理杂志, 2002 (1): 19 – 21.

[41] Levy C, Morris M, Kramer A. Improving end-of-life outcomes in nursing homes by targeting residents at high risk of mortality for palliative care:

program description and evaluation ［J］. Journal of Palliative Medicine, 2008, 11 (2): 217 – 225.

［42］ Lovell A, Yates P. Advance care planning in palliative care: a systematic literature review of the contextual factors influencing its uptake 2008—2012 ［J］. Palliative Medicine, 2014, 28 (8): 1026 – 1035.

［43］ 袁光亮. 加拿大 Lisaard House 的临终关怀实践及启示 ［J］. 社会福利（理论版）, 2016 (11): 49 – 51.

［44］ Martin D K, Emanuel L L, Singer P A. Planning for the end of life ［J］. Lancet, 2000, 356 (9242): 1672 – 1676.

［45］ Pereira J. A narrative handbook in palliative care: palliative care perspectives by james L. Hallenbeck published by Oxford University Press, New York, 2003 256 pages, ＄59.50 (hard cover) ［J］. Journal of Pain & Symptom Management, 2004, 27 (6): 565 – 566.

［46］ Payne, Sheila. Review of Mitchen G. Palliative care: a patient-centered approach ［J］. Hospice Information Bulletin, 2008, 6 (3): 15.

［47］ Singer P A, Martin D K, Lavery J V, et al. Reconceptualizing advance care planning from the patient's perspective ［J］. Original Investigation, 1998, 158 (8): 879 – 884.

［48］ 周洁. 七问罗点点——在生命的尽头保持尊严 ［J］. 人民公安, 2014, (6): 20 – 22.

［49］ Schrijvers D, Cherny N I, ESMO Guidelines Working Group. ESMO clinical practice guidelines on palliative care: advanced care planning ［J］. Annals of Oncology, 2014, 25 (Suppl 3): 138 – 142.

［50］ Smith C B, Bunch O L. Do not resuscitate does not mean do not treat: how palliative care and other modalities can help facilitate communication about goals of care in advanced illness ［J］. Mount Sinai Journal of Medicine, 2010, 75 (5): 460 – 465.

［51］ Thomas K, Lobo B. Advance care planning in end of life care ［M］. Oxford: Oxford University Press, 2011.

［52］ Weiner J S, Cole S A. Three principles to improve clinician communication for advance care planning: overcoming emotional, cognitive, and skill barriers ［J］. Journal of Palliative Medicine, 2004, 7 (6): 817 – 829.

［53］ 周永红, 钟华娟, 徐珊珊, 等. 60 例临终患者社区优质服务与家庭照护相结合的临终关怀实践 ［J］. 护理学报, 2016, 23 (14): 71 – 75.

［54］ World Health Organization. Global at the end of life ［EB/OL］. （2014 – 02）
［2018 – 12 – 31］. http：//www. thewhpca. org/resources/global-atlas-on-end-
of-life-care.

［55］ Davis M P, Gutgsell T, Gamier P. What is the difference between palliative
care and hospice care? ［J］. Cleveland Clinic Journal of Medicine, 2015, 82
（9）: 569 – 571.

［56］ Temel J S, Geer J A, Muzikansky A, et al. Early palliative care for patients
with metastatic non-small-cell lung cancer ［J］. The New England Journal of
Medicine, 2010, 363 （8）: 733 – 742.

［57］ National Comprehensive Cancer Network. NCCN clinical practice guideline in
oncology palliative care: version 1 2018［EB/OL］. （2017 – 12 – 19）［2018 –
12 – 31］. https：//www. nccn. org/professionals/physician-gls/pdf/palliative. pdf.

［58］ Worldwide Palliative Care Alliance. WPCA policy statement on defining
palliative care ［EB/OL］. （2011 – 07）［2018 – 12 – 31］. http：//www.
thewhpca. org/resources/item/definging-palliative-care.

［59］ Morita A, Akechi T, Ikenaga M, et al. Late referrals to specialized palliative
care service in Japan ［J］. Journal of Clinical Oncology, 2005, 23 （12）:
2637 – 2644.

［60］ 国家卫生和计划生育委员会. 国家卫生计生委关于印发安宁疗护中心基
本标准和管理规范（试行）的通知［EB/OL］. （2017 – 02 – 09）［2018 –
12 – 31］. http：//www. nhfpc. gov. cn/yzygj/s3593/201702/df50fdc62fa84
cdd9d9a09d5162a661f. shtml.

［61］ 国家卫生和计划生育委员会. 国家卫生计生委办公厅关于印发安宁疗护
实践指南（试行）的通知［EB/OL］. （2017 – 02 – 09）［2018 – 12 – 31］.
http：//www. moh. gov. cn/yzygj/s3593/201702/83797c0261a94781b158dbd
76666b717. shtml.

［62］ 姜珊, 李忠, 路桂军, 等. 安宁疗护与缓和医疗: 相关概念辨析、关键
要素及实践应用 ［J］. 医学与哲学, 2019, 40 （2）: 37 – 42.

第四章　预立医疗计划

随着社会经济和科学技术的快速发展，世界各国医疗卫生事业的发展也突飞猛进，医学治疗和护理措施也日益全面。在医学模式转变的情况下，临终关怀理念逐渐融入日常医疗工作，而预立医疗照护计划作为临终关怀的一个重要部分，近年来也越来越受到关注。由于人口老龄化和慢性疾病的广泛增多，很多老年人及其代理决策人将在严重和慢性疾病过程中面临复杂的医疗决策。而无论对于患者或者其代理决策人做决策都有压力，感到还未做好知情选择的准备。尤其是在难以治愈的疾病终末期，是选择用人为的医疗手段继续维持并延长生命，还是遵循自然生死规律，把重点放在改善生命的质量上，当医护人员面对患者和家属意见分歧时，是尊重患者的意愿，还是听从家属的安排，在这样的背景下，预立医疗照护计划开始受到人们的重视。预立医疗照护计划是从国外引进的概念，强调患者的知情同意权和自主决策权，一方面相应于姑息护理理念，旨在提升患者的生活质量；另一方面在很大程度上缓解了患者家属与医护人员的伦理决策负担，同时减轻了对有限社会资源的浪费。目前，预立医疗照护计划是发达国家采取的举措之一，旨在提高老年人的临终关怀质量。

第一节　预立医疗计划概述

一、预立医疗照护计划的定义

预立医疗照护计划（advance care planning，ACP），是指在个人意识清楚且具有决策能力时，在获得病情状况、疾病预后和可能采取的临终救护措施等相关信息后，为自己病情恶化无法做出判断的情况（如呼吸和/或心跳停止）所预先设立的医疗照护选择，包括口头和书面两种形式。这种用来表达临终治疗护理意愿的意见被称为预立医疗指示（advance directives，AD）。通过制订预立医疗照护计划，可以有效地避免由于病情变化的紧急情况下，患者无法表达自身意愿，而导致医护人员和患者家属让患者接受了违背其本意的治疗。

医护人员可以通过预立医疗照护计划协助患者、家属和医疗委托人做医疗决策。预立医疗照护计划是以患者为中心、医生为主导、家属参与旁听的动态的沟通过程，沟通内容主要围绕照顾目标、生命支持和复苏、临终关怀选择和决定医疗委托人等，并以文件的形式记录患者意愿，为以后的医疗决策做准备。与安乐死不同，预立医疗照护计划是一个连续性的过程，可以伴随终身，患者可根据自己的意愿随时变更计划，其实施的核心价值观有患者自主权、知情决策权、病情告知，即尊重患者的自主权，并顺应姑息照护的理念，让患者有选择"尊严死"的机会，维护患者的善终权。一般来说，预立医疗照护计划是个体未来健康医疗护理偏好的反思和沟通过程，已经被证实可以改善患者的临终护理。

预立医疗照护计划是一个以增进患者与家属对病情、价值观及治疗意愿相互理解和解决临床决策为核心的教育过程。预立医疗照护计划的实施基于美国的两大理论模型。①常识模型（the common sense model），该理论模型认为患者应从辨别（如何描述症状）、原因（疾病的起源）、时间轴（时间表象，如急性期、慢性期）、结果（短期或长期的结局）、预后（痊愈或控制情况）这5个方面充分了解自身健康状况。②概念转换模型（the conceptual change model），患者应学会反思，认识到自己一些想法的局限性，学会利用一些合理的信息来改善结局。让患者回忆住院经历及描述患病体验，是实施预立医疗照护计划的第一步；第二步，患者通过接受预立医疗照护计划的相关知识，结合自己的病情，学会反思，逐步意识到每一项医疗选择的益处和风险，从而做出理智的选择。

有效地使用预立医疗照护计划可以帮助生命末期的患者改善生命质量，并按照自己的意愿有尊严地安详离世。同时，帮助节约医疗资源，减轻家属心理和经济的双重负担，有助于增进患者和家属的关系，促进医患关系的和谐。虽然目前我国的法律还没有对预立医疗照护计划进行立法，但它是一个发展趋势，这一概念的引进需要一个循序渐进的本土化过程。

二、预立医疗指示

预立医疗指示（advance directives，AD）是患者权利的一种延伸，目的是允许患者在失去自主决定的能力后，依旧能够持有拒绝或要求治疗的控制力。在实施过程中，预立医疗指示通常包括生存意愿书（living will，在我国有时又被翻译为生前预嘱）与预指医疗代理（the durable power of attorney for healthcare）两种类型。生存意愿书是由患者做出的一份声明，内容是当其将来没有能力同意或拒绝某项医疗手段时，接受或拒绝各种延长生命的医疗措施，如是否使用呼吸机、抢救药物、营养液及心肺复苏术等。预立医疗代理是指患者预先可以指定某个人作为其医疗健康决定的代理人，当患者无法做出决策而预先又没有设立有效医疗照护计划时，被指定人可代表患者与医生进行沟通并做出医疗决定。若患者事先制订了生存意愿书，那么代理人的职责就是保证医生按照患者的意愿去做，并在特殊情况下对患者的意图进行解释，但不能代替生存意愿书。一般情况下，只有当事人完全丧失行为能力时，医生才能够按照预立医疗指示的内容进行操作。此外，患者有权随时变更预立医疗指示的内容或将其撤销。若患者有自主意识，并能够清楚表达时，患者在医疗过程中表达出的意愿才是真正的意愿；无论其内容与预立医疗指示是否一致，均以患者表达的意愿为准。

随着预立医疗指示的推广和应用，人们发现预立医疗指示不应只被视为一项法律文件，更重要的是医生、患者及家属对生命末期照护期望的沟通，沟通内容不仅限于医疗照护方式的选择，还包括患者的价值观、对病情的了解和对治疗的期望等，从而澄清自我对生命的价值、信念及生活品质的看法。患者可根据自身的状况更改或销毁已经设立好的预立医疗指示，且当患者的选择与家属或医护人员的意愿相违背时，预立医疗指示是确保患者意愿得到法律保护的依据。

三、预立医疗照护计划和预立医疗指示的相互关系

预立医疗照护计划在中国是一个全新的概念，不同地区有不同的表达方式。在我国台湾地区，预立医疗照护计划被译为预立医疗自主计划，突出表现在临床医疗护理决策中个体的自主性；在我国香港地区，被直译为预前照护计划或预立医疗照护计划，从字面上体现了患者医疗护理决策；在我国大陆（内地），预立医疗照护计划和预立医疗指示被替换使用。

1967 年，美国的安乐死协会提出了预立医疗指示的概念，并在 1969 年详细阐述了预立医疗指示的定义和使用范围。1990 年，美国通过《患者自主决策法案》（patient self-determination act，PSDA）后，预立医疗指示被广泛使用。2004 年，国外研究发现，"患者自护决策权"法律文本并未有效改变临终患者的医疗护理质量，而针对临终治疗意愿，促使患者思考并与医务人员、家属沟通的过程，更能够使患者的治疗意愿得到满足，进而提出了预立医疗照护计划，鼓励患者表达自己的意愿，鼓励医务人员与患者及其家属反复沟通，最终形成能真实反映患者临终选择需求的预立医疗指示。

四、预立医疗照护计划的实践价值

（一）尊重患者的意愿，减轻患者的心理负担

自主权是医疗唯一的授权者，但是患者家属受传统文化影响，往往选择隐瞒患者病情，特别是癌症患者；且患者要求告知病情的意愿对家属隐瞒病情的态度影响较小。有研究证明，很多体弱多病或终末期的患者希望通过主治医生了解自己真实的病情，并希望有机会表达自己终末期的医疗需求和生命意愿。预立医疗照护计划强调以患者为中心，要求医护人员经常与患者沟通，视患者为制订医疗护理计划的合作伙伴，共同做出最佳临床决策。预立医疗照护计划充分体现了医疗赋予患者的权利，并且将患者的自主权延长到未来不能参与医疗照护决策的状态。一方面，充分尊重了患者的意愿；另一方面，避免了当患者不能参与医疗决策而多个家属意见不同时，医护人员无法决策，继而可减少或避免不必要的医疗纠纷。通过预立医疗照护计划的讨论，能增加家属及医护人员与患者的沟通，了解患者的生命意愿。此外，越来越多的研究发现，在生命末期的最后决策中，遵循患者意愿的生活体验有助于提高其生活质量，减轻患者焦虑和抑郁的情绪，并且允许患者了解自己的现实情况，这本身是对生命尊重的一种体现。研究证实，在开展预立医疗照护计划讨论时，医护人员与患者及家属进行及时、有效的沟通，也有助于缓解患者的心理压力，减轻患者的心理负担。

（二）减少不必要的医疗投入，提高医疗资源的有效利用率

自古以来，医学界一直遵从生命宝贵神圣的观念，认为保全人的性命是医学的使命。当患者面临死亡时，医护人员全力保存生命、延长患者寿命，几乎成为必然性的选择。因此，医疗实践中常不惜消耗大量资源，人为延长濒死期，维持低质量的生命。近年来，关于预立医疗照护计划的伦理争论一直存在。赞同者的观点认为，人力、财力和物力有限，与其将大量的资源用于救治那些不可救治的患者，不如选择一种让患者更为舒适、更能维持其生命质量的方式，减少一些不必要的过度医疗，从而提高患者的生活质量。研究发现，对生命终末期的居家老年患者开展为期8周的姑息护理服务，显著减少了患者的再入院率和住院天数。英国的一项回顾性研究也证实，完成预立医疗照护计划的患者医院外去世比住院治疗花费更少，说明预立医疗照护计划可减少医疗投入，避免医疗资源浪费，减轻医疗负担。

对家庭而言，研究发现约20%的家庭有成员不得不放弃工作或者改变原

有的生活方式去照顾生命终末期患者，1/3 的家庭存在经济问题。而且，家属对患者临终生命决策呈现矛盾心理，一方面迫于传统观念不得不尽力治疗，另一方面看到亲人受苦心里也极为难过。给予预立医疗照护计划干预后发现，接受预立医疗照护计划的家属其压力、焦虑、抑郁水平均低于对照组。同时，在制订预立医疗照护计划时，与患者的反复交流讨论，可以让家属逐渐接受死亡的心理过程，从而减轻家属的丧亲之痛。可见，预立医疗照护计划避免了家属在长期治疗中的情感消耗及照顾负担。

（三）促进临终关怀的发展，提高患者的生存质量

随着经济的发展和社会文化程度的不断提高，人口老龄化时代的加速到来，越来越多的老年患者希望自己能够快乐地走完生命的最后一程。然而，受中国传统观念"重生恶死"的影响，很多人对临终和死亡缺乏科学与理性的认知，这成为制约临终关怀发展的潜在不利因素。预立医疗照护计划基于医学伦理的不伤害、有利、尊重、公正四大原则，使患者及其家属正视死亡，规划生命终末期，没有渎职，体现了人道主义的回归，同时尊重患者自主权。一项近 2.2 万人的队列研究对多组临终生命质量指标比较证实，制订预立医疗照护计划能提高患者终末期生命质量。相对于身上插满管子、身体极度衰弱、鼻饲管供给营养、呼吸机供给氧气的生存状态，拒绝不必要的侵入性治疗，可以减少患者不必要的痛苦，让患者更有尊严地面对死亡。

（四）有助于减轻人口老龄化加剧所造成的医疗护理压力

随着我国人口老龄化加剧，由于老年人患病的长期性和复杂性特点，漫长的疾病治疗往往掩盖了老年人护理最重要、最本质的问题。预立医疗照护体系的实施，可以使患者正视疾病与死亡，提高患者的心理承受能力，有效地降低自杀率，从而减轻医护人员的工作压力。

（五）预立医疗照护计划是人类文明进步的标志，也是社会发展的必然选择

世界各国文明的多样性是人类社会的基本特征，也是人类文明进步的动力。应当尊重各国的历史文化、社会制度和发展模式，承认世界多样性的现实。预立医疗照护计划以患者为中心，以健康为主旨，满足终末期患者的生理和心理需求，是对生命和死亡的尊重，是社会文明进步的标志，也必将在未来临终护理关怀中发挥重要的作用。

第二节　预立医疗照护计划的实施过程

早在 1995 年，国外学者提出预立医疗照护计划执行的 5 个步骤。①展开预立医疗照护计划的讨论。以询问患者是否签署预立医疗指示或设立医疗委托人为开场白，若患者不清楚或误解预立医疗指示内容，可立即告知并澄清概念。②促进预立医疗照护计划的讨论。鼓励患者列出问题清单，由患者、家属或委托人、医护人员三方一起讨论，帮助患者理清其生命价值观、信仰、治疗意愿及预立医疗指示文件上的内容。③预立医疗指示文件签署。确保患者在有决策能力时完成签署，需要有两位见证人签字，以及两位专科医师认定患者处于生命末期、近期内病程进展至死亡已不可避免的情况，预立医疗指示才会生效。④定期审视及更新文件内容。当患者有重大健康事件发生时，再次审视患者意愿及态度是否改变。⑤落实预立医疗指示。当患者状态适用时，医护人员必须告诉家属及医疗委托人，并在病历上做好是否需要心肺复苏的标记等。

综合国内外的文献资料，预立医疗照护计划的实施过程基本包含 4 个步骤。

一、前期准备

开展预立医疗照护计划讨论前，医护人员需要关注且反复考虑 7 个问题。①预立医疗照护计划应由患者自主自愿制订，制订不应成为一种常规的医疗记录手段；②开始制订预立医疗照护计划应该源于患者本身，而非家属等外界因素；③参与预立医疗照护计划讨论的医护人员应具有一定的沟通能力和技巧；④医务人员需对患者的医疗状况、治疗选择和社会关系状况等背景材料有充分的认识和了解；⑤医护人员应对患者主要诉求和疑惑进行有针对性的解释；⑥预立医疗照护计划讨论可以由医师主导，也可以由护师主导；⑦讨论的时间和场所应该确保患者的隐私性和相关信息的保密性。

因此，在开展预立医疗照护计划讨论前，应使患者了解自己的真实病情，并且具有一定的风险承受能力。同时，医护人员必须理解并接纳预立医疗照护计划，能够管理自己悲伤的情绪，掌握基本的沟通技巧（如沉默、移情等），并准备一个单独的、舒适的空间，预留充足的时间。

二、多次交谈

(一) 多次交谈，循序渐进

与患者及其家属或委托人讨论预立医疗照护计划时，应循序渐进地进行多次的交谈。第 1 次交谈，应向患者介绍预立医疗照护计划的概念和内容，真诚地了解患者的价值观、治疗倾向和人生目标等，鼓励患者在正式制订计划前与家属讨论。第 2 次交谈，医护人员应让患者客观地认识其自身疾病，了解疾病的预后及后续治疗方案，正确认识维持生命治疗。第 3 次交谈，医护人员应该认真倾听患者的经历，询问患者的感想，明确其存在的问题、恐惧和价值观。当医护人员真实了解患者的个人价值、治疗倾向、死亡态度后，可以鼓励其制订一份有法律效应的文件，指定医疗代理人。同时，鼓励患者多与代理人交流，分享价值观和生活经验，让代理人真正理解并接受患者的想法。

在交流的过程中应注意以下 5 点：①医护人员要提前列出谈话提纲，确认患者做好准备；②确保患者能理解医护人员的意思，避免使用医学术语；③语言应积极向上，避免造成误解；④鼓励患者与家属讨论，并留出一些时间让他们单独讨论；⑤避免只关注医疗干预措施（如心肺复苏、气管插管）而忽视患者的价值观（如延长寿命、减少痛苦或是不接受功能失用）。由于每个人的生活经历、知识水平、性格情绪、心理因素、社会支持、死亡认知、行为对策等不同，所以预立医疗照护计划应量身定制。它不是一份封存的文件，而是基于患者当前的价值观动态变化的。医护人员应告知患者有权随时修改和撤销预立医疗照护计划。另外，医护人员必须定期与患者交流，了解患者的想法是否改变，以便及时修订。

(二) 讨论内容

预立医疗照护计划作为终末期患者治疗策略的重要部分，受到全世界范围内的广泛关注。预立医疗照护计划的讨论取决于诸多因素，如患者年龄、教育背景、文化背景、信仰、地区、种族、性格特点、生死观及病情状态等。

1. 讨论临终问题

应该在患者健康状况允许、没有智力受损的情况下，与患者讨论预立医疗照护计划。在实际工作中，医护人员应根据个案情况进行具体分析。系统评价研究结果显示，养老院中意识功能受损或痴呆的患者中，最多有 36% 的患者能够参与制订预立医疗照护计划。然而，痴呆患者是否可以参与讨论预立医疗照护计划尚存在争议。有学者报道，中度痴呆患者能够对其临终规划进行讨论，但也有学者认为对痴呆患者考虑自身未来安排是很困难的。因此，对于痴呆早期患者也可以视情况进行临终期的医疗护理计划的讨论。

2. 临终照护的最佳介入时机

有学者对临终照护最佳介入时机的研究发现，即使与非肿瘤患者（如慢性阻塞性肺炎患者等）讨论制订预立医疗照护计划也是一项艰巨的任务。由于慢性疾病在发展为终末期前，可以长期处于稳定和控制较好的状态持续数年，但疾病的突然进展会使患者错过制订预立医疗照护计划的机会。因此，与肿瘤相比，慢性疾病的终末期难以界定，医护人员难以确定何时向患者介绍预立医疗照护计划。

对于制订预立医疗照护计划的最佳时机目前尚无定论，所以应该根据患者的意愿和临床状况决定何时制订预立医疗照护计划。可能的时机包括 6 种情形。①患者自主讨论临终问题时；②确诊为无法治愈性疾病时；③确诊的疾病可能导致生活能力丧失，如痴呆或运动神经元疾病；④病情恶化时；⑤生活环境改变时，如移居到养老院或家庭成员去世；⑥常规临床访视时，如门诊预约等。

3. 讨论的相关话题

在预立医疗照护计划讨论中，还可能涉及的话题包括 8 个方面。①您现在最主要的健康问题是什么？越来越严重了吗？②您认为这些健康问题对生活产生了怎样的影响？③过去有什么事情影响您对医疗的感受吗？④现在的治疗手段对您的生活产生了怎样的影响？⑤您认为未来这些治疗手段将会如何影响您？您最恐惧的治疗方法或手段是什么？⑥如果您不能说话，您希望由谁替您做决定？⑦对您来说，理想的死亡是什么样的？⑧当您临终时，您希望家属和朋友知道和记住什么重要的事情？

通过这些话题的交流，了解患者的生死观、对健康状况及治疗的认识，以及患者对未来治疗方法和代理人的选择意向等信息，从而为制订预立医疗照护计划提供依据。

三、预立医疗照护计划的记录与更新

（一）预立医疗照护计划的记录

当患者制订预立医疗照护计划后，一定要在患者的病历中注明。当医护人员判断患者意识能力正常且有能力表达自己的意愿时，患者的治疗方案将以其所表达的意愿为准。当患者的意识能力异常或无法表达自己的意愿时，患者的治疗方案将以前期制订的预立医疗指示文件为准。

预立医疗指示文件大致分为接受治疗或拒绝治疗两类，即患者可以根据自身意愿决定接受和放弃某些特定的治疗方案。在预立医疗指示文件愿意接受的治疗方案中，患者常常希望可以接收到以舒适为目标的治疗和姑息治疗等。虽然患者表达了某些接受治疗方案的意愿，但医务工作者有权根据临床实际决定是否按照患者意愿给予这些治疗方案。在预立医疗指示文件的拒绝治疗方案中，患者经常明确表示放弃心肺复苏术、气管插管和使用呼吸机等。这类预立医疗指示文件具有法律强制性，即尽管临床上有进行上述操作的必要性时，也必须遵照患者意愿放弃这些治疗方案。同时，需要注意的是，在患者知情同意的情况下，患者的家属也可以参与预立医疗照护计划的制订。此外，最好将预立医疗指示文件整合入患者的电子病历系统中，以便用于多学科团队会诊，协助制订治疗策略。

制订预立医疗照护计划时，患者除了应具有决策能力外，同时应该具备书写预立医疗指示文件的能力。如果患者本人没有书写能力，则可在第三方见证人和医护人员在场的情况下，由代理人代替患者完成书写，并要求第三方见证人和医护人员在预立医疗指示文件上签字并注明日期。

（二）预立医疗照护计划的更新

文件制订后，可以根据患者本人的意愿修改。应该鼓励患者（特别是病情发生变化的患者）常规审查自己的预立医疗指示文件，以便对已有条款删除或更新，或添加新的条款。任何的变动一经与患者确认，均应该及时保存入预立医疗指示文件。

四、预立医疗照护计划实施流程

图 4-1 是参考国内学者韩素红等人提出的预立医疗照护计划设计的实践流程。

第三节　预立医疗照护计划的国内外应用现状

预立医疗照护计划在其他许多国家和地区如美国、英国、澳大利亚及我国台湾都较为完善，我国香港也正在积极地探索和推广。但是，在我国大陆（内地）地区尚处于初步发展阶段。

一、预立医疗照护计划的国外应用现状

美国是发展预立医疗照护计划最早最完善的国家。在西方发达国家，越来

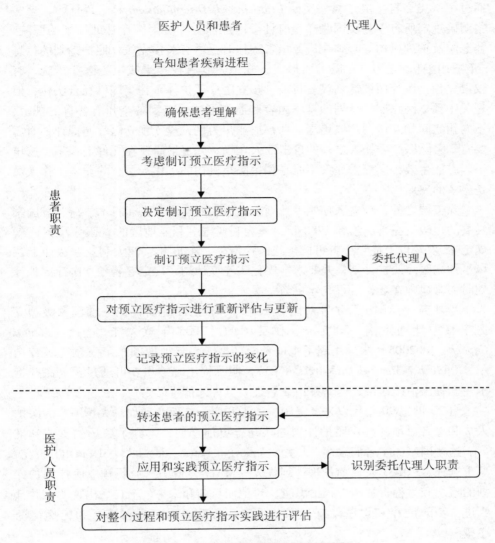

图 4-1　预立医疗照护计划实践流程

越多的人死于慢性衰弱状态，关于临终关怀的法律法规也不断完善。1976 年，美国加利福尼亚州通过了《自然死亡法案》（*Natural Death Act*），规定具备决策能力的成年人可以拒绝一切无用的延续生命的医疗措施，提出了不予心肺复苏（do not resuscitate，DNR）的概念。据此，美国成为世界上第一个许可末期患者立下生前指示（living will）的国家。到了 20 世纪 90 年代初，美国国会通过了《患者自主决定权法案》（*Patient Self-Determination Act*，PSDA），该法案明确规定所有参与美国联邦政府社会医疗保险和贫困医疗补助计划的医院、养老院及护理机构等必须在成年患者入住时提供有关预立医疗照护计划的信息（不适用于私人医生），以书面形式告知患者其有权接受或拒绝医疗措施，有权设立预立医疗照护计划等。目前，预立医疗照护体系在美国已经合法化，但是关于预立医疗照护计划的具体内容和制订形式，美国各个州有各自的规定，不同州之间相互认同。以美国加利福尼亚州为例，设立预立医疗照护计划时需要有 2 名除医疗委托人之外的目击证人在场，并且最后要在文件上签字、按压手印方能生效；医疗委托人不能是相关医疗机构的工作人员，除非该工作人员是患者的家属。

除美国之外，预立医疗照护计划在澳大利亚、加拿大、日本、荷兰等国家发展的也较为完善。早在 1988 年，澳大利亚维多利亚地区的《医疗法案》就规定 18 岁及以上成年患者可以拒绝医疗措施。2006 年，澳大利亚在法律上认可了预立医疗照护计划，并要求常规化实施该计划，规定签署预立医疗照护计划时要有律师在场，且每 5 年更新一次。

2001 年，英国出版了针对医务工作者和社会工作者的第一部国家级预立医疗照护计划指南。2005 年，在英国的《2005 年意志能力法》（*Mental Capacity Act* 2005）中应用到了生前预嘱的概念。新加坡颁布了《预先医疗指示》（*Advance Medical Directive*，AMD），明确提出临终患者可通过预先医疗指示主动提出治疗医院，但必须由 2 名证人见证才能生效。

自 20 世纪 90 年代以来，美国、澳大利亚、新西兰和加拿大等国家的医护人员和患者对预立医疗照护计划的认知也更加全面，得到了广泛的支持和推广。这些国家的学者们采用"Let me talk"、"Let me decide"、SUPPORT 研究、尊重选择、POLST 及提前护理计划优先（MAPP）等方式，将预立医疗照护计划的概念和过程告知和授权给患者，对他们目前和未来的治疗做出说明，并且当进一步的治疗和程序没有显示益处时，帮助患者完成有尊严和无疼痛的愿望。

近年来，各种形式的预立医疗照护计划被应用于医院、疗养院、社区医院等不同医疗场所。使用群体包括老年患者、妇女、青少年和儿童等多年龄层次的患者。除癌症等恶性肿瘤疾病外，预立医疗照护计划还被应用于慢性阻塞性肺部疾病、心力衰竭、慢性肾病、老年痴呆、艾滋病等不同疾病的患者中，取得了显著的效果。最新报道，英国儿童重症监护室 58% 的患儿使用了标准预立医疗照护计划。预立医疗照护计划提高了患者、医疗委托人和主治医师对预立医疗指示文件的完成率，让更多的癌症患者得到了姑息治疗，改善了临终关怀的质量，增加了患者、家属和医务人员之间的沟通，提高了患者和家属的满意度。

二、预立医疗照护计划在中国的应用现状

预立医疗照护计划在我国台湾和香港地区已取得长足的发展，并取得了诸多的经验，可为预立医疗照护计划的实施提供可借鉴的经验。21 世纪初，中国台湾地区立法机构颁布了《安宁缓和医疗条例》，该条例规定 20 岁以上具有完全能力的末期患者有权预先设立预立医疗指示，有权选择在疾病终末期是否接受缓解性、支持性医疗照护或不施行心肺复苏术，并且该选择可以随时由患者或委托人撤回。据此，台湾成为亚洲第一个合法赞成自然死亡的地区。在香港，预立医疗照护计划的发展还有待进一步完善。2006 年 8 月，中国香港法律改革委员会发表了《医疗上的代作决定及预设医疗指示报告书》，旨在将预立医疗指示介绍给公众，该报告书指出有意愿设预立医疗照护计划的患者可在该官方网站上下载和填写相应的申请表，并强调预立医疗照护计划实施必须要有 2 名见证人，其中 1 名必须是医生。2009 年 12 月，中国香港食品卫生局公布的《将预设医疗指示引进香港》文件指出，预立医疗照护计划尚不能被公众广泛接受，将其法律化是不合理的。对此，有学者表示赞成，并提出引进预立医疗指示是一个循序渐进的过程，应先提高广大医务工作者对预立医疗照护计划的认识，然后再逐步介绍给广大群众。

中国内地（大陆）对预立医疗照护计划的认识和研究处于初步发展阶段。内地（大陆）对肿瘤终末期患者治疗医院和死亡观的调查显示，呼吁应该鼓励患者预先设立治疗遗愿，医护人员应该努力促使这方面的立法及制度建设。2006 年，罗点点教授创办的"选择与尊严"网站，倡导生前预嘱和"尊严死"，并于 2013 年与其团队一起创办北京生前预嘱推广协会，积极推动了我国预立医疗照护计划的发展。《中国护理事业发展规划纲要（2011—2015 年）》中也明确表明将临终关怀纳入重点拓展的护理服务领域。2011 年"两会"期间，为推广"尊严死"，全国政协委员凌锋教授提议在我国成立"生前预嘱注册中心"。2016 年 10 月，北京生前预嘱协会举办"世界临终关怀与缓和医疗安宁疗护日 2016 艺术行动"，这是一次通过艺术展、论坛、招待酒会等方式推广缓和医疗的活动，展示了 10 年的工作总结，有 2 万人注册。有学者建议，在中国内地（大陆）推广预立医疗照护计划可借鉴香港和台湾地区的访谈模式，从患病体验到患者的价值观，最终到生命意愿的讨论，循序渐进，逐渐引导患者对临终期的医疗护理做出选择及进行后续安排，通过患者与其家属的配对交流使患者家属理解患者的选择，支持患者的最终决策。

目前，我国预立医疗体系实施的群体主要是肿瘤、白血病等患者。据报道，预立医疗照护计划应用于癌症、血液透析和老年患者等，改善了终末期患者的生命质量。近年，香港报道，对疗养院临终关怀患者实施预立医疗照护计划，提高了患者的生存质量。但是，人们对于预立医疗照护计划认识较为欠缺。2011 年，王丽英等对肿瘤患者、家属和医务人员的认知和态度进行相关调查和质性研究，发现群体对预立医疗指示的认知还很缺乏。医护人员针对群体对预立医疗照护计划认知的缺乏和姑息治疗的误解，尝试通过干预手段，促进患者讨论预立医疗照护计划，取得良好效果。也有研究发现，许多患者支持实施预立医疗照护计划，支持原因中居前 3 位的依次是疾病长期折磨、患者有权选择、临终时应减轻痛苦及无治疗意义。

在国外不同的患者队列研究中，包括癌症、慢性肾衰竭、心力衰竭、慢性阻塞性肺疾病和其他生命限制性疾病的文献中已经广泛探索了预立医疗照护计划，而我国由于社会道德、伦理、法律法规等一系列因素影响，目前仍处于起步和发展阶段，长路漫漫，需要同仁的共同努力！

三、不同患者预立医疗照护计划的研究进展

预立医疗照护计划在癌症等恶性肿瘤疾病中应用广泛，除此之外还被应用于心血管疾病、慢性阻塞性肺疾病、肾脏疾病需要透析及精神疾病等患者中，取得了较好的效果。

（一）肿瘤患者

预立医疗照护计划适用于不同癌种、不同期别的肿瘤患者。实施预立医疗照护计划给肿瘤患者行使自主决定权的患者提供了机会，有利于肿瘤患者表达自己的治疗意愿，做出对自己最有利的医疗护理方法选择，以便提高肿瘤患者的生活质量。针对肿瘤患者的临床研究显示，预立医疗照护计划有很多潜在的优势，如在生命终末期减少了激进的治疗，获得了更好的生活质量、更低的住院率、更高的临终关怀机构入院率等，同时完成预立医疗照护计划的患者更有可能接受与他们自身意愿相符的治疗。一些患者认为，制订预立医疗照护计划的过程本身，也是大有裨益的，特别是针对人生目标、价值观和信仰的讨论部分。一些患者同意制订预立医疗照护计划的主要原因包括不愿成为他人的负担和对自身的顾虑等。此外，通过思考预立医疗照护计划并与家属或医护人员的讨论，可减轻肿瘤患者因疾病带来的未知恐惧，有助于提前做好不可避免死亡的准备。目前，关于肿瘤患者预立医疗照护计划的研究进展主要有以下 2 个方面。

1. 肿瘤患者对预立医疗照护计划的认知

（1）知晓并理解预立医疗照护计划是进行预立医疗照护计划讨论的前提。虽然预立医疗照护计划在国外已经开展多年，但研究发现仍有患者不知晓预立医疗照护计划或缺乏相关知识，即不能准确理解预立医疗照护计划，通常会与医疗保险、收入、门诊随访等联系起来。国内研究也发现，肿瘤患者及其家属对预立医疗照护计划的认知较差，也缺乏对"尊严死""善终"等概念的正确理解，很多时候会将预立医疗照护计划与死亡画上等号，从而增加了对预立医疗照护计划的错误理解。对肿瘤患者家属对预立医疗照护计划态度的研究发现，家属表示如果患者主动提出制订预立医疗照护计划，家属愿意支持。

（2）晚期肿瘤患者对预立医疗照护计划讨论的态度也具有显著差异。国外对晚期肺癌患者的访谈研究发现，部分患者对通过讨论预立医疗照护计划阐明未来治疗意愿持积极态度，愿意与医护人员进行讨论；而部分患者认为这是"个人隐私"不愿说出自己的想法，但是期望记录并实现自己的意见，维护自主权。国内对晚期肿瘤患者家属的研究发现，他们认为预立医疗照护计划的本意虽好，但是也不忍心患者面对这样沉重的话题，且预立医疗照护计划本身尚存在一定的缺陷，其效果尚令人质疑。因此，应尊重每一位患者的选择，明确患者的态度，与有需要的患者进行预立医疗照护计划的讨论。

（3）晚期肿瘤患者对预立医疗照护计划讨论的感受与体验。预立医疗照护计划讨论的感受与体验具有多样性、动态化的特点。研究表明，患者认为预立医疗照护计划讨论会使人产生精神压力及"死亡将近"的消极感受，会使患者失去希望，但大部分患者仍认为预立医疗照护计划讨论能帮助他们获得被尊重感和对生命的控制感，思考及讨论生命末期事宜，促使与家属的交流，减轻家属的负担，为他们制订临终医疗决策提供机会。但是，也有研究得出了相反的结果，发现预立医疗照护计划讨论能给患者带来大量的信息，如对症状的控制、未来照护地点的选择。可见，患者对预立医疗照护计划讨论存有顾虑，但又肯定其益处，具有矛盾性，给医务人员带来了挑战。

（4）晚期肿瘤患者对预立医疗照护计划讨论准备要素的观点。预立医疗照护计划讨论的准备要素中，时间上存在很大的分歧。国外有学者报道，患者认为最好是在疾病复发或治疗失败后进行预立医疗照护计划讨论，反对在诊断阶段或积极治疗时开展。与此相似的，也有学者建议应在患者知晓疾病诊断后，处于接受或不抵触阶段进行讨论。但是，也有研究得出相反的结果，认为预立医疗照护计划应开始得越早越好，患者认为在疾病尚不严重时讨论，能更理性地思考，做出合理的安排。这与他们访谈前接受预立医疗照护计划的视频教育有关。也有研究提示，患者对预立医疗照护计划讨论在时间上没有特殊要求。由此可见，首次提出预立医疗照护计划讨论的时间还需进一步探讨。同时，预立医疗照护计划讨论不能一蹴而就，而应分阶段、多次进行，循序渐进，患者才有足够的时间思考讨论所涉及的问题。此外，研究发现，患者希望由医生、肿瘤专科护士组织预立医疗照护计划讨论。护士易于亲近、善于沟通，时间比医生更充裕，更适合主持预立医疗照护计划讨论。而时间缺乏是医生不适合主持的主要原因之一，也有部分医生不愿参与预立医疗照护计划。究其原因一是不知何时开始预立医疗照护计划，二是担心摧毁患者的希望。但是，医生参与讨论比组织更重要。同时，组织预立医疗照护计划讨论的人应具有洞察力和敏感性，能准确理解患者的言外之意。此外，还要有沟通技巧。因此，应建立系统的培训体系，医务人员通过不断演练，掌握预立医疗照护计划讨论的技巧。

2. 影响肿瘤患者签署预立医疗照护计划的影响因素

英国一项回顾性研究发现，接受预立医疗照护计划的临终关怀患者与未接受者的患者相比，生命最后一年期间住院时间更少，平均花费更低。美国临床肿瘤学会（ASCO）分析了 2004—2014 年参加"美国健康与退休研究"的因肿瘤去世患者配偶的财产状况，结果发现应用预立医疗照护计划或财产计划可以有效改善患者在世配偶的财产状况。因此，从经济学的角度，开展预立医疗照护计划可以极大地减少医疗资源的浪费。另外，预立医疗照护计划也能够帮助患者家属面对和准备患者即将到来的死亡，解决家庭矛盾，并帮助患者家属度过居丧期。随机对照试验显示，预立医疗照护计划组患者有 86% 认为自己的临终期愿望已经被理解和尊重，而这项数字在常规治疗组患者仅为 30%。因此，预立医疗照护计划组患者的家属在患者去世后心理疾病的发病率更低。

虽然肿瘤患者是目前实施预立医疗照护计划的主要对象，但是也有针对癌症患者的调查报告显示，93% 的患者未听说过预立医疗指示，25% 的患者拒绝讨论预立医疗指示，其中 2/3 的患者拒绝立即签署预立医疗指示表格，其中 42% 的患者更愿意由家属来代做决定。国内学者研究发现，担心后续治疗、死亡恐惧、心理负担、与家属沟通障碍、权利意识淡薄、医患沟通障碍、相关知识、制度保障缺乏、签署时间 9 个因素对晚期肿瘤患者预立医疗照护计划影响都比较大，其中排在前 3 位的依次是担心后续治疗、死亡恐惧、心理负担。担心后续治疗是影响肿瘤患者实施预立医疗照护计划的最大因素，即姑息护理的发展落后。通过姑息护理可提高肿瘤患者的生活质量，全方位的姑息护理是肿瘤患者实施预立医疗照护计划的有力保障。死亡教育缺乏、对死亡的回避及疾病引起的心理负担严重影响肿瘤患者独立决策，从而影响预立医疗照护计划实施。除此之外，对预立医疗照护计划缺乏了解和认识，制度保障缺乏，与家庭成员、医护人员之间缺乏有效的沟通，家属不能为肿瘤患者提供强有力的支持，权利意识淡薄，无法确定签署时间等因素也制约了肿瘤患者预立医疗照护计划的实施。因此，医护人员可以从后续治疗方案的完善和死亡教育入手，以提供针对性的心理护理为重点，为预立医疗照护计划的实施打下基础。

（二）心力衰竭患者

心力衰竭是一种慢性致死性疾病，患者病情多变，猝死发生率高，预后常常难以预测，给患者及家属造成巨大的生理和心理压力。对心力衰竭患者临终护理意愿的研究发现，医护人员通常难以与心力衰竭终末期患者及家属进行有效的沟通，也难以准确地预测患者对生命支持治疗的选择意愿。预立医疗照护计划有利于确保心力衰竭患者在无法表达治疗护理意愿时获得符合其价值观和选择的医疗护理方式。大量研究证实，预立医疗照护计划鼓励患者意识清醒时，在自愿和充分了解疾病相关信息的基础上，与医护人员及家属沟通其临终医疗护理意愿并形成书面材料，有利于医护人员提供符合患者意愿的治疗和护理，减轻患者及家属压力，改善患者焦虑抑郁情绪和生活质量，提高患者满意度，同时可减轻医疗负担。因此，医护人员在心力衰竭患者出现危急情况之前开展预立医疗照护计划，提供符合其意愿的治疗和护理，对改善心力衰竭患者疾病终末期的生活质量具有十分重要的意义。

1. 心力衰竭患者预立医疗照护计划的实施现状

（1）指南建议。由于心力衰竭预后的不确定性，《美国心力衰竭管理指南》建议医护人员应该在心力衰竭患者发生危急情况之前开展预立医疗照护计划。心力衰竭患者预立医疗照护计划实施的过程中，与肿瘤患者相似，医护人员必须为患者提供充足的信息（如疾病进展、治疗方案、预后情况等），同时应提供具体的临终治疗选择（如是否选择或者放弃生命支持治疗、是否接受心肺复苏、机械通气或者人工营养等），避免采用过于泛化的语言。在讨论过程中，医护人员应不加评判地参与讨论，与患者及其代理人讨论后建立的预立医疗指示必须如实地反映患者的意愿和价值观。

（2）心力衰竭患者实施预立医疗照护计划的效果。通过预立医疗照护计划讨论有助于提高心力衰竭患者与决策代理人对疾病的认识，达成一致性的治疗决策，增加医护人员对患者意愿的了解，最终实现共同合作，提供符合患者意愿和选择的治疗。研究证实，预立医疗指示的建立有助于降低心力衰竭患者住院病死率，有效改善患者的终末期生活质量，减少临终期的医疗支出，节约医疗资源；同时，提供符合患者意愿的治疗也有利于改善患者家属的焦虑和抑郁情绪。

近年来，预立医疗照护计划已被公认为医疗卫生服务的重要组成部分之一，国家社会也充分认可对心力衰竭患者开展预立医疗照护计划，但在实际工作中常被忽视。国外研究结果显示，在美国、比利时和西班牙等国家，完成了预立医疗照护计划的讨论及注册的患者不足 50%，预立医疗指示的建档率也较低。也有调查研究发现，黑人、居住在低收入地区、已婚、有医疗补助或有心脏病专家参与治疗的患者相对不愿意建立预立医疗指示；并且，在已建立预立医疗指示的患者中，仅有少数实施了预立医疗照护计划。虽然有研究明确建议，预立医疗照护计划和预立医疗指示应该包含具体的临终治疗选择，但在实际操作中，部分现有的预立医疗指示存在内容过于宏观，且为概括性问题，仅陈述了在生命危急时刻是否避免使用生命支持治疗，并未与患者详细地讨论临床治疗选择，如是否使用心肺复苏、机械通气、肠内或肠外营养等。

2. 心力衰竭患者预立医疗照护计划实施的影响因素

（1）心力衰竭患者对疾病的认知。心力衰竭所致的慢性功能减退及急性发作会严重限制生命的质量和长度。但是，由于心力衰竭的临床表现并不一定能反映疾病的严重程度，部分心力衰竭患者并不认为自己得的是限制生命的疾病。因此，心力衰竭患者极少主动谈及临终治疗的选择，这与他们缺乏对疾病性质的认识或拒绝承认自身疾病对生命的威胁有关。有学者提出，在心力衰竭患者疾病晚期开展预立医疗照护计划往往不足以满足患者的临终护理需要，这就意味着医护人员需要不断地探索何时实施及如何实施预立医疗照护计划才能够使心力衰竭患者更容易接受，更能满足其需求。

（2）医护人员与患者及家属的有效沟通。医患沟通质量是影响患者临终决策的关键因素。多项研究表明，患者沟通欲望、医护沟通技能、沟通时机和医护人员对预立医疗照护计划的认识等都会影响预立医疗照护计划讨论的效果。医患之间存在沟通障碍，一方面是因为部分患者不能正确领悟所接收到的信息，另一方面是因为医护人员错失了患者表达沟通需求的信息。当患者与医护人员讨论预立医疗照护计划时，患者通常会表现出对未来的担忧和询问，部分医护人员由于自身对预立医疗照护计划的认识不足或者缺乏预立医疗照护计划沟通经验等而不能恰当提供信息和支持，从而错失开展预立医疗照护计划相关讨论的机会。医护人员应不断增加疾病知识储备，提升沟通技能，增加预立医疗照护计划讨论经验，促进预立医疗照护计划讨论的有效实施。

（3）选择的动态变化。预立医疗照护计划是患者自愿与医护人员、家属讨论临终意愿的过程，是随着患者疾病状态的变化及患者对疾病理解的改变而多次开展的动态过程，并非一次性决策事件。心力衰竭患者关于临终治疗的选择会因健康状态、焦虑抑郁情绪、婚姻状况等发生变化，医护人员应基于患者的生理、心理和社会状态反复评估患者的选择。

（4）其他因素。预立医疗照护计划讨论主要围绕患者的临终选择，但是仅有患者个人参与讨论并不能确保其意愿得到最终的采纳和尊重，因此患者需要选择信赖的家属即决策代理人参与讨论和沟通，以确保患者获得符合意愿的治疗和护理。决策代理人作为非正式的照护者参与疾病管理，患者及代理人对疾病管理、照护需求、心力衰竭进展、临终问题等持有一致的看法是成功实施预立医疗照护计划的前提。此外，缺乏时间、沟通技能不足、缺乏对预立医疗照护计划的讨论经验等，都会导致预立医疗照护计划讨论无法开展。在我国，医护人员赋权意识及患者的自主权意识薄弱也是实施预立医疗照护计划的阻碍因素。

（三）肾脏疾病终末期患者

肾脏疾病终末期（end-stage renal disease，ESRD）是指各种慢性肾脏疾病的终末阶段，一般认为当肾小球滤过率降至 <15mL/（min·1.73m^2）时即可诊断。近年来，我国肾脏疾病终末期的患者人数逐年上升，目前国内有超过150万名尿毒症患者，每年新增10万～15万名患者。研究发现，肾脏疾病终末期患者的生存率低，特别是老年患者。英国肾病注册中心的数据显示，接受肾脏替代治疗后，65～74岁的患者5年生存率仅为30%，75岁以上的患者为20%。此外，由于患者长期接受透析治疗，往往会造成"因病致贫"和"因病返贫"，给患者家属带来了沉重的经济负担。在疾病末期到死亡这一特殊阶段，患者的生理和心理负担是降低他们生活质量的主要影响因素。长期接受透析治疗的老年终末期患者往往具有并发症，还可能发生认知功能障碍，失去医疗决策能力，无法表达自己的生命意愿。国外学者报道，肾脏疾病终末期患者临终选择的需求往往得不到满足。

1. 肾脏疾病终末期患者预立医疗照护计划的实施现状

（1）实施对象。国外预立医疗照护计划主要在慢性肾脏疾病5期（5th stage of chronic kidney disease，CKD-5），并接受血透治疗3个月以上且具备认知功能和决策能力的患者及其家属中开展，也有学者在查尔森并发症指数≥8分的患者中开展。Briggs等人采用金标准框架下的预后指示指标（prognostic indicators guidance of the gold standards framework）作为纳入标准，选择在未来6～12个月可能会死亡的患者作为实施对象。目前，我国香港和台湾地区对肾脏疾病终末期患者预立医疗照护计划尚处于起步阶段，主要鼓励痴呆、失去意识、6～12个月内将会去世的患者放弃透析疗法。

（2）实施机构。关于肾脏疾病终末期患者的预立医疗照护计划主要在医院开展，一般在患者血透时或血透后进行，进一步的发展趋势主要是在社区开展。

（3）实施者。由于肾脏疾病终末期患者的预立医疗照护计划多在医院进行，其实施者一般为护士。随着国外预立医疗照护计划的发展，实施者都会参加系统的短期培训，主要是理论学习、角色扮演、沟通技巧、视频、相关主题的讨论。

（4）实施策略。根据肾脏疾病终末期患者的特点，许多国外学者探索了适用于该类患者的结构化预立医疗照护计划。在征得患者的知情同意后，采用面对面的交流和电话访视方式与患者及其家属循序渐进地分主题交流。首先是关于患病体验的讨论，包括疾病症状的描述、患病原因、现况、控制情况、疾病的影响，同时与家属交流在整个过程中的感受。国外随机对照研究发现，首先，患者之前的住院经历、抢救经历及家属或朋友病危、去世的经历能引发患者对自己将来照护意愿的思考。其次，关于患者生命价值观的讨论，对患者生命意愿的表达有很大影响。最后，让患者就不同生命最终阶段的临床情境，如病情到了晚期、持续植物人状况、不可逆的昏迷状况等，表达自己的生命意愿，同时让家属表达自己的观点。此外，许多研究护士在实施预立医疗照护计划的同时会进行肾脏疾病终末期护理的健康教育，这有利于患者充分了解自己的病情，有利于其生命意愿的表达。

（5）实施效果。近些年来，国外研究结果显示，肾脏疾病终末期患者和医护人员接受度明显上升，患者生命意愿的表达率增高，患者及家属的生活质量明显改善。对慢性肾脏疾病 5 期患者和肾内科医护人员的调查发现，60%～70% 的患者表示接受预立医疗照护计划；对慢性肾脏疾病 5 期患者在 2～4 个月内完成一对一的交流指导和健康教育，显著促进患者和家属的健康，减少患者的焦虑，提高患者和家属的生活质量。对血透患者每周进行 1 次交流，提高了姑息护理质量，68% 的患者和 76% 的医护人员认为预立医疗照护计划很有意义。有学者提出，在实施预立医疗照护计划的过程中使用有关预立医疗指示的宣传册，提高了患者生命意愿的表达率，促进了医患沟通和临床决策；随机对照试验证实，干预组中 35% 的患者愿意签署预立医疗指示，而对照组仅为 10%。对慢性肾脏疾病 5 期患者开展预立医疗照护计划的研究也发现，显著增加了患者、家属和医务人员的沟通，让家属了解患者的生命意愿，可减少决策冲突，提高患者和家属临终生命意愿的一致性。

2. 肾脏疾病终末期患者预立医疗照护计划实施的影响因素

（1）伦理问题。在中国，受传统文化影响，很多肾脏疾病终末期患者家属往往会选择继续血液透析或进一步生命支持治疗。然而，患者自主权赋予肾脏疾病终末期患者在生命末期选择治疗措施的权利。往往无效的过度医疗增加了患者的痛苦及家属的经济负担，违背了有利和不伤害的原则，违背了医学伦理。因此，在保障患者的自主权下，充分的知情同意和共同决策在医学上是认可的。有学者认为，在中国文化背景下，预立医疗照护计划的实施过程中应该有家属的参与，不仅仅是照顾者，更重要的是经常为患者做决定的人。尽量告知患者病情，与患者一起讨论后续治疗措施可增加患者的希望和提高患者的生活质量和姑息护理质量。

（2）文化因素的影响。在生命的末期，ESRD 患者对自己的病情没有充分的认识，没有自主决策的意识，特别是老年患者，家属成为最主要的医疗决策者。受家长制文化背景的影响，当产生决策冲突时，医生往往会尊重家属的意见。这不仅剥夺了患者自主决策的权利，而且阻碍了预立医疗照护计划的实施。此外，受中国传统文化影响，家属不愿与肾脏疾病终末期患者谈论死亡，由于不了解患者的真实想法及尊重孝道的原因，在为患者做决策时只是依赖于医生，家属对患者生命末期是否采取生命支持治疗措施缺乏考虑。

四、预立医疗照护计划实施存在的问题与障碍

患者拥有知情权和自主决定权是实施预立医疗照护计划最基本的前提条件。此外，姑息护理的发展水平及群体死亡态度也在很大程度上影响了社会对预立医疗照护计划的接受程度及最终实施。

（一）社会文化背景因素

首先，就亚洲人群而言，由于受传统儒家思想的影响，非常重视家庭的和谐，倾向将个人意愿放在第二位，追求无讼境界，缺乏权利意识。其次，受"父权主义"的影响，通常照顾者多为女性，而决策者则是男性；医生与家属谈话做医疗决策，而不是患者本人。此外，在亚洲文化中，死亡是一个非常忌讳的话题，忌讳谈论有关"临终"或"死亡"的话题，认为这是非常不吉利的。即使有些患者愿意讨论这方面的话题，也会被家属或朋友"善意地阻止"。有些家属认为隐瞒真相可以保护患者，导致患者根本不了解自己的病情，而无法为自己制订计划、做医疗决策。还有些家属为了自己"心安"，在确定患者治疗无效的情况下，宁愿承受经济压力也要坚持抢救，以牺牲患者的生存质量为代价。

患者自主权意识的强弱，直接影响了他们对预立医疗照护计划和预立医疗指示的接受度和需求。由于东西方文化的差异，一方面，我国患者本身的权利意识比较薄弱，认为医生就是权威，害怕做错选择而不敢抉择或者由于家属对

终末期医疗缺乏考虑，让医生成为代理人。另一方面，受传统孝亲观念的影响，家属为了保护患者而隐瞒病情。研究证实，癌症患者家属受传统观念的影响，不同意告知患者的病情，阻碍了预立医疗照护计划的开展。此外，医护人员并未认识到患者自主权的重要性，帮助家属隐瞒病情，往往让家属代替患者做出医疗决策；或者在患者病情出现植物人状态和不可逆转的昏迷状态时，医护人员担心发生医患纠纷，而忽视患者之前曾经表达的愿望，遵从患者家属的意愿采取积极救治。

传统文化下，死亡观直接决定了他们是否愿意去谈论终末期的生命意愿，"要或不要"抢救措施的选择，也直接影响到他们是否愿意开展预立医疗照护计划。医护人员的死亡观决定着他们能否正确引导患者做出理智的选择，从而影响预立医疗照护计划的开展。患者的死亡态度除受其所处的文化影响外，还与患者的生理状况、疾病的发展阶段、文化程度、人生经历、信仰等因素密切相关。因此，在中国的文化背景下，开展死亡教育，引导患者和医护人员树立正确的死亡观很有必要。

（二）认知的缺乏

1. 群体对预立医疗照护计划及相关知识认知缺乏

群体对预立医疗照护计划的相关具体知识不了解，包括医护人员。研究显示，目前我国许多医护人员并没有接受过相关的正规培训，甚至有人认为临终关怀或姑息治疗是代表医生治疗的失败，不承认医疗极限。也有医护人员认为预立医疗照护计划的实施很有必要，但对此概念的了解仅仅处于中等水平，并且对当地相关法律的了解非常欠缺，也没有将预立医疗照护计划视为自己的工作内容。就患者或家属而言，对预立医疗照护计划的了解则更少。部分患者因为不了解姑息治疗和预立医疗照护计划的价值，担心与医生谈论临终关怀或预立医疗指示一类的话题，医生可能会放弃自己，还有担心启用预立医疗照护计划会剥夺患者的希望。而经历过他人的临终关怀的老年患者，参与预立医疗照护计划的意愿更强。因此，很多患者对签署预立医疗指示会采取观望的态度或做出并不符合他们真正意愿的选择。

2. 与患者讨论预立医疗照护计划的时间难以抉择

通常情况下，当患者已经处于终末期抢救明显无效时，医护人员才与患者或患者家属讨论预立医疗照护计划。也有学者提出，很多时候医务工作者因工作繁忙而未与患者讨论预立医疗照护计划，建议指定接受过专业培训的非医务工作者帮助患者完成预立医疗照护计划。此外，在意识清楚时，许多患者会认为其自身身体状况非常好或者还年轻，从而认为没有必要思考设立预立医疗照护计划的问题。

3. 医护人员、患者及其家属难以克服心理上的障碍

就医护人员而言，可能会担心讨论预立医疗照护计划对患者造成的心理不适，在讨论预立医疗照护计划时会有感觉不适或者缺乏自信的情况。就患者及其家属而言，他们可能会相互考虑对方的感受或本身的不认可，从而对预立医疗照护计划持排斥的态度。

（三）沟通障碍或沟通技巧不足

有学者研究表明，由于医患沟通障碍，许多医生即使在与患者讨论终末期治疗后还是不能准确预测患者将来的医疗照护选择。主要原因是医生将与患者的谈话视为一项任务，且沟通过程中过多地掺杂了医生的个人倾向，"选择性"听取患者的意见，导致不能准确反映患者和家属的意愿。此外，在一些情况下，家属"积极地""过多地"参与，也会掩盖患者自身的真实意愿。研究表明，当患者与家属意见不一致时，一半以上的患者会让医生听从家属的意见。此外，医务人员与患者沟通过程中频繁使用专业术语，导致患者和家属理解困难。时机把握不准，临床医师不知道何时及如何开展预立医疗照护计划。

（四）相关法律及医疗制度

制度上的缺乏或缺陷是医护人员不实施预立医疗照护计划的关键因素。在美国，预立医疗指示已经合法化，但各州对预立医疗指示内容及签署要求规定不同，从而使预立医疗指示的实施情况也不一样。目前，中国大陆（内地）没有法律法规禁止或支持公民签署预立医疗指示来表达自己的生命意愿。《中国医师宣言（草案）》规定了医师必须尊重患者的自主权，患者在了解病情的基础上有权选择是否接受治疗。中国大陆（内地）公益网站"选择与尊严"倡导成年人在疾病和生命的终末期不使用只能延长死亡时间的心肺复苏、机械通气等生命支持治疗措施，并且强调通过签署预立医疗指示来表达个人的生命意愿。2010—2013 年，在全国人民代表大会和全国政协会议上部分代表多次提出在中国法律环境下推广预立医疗指示和建立政府指导下的预立医疗指示注册中心的提案。据此，有学者建议 WHO 应在考虑各国文化差异的基础上，对预立医疗照护计划的实施设立国际化标准，也有学者建议成立预立医疗照护计划委员会，监督预立医疗指示的实施与管理。

五、对策与建议

（一）倡导政府立法，打好基础

法律支持是预立医疗照护计划发展的基础，最基本的前提是患者拥有知情权和自主决定权。在中国大陆（内地），法律制度上的缺陷或缺乏可能是阻碍医护人员不实施预立医疗照护计划的关键因素。但是，我国已有一些保障患者自主权的规定。例如，《医疗机构从业人员行为规范》第6条和第7条规定了医师应尊重患者的知情同意权，加强与患者的交流与沟通；《中国医师宣言》规定了患者自主的原则，明确医师必须尊重患者的自主权；医师必须诚实地对待患者并使患者在了解病情的基础上有权对将要接受的治疗做出决定。我国仍需进一步制定更完善的法律法规，促进预立医疗自主计划的推行。

（二）加强公众死亡教育和临终关怀教育，提高公众接受度

随着社会的进步和精神文明水平的提高，医学人文和死亡教育备受关注。受到传统文化的影响，普遍存在对死亡及其相关话题避而不谈的现象，因而迫切需要科学系统的死亡教育。有学者认为，应针对护理人员开展包括死亡基本知识和针对护士角色需求的专业性死亡教育，以提高护理人员对于临终关怀的认识和实践水平。通过充分利用政府和社会资源、积极发挥学校教育资源、加大相关专业化人员培训，能够帮助公众更科学地认识死亡及相关问题。研究也发现，有关预立医疗照护计划的宣传册、广告及安宁缓和基金会的官方网站等媒介，鼓励生命终末期的患者思考生命的意义和帮助慢性病患者在疾病的初期思考生命的意义和帮助其认识姑息治疗，提高了患者对预立医疗照护计划和预立医疗指示的接受度。

（三）鼓励家属参与，循序渐进提高其对预立医疗照护计划的认识

结合中国家长制决策方式，有学者提出预立医疗照护计划的实施需要家庭照顾者和决策者的参与。且实施预立医疗照护计划时，应循序渐进地与患者家属进行多次交谈，有利于在中国人群中开展预立医疗照护计划。

（四）解决医务人员的道德顾虑，强化医务人员的主力军地位

预立医疗照护计划在港台地区已经成为常规医疗工作的一部分，让越来越多的患者受益。医务人员接受预立医疗照护计划的相关培训，鼓励患者和家属讨论预立医疗照护计划，引导患者在生命末期做出有尊严的选择，成为

开展预立医疗照护计划的主力军。预立医疗照护计划的实施既保障了患者的自主权，提高患者终末期的生活质量，又减少了过度医疗。但是，医务人员由于遵照预立医疗照护计划中的条款和患者的意愿而放弃某些治疗方案，可能使患者失去了从这些治疗中获益的机会，而受到家属的不理解和道德上的谴责。同时，医务人员也会因此对放弃某些治疗方案的正确性产生怀疑，从而对预立医疗照护计划的观点和立场发生改变。因此，在制订预立医疗照护计划的过程中要尊重中国文化特点，多采用家庭一起决策的方式，让家属参与到整个讨论的过程中，而不是一味强调患者的自主决策权和自主权，让患者和家属在心理上接受预立医疗照护计划，从而减少相关医患矛盾的发生。

（五）动员社会力量，选择试点

预立医疗照护计划不仅是医疗机构与患者双方的交易，它需要整个社会的支持。根据我国医疗改革推进的试点方案，同样可以成立专门的"预立医疗照护计划小组"，小组成员应涵盖政府部门、医疗机构、其他专业团队，如法律顾问、信息技术人员等，以及一些民间组织。这样有第三方的仲裁，可以减少医疗事故和纠纷。充分利用网络资源，开发相关网站，普及预立医疗照护计划及相关的基本医学术语，如人工营养、维持生命治疗、无效医疗等。此外，还可以在公民知识水平、文化素养较高的地区开设试点，及时发现存在的问题，为向全国推行及相关人员培训做好准备。

（六）注意结合我国文化特点制订文化敏感性策略

我国幅员辽阔，人口众多，由于生活经历、教育背景、种族和地理因素等方面的差异，必然导致患者对预立医疗照护计划的理解不尽相同，且不愿讨论自身未来的治疗及护理计划，因为这会使他们联想到未来病情可能会进展恶化。因而，在临床实践中开展预立医疗照护计划，要特别注意结合中国文化特点和患者本身特点，因人、因时、因地制宜。基于我国晚期肿瘤患者的研究显示，学历高且有一定宗教信仰的患者更能接受预立医疗照护计划。

在老年人中研究发现，基于文化敏感性策略，制订适合中国文化的预立医疗照护计划宣传册，与老年人交流生命的价值观、患者体验、治疗和抢救经历，以及对预立医疗照护计划和预立医疗指示的看法等方法，推动了我国台湾地区预立医疗照护计划的发展。此外，研究发现，患者的人生经历回顾有助于医务人员更加了解患者，有助于在中国文化背景下开展预立医疗照护计划。在香港，有学者对衰弱老年人及其家属开展了"让我说说"的访谈研究，以寻找生命意义的理念让患者回忆自己的人生经历、讲述患病体验、生命价值观和生命意愿，结果发现对改善患者的生存质量产生了积极的影响。

由于中国大陆（内地）的法律制度、医疗环境、人们的意识等各方面还不成熟，预立医疗照护计划的发展还需要经历一个漫长的过程。但是，它代表患者的临终治疗护理意愿，是人类文明进步的标志，必将在未来中国的临终关怀领域发挥重要作用。唯有政府、社会、公众、医院携起手来，凝心聚力，攻坚克难，才能实现预立医疗照护计划的实施与推广，从而为广大患者造福。

【参考文献】

［1］ Butler J，Binney Z，Kalogeropoulos A，et al. Advance directives among hospitalized patients with heart failure ［J］. JACC：Heart Failure，2015，3 （2）：112 – 121.

［2］ Klein C A. The importance of advanced directives ［J］. Nurse Practitioner，2005，30 （4）：11.

［3］ Aline D V，Koen P，Kim B，et al. Barriers to advance care planning in cancer，heart failure and dementia patients：a focus group study on general practitioners' views and experiences ［J］. PLOS ONE，2014，9 （1）.

［4］ American Hospital Association. Put in writing：questions and answers on advance directives 1998 ［EB/OL］. （2011 – 02 – 15） ［1998 – 07 – 01］. http：//www. putitinwriting. org.

［5］ 李大平. 预立医疗指示的正当性诠释 ［J］. 中国全科医学，2012 （31）：3680 – 3683.

［6］ Australia Institute of Health and Welfare. Projections of the incidence of treated end-stage kidney disease in Australia：2010 – 2020 ［R］. Canberra：Australia Institute of Health and Welfare，2011.

［7］ Billings J A. The need for safeguards in advance care planning ［J］. Journal of General Internal Medicine，2012，27 （5）：595 – 600.

［8］ Blondeau D，Lavoie M，Valois P，et al. The attitude of Canadian nurses towards advance directives ［J］. Nursing Ethics，2000，7 （5）：399 – 411.

［9］ 张凤佩. 癌症患者对预先指示认知状况的调查研究 ［D］. 太原：山西医科大学，2012.

［10］ Brinkman-Stoppelenburg A，Rietjens J A，van der Heide A. The effects of advance care planning on end-of-life care: a systematic review [J]. Palliative Medicine, 2014, 28 (8): 1000 - 1025.

[11] Brown B A. The history of advance directives. A literature review [J]. Journal of Gerontological Nursing, 2003, 29 (9): 4 - 14.

[12] 崔静, 周玲君, 赵继军. 生前预嘱的产生和应用现状 [J]. 中华护理杂志, 2008 (9): 860 - 861.

[13] Burchardi N, Rauprich O, Hecht M, et al. Discussing living wills. A qualitative study of a German sample of neurologists and ALS patients [J]. Journal of the Neurological Sciences, 2005, 237 (1 - 2): 67 - 74.

[14] Castledine C, Steenkamp R, Feest T, et al. UK renal registry 13th annual report (december 2010): chapter 6: survival and causes of death of UK adult patients on renal replacement therapy in 2009: national and centre-specific analyses [J]. Nephron Clinical Practice, 2011, 119 Suppl 2 (Suppl. 2): c107 - 134.

[15] Cohen L M, Ruthazer R, Moss A H, et al. Predicting six-month mortality for patients who are on maintenance hemodialysis [J]. Clinical Journal of American Society of Nephrology, 2010, 5 (1): 72 - 79.

[16] Collins L G, Parks S M, Winter L. The State of advance care planning: one decade after SUPPORT [J]. American Journal of Hospice and Palliative Medicine, 2006, 23 (5): 378 - 384.

[17] 邓仁丽, 陈柳柳, 史宝欣, 等. 中国文化背景下预立医疗照护计划的研究进展 [J]. 中华护理杂志, 2015 (9): 1117 - 1121.

[18] Conelius J. A literature review: Advance directives and patients with implantable cardioverter defibrillators [J]. Journal of the American Association of Nurse Practitioners, 2010, 22 (5): 250 - 255.

[19] Davison S N. Advance care planning in patients with chronic kidney disease [J]. Seminars in Dialysis, 2012, 25 (6): 657 - 663.

[20] Davison S N, Holley J L. Ethical issues in the care of vulnerable chronic kidney disease patients: the elderly, cognitively impaired, and those from different cultural backgrounds [J]. Advances in Chronic Kidney Disease, 2008, 15 (2): 177 - 185.

[21] De Vleminck A, Pardon K, Beernaert K, et al. Barriers to advance care planning in cancer, heart failure and dementia patients: a focus group study on general practitioners' views and experiences [J]. PLOS ONE, 2014, 9

（1）：e84905.

［22］韩露，杨英梅，李勇兰. 多元文化视野下的预立医疗照护计划及其价值蕴意［J］. 护理研究，2018，32（6）：847-849.

［23］Diestre Ortin G，Gonzalez Sequero V，Collell Domenech N，et al. Advance care planning and severe chronic diseases［J］. Revista Española De Geriatría Y Gerontología，2013，48（5）：228-231.

［24］Dor A，Pauly M V，Eichleay M A，et al. End-stage renal disease and economic incentives：the international study of health care organization and financing（ISHCOF）［J］. International Journal of Health Care Finance & Economics，2007，7（2-3）：73-111.

［25］Dunlay S M，Swetz K M，Mueller P S，et al. Advance directives in community patients with heart failure［J］. Circulation：Cardiovascular Quality and Outcomes，2012，5（3）：283-289.

［26］El-Jawahri A，Paasche-Orlow M K，Matlock D，et al. Randomized，controlled trial of an advance care planning video decision support tool for patients with advanced heart failure［J］. Circulation，2016，134（1）：52.

［27］韩素红，李厚伸，夏丽娜，等. 预立医疗照护计划的实践与研究进展［J］. 中国护理管理，2018，18（3）：298-302.

［28］Fischer G S，Tulsky J A，Rose M R，et al. Patient knowledge and physician predictions of treatment preferences after discussion of advance directives［J］. Journal of General Internal Medicine，1998，13（7）：447-454.

［29］Gillick M R. Advance care planning［J］. New England Journal of Medicine，2004，350（1）：7-8.

［30］王丽英，陆箴琦，胡雁，等. 家属对晚期肿瘤患者实施预立医疗照护计划态度的质性研究［J］. 护理学杂志（综合版），2012（9）：47-50.

［31］Goede M，Wheeler M. Advance directives，living wills，and futility in perioperative care［J］. Surgical Clinics of North America，2015，95（2）：443-451.

［32］Gordon N A，O'Riordan D L，Dracup K A，et al. Let us talk about it：heart failure patients' preferences toward discussions about prognosis，advance care planning，and spiritual support［J］. Journal of Palliative Medicine，2017，20（1）：79-83.

［33］陈凤琴. 香港的预定临终照顾计划及护理体会［J］. 当代护士（中旬刊），2011（12）：63-65.

[34] Habal M V, Micevski V, Greenwood S, et al. How aware of advanced care directives are heart failure patients, and are they using them? [J]. Canadian Journal of Cardiology, 2011, 27 (3): 0 – 381.

[35] Hsieh J G, Wang Y W. Promoting advance care planning in Taiwan—a practical approach to Chinese culture [J]. BMJ, 2011, 1 (1): 79.

[36] Htut Y, Shahrul K, Poi P J. The views of older Malaysians on advanced directive and advanced care planning: a qualitative study [J]. Asia-Pacific Journal of Public Health / Asia-Pacific Academic Consortium for Public Health, 2007, 19 (3): 58 – 68.

[37] Hui E C. Introducing the use of advance care planning and advance directives in Hong Kong [J]. Advance Directives Consultation Paper, 2010, 15 (3): 29 – 30.

[38] 韩增辉, 杭蕾, 李靖, 等. 中国人口老龄化背景下预立医疗照护计划的研究进展 [J]. 中国实用护理杂志, 2017, 33 (12): 957 – 960.

[39] 李芹, 李星梅. 肿瘤患者预立医疗照护计划的影响因素研究 [J]. 河北医学, 2016, 22 (5): 843 – 845.

[40] In der Schmitten J, Lex K, Mellert C, et al. Implementing an advance care planning program in German nursing homes: results of an inter-regionally controlled intervention trial [J]. Deutsches Arzteblatt International, 2014, 111 (4): 50 – 57.

[41] Janssen D J A, Spruit M A, Schols J M G A, et al. A call for high-quality advance care planning in outpatients with severe COPD or chronic heart failure [J]. Chest, 2011, 139 (5): 1081 – 1088.

[42] Jox R J, Borasio G D. End-of-life decisions, powers of attorney, and advance directives [J]. Der Nervenarzt, 2008, 79 (6): 729.

[43] 李宇芳, 邹剑莹, 骆坚, 等. 医护患对实施预立医疗照护计划的态度及影响因素调查 [J]. 护理学报, 2014 (16): 21 – 24.

[44] Khatri M, Nickolas T, Moon Y P, et al. CKD associates with cognitive decline [J]. Journal of the American Society of Nephrology, 2009, 20 (11): 2427 – 2432.

[45] Kierner K A, Hladschik-Kermer B, Gartner V, et al. Attitudes of patients with malignancies towards completion of advance directives [J]. Supportive Care in Cancer, 2010, 18 (3): 367 – 372.

[46] Kim S, Hahm K H, Park H W, et al. A Korean perspective on developing a

global policy for advance directives ［J］. Bioethics，2010，24（3）：113－117.

［47］ Lai C F，Tsai H B，Hsu S H，et al. Withdrawal from long-term hemodialysis in patients with end-stage renal disease in Taiwan ［J］. Journal of the Formosan Medical Association，2013，112（10）：589－599.

［48］ 吴小佳，刘光华. 心力衰竭患者预立医疗照护计划研究进展 ［J］. 护理学杂志，2017，32（15）：17－20.

［49］ Listed N A. JAMA patient page：advance directives ［J］. JAMA，2000，283（11）：1518.

［50］ Lyon M E，Jacobs S，Briggs L. et al. A longitudinal，randomized，controlled trial of advance care planning for teens with cancer：anxiety，depression，quality of life，advance directives，spirituality ［J］. Journal of Adolescent Health，2014，54（6）：710－717.

［51］ 缪佳芮，陈柳柳，张江辉，等. 晚期癌症患者预立医疗照护计划质性研究进展 ［J］. 医学与哲学，2018（2）：61－64.

［52］ McClung J A. End-of-life care in the treatment of advanced heart failure in the elderly ［J］. Cardiology in Review，2013，21（1）：9－15.

［53］ McMahan R D，Knight S J，Fried T R，et al. Advance care planning beyond advance directives：perspectives from patients and surrogates ［J］. Journal of Pain and Symptom Management，2013，46（3）：355－365.

［54］ 王丽英. 晚期肿瘤患者预立医疗照护计划的探索性研究 ［D］. 上海：复旦大学，2012.

［55］ Messinger-Rapport B J，Baum E E，Smith M L. Advance care planning：beyond the living will ［J］. Cleveland Clinic Journal of Medicine，2009，76（5）：276－285.

［56］ Molloy D W，Guyatt G H，Russo R，et al. Systematic implementation of an advance directive program in nursing homes：a randomized controlled trial ［J］. Jama，2000，283（11）：1437－1444.

［57］ Mullick A，Martin J，Sallnow L. An introduction to advance care planning in practice ［J］. BMJ，2013，347（oct213）.

［58］ Patel K，Janssen D J，Curtis J R. Advance care planning in COPD ［J］. Respirology，2012，17（1）：72－78.

［59］ Perkins H S. Controlling death：the false promise of advance directives ［J］. Annals of Internal Medicine，2007，147（1）：51－57.

［60］ 彭美慈，汪国成，戴乐群，等. 香港市民和护士对预前指示及末期病患

者采用维持生命治疗看法的调查研究［J］. 中国医学伦理学，2006（3）：11-15.

［61］Perkins H S. Time to move advance care planning beyond advance directives［J］. Chest，2000，117（5）：1228-1231.

［62］Perry E，Swartz J，Brown S，et al. Peer mentoring：a culturally sensitive approach to end-of-life planning for long-term dialysis patients［J］. American Journal of Kidney Diseases，2005，46（1）：111-119.

［63］American Academy of Family Physicians. Information from your family doctor：advance directives［J］. American Family Physician，2005，72（7）：1270.

［64］Putman-Casdorph H，Drenning C，Richards S，et al. Advance directives：evaluation of nurses' knowledge，attitude，confidence，and experience［J］. Journal of Nursing Care Quality，2009，24（3）：250-256.

［65］Retrum J H，Nowels C T，Bekelman D B. Patient and caregiver congruence：the importance of dyads in heart failure care［J］. The Journal of Cardiovascular Nursing，2013，28（2）：129-136.

［66］韦宝平，杨东升. 生前预嘱的法理阐释［J］. 金陵法律评论，2013，（2）：48-62.

［67］任小静，赵素琴. 预立医疗照护计划国内外研究进展［J］. 中华现代护理杂志，2017，23（13）：1817-1820.

［68］Sadeghi B，Walling A M，Romano P S，et al. A hospital-based advance care planning intervention for patients with heart failure［J］. Journal of Palliative Medicine，2016，19（4）.

［69］Schellinger S，Sidebottom A，Briggs L. Disease specific advance care planning for heart failure patients：implementation in a large health system［J］. Journal of Palliative Medicine，2011，14（11）：1224.

［70］Scott I A，Mitchell G K，Elizabeth J R，et al. Difficult but necessary conversations—the case for advance care planning［J］. The Medical Journal of Australia，2013，199（10）：662-666.

［71］Shickle D. The mental capacity act 2005［J］. Clinical Medicine，2006，6（2）：169-173.

［72］王丽英，胡雁. 预立医疗照护计划的国内外发展现状［J］. 医学与哲学（临床决策论坛版），2011，32（3）：40-41，72.

［73］Simon J E，Ghosh S，Heyland D，et al. Evidence of increasing public participation in advance care planning：a comparison of polls in Alberta between

2007 and 2013 ［J］. Bmj Supportive & Palliative Care, 2016, 9 （2）: bmjspcare － 2015 － 000919.

［74］ Singer I P A. Autonomy, Liberalism and Advance Care Planning ［J］. Journal of Medical Ethics, 1999, 25 （6）: 522 － 527.

［75］ Singer P A, Martin D K, Lavery J V, et al. Reconceptualizing advance care planning from the patient's perspective ［J］. Archives of Internal Medicine, 1998, 158 （8）: 879.

［76］ Singer P A, Thiel E C, Naylor C D, et al. Life-sustaining treatment preferences of hemodialysis patients: implications for advance directives ［J］. Journal of the American Society of Nephrology, 1995, 6 （5）: 1410 － 1417.

［77］ 王丽英, 胡雁, 陆箴琦, 等. 肿瘤科医护人员对晚期肿瘤病人实施预立医疗照护计划态度及影响因素调查 ［J］. 护理研究, 2012 （13）: 1009 － 6493.

［78］ Smith A K, McCarthy E P, Paulk E, et al. Racial and ethnic differences in advance care planning among patients with cancer: impact of terminal illness acknowledgment, religiousness, and treatment preferences ［J］. Journal of Clinical Oncology, 2008, 26 （25）: 4131 － 4137.

［79］ Song M K, Ward S E, Happ M B, et al. Randomized controlled trial of SPIRIT: an effective approach to preparing African-American dialysis patients and families for end of life ［J］. Research in Nursing & Health, 2009, 32 （3）: 260 － 273.

［80］ Song M K, Donovan H S, Piraino B M, et al. Effects of an intervention to improve communication about end-of-life care among African Americans with chronic kidney disease ［J］. Applied Nursing Research, 2010, 23 （2） 65 － 72.

［81］ Sudore R L. Redefining the "planning" in advance care planning: preparing for end-of-life decision making ［J］. Annals of Internal Medicine, 2010, 153 （4）: 256.

［82］ 吴梅利洋, 曾铁英. 预立医疗自主计划的意义及实施策略 ［J］. 护理研究, 2014 （35）: 4355 － 4357.

［83］ Teno J, Lynn J, Wenger N, et al. Advance directives for seriously ill hospitalized patients: effectiveness with the patient self-determination act and the SUPPORT intervention. ［J］. Journal of the American Geriatrics Society, 1997, 45 （4）: 500 － 507.

［84］ Teno J M, Stevens M, Spernak S, et al. Role of written advance directives in decision making: insights from qualitative and quantitative data [J]. Journal of General Internal Medicine, 2010, 13 (7): 439－446.

[85] Tigert J, Chaloner N, Scarr B, et al. Development of a pamphlet: introducing advance directives to hemodialysis patients and their families [J]. CANNT journal = Journal ACITN, 2005, 15 (1): 20－24.

[86] 王晓瑾, 潘宣. 慢性非恶性疾病患者家属预立医疗照护计划接受度现状分析 [J]. 世界最新医学信息文摘, 2018, (48): 210, 226.

[87] Ting F H, Mok E. Advance directives and life-sustaining treatment: attitudes of Hong Kong Chinese elders with chronic disease [J]. Hong Kong Medical Journal, 2011, 17 (2): 105－111.

[88] Two S N, Hu W Y, Lee H T S. Reasons cited by ESRD patients and caregivers for withdrawal from hemodialysis [J]. BMJ Supportive & Palliative Care, 2011, 1 (1): 101.

[89] VanWijmen M P, Rurup M L, Pasman H R, et al. Advance directives in the Netherlands: an empirical contribution to the exploration of a cross-cultural perspective on advance directives [J]. Bioethics, 2010, 24 (3): 118－126.

[90] 张汛滔, 郭燕, 徐晓霞. 医护人员对预先指示的态度及其影响因素分析 [J]. 中国护理管理, 2014, 14 (8): 818－822.

[91] Yang W, Chao C S, Chiu G, et al. Facilitating the public discussions of advance care planning with audio-visual media in Taiwan—a action research [J]. BMJ Support Palliat Care, 2011, 1 (1): 70－72.

[92] Walerius T, Hill P D, Anderson M A. Nurses' knowledge of advance directives, patient self-determination act, and illinois advance directive law [J]. Clinical Nurse Specialist, 2009, 23 (6): 316－320.

[93] 方慧芬, 张慧玉, 林佳静. 末期病人面临预立医嘱、生前预嘱之现状及与生命自决之伦理议题 [J]. 护理杂志, 2009 (1): 17－22.

[94] Winkler E C, Heußner P. Advance care planning and decisions to limit treatment at the end of life-the view from medical ethics and psychooncology [J]. Dtsch Med Wochenschr, 2016, 141 (6): 394－398.

[95] Winter L, Parks S M, Diamond J J. Ask a different question, get a different answer: why living wills are poor guides to care preferences at the end of life [J]. Journal of Palliative Medicine, 2010, 13 (5): 567－572.

[96] 睢素利. 对生前预嘱相关问题的探讨 [J]. 中国卫生法制, 2014 (2):

7 - 11.

[97] Wong S Y, Lo S H, Chan C H, et al. Is it feasible to discuss an advance directive with a Chinese patient with advanced malignancy? A prospective cohort study [J]. Hong Kong Medical Journal, 2012, 18 (3): 178.

[98] Weisbord S D, Carmody S S, Bruns F J, et al. Symptom burden, quality of life, advance care planning and the potential value of palliative care in severely ill haemodialysis patients [J]. Nephrology Dialysis Transplantation, 2003, 18 (7): 1345 - 1352.

[99] 夏哲. 预立医疗照护计划的发展研究现状 [J]. 临床护理杂志, 2015, 14 (5): 52 - 55.

[100] 杨嘉玲, 陈庆馀, 胡文郁. 医疗预立指示 [J]. 安宁疗护杂志, 2008, 13 (1): 30 - 40.

[101] 王雪芬, 胡一兰, 朱星宇. 国内预立医疗照护计划研究进展 [J]. 护理学杂志, 2018, 33 (24): 14 - 16.

[102] 吴梦华, 马丽, 冯月, 等. 我国生前预嘱的应用现状与展望 [J]. 护理学报, 2018, 25 (18): 42 - 44.

第五章　常见终末期患者的临终关怀

第一节　癌症晚期患者的临终关怀

癌症是人类死亡的主要原因之一，这就导致了癌症晚期患者这一特殊人群的出现。临终的癌症晚期患者是一个治愈无望、预计生存时间仅为 3～6 个月的特殊社会群体，该群体常有巨额治疗费用负担，病程长且心理、生理均承受巨大痛苦。晚期癌症患者已成为临终患者的主体。我国癌症发病率位居全球癌症发病率第 74 位，但由于人口基数大，发病总人数排全球首位。据 2018 年 2 月 4 日山东广播电视台发布消息，目前我国癌症患者已达 749.1 万人，其中女性 381.4 万人，男性 367.7 万人，我国癌症死亡率高于全球平均水平约 17%。在临床死亡病例中，癌症患者占 30% 左右，其中 80% 的癌症患者愿意接受临终关怀护理。临终关怀是指为减少患者临终痛苦，维护其尊严而实施的姑息性和支持性的人文关怀措施，其主要内容是为患者及家属提供全面细心的照料，包括心理、生理、社会等方面，达到减轻其临床症状、延缓疾病发展的目的，从而使临终患者生命得以尊重，能够无痛、舒适、安宁地度过余生。

一、癌症晚期患者临终关怀的必要性

根据世界卫生组织公布的最新数据显示，癌症是全球致死率的主要罪魁祸首，仅次于心脑血管疾病。随着癌症发生率的大幅上升，对于癌症患者的临终关怀也备受关注。临终关怀不但可以使癌症晚期患者得到心理慰藉，也可以使患者免受不必要的痛苦，为患者家属免去对患者的担心和后顾之忧，从而满足癌症晚期患者及其家属的需求。

二、癌症晚期患者临终关怀需求

除了癌症带给患者的剧烈疼痛外，癌症晚期患者还会出现肌张力丧失，循环功能、呼吸功能、胃肠道蠕动功能减退，知觉、意识改变等生理现象，易产生忧郁、恐惧、悲观、自暴自弃等不良心理反应，严重影响患者的生活质量。癌症晚期患者的预计生存时间短、治疗费用大，家属多由于生理、心理和社会

等方面的压力会推迟或放弃个人需要，甚至减少社会交往，调整家庭角色。患者家属对患者健康状况改变的应对力不仅会影响自身的健康状况，还会影响患者的生活质量。

（一）生理需求

生理需求是马斯洛需求层次理论中最基本的需求，也是级别最低、最优势的需求，是推动人们行动最首要的动力。只有最基本的需求得到满足后，其他的需要才能成为新的刺激因素。研究发现，在临终患者需求中占第一位的是受病魔侵扰，生活无法自理而引发的各种生理需求。临终关怀需要建立"生理－心理－社会"的模式，首要需要满足的就是生理需求。

1. 生活照料

晚期癌症患者全身各个脏器的功能相继减退，大部分失去了自理能力。需要家属及照顾者承担大量日常生活照顾，导致照顾者在各方面存在巨大的压力。陈雷等的研究显示，中国许多临终患者得不到基本的生活照料，其中85%以上由家庭成员提供照料。可见，生活照料的需求很大，但质量不高。因此，需要提高我国临终患者的生活照护质量。

2. 疼痛护理

疼痛是一种感觉和情绪的体验，是临终患者最普遍、最重要的症状，不仅会造成患者生理上的痛苦，而且让患者饱受心理上的折磨，甚至部分临终患者因无法忍受疼痛而选择死亡。疼痛也是癌症晚期患者的主要问题。据世界卫生组织统计，60%～90%的癌症晚期患者有不同程度的疼痛，其中50%属于剧痛。对肝癌晚期患者的调查结果显示，80%左右的患者出现过难以忍受的疼痛，疼痛是导致患者出现心理障碍和精神负担的主要原因。另有研究证实，如果肝癌晚期患者的疼痛不能尽快得到控制和改善，会对其后续治疗工作和护理依从性产生严重的影响。

疼痛对患者的身体、心理和精神均产生巨大的伤害，严重影响了患者的生活质量。及时发现、解决患者的痛苦甚为重要。因此，开展临终关怀，妥善地缓解患者的疼痛，是改善癌症患者生活质量的关键。对于癌痛患者，医护人员应严格按照癌症三阶梯止痛法止痛，按时给予癌症晚期患者止痛药，保证患者的疼痛控制效果。观察和掌握患者疼痛的规律，亲视患者的服药，不可强调成瘾而拖延或漏给药。对于精神紧张所致的疼痛可采取非药物控制，如音乐疗法、针灸疗法、芳香疗法等方式分散患者的注意力或按摩患者疼痛部位，以缓解患者的肌张力，帮助患者减轻疼痛。

3．癌因性疲乏护理

癌因性疲乏是一种持续、主观上与癌症或其治疗相关的乏力感，以精神减少、休息增加为特点，常伴有身体、情绪、社会、认知、职业方面的功能障碍。癌因性疲乏是癌症患者的主要症状之一，其发生率为96%，通常发生快、能量消耗大、持续时间长，从而使患者处于一种慢性能量耗竭的痛苦状态，降低机体功能及自我评价。癌因性疲乏不仅影响患者的自理能力和生存质量，也可导致病情加重。缓解癌因性疲乏需要加强生活护理、控制疼痛、给予心理、社会支持等多方面的干预。

4．舒适护理

舒适护理是让患者的生理、心理处于放松状态，没有紧张、焦虑等负性情绪。满足临终患者的舒适需求可以从病房环境、衣食住行和疼痛护理等方面着手。舒适的环境是患者安详度过生命终末期的保障，给患者创造一个舒适的环境是每个医护人员的责任。

（二）心理需求

癌症晚期患者除了生理上的痛苦之外，更重要的是对死亡的恐惧。美国临终关怀专家认为，人在临死前精神上的痛苦大于肉体上的痛苦。例如，直肠癌患者行 Miles 手术后一般心理上难以接受现实，患者不仅要对抗癌症折磨，还要妥协接受人工肛门，所以他们会长时间感受焦虑、恐惧和无助等不良情绪。因此，癌症晚期患者也常常经历复杂的心理状态，采取针对性的心理护理对降低患者的恐惧心理，提高临终患者的生活质量十分重要。家属在照顾癌症患者过程中，承受着较大的精神和经济压力，对患者适时实施心理干预有助于减轻压力，减少困惑，并以最佳心态照顾患者的饮食起居，最大限度地发挥家庭的支持功能。

（三）精神需求

癌症晚期患者因为疾病的痛苦和心理负担，失去生活信心，经常希望寻找精神上的寄托，对精神方面的需求较高。为了缓解患者精神上的痛苦，需要使患者端正心态，积极治疗。

1．寻求生命的意义

癌症晚期患者处于人生最特殊的阶段，其精神层次的需求显得尤为重要。寻求生命意义是癌症患者一项重要的精神需求。生命意义与个人的生命情景及生活经历有关，因人而异，不同的人生阶段有不同的追求。寻找生命意义的过程，就是重新寻找自我价值的过程，从而产生对自己生命的认同感。生命认同感可使患者身体、心理及精神各方面达到稳定、安定的状态，当生命终结时，可以有尊严地面对死亡，达到善终。

维护个人尊严也是癌症晚期患者常见的精神需求，而丧失尊严是患者寻求死亡的原因之一。国内学者提出，从高龄化到死亡的过程其实是训练个体培养"生命的尊严"与"死亡的尊严"双重态度的最后阶段。终末期患者一般已无生存希望，过度治疗所付出的精神代价也就越大，越难以平静、尊严地死去。因此，医护人员帮助患者接受现状，可以维持患者生命的尊严，实现临终关怀的目的。

2. 信息的需求

随着医学的发展和生活水平的改变，越来越多的患者渴望了解自己的病情，参与制订临床决策。对患者讲述癌症相关的资料与治疗注意事项等，可以促使生命终末期患者主动配合医护工作，为治疗提供方便。促进患者对于疾病的理解，减少癌症治疗中的一些不良反应，是医护人员帮助患者接受癌症并做好情绪调整的第一步。帮助癌症晚期患者了解疾病的相关知识，可以使患者鼓起勇气面对现实和死亡。

（四）社会支持

社会支持是指运用一定的物质和精神手段对社会弱势群体进行无偿帮助行为的总和，需要家庭、朋友、政府及社会各界人士多方面的配合。社会支持可使患者获得经济资助和信息支持，提高患者心理的愉悦感和满足感，从而提高患者的生活质量。在西方国家，政府和社会支持是临终关怀发展的关键因素。与国外相比，我国临终关怀事业的发展缺少社会支持，很多临终患者存在社会支持需求。

1. 家庭支持

家庭是社会支持的最重要组成部分，良好的家庭环境是提高患者生活质量的前提和基础。社会支持可强有力地应对应激反应，可使患者心理、精神处于良好状态，增强患者战胜疾病的信心和勇气。家庭支持可以增强患者对癌症不适的忍受能力和对癌症的抵抗能力。

（1）家庭照顾者的需求。家庭照顾者是指与患者共同生活，并对患者提供日常生活、医疗照顾或协助患者做出医疗决策的主要家属。癌症晚期患者的家属及其朋友可对患者及其照顾者提供一些情感或经济支持，使患者在生命终末期仍能够体会到人间的温情，从而能够有效降低应激反应的严重程度，改善患者的心理健康状态。

（2）经济支持。鉴于我国现阶段的医疗保险制度，癌症的长期及多疗程治疗对癌症患者照顾者乃至整个家庭造成沉重的经济负担，昂贵的医疗费用是患者和照顾者面临的现实问题。研究结果显示，在门诊和住院患者中，癌症均是三种高费用病例之一。许多癌症晚期患者由于经济压力太大，放弃了继续治疗的机会。

2. 医护人员的支持

医护人员是临终关怀的主力军，在临终关怀实践中发挥着重要作用。医护人员对癌症晚期患者的照护应严格注意措辞，规范自身行为，并对患者表示绝对的理解和同情。多与患者进行沟通，了解患者自身想法；对于患者存在的消积想法，及时纠正；鼓励患者树立治疗信心，尽量达到医患、护患密切配合。医护人员要经常与患者及家属沟通，给予恰当的支持和鼓励，给予患者最真切的生存希望和勇气，为患者提供有效的社会支持。

3. 社会人员的支持

社工和志愿者参与临终关怀工作，可对癌症晚期患者提供来自社会的关爱和爱心援助，并且尽可能帮助癌症晚期患者完成临终前的愿望，帮助癌症晚期患者解除后顾之忧。

4. 隐私保护

注意保护患者的隐私，是临终关怀的基本要求。在临终关怀护理过程中，对住院患者的所有相关资料均应严格保密。另外，许多患者家属出于种种原因会对患者刻意隐瞒病情和相关信息，避免增加患者的心理压力。因此，医护人员应先与家属沟通，然后咨询患者的住院信息。医生查房时，实行"一室一患"，并在诊治过程中注意关门和防护，以保护患者的隐私。对异性患者实施隐私处置时，应有异性医护人员或家属陪伴。进行暴露性护理、处置等操作时应关门或拉好帘子。抢救患者时必须以布帘或屏风等遮挡。

三、癌症晚期患者临终关怀护理措施

（一）环境护理

癌症晚期患者大多数身体虚弱，自理能力差，应该尽可能为其提供舒适的病房环境，保证其休息质量，减少烦躁情绪。病房布置装饰应家庭化、美观化。在病房标准化的基础上，尽可能为患者提供生活上的便利，室内应整洁安静、光线柔和、温湿度适中、空气清新，可布置花草书画，使患者体会到家庭的温馨和舒适。病房应选用气味较淡的消毒液每天消毒 1 次，早晚开窗通风 2 次，30 min/次。室温保持在 22～25℃，湿度 40%～50%，可根据患者的病情需要调整。对有特殊要求、喜欢清静的患者应提供单人间病房；对身体条件尚可，喜欢与人交流的患者，可安排多人间病房，因人而异。对于特殊身份患者或特殊病情者可提供家庭式病房，并鼓励家属陪伴。

（二）基础护理

1. 睡眠护理

晚期癌症患者大多心理负担较重，睡眠质量差，夜间护理时应减少不必要的打扰。必要时，尽可能安排集中时间治疗，操作时保持安静，动作轻巧。实行睡眠勿扰原则，应在晚上多睡，白天少睡。为患者提供有助于睡眠的环境、协助取舒适体位、指导患者进行放松疗法和控制疼痛都有助于保障患者最优的睡眠质量。对于存在睡眠困难的患者，可采用睡前饮用热牛奶或做按摩等方式促进睡眠，必要时加服安眠药。患者睡觉时，室内环境应灯光暗柔，减少说话和活动造成的噪音，尽可能减少对患者睡眠的干扰。

2. 皮肤护理

癌症晚期患者的身体十分衰竭、消瘦，长时间的卧床或因疼痛长期保持一种强迫体位，或存在大小便失禁、水肿等，容易出现压疮，因此要加强皮肤护理，避免发生压疮。皮肤护理要做到勤观察、勤翻身、勤按摩、勤擦洗、勤整理、勤换洗，即对卧床不能自理的患者要给予定期清洁皮肤，温水擦浴，保持皮肤清洁舒适，皮肤干燥者可涂润肤油保护，按时协助翻身，保持床单清洁干燥无渣屑，使患者保持清洁舒适，必要时可使用气垫床。

3. 口腔护理

癌症晚期患者口腔护理非常重要。癌症晚期患者往往生活不能自理，不能主动清洁口腔，食物残渣滞留在口中会导致各种细菌生长，从而引起口腔溃疡，甚至感染等，进一步影响患者进食或增加感染的机会。因此，要做好癌症晚期患者的口腔护理，帮助患者进食后漱口，清除口腔内食物残渣，不能漱口者可给予口腔护理，对已发生口腔溃疡的患者要及时处理。舌癌晚期的患者因舌体缺损、进食困难、痰液不能得到有效处理等因素，更容易发生口腔发臭、感染。对于这类患者可用贝诺口爽含漱液浸湿长棉签，进行口腔擦拭，每天4～5次；对于张口受限的患者，可用冲洗针给予贝诺口爽冲洗，以减轻口腔异味，防止口腔感染。另外，晚期患者会出现不同程度的口腔溃疡，常因疼痛而进食困难，应在患者进食前局部涂抹利多卡因胶浆，平时局部应用贝复新凝胶。口唇干裂时，可涂少许红霉素软膏。

4. 体位护理

为了提高患者的舒适度，应给患者安排宽敞、清洁的床位，帮助其维持舒适的体位；需要定期协助患者翻身并更换躺卧姿势，避免身体某一部位长时间受压，促进该部位的血液循环。专业人员应根据患者的具体情况，为患者制订专业的体位护理计划。在进行体位护理的过程中，护理人员应注意自己的手法和力度，确保患者处于一个安全舒适的状态，尽量避免患者出现压疮等情况。

5. 发热护理

发热是癌症患者常见的症状之一，有些癌症自身可引起发热。发热患者极易引发各种微生物（尤其是细菌）的感染，癌症患者及家属都应熟悉发热的处理方法，同时注意调节室温，保持室内安静及空气清新，适时探视。发热可分为感染性发热和非感染性发热，针对不同类型的发热应采用相应的处理措施。感染性发热主要找其原发病，遵医嘱实施抗菌及对症治疗。非感染性发热护理主要包括 4 点：①准备一支体温计，随时监测患者体温的变化，发热时用热湿毛巾或者用稀释的酒精擦拭大血管处，如颈前动脉搏动部、腋窝、前额部、前胸后背、手心足心、腘窝，最好不要用冰袋冷敷擦拭；②发热会出汗，应及时帮助患者擦干身体，更换清洁的衣物和床上用品，防止褥疮和感冒；③增加高蛋白饮食，如鸡蛋、牛奶、瘦肉等，并补充水分；④对于低热和中等发热的患者，可通过改变环境、温度、衣着、被褥厚薄及建议饮凉饮，以降低体温，促进舒适；对高热患者，常采用酒精擦浴和热湿毛巾的方法降温，必要时可采用药物降温。

6. 呼吸困难的护理

癌症晚期患者会出现不同程度的呼吸困难，特别是呼吸系统癌症患者。首先，应评估患者呼吸困难的严重程度，确定后针对患者病情积极对因治疗和并发症处理。护士应指导患者做有效呼吸及有效咳痰的锻炼，定时翻身、叩背，促进痰液排出，必要时可给予低流量吸氧。保持室内温湿度适宜，取端坐卧位。此外，还应对患者进行心理疏导与情感支持，以减轻患者的负性情绪。

7. 排泄护理

对排泄的管理，应及时到位。癌症晚期患者消化功能减弱，胃肠蠕动功能差，再加上疾病本身和药物的影响，使排泄能力减弱。日常护理中，应协助患者多饮水，保持足够的饮水量，顺时针按摩腹部及脐周，每日 2 次或 3 次，每次 10 分钟，促进排便。同时，要保证患者的肛周与会阴部的清洁卫生，每次排便后应立即进行轻柔地擦洗。对大小便失禁的患者，要及时清理排泄物，保持肛周清洁干燥。肛门周围红肿的患者可给予凡士林油涂抹，尿失禁患者可进行导尿，确保会阴部干燥。并发痔疮的患者应给予上药、内痔复位等相应护理，避免造成感染及不适，对已有感染倾向或者已发生感染者可给予药物治疗，防止感染加重。对卧床患者应高度重视便秘发生的可能性，预防性给予护理与治疗，指导患者进行肠道自我管理。对存在便秘的患者应评估便秘原因及严重程度，合理用药，灌肠处理，操作时应注意患者的形象与隐私，在病房内给予屏风遮挡。

8. 管道护理

癌症患者因为病情需要，可能会使用各种管道，如鼻饲管、导尿管、引流管等，因此不同管道的护理及妥善固定也十分重要，尤其是意外脱管的情况须紧急处理。护士可以指导家属参与力所能及的护理，传授有关护理的要点并要求其掌握。例如，舌癌术后长期鼻饲患者，应指导家属掌握流质饮食的温度为38 ～ 40℃，每次用温度计测量或用手背测温以不感觉烫为宜，以免刺激引起不适。每次鼻饲量为 200 ～ 300 mL，鼻饲前检查胃管是否在胃内，用温水20mL 冲管等。留置导尿管的患者须妥善固定导尿管，行尿道口的常规护理。

9. 癌因性疲乏的护理

如前所述，癌因性疲乏是与癌症及其治疗相关的乏力感，以活动减少、休息增加为特点，常伴有身体、情绪、社会、认知、职业方面的功能障碍。对癌因性疲乏的护理，可通过加强生活护理、控制疼痛、给予心理和社会支持等多元化方法缓解。除此之外，癌症晚期患者睡眠质量差，应参考前面介绍的睡眠护理方法给予处理。

（三）饮食护理

积极的营养治疗是缓解和纠正晚期癌症患者营养状况的主要途径，也是提高生存质量、延长生存时间最行之有效的方法。癌症晚期患者由于疾病及治疗的影响，大多数患者食欲欠佳、进食及消化功能差，严重时可造成营养不良，从而影响病情的控制和患者的生活质量。因此，要积极鼓励患者进食，提高患者战胜疾病的信心。根据患者病情及个人喜好，为患者制订个性化的营养支持方案，给患者提供高热量、高蛋白、富含维生素和易消化的食物，以满足患者的营养需求。此外，还应注意食物的色、香、味，增强患者的食欲，少量多餐以增加进食量。在能摄入食物的前提下，鼓励患者多吃水果、蔬菜，多喝水，避免刺激性食物，如辛辣、油腻的食物等。若无法自行进食，必要时可给予高营养液静脉输注、鼻饲或空肠营养管注食，以维持营养。

（四）疼痛管理

世界卫生组织提出，"让每一个癌症患者无痛"。癌症晚期患者常伴有疼痛，医护人员的首要任务是减轻患者的痛苦，提高其生存质量。应及时评估患者的疼痛指数，找出疼痛的规律；根据病情发展和患者个体情况，在疼痛发作前及时正确使用止痛药；同时，还可以采用音乐疗法、针灸疗法等非药物控制方法，最大限度地减轻患者的痛苦。

1. 药物疗法

世界卫生组织倡导癌痛治疗应用镇痛剂，可根据患者具体病情及实际情况实行癌症三阶梯止痛用药，即非阿片类镇痛剂、弱阿片类镇痛剂、强阿片类镇痛剂。对轻度疼痛的患者，应用第 I 等级解热镇痛类药物，中度疼痛选用第 II 等级弱阿片类药物，重度疼痛使用第 III 等级的强阿片类药物。

2. 音乐疗法

播放旋律悠扬、轻松平缓或者患者喜爱的乐曲使患者得到心理、精神上的安慰。通过适时播放特定的舒缓音乐，可减轻患者的心理障碍，缓解患者紧张、恐惧、焦虑及抑郁等心理，可使患者镇静安定，达到镇痛效果。

3. 针灸疗法

随着病程发展，癌症给患者带来的痛苦将会越来越严重。在中医方面，可以通过针灸疗法来缓解疼痛。取公孙、内关、外关、后溪、申脉、列缺、照海、太冲及期门穴行平补平泻手法，留针 30min，每周 1 次。

4. 心理疏导

针对患者的疼痛给予精神的安慰与同情，实施有效的心理指导与支持，促使患者解除其恐惧感，积极主动接受治疗。支持患者主动诉说自身的疼痛，及时准确地掌握患者的疼痛特征、部位、诱发因素，及时实施针对性的方法，缓解患者的疼痛。护士应多与患者进行亲切、耐心的交谈，询问病情，并为其解答相关疑问。

（五）患者的心理护理

癌症晚期患者心理状态的好坏与身体的 T 淋巴细胞免疫情况具有密切关系，同时也可进一步影响患者的生存期。癌症患者由于长期的病痛折磨，对死亡往往会产生不安、孤独、恐惧，同时承担着即将与亲人永别的极大的精神痛苦，往往表现为放弃或对抗治疗，甚至产生自卑、自弃、轻生等想法。因此，对患者要做到尊重、热情、真诚、共情、积极关注，无论是意识模糊还是清醒的患者，医护人员都需要学会使用恰当的语言来安慰患者，耐心向患者及家属解释有关病情变化，帮助患者减轻痛苦和恐惧，疏导并稳定患者的情绪。

在与患者的沟通过程中，要让患者意识到生老病死是一种正常的自然现象。尽可能为患者营造一个温馨、良好的修养环境，让患者在最后的时间里感受到更多的关怀和温暖。将治疗所用到的仪器尽量放置在患者看不到的位置，有助于消除患者的紧张、恐惧心理。与患者多沟通，熟悉了解其心理状况，并同时解答患者的疑惑和顾虑，以便有针对性地提供护理。在与患者沟通的过程中要注意保持一个良好的形象，注意把握语言技巧。交谈时应充分考虑患者的年龄、文化水平与社会背景，选择合适的交流方式。尽量使用简洁、通俗易懂的语言，这样有利于患者理解和接受。经常对患者进行心理疏导，告知患者死亡是生命走到了终点，是生命发展的过程。告知患者要积极配合医护人员的治疗和护理，这样有助于延长患者生存的时间。在与患者进行交谈时，应避免谈论一些消极、悲观的事情。此外，应加强对特殊患者的心理护理力度，对于心理情绪波动较大的患者安排专门的人员做好患者的沟通工作。

（六）社会支持

1．家庭支持

家庭支持是社会支持的重要组成部分，良好的家庭环境是提高患者生活质量的前提和基础。家庭支持可以增强患者对癌症不适的忍受能力和对癌症的抵抗能力。除此之外，医务人员还需叮嘱患者家属，尽可能抽出时间陪伴在患者身旁，使患者能够在最后的时光中得到家属的陪伴。

2．经济支持

针对家庭经济困难的患者，可通过查找相应支持政策、募集捐款等方式来帮助患者获取经济支持。

3．医务人员的支持

医务人员作为临终关怀护理的主力军，应多与患者进行沟通，了解患者自身想法，对于患者存在的消极想法，应及时纠正，并鼓励患者树立治疗信心，尽量达到医患、护患密切配合。医护人员要经常与患者及家属沟通，给予恰当的支持和鼓励，给予患者最真切的生存希望和勇气，为患者提供有效的社会支持。

4．社会人员的支持

让社区服务中心的社工及志愿者加入癌症晚期患者的心理护理工作当中，为癌症患者提供来自社会的关爱和爱心援助，并且尽可能帮助癌症晚期患者完成临终前的愿望，帮助他们解除后顾之忧。

5．患者之间的支持

通过组织晚期癌症患者联谊会，邀请积极乐观的患者做演讲，使诸多患者的心理向积极乐观的方向转变；也可开展"护患面对面""患者面对面"活动，介绍一些有显著疗效的患者认识新患者，通过他们的亲身经历鼓励患者，提高他们战胜疾病的信心。开展活动可以减轻患者的孤独和恐惧，从而可以使患者从容面对自己的疾病。

（七）死亡教育

对癌症晚期患者及家属开展有针对性、个性化的死亡教育。首先应充分尊重患者及家属的不同文化背景和对死亡的不同认知，然后制订符合其文化认知、循序渐进的死亡教育方案，让患者及家属对死亡具有正确的认知。

1. 对患者的死亡教育

死亡教育是临终关怀护理的重要部分，医护人员应根据癌症晚期患者的性格特点、接受能力和心理反应等，对临终患者进行适当的死亡教育。鼓励临终患者说出内心真实的感受，使其正确认识将要面临的死亡，学会准备死亡、面对死亡和接受死亡。由被动、单向地对死亡感到焦虑、恐惧，不可预知，转为客观而正面的认识，用较为积极的心态正面接受生命的终止。让患者感到自己在将要丧失生命、权力和财富之际，还能得到亲人和社会的尊重与关心，对其心理是一种莫大的安慰。为了方便治疗和护理，可选择告知患者疾病的真实情况，使其珍惜有限的时光，为自己的生活与工作做合理的安排，以提高其生命的尊严和对死亡的承受能力，获得心理的安慰和支持，促进护患间的相互信任。

2. 对家属的死亡教育

死亡对于患者来说可能是痛苦的结束，但对于家属来说是悲痛的顶点。对癌症晚期患者家属进行死亡教育，让其转变传统固有的观念，正确看待死亡，克服恐惧和悲痛的心理。帮助患者家属接受死亡和尊重死亡，做好迎接患者死亡的准备。

（八）患者家属心理辅导

癌症临终期患者的家属，往往因难以接受事实而出现不良心理反应，进而影响患者的情绪。因此，在实施临终关怀的过程中，应加强对患者家属的心理辅导。患者家属由于对亲人的担心易产生焦虑、抑郁的情绪，医护人员需积极与患者家属沟通，了解其心理感受并给予心理安慰，耐心做好解释工作，以减轻患者家属的心理压力。指导患者家属对患者进行生活照护，告知家属其自身情绪与患者健康的关系及对提高临终阶段患者生命质量的重要性，适当鼓励其与患者交谈、经常探望和陪伴患者。

在癌症患者较多的科室，护理人员可以通过3种方式对患者家属进行心理辅导。①每月进行1次健康教育讲座，放映临终关怀、死亡教育相关的PPT和专题纪录片，让患者及家属逐渐接受这种理念；②责任护士应根据患者病情变化适时进行引导、暗示和讲解，指导患者及家属正确认识生命的客观性；

③在日常健康宣教中贯穿死亡教育的相关内容，提供宣传手册、图片等资料，实施有效的临终护理。

面对亲人逝去，家属都会陷入悲痛，作为医护人员应理解家属的心情，认真倾听患者家属的诉说，给予舒适独立的空间环境和足够的时间让他们表达悲痛，进行纾解。在不同的文化中，对悲痛的表达有所不同，要尊重每一位家属的表现方式，根据其文化背景采取相应措施，做好善后关怀，尽可能满足家属一些仪式上的需求。同时，在后续工作中，可采用电话、家访等途径对家属表示抚慰，减轻其痛苦，协助家属度过正常的哀伤期，避免发生病理性哀伤，鼓励家属重新寻找生活的方向。

四、癌症晚期患者临终关怀质量评价

我国在人口老龄化加剧、癌症患者日益增多、医疗资源日渐短缺等多重背景下，继续发展临终关怀。2017年1月，国家卫生和计划生育委员会发布了《安宁疗护实践指南（试行）》，标志着临终关怀工作受到了重视。为规范化评价癌症患者临终关怀的护理质量，我国学者杨洪菊等人以舒适护理理论为结构框架，从环境舒适、生理舒适、心理精神舒适和社会文化舒适4个维度构建了临终关怀护理质量评价指标体系，为护士对肿瘤患者实施临终关怀服务提供了标准，并可作为评价临终关怀服务质量的依据。对于癌症患者，有效控制症状，减轻患者的疼痛，提高患者的舒适度是临终关怀的首要举措和主要目标。生理舒适，包括外界环境、身体和心理等方面的舒适；社会文化舒适，包括人际关系、家庭、经济等方面的舒适；心理精神舒适，指宗教、信仰、自尊等方面的舒适。据此，最终形成了6个一级指标，其中，环境舒适即环境管理，生理舒适包括症状管理和营养支持2个一级指标，心理精神舒适即心理、精神支持，社会文化舒适包括社会文化支持和家庭支持2个一级指标。二级、三级指标围绕癌症疾病本身、患者心理生理特点、临终关怀的重点等项目制订。具体见表5-1。

表 5 - 1　癌症患者临终关怀护理质量评价指标体系

指标	指标
1. 环境管理	3.1.1 掌握营养评估的内容
1.1 病区物理环境管理	3.2 营养失调评估
1.1.1 设立独立临终关怀病房，保持病房安静、整洁、舒适、安全	3.2.1 评估营养失调的原因
1.1.2 病房温馨，体现家庭化、人性化	3.3 制订营养支持计划
1.1.3 满足患者心理、宗教等特殊需求	3.3.1 营养支持原则
1.2 病区社会环境管理	3.3.2 营养支持方式
1.2.1 建立良好的人际交流环境，设谈话室	4. 心理、精神支持
1.2.2 建立良好的护患关系，学会倾听，有同理心等	4.1 评估患者心理反应
2. 症状管理	4.1.1 评估患者有无焦虑、恐惧、抑郁、愤怒、哀怨等心理问题
2.1 疼痛护理方法	4.2 给予心理支持
2.1.1 规范疼痛评估方法	4.2.1 对有心理问题的患者进行干预，满足患者临终遗愿
2.1.2 正确应用镇痛药物	4.3 指导患者以积极的心态面对疾病，树立正确的死亡观
2.1.3 选择性使用辅助镇痛方法	4.3.1 告知患者病情，引导患者正确面对死亡
2.2 疲乏护理	5. 社会文化支持
2.2.1 评估疲乏原因	5.1 尊重患者信仰
2.2.2 减轻疲乏	5.1.1 为患者提供宗教支持，如邀请牧师为基督教患者进行祈祷
2.3 睡眠障碍护理	5.2 保护患者隐私
2.3.1 评估睡眠障碍的原因	5.2.1 不外泄患者病情，保护患者不过度暴露
2.3.2 采取促进睡眠的措施	5.3 志愿者参与服务
2.4 胃肠道症状（恶心、呕吐、腹泻、腹胀、便秘）护理	5.3.1 有组织地安排社会志愿者，参与患者的生活照顾、心理疏导、宗教活动等
2.4.1 评估引导胃肠道症状的原因	5.4 构建家庭、社会支持系统
2.4.2 做好胃肠道症状的护理	5.4.1 促进家庭支持
2.5 呼吸困难的护理	5.4.2 构建社会支持网络
2.5.1 评估呼吸困难的原因、症状、程度、诊治情况	5.5 保持患者尊严
2.5.2 做好呼吸困难护理	5.5.1 尊重患者，让患者享有知情同意权，尊重患者的价值观、意愿，使患者有尊严地离世等
2.6 皮肤黏膜损伤护理	6. 家庭支持
2.6.1 评估皮肤黏膜损伤的种类、原因、程度	6.1 给予家属心里支持
2.6.2 做好皮肤护理	6.1.1 评估患者家属的心理反应
2.6.3 做好口腔黏膜护理	6.1.2 鼓励患者家属表达感情，聆听及陪伴，在患者死亡后进行哀伤辅导
2.7 做好患者安全管理，预防跌倒、压力性损伤、静脉血栓、非计划性拔管等并发症的发生	6.2 对家属提供帮助和照护
2.7.1 根据评估结果实施分级预防措施，一旦发生及时采取急救措施，将患者损害降至最低，做好不良事件记录及上报工作	6.2.1 帮助家属组织悼念仪式和处理后事等
3. 营养支持	
3.1 评估营养状况	

第二节 老年患者的临终关怀

WHO 规定，65 岁以上的老年人口占总人口比例的 7% 以上，或 60 岁以上的老年人口占总人口比例的 10% 以上，即为老龄化社会。2010 年，第六次全国人口普查主要数据公报显示，我国 60 岁及以上人口占 13.26%，其中 65 岁及以上人口占 8.87%。按照国际标准，我国已处于老龄社会并进入快速发展时期。在我国人口老龄化迅速发展的背景下，老年人临终关怀问题是世界各国所共同面临的重要社会问题。老年临终关怀为临终患者和家属提供包括生理、心理、社会等方面的全面照护，可以使临终患者生命得到尊重，症状得到控制，生命质量得到提高，无痛苦、安宁、舒适地走完人生的最后旅程。临终关怀不仅有利于解决老年人在临终阶段的生活照料问题，而且在精神层面上能缓解老年人的心理痛苦。与老龄化发展的速度、规模相比，我国临终关怀事业发展相对滞后，临终关怀服务仍需进一步深入探讨。

一、老年患者临终关怀需求

老年人在得知自己即将面临死亡时，不仅需要忍受身体的病痛，而且还可能面对严重疾病所带来的一系列心理问题。临终老年人需要的不仅仅是医护人员关于生理方面的精心照护，尤其需要社会和其家庭成员对他们在心理上的支持与安慰。

（一）生理需求

满足患者最基本的生活生理需要是临终关怀的必备条件。老年患者机体多有功能退行性改变，自理能力下降或缺失，循环、呼吸衰竭，发热，不能进食，睡眠障碍等症状；严重的会处于昏迷状态，大小便失禁。此外，对于临终患者来说，疼痛是最痛苦而又普遍的症状。有研究表明，老年患者的疼痛往往被低估和治疗不足。疼痛给患者日常生活、生理、心理带来严重的影响，而且给家庭带来极度不安。因此，有效地控制疼痛对临终老年患者及家属具有重要意义。重视对患者疼痛的护理，可以提高患者的生活质量，而控制疼痛是临终关怀的首要行动。

（二）心理需求

临终老年患者存在的主要心理问题是对死亡的恐惧，担心自己会给家属的生活造成负担、没有尊严等，这些问题对他们的心理健康产生严重的影响。因此，临终老年患者的心理护理非常重要，应贯穿于临终关怀整个过程。

1. 情感的需求

现代化的生活方式给高龄老年患者的晚年阶段增加了孤独感，他们希望有家属的陪伴，得到家属乃至医护人员的精神安慰则是他们最大的精神需求。武佳琳等的研究也表明，高龄老年患者的照护需求日益多元化，但对精神慰藉的需求较高。因此，不论医护人员还是家属，应与高龄老年患者多一点情感的沟通和交流，使他们精神得到慰藉，将临终带来的负面影响降到最低。

2. "尊严死"的需求

有尊严地走向人生终点是人类共同的需要，也是临终关怀服务的宗旨，临终阶段丧失尊严会加速人的死亡。高龄老年患者希望了解自己的病情，选择自己想要的照护方式，选择临终关怀的场所。研究表明，对临终患者实施尊严疗法可使67%的患者提高尊严水平；尊严疗法能够使自尊相关压力降低，提升希望。因此，维护高龄老年患者的尊严是提高生存质量的重要举措。

（三）社会支持

目前，我国人口老龄化现象严重，高龄化、空巢化现象日益凸显。而老年患者是癌症的高发人群，80岁以上高龄老年人需要护理的比例是70～79岁年龄段老年人的3.1倍，是60～69岁年龄段老年人的6.5倍。

1. 经济支持

西方国家癌症的治疗费用由政府来承担，如英国对临终关怀服务施行全民免费医疗。美国也将临终关怀纳入医保，癌症患者的化疗费用由政府承担的比例达85%。相比西方国家，我国的社会支持相对较落后，临终关怀机构少，资金匮乏，致使临终关怀服务需要自费，加重了患者的经济负担。

2. 家属支持

高龄老年患者在临终阶段最大的需求就是安宁与支持，家属的陪伴能让他们获得慰藉，感到满足。陈桂珍的研究表明，获得家属支持的癌症患者，使用止痛药物的效果明显提高，间隔使用时间延长。也有文献报道，临终患者家属的情绪、行为表现直接影响到临终患者。因此，医务人员应鼓励家属与老年患者多沟通交流，让家属意识到自身的重要性。

3. 和谐人际关系

高龄老年患者由于患病原因使他们的家庭功能、社会功能发生很大的变化，人际关系交往的范围也受到限制。但他们渴望与家属、医护人员、病友、社会人士进行沟通。有研究表明，和谐的人际关系可以帮助老年癌症患者提升自我价值感，减轻心理焦虑，同时与病友的沟通交流，可以对自身起到鼓舞作用，增强战胜疾病的信心。医护人员作为高龄老年患者的守护者，也应主动和他们交流，赢得老年患者的信任，建立一种和谐的医患、护患关系。

（四）死亡教育

死亡教育是实施临终关怀的首要条件，也是临终关怀护理的重要组成部分。只有通过死亡教育，患者、家属及护士才能彻底改变传统的死亡观、理性面对死亡，临终关怀护理才可能顺利实施。死亡教育能够使人们理解生命的本质，对生命的自然规律有正确的认知。进行死亡教育是实施临终关怀的前期基础。在国内，受本土文化影响，我国社会普遍对死亡持避讳的态度。临床的工作中，很多人都会直接面对死亡，包括患者和患者家属，然而相关文献资料却特别少，难以查阅，可见临床上死亡教育并不到位。

二、老年患者临终关怀的基本内容

（一）对患者的身体关怀

对患者的身体关怀是指通过我们专业医护人员及其患者家属的照顾尽量减轻患者的病痛，然后再配合健康饮食及保健来提升患者身体的能量，尽量延长其高质量的生命历程。

（二）对患者心理及精神上的关怀

对患者心理及精神上的关怀是指通过关怀理念的建立来尽量减轻患者的恐惧、焦虑、牵挂、埋怨等心理问题，可以让患者宽心、安心，并对未来的生活包括死后都充满信心及希望。

（三）对患者永生信念的关怀

对患者永生信念的关怀是指通过关怀，让患者寻求生命意义，或以宗教学说让其建立起生命价值观，从而消除对死亡的恐惧。

三、老年患者临终关怀的现状及展望

在老年临终护理方面，美国依然走在世界的前列。在美国，临终关怀服务大部分纳入医疗保险中，从而扩大了临终关怀服务的覆盖面，使更多的患者享受这一福利。据美国国家临终关怀和姑息治疗组织（NHPCO）统计，2011 年美国近 45% 的死者接受了临终关怀服务，而且近 63% 都是非癌症患者。在我国，临终关怀服务起步较晚，缺乏这方面的法律法规，而且我国传统观念根深蒂固，讲究百善孝为先，对临终关怀的认知存在较多误区。护理人员作为临终关怀事业的直接参与者，其态度与我国临终关怀事业的发展有至关重要的联系。

有调查显示，护士对于临终关怀的实施尚缺乏有效的认识，不知道该如何面对临终患者。这与护士在临终关怀系统照护这方面的教育和培训不够有关。在我国，临终关怀还没有被纳入系统的教育体系，接受过临终关怀理论系统教育的人甚少。临终关怀知识来源调查结果显示，护理人员主要通过专门的培训及课堂教学与教材获得临终关怀的有关知识，临床的护理工作者多是在不同的继续教育中学习临终关怀理论。就目前发展情况，学校课本只是对临终关怀理论基础做了简单的介绍，并没有设置专门的课程，也没有专门的教学培养计划。医护人员仅仅掌握了一定的基本概念，没有形成系统的理论知识体系，对临终关怀的了解并未深入。因此，为了提高护理人员对临终关怀的认识，有必要多渠道、多形式地开展临终关怀教育。陈晰媛等对养老院89名护理人员进行临终关怀知识、态度及行为的问卷调查发现，护理人员对临终关怀保持着积极、正向的态度，但获取临终关怀知识的途径相对匮乏，且相对单一。护理人员表示，希望通过专科培训来获得更专业的临终关怀知识，在护理过程中能够更完善、更实际地解决患者的生理及心理问题。

老年患者临终关怀事业是一项长远的事业，我们要认识到临终关怀发展的必要性和紧迫性，而且要立足于我国的国情，及时开展死亡教育，转变人们对死亡的认知，使更多的人认可并接受临终关怀，多渠道地建立临终关怀医疗机构，不断探索适合我国不同城市发展的临终关怀模式，并且健全临终关怀事业的服务制度，培养专业的临终关怀医疗和护理团队，加强对临终关怀社会支持的宣传，让更多的人加入临终关怀服务的队伍中，并对临终关怀的志愿者提供培训教育。通过社会各界人士的努力，不仅要将老年临终患者的痛苦降到最低，也使老年临终关怀事业能够更好地发展。

目前，我国大部分省市都建立了专门的临终关怀服务机构，临终关怀临床实践服务已进入新的发展阶段。其中，办得比较好的有天津、北京、上海等城市，天津成立了全国第一家"临终关怀病房"，北京设有"温馨病房"、松堂临终关怀医院等，上海也设立了十几家临终关怀机构，这些机构为我国其他地区发展临终关怀机构起了示范作用。目前，民众对于临终关怀的需求也在不断增加。但我国现有的临终关怀机构也存在一些问题，机构中缺少社会工作者、志愿者等专业的从业人员，其专业素质亟待提高。有相当一部分工作人员未接受过专门的临终关怀教育和学习，因而难以提供一些比较专业的、有针对性的服务。

四、护理措施

我国的临终关怀发展较晚，而近年来由于社会高龄化情况日趋严重，慢性疾病和癌症的患病率也不断增高，这些疾病的发病过程缓慢，致使大多数老年患者在疾病与死亡之间徘徊，临终患者越来越多，因此，加强临终老年患者的医疗护理服务已成为社会的客观需求。并且，随着护理水平的不断提高，对老年患者的护理重点已经从单纯的疾病护理上升到临终关怀护理，在老年患者弥留之际给予贴心护理，使老年患者可以舒适、从容地面对死亡，最大限度地完成患者的心愿，同时给予患者家属必要的疏导与安慰，减轻家属的应激状态，提高其生活质量。

（一）环境护理

老年患者在病床前，要提供人性化的治疗环境，加强护理。首先，给患者提供单间病房，病房要求安静、温暖、明亮，通风良好，面积 $20m^2$ 左右。平时要维持室内温度、湿度适宜，并放置鲜花。这样，可以减少患者对死亡的恐惧心理，保持平和的心态。其次，可根据患者意愿，在床头摆放家属的照片、在墙上贴上字画或风景画等；在保证患者充足睡眠的同时，根据患者爱好播放轻音乐、戏曲，或看电视、看报等，尽量分散患者的注意力，提高患者的舒适度；病房内灯光应柔和温馨，抢救仪器设备应放在隐蔽的地方。最后，可以让家属来病房陪护，给患者提供心灵上的安慰，减轻患者的孤独感，让患者在一个舒适的"家"中安详地度过人生的最后时刻。除此之外，应减少外界对患者的干扰，保持房间的安静，让患者得到充分的休息。

（二）基础护理

高龄老年患者机体多有功能退行性改变，自理能力下降或缺失，循环、呼吸衰竭，发热，不能进食，睡眠障碍等症状；严重的会处于昏迷状态、大小便失禁。他们在临终阶段希望自己有尊严地活着，希望得到医护人员及家属的帮助。

1. 保持老年人个人卫生

提供干净卫生的换洗衣物。应及时给老年患者换洗干净的衣物，保持老年患者的卫生，换洗干净舒适且透气的衣服。及时为老年患者更换床单，保持床单干净、卫生，使老年患者能够心情愉悦。

2. 日间护理

帮助老年患者采取舒适的体位，定时翻身，经常按摩受压部位，避免长期卧床擦伤皮肤，引起感染。大小便失禁者保持会阴部皮肤清洁、干燥，预防压疮的发生。护理人员应每日给予老年患者口腔护理 1 次，提供干净卫生的餐饮，以保持其口腔清洁卫生。此外，可为老年患者洗脸、梳头，以保持老年患者较好的精神状态和情绪。

3．饮食护理

为提高老年患者营养状况，应了解老年患者饮食习惯，在符合治疗原则的前提下，适量喂食喂水。老年临终患者大多以流食为主，根据老年人的喜好提供可口易消化的食物，这样能很好地提高食欲。必要时可鼻饲或采用完全胃肠外营养，保证老年患者营养的供给。

4．改善呼吸功能

密切观察生命体征变化，病情允许者可采取半坐卧位或抬高头与肩，根据缺氧程度给予吸氧。神志不清者可采取侧卧头偏向一侧，以利于呼吸道分泌物引流，必要时吸痰，以保持呼吸道通畅。

5．尊重患者，保护隐私

护理人员工作时，要礼貌对待患者与其家属，使用尊称。同时，给患者与其家属介绍治疗的目的，以及取得的效果、应该注意的事项等。在此基础上，取得患者与家属的配合，提高患者在治疗中的依从性。在操作的过程中，要注意保护患者的隐私，及时让无关人员回避，防止患者的自尊受到伤害。针对有宗教信仰的患者，也要给予充分的尊重。在给老年患者做基础护理时，动作应缓慢，语言要温柔。

（三）疼痛护理

美国有文献表明，60% 与癌症相关的死亡发生在 65 岁以上的老年人，70% 以上的癌症患者最终会遭受中度至重度的疼痛。有研究表明，老年患者的疼痛往往被低估和治疗不足。因此，医护人员要善于观察高龄老年患者的病情，主动评估他们的疼痛情况。

1．药物控制

依据世界卫生组织所建议的癌症三阶梯止痛疗法，制订合理的镇痛计划，及时控制疼痛症状。目前，国内外治疗晚期癌症疼痛，主张镇痛剂要用得及时、足量，亦可预防性给药，而把成瘾问题放在次要位置，通过镇痛剂的合理应用，让患者摆脱痛苦的煎熬，提高弥留之际的生活质量，平静度过最后阶段。社区护士使用镇痛剂时，应及时评估患者及家属有无对镇痛剂（特别是吗啡类药物）的不正确认识，同时注意预测和控制用药过程中产生的副作用，并指导患者家属妥善管理好麻醉镇痛剂，防止意外事故的发生。

2．非药物控制

社区护士应灵活掌握和使用多种非药物镇痛疗法，如分散患者的注意力、听音乐、针刺疗法、神经阻滞疗法、心理疗法等。

（四）患者的心理护理

护士应随时掌握患者的心理变化，了解原因，给予安慰与帮助，反复谈心，增强医患感情，做好对患者的心理诱导工作。由于患者处于不同的心理分期，可以针对性地进行心理护理。

1．否认期

护士与老年患者之间需要坦诚沟通，不可以轻易揭露老年患者的防卫机制。一些患者否认自己的病情，不能勇敢地面对，这时护理人员要倾听患者诉苦，鼓励患者说出原因，给予适当的解释使其得到缓解。应根据老年患者对其病情的认知程度进行沟通，与其他医务人员及家属保持口径一致，耐心倾听老年患者的诉说，维持老年患者适当的希望，并经常陪伴老年患者，使其安心并感受到护士的关怀。

2．愤怒期

护士应切记老年患者的愤怒是发自内心的恐惧与绝望，不宜回避；要尽量让老年患者表达其愤怒，以宣泄内心的不快；应以合理的方式进行引导，使其感情得到发泄，缓解病痛。同时，要充分理解患者的痛苦，加以安抚和疏导，并注意保护其自尊心。

3．协议期

此期的心理反应对老年患者是有利的，因为他能配合治疗并试图延长生命。护士应主动关心老年患者，耐心说服使其积极配合治疗，鼓励其说出内心的感受，尽可能满足他们提出的各种要求，创造条件，实现老年患者的愿望。

4．抑郁期

护士应多给予同情和照顾，让其家属陪伴，允许老年患者表达其失落、悲哀的情绪，当死亡不可避免时，此时家属是最大的精神寄托。对老年患者微小的愿望亦加以重视，并帮助实现，同时加强安全保护。

5．接受期

护士应提供安静、舒适的环境，不要强求有护患的互动行为，尊重其选择，并继续陪伴老年患者，不断地给予适当的支持。

（五）社会支持

1. 家属的支持

高龄老年患者在临终阶段最大的需求就是安宁与支持，家属的陪伴能让他们获得慰藉，感到满足。护士随时给予患者及家属关爱与支持，鼓励亲人陪伴，必要时，时刻陪伴在患者身旁。因为家属对患者的心理状态、生活习惯、性格比较了解，在患者的心目中，家属的关心和照顾是其他人无法替代的；应鼓励家属多与患者交流，与患者共同回忆美好的事情或家庭生活中的乐事；家属应尽量多抽时间陪伴，护士协助并指导其做好基础护理，如喂饭、翻身、洗澡、按摩等，让患者感受亲人的力量，并尽量享受与亲人共同拥有的时光。

2. 医护人员的支持

高龄老年患者由于患病使他们的家庭功能、社会功能发生很大的变化，人际关系交往的范围也受到限制。在病房，老年患者除了与家属相处外，剩余的大部分时间都是和医护人员一起相处。医护人员作为高龄老年患者的守护者，也应主动和他们交流，赢得老年患者的信任，建立一种和谐的医患、护患关系。

3. 社会系统的支持

在临终关怀服务中，社会工作者在与社区内的有关人士和机构建立专业关系的基础上，应积极开发、利用、整合各种社区资源，包括物质资源、技术资源、人力资源、福利资源等，为临终老年患者提供一个安逸、和谐的社区环境，使他们获得更广泛的社会网络支持，减轻社会适应的压力。

（六）死亡教育

死亡教育是实施临终关怀的首要条件，也是临终关怀护理的重要组成部分。只有通过死亡教育，患者、家属才能彻底改变传统的死亡观、理性面对死亡，临终关怀护理才可能顺利实施。可以针对不同人群采取有针对性的死亡教育，改变他们的观念。医护人员可以1年2次在社区内开展活动，对有一定知识水平的群众发放宣传册，与社区工作站联系，对不懂普通话的老年人可以用方言个别讲解或放录像等方式开展死亡教育宣传。

（七）家属心理护理

在老年患者临终阶段，要及时地告诉家属患者的病情，让家属做好心理准备接受现实，尽量缓解患者的心情，积极配合护理人员的工作，让老年患者度过最后的一段旅程。相关研究显示，当患者处于临终时，对患者家属进行必要的心理疏导，与患者离去后家属生活质量的高低有很大关系。因此，在患者离开人世前，医务人员应教会家属一些基础护理知识和操作，大家共同参与护理，家属护理患者也可得到心理满足，这种满足可降低他们在失去亲人后的悲痛。当家属失去亲人时，应协助家属回避生死离别的场面，并让他们把情绪发泄出来，从医学的、社会的、家庭的角度，对死者家属做好抚慰工作，使他们尽快从悲哀中解脱出来。重新建立人际关系，鼓励他们积极参加各种社会活动，建立关系，逐步恢复正常生活。

第三节　儿童患者临终关怀

一、儿童临终关怀的起源、发展及概念界定

在英国，第一家儿童临终关怀所海伦之家（Helen House）于 1982 年在牛津成立。苏格兰的两大临终关怀疗养院雷切尔之家（Rachel House）和罗宾之家（Robin House），旨在通过建立一个"家外之家"，为患儿及其家属提供一个放松、充电、玩耍、分享的地方，并提供专业的情感支持与咨询服务。还有像美国的儿童宁养中心（Children's Hospice）、英国的儿童收容所协会（ACH）和儿童姑息治疗协会（ACT）等在内的非营利性儿童临终关怀组织的成立，通过社会募集资金来为患儿提供服务，推动了儿童临终关怀服务水平的提高。

中国大陆（内地）地区的临终关怀发展起步较晚，以崔以泰教授为首的专家学者自 20 世纪 80 年代末开始进行相关的学术探讨和临床实践，也推动了我国成人尤其是老年临终服务领域的发展。而与此形成对比的是，作为姑息照顾的另一重要组成部分，儿童临终关怀相关工作在我国几乎处于空白。2010年，由一名英国护士金玲创办的全国首家儿童临终关怀机构——"蝴蝶之家"在湖南长沙正式挂牌开业，由此引起了社会各方面的讨论。

儿童临终关怀（paediatric palliative care，PPC）虽然与成人临终关怀有密切的联系，但在具体内容上仍有所区别。根据医学界的规定，这里将儿童临终关怀的研究对象界定为 0 周岁至 14 周岁儿童，并采用 WHO 的定义，即儿童临终关怀是对孩子的生理、心理和社会的全方面照顾，同时还涉及给予家庭的支持；临终关怀形成于儿童病情被确诊时，而不论儿童是否接受与疾病直接相关的治疗；医疗服务提供者应评估并减轻孩子的生理、心理和社会压力；有效的儿童临终关怀需要一个跨学科的方法，包括家庭和对社区资源的使用，并且即使是有限的资源，它也能够成功实施；临终关怀可以在三级医疗机构、社会卫生服务中心，甚至儿童家里提供。可见，儿童临终关怀并不是简单的医疗、

护理服务，而是包括医疗、护理、心理咨询辅导、健康教育、死亡教育、精神和社会支援、居丧照护等在内的跨学科性的综合服务。

二、儿童临终关怀的内容

（一）新生儿的临终关怀

1. 对新生儿的临终护理

导致新生儿死亡的原因，包括如脏器衰竭、早产、感染、呼吸窘迫综合征等出生缺陷。新生儿同样可感受到疼痛，也可能意识到"死亡"，但新生儿对死亡的理解是很浅显的，主要是害怕、孤独，因此对其实施临终关怀非常必要。由于新生儿不能通过语言表达自身感受，应谨慎地从其表情、躯体反应中发现问题并予以护理。

新生儿的疼痛控制尤为重要。新生儿对疼痛的敏感性强于成人，73%的新生儿在临终前的疼痛得不到有效的控制。镇痛是唯一需要为临终新生儿提供的治疗，包括药物和非药物镇痛。建议从新生儿停止治疗开始给予镇痛药物，直至死亡；非药物镇痛即为新生儿提供安静、舒适的环境，应用抚触治疗、音乐疗法等一系列措施；一般采取口腔护理，擦身，吸痰，换衣物、尿布等提高新生儿舒适度。护理人员在操作过程中，表情应自然、温柔而严肃，动作轻柔，这可对新生儿起到镇静安抚的作用。

2. 对新生儿父母的指导和帮助

对新生儿父母的指导和帮助包括告知父母新生儿的真实病情，同情、安慰新生儿父母；为父母创造安静合适的私人空间，避免打扰；避免使用"死亡"等词语刺激父母；指导父母对新生儿进行护理；新生儿离世后的家庭随访。Fina 认为，临终新生儿父母希望新生儿死亡前听到的唯一声音是他们的声音。Docherty 等认为，大部分新生儿的父母希望自己来最后照顾已故的新生儿洗浴、更衣等，因此，护士应提供充足的时间让新生儿父母与之接触，这有利于父母心理健康的恢复。

（二）儿童的临终关怀

1. 患儿的临终关怀需求

癌症、先天畸形等一系列疾病仍然严重影响着儿童的生命质量。研究表明，49%的儿童最后死于医院，存在的主要症状为疲乏、疼痛、呼吸困难、食欲减退、抑郁、焦虑等。儿童在对待死亡问题上有别于成人。首先，儿童对于死亡的认识不成熟，不同年龄段的儿童对死亡的认识不同，要针对儿童的状态进行心理支持。3～6岁的孩子已能明白疾病的凶险，也明白自己的病不会再好起来，但他们认为死亡是暂时的，是可以避免的；年龄偏大的儿童已经清楚死亡是真实发生的，甚至会讨论死亡。其次，研究表明，儿童十分需要被重视和关怀，父母应该聆听其想法，重视其内心需要。这些都需要专业人员如社会工作人员、心理工作者、娱乐专业人员和儿科高级护士等给父母提供专业的指导。

2. 临终患儿父母的临终关怀需求

现在的家庭多为"421"式结构，儿童已成为整个家庭的核心。Christine认为，儿童去世后父母的悲伤与成人去世后引起的悲伤，最大的区别在于父母的悲伤持续时间更长，同时儿童的去世也给整个家庭带来巨大的冲击，引起很多社会、心理问题。

在患儿临终时，父母对其病情变化尤为关注，迫切需要了解患儿的身体状况。有研究显示，医护人员与患儿父母交流不充分是影响临终护理质量最重要的因素。另有研究使用质性研究的方法，对临终患儿的父母进行访谈，结果显示，父母希望得到关于患儿状况的真实信息，即便是病情恶化等坏消息，父母也希望得到医护人员坦率的告知，而非给他们虚假的信息。所以，医护人员应加强与患儿父母的有效沟通，将患儿病情真实、详细地介绍给父母尤为重要。

在患儿接受治疗的同时，父母也在承受着痛苦的煎熬，他们存在明显的焦虑、抑郁情绪，因此，做好父母的心理支持至关重要。在患儿临终时，其父母的心理是极其脆弱的，患儿父母需要他人，尤其是医护人员对他们表示同情，理解他们的悲伤。在患儿去世后，其父母的身体健康会受到很大的影响。一些有关丧失患儿后家属健康状况的研究显示，患儿的父母很容易有创伤后应激的症状；失去患儿的父母因心理问题而住院的发生率是一般患儿父母的1.67倍；丧失患儿的父母的意外死亡率和心血管意外发生率也有所增高。在巨大的心理创伤下，患儿父母的健康更需要护理人员给予关注，及早发现异常情况并积极处理。做好健康教育，教会父母排解压力，适当做些放松活动，并学会自我观察，有异常情况时及时就医。

三、儿童临终关怀的现状及展望

儿童临终关怀在全球已经受到越来越多的重视，但在中国，有关儿童临终关怀的工作尚处于起步阶段，还存在观念、政策、机制等方面的问题。自崔以泰教授1990年在中国创立第一个"临终关怀"病房，20多年过去了，我国的老年临终关怀和护理得到了长足的进步，而对儿童临终关怀尚未引起足够的重视，国内在这方面的研究较少，但儿童的临终关怀是临床上经常面对的问题，是儿童护理的一个重要部分。2004 年全国肿瘤防治研究办公室的统计资料显示，儿童恶性肿瘤的发病率在城市为 14.91/10 万，农村为 7.23/10 万，且近年来已经翻番。由于经济条件等原因使我国现阶段有相当大一部分癌症患儿无条件入院治疗，而间断的门诊治疗又得不到系统、全面的诊治，说明我国有极大的儿童临终关怀需求，开展儿童临终关怀服务必要而迫切，应以较好的方式关注临终儿童的生命质量。

作为一个特殊群体，临终儿童的生命质量从 2004 年起成为国际关注的热点问题。构建我国儿童临终关怀体系，对提高临终儿童生活质量，满足临终儿童需求，避免资源浪费，优化城市卫生资源，都是十分必要的。Jones 指出，儿童临终关怀和姑息治疗仍是一个未得到充分利用的护理模式。正因为这样，我们应探索出一种更符合我国国情和民众需求的儿童居家临终关怀的模式。

四、护理措施

(一) 组建儿童临终关怀团队

儿童临终关怀团队成员应包括临终关怀医生、护士、心理医生和志愿者等。在进行临终关怀前，对团队成员进行相关内容的培训，培训内容包括疾病相关知识、临终关怀相应内容、沟通技巧、随访流程、礼貌用语、保密原则等。多学科合作可以更好地对患儿开展临终关怀工作。

(二) 基础护理

1. 疼痛管理

根据病情给予患儿适合的药物治疗，如镇痛、抗忧郁治疗以减轻躯体的痛苦。也可以进行非药物疗法，例如以下 2 种疗法：①音乐疗法，播放旋律悠扬、轻松平缓或者患儿喜爱的儿歌，使患儿得到心理、精神上的安慰；②转移注意力和松弛疗法，鼓励家长多与孩子玩耍，共同回忆过去的有趣经历，在和谐融洽的气氛中分散患儿的注意力。

2. 症状管理

常见的需要干预的症状，包括心肺症状、胃肠道症状、一般症状、神经症状。根据患儿的需要和兴趣，提供相应的非药物补充性的症状管理技术，如音乐、艺术、书籍、日记、引导式想象、小丑疗法、游戏和催眠等。

3. 舒适护理

与患儿的躯体接触可给予他们安全感，如抚摸、拥抱等。家长温暖柔软的怀抱无形中给了患儿精神上的支持，也可以达到减轻疼痛的目的。因此，多让家长与患儿玩游戏或者拥抱患儿，增加彼此的接触频率，可以起到安抚患儿的作用。

（三）心理护理

1. 患儿的心理护理

根据患儿所处的发展期进行心理护理。首先，评估患儿的心理状况，对于会说话的患儿，可以通过询问患儿的具体想法、感觉、希望、愿望、恐惧和记忆，了解患儿的心理期望和需求、个性、情绪状态，以及任何存在的心理状况。其次，根据患儿心智发展状况和家庭文化信仰，处理他们的焦虑、抑郁、愤怒、预期悲伤、无助和绝望等情绪。在这期间需要与家长沟通，和家长合作共同制订照顾计划，并让家长参与到计划当中，使得患儿的情绪尽快恢复。研究表明，娱乐是非常重要的关怀措施，娱乐可转移临终患儿的注意力，也能使患儿重拾自信和自尊，对患儿心理有着不可替代的支持作用。此外，与患儿的语言交流也是心理支持的重要部分。若条件许可，应为患儿提供卧室、游戏场地、浴室、抢救设备等设施。

2. 患儿家属的心理护理

如前所述，现在的家庭多为"421"式结构，儿童已成为整个家庭的核心。儿童去世后父母的悲伤持续时间更长，同时也给整个家庭带来巨大的冲击，引起很多社会、心理问题。因此，医护人员应第一时间向患儿父母讲明病情，表明积极救治的态度；引导患儿父母接受现实，鼓励他们参与患儿的临终关怀工作；多陪伴患儿，给其营造一个熟悉而温馨的环境，消除他们的不安，尽可能满足其心愿，用温暖和关爱陪伴临终患儿走完生命的最后一程。而且在患儿住院期间，患儿家属处于高应激状态，医护人员要多给予关心、支持和沟通，多给予心理安慰，帮助家属渡过难关，获得情感支持，保持身心健康。

（四）社会支持

不同阶段的儿童对社会支持有不同的需求。对年龄较小、还不会说话的患儿可以提供与家属相处的私密空间；对年龄较大、病情较稳定的患儿，若有条件应提供临终儿童及同胞在学校就读的可能，以满足患儿及同胞与同龄人交往的需求。

若有家庭困难者，社会工作者可提供临终儿童家庭一定的日常所需物品和设备，提供临终儿童家庭为照顾儿童所需的财政支持。由社区提供其他所需的资源来满足临终儿童和家庭对实践活动的期望。

（五）死亡教育

临终关怀将死亡视为生命的一部分，承认生命是有限的，死亡是一个必然的过程。临终关怀强调把健康教育和死亡教育结合起来，从正确理解生命的完整与本质入手，完善人生观，增强健康意识，善始善终走完人生的旅程。新生患儿主要是针对其家属开展教育，使其能够接受并尽可能平静地面对新生儿死亡。

鼓励临终儿童和家庭通过探讨葬礼、遗赠，或其他有意义的活动来准备死亡。在患儿和家庭需要的情况下，临终关怀团队可提供葬礼、生命纪念或其他有意义活动的援助或建议。提供哀伤辅导，以帮助患儿和家庭准备死亡。尊重患儿的身体，并按照患儿和家庭的意愿，有尊严地处理；允许家庭成员拥有足够的时间与已死亡的患儿相处。

第四节　艾滋病患者的临终关怀

艾滋病是获得性免疫缺陷综合征的简称，是由人类免疫缺陷病毒（HIV）所引起的慢性传染病。患者及无症状感染者均有传染性，性接触传播及血液传播为本病的主要传播途径。发达国家，50%的病例通常在确诊后18个月内死亡。加强艾滋病患者临终关怀，引导患者正视现实，积极配合治疗，可以提高他们的生存质量，延长生存时间，有机会去探索更有效的治疗方法和经验。

一、艾滋病临终患者的生理、心理特点

（一）生理特点

人类免疫缺陷病毒侵入人体，有选择性地攻击、破坏 $CD_4 T$ 淋巴细胞，使机体细胞免疫功能受损，因此患者容易并发机会性感染而出现高热、疼痛、呼吸困难等症状，可持续几分钟、几小时，乃至数月，可导致患者死亡。

（二）心理特点

濒临死亡，对于任何人来说都是一种痛苦的经历。艾滋病临终患者大多处于中青年期，生活中上有父母、下有孩子需要照顾，而自己却不能尽责。加之该病的感染途径多为性传播或吸毒传播，所以他们除要忍受身体的痛苦外还要忍受周围人的歧视和疏远。因此，大多数患者易产生恐惧、焦虑、愤怒心理，或愧疚、自责心理，或悲观、绝望等心理。常暴躁易怒、拒绝治疗，与医护人

员或家属无理吵闹，甚至出现攻击或自杀情况；部分患者迫切希望得到医护人员的关心、重视，希望医护人员采取更好的治疗方案，幻想出现治愈的奇迹。

二、艾滋病患者临终关怀的内容

对艾滋病患者实施临终关怀护理，引导患者正视现实，积极配合治疗，可以提高他们的生存质量，延长生存时间，有机会去探索更有效的治疗方法和经验。

（一）对艾滋病患者的临终护理

1．心理和精神支持，降低悲伤

面对死亡的威胁，艾滋病患者心理恐惧与忧虑往往大于生理的疼痛，患者甚至会压抑致死，过度的焦虑和抑郁可通过相关机制削弱免疫功能，影响机体内分泌及其他功能，从而危害健康。悲伤护理不是以消除悲伤为目的，而是帮助家属，因为家属一方面要承担死别带来的痛苦，另一方面还要继续正常地生存下去，因此要在护理患者过程中，随时给家属以关怀和支持，使他们能以平静的心态陪伴患者，珍惜与患者拥有的时光。

2．加强基础护理，增进舒适

对临终患者进行饮食、排泄、睡眠、皮肤等全面的护理，并及时对患者进行用药指导，提高抗病毒药物治疗的依从性，适时进行消毒隔离技术指导，使患者自觉遵守消毒隔离制度，可以避免交叉感染，同时还能使家属放心照顾患者，融洽了亲情。舒适护理是"使人在生理、心理、社会达到最愉快的心态，或缩短、降低其不愉快的程度"。因此，首先要取得患者的信任，建立良好的医患关系，通过读报、聊天、听音乐、下棋、看电视等形式使其注意力从疼痛或相关的负性情绪转移到外界刺激上来。

3．做好患者家属的思想工作

家属得知患者的真实情况后，常常责备患者，表现出愤怒与厌恶，疏远患者，使患者倍感孤独，过分自责，使心理压力进一步增大，不利于治疗的实施，此时应尽可能取得家属的支持和配合，尤其是患者的配偶和子女，可对他们进行艾滋病知识宣教，使他们关心体贴患者，从而增加患者的安全感，消除孤独和悲哀，能采取积极的生活态度，配合治疗，这样不但有利于提高患者的生活质量，延长生命，而且有利于社会和谐，国家安定。

4．提高社会支持

由于艾滋病传播的特殊性，艾滋病患者往往遭到社会乃至亲朋好友的歧视。即使在很多发达国家，如西班牙、法国、美国、英国，也存在对 AIDS 和感染 HIV 患者的歧视，因此，治疗艾滋病需要整个社会的支持。

5．尸体处理

尸体处理应以庄严、尊敬的态度执行，并允许家属参与。

（二）对服务人员的指导

照顾一个临终艾滋病患者是一项非常艰难的任务，并非任何人都可以实施临终关怀和能胜任的，这需要亲情、勇敢的精神、良好的沟通技巧和一定的关怀技能，并经过科学的训练。临终关怀主要运用医学、护理学、社会学、心理学等多学科理论与实践知识。提供关怀教育服务和实施关怀的人可以有不同的知识结构，但需要形成一个整体，存在指导、协调关系。医学院校应积极开展专门研究，培训相关临终关怀团队师资，逐步在基层构建一支以人为本、有一定素质的临终关怀队伍，继而推进临终关怀事业的整体发展。国外对从事临终关怀教育和实施的工作人员要求很高，应具备6种素质：①自愿从事临终关怀工作；②具有一定的专业理论水平和操作技能，并掌握多学科的知识；③具有解除晚期患者及其家属躯体和精神心理痛苦的能力；④具有良好的沟通技巧，能够与患者及其家属建立良好的关系，采用村民（居民）易于接受的语言、图片、音像制品、现场操作等教育服务方式；⑤接受死亡教育，对死亡与濒死的回避和恐惧程度较低，能够与患者及其家属坦然地讨论生命和死亡的意义；⑥通过临终关怀团队向晚期患者及其家属提供关怀。临终关怀团队由医生、护士、社会工作者、心理咨询工作者、理疗师、药剂师、营养师、宗教人士、法律顾问、患者家属、志愿者组成。患者家属可能会接受一天24小时、一周7天的服务。患者去世后，家属和朋友可以接受周年丧葬服务。

三、护理措施

（一）舒适护理

对于临终艾滋病患者，尽可能满足患者和家属的要求，安排单独病房，保持病室清洁整齐、安静、光线充足、空气新鲜，允许摆放鲜花、电视，让患者有在家的感觉，以减轻痛苦、焦虑等不适感。要取得患者信任，建立良好的医患关系，通过读报、聊天、听音乐、下棋、看电视等形式使患者的注意力从疼痛或相关的负性情绪转移到外界刺激上来。

（二）基础护理

对临终艾滋病患者进行饮食、排泄、睡眠、皮肤等全面的护理，并及时对患者进行用药指导，提高抗病毒药物治疗的依从性，适时进行消毒隔离技术指导，使患者自觉遵守消毒隔离制度，可以避免交叉感染，同时还能使家属放心照顾患者，融洽亲情。

1. 发热护理

观察发热规律、特点及伴随症状。密切观察体温变化，高热时，首先行物理降温加温水、酒精擦浴；超高热，遵医嘱药物降温，并戴冰帽，注意观察降温效果。高热时，应加强皮肤护理，及时更换湿的衣服，床单避免受凉。高热会丧失大量体液和能量，因此要让患者多喝水，并进食高热量、高维生素、低脂肪、易消化的饮食，如不能进食者可酌情遵医嘱补液。

2. 口腔护理

口腔感染常规选择以生理盐水进行口腔护理，每天2次能有效预防口腔感染。口腔已经发生溃疡的患者可用维生素E外涂溃疡处，发生真菌感染的可在清洁口腔后用克霉唑或酮康唑粉剂擦拭患处。

3. 疲乏护理

由于一些患者身体虚弱，经常卧于病床，因此需要在床上进行活动。卧床休息时，床上进行肢体的主动运动是缓减肌张力下降的有效方法，如手掌、脚掌尽力撑到最大，再用力握紧，重复数次后再进行全身肌肉的放松。不过，这应在体力允许、不觉疲惫的情况下进行。

4. 疼痛护理

准确评估疼痛程度，选择合适的疼痛管理方法以减轻疼痛。疼痛严重的，可以遵医嘱定时定量给予止痛剂，使其处于无痛苦状态。若疼痛较轻可使用非药物治疗方法，如音乐疗法、针灸疗法、心理疏导等。根据艾滋病患者对疼痛的耐受情况选择合适的护理措施，使艾滋病患者减轻对疼痛的感知，保持轻松的心情。

5. 呼吸困难的护理

首先要找到引起艾滋病患者呼吸困难的原因，可能为肺部感染、情绪焦虑等。可以取舒适半卧位，持续低流量吸氧，并指导患者进行有效的腹式呼吸和放松运动。鼓励患者进行有效咳嗽、咳痰，痰液黏稠时，可给予雾化吸入、吸痰等处理，必要时辅以药物治疗。

6. 饮食护理

给艾滋病患者提供高蛋白、高热量、高维生素、易消化、无刺激的饮食，并注意饮食色、香、味搭配，增加新鲜蔬菜、水果的次数，尽量满足其饮食习惯。厌食者可通过做舌头操改善味蕾的味觉，按摩足三里、然谷穴来促进食欲。对吞咽困难者，可给予鼻饲流质或半流饮食。对并发消化道出血者，应避免进食过烫、过凉、粗糙、坚硬的食物。

（三）心理护理

面对死亡的威胁，艾滋病患者心理恐惧与忧虑往往大于生理的疼痛，患者甚至会压抑致死。过度的焦虑和抑郁可通过相关机制削弱免疫功能，影响机体内分泌及其他功能，从而危害健康。

首先，护理人员应主动地关心体贴患者，认真倾听患者的陈述，了解其心理需求，尽量给予满足。不歧视、不评判、一视同仁地给予尊重、同情，让患者感受到自己被关心、被重视，从而消除孤单和自卑心理。如遇患者有较严重的心理问题，应由心理咨询师给予心理疏导。其次，在适当的时候用恰当的语言与患者探讨死亡的含义。鼓励患者及时表达自己的哀伤与抑郁，允许其宣泄不满情绪，以减轻痛苦，顺利度过死亡心理适应期。最后，有针对性地联合医务人员、家庭、社会共同关爱患者，给予其个性化的情感支持，以减轻患者的心理障碍程度。同时，鼓励家属参与护理计划，珍惜与患者拥有的时光，用亲切温暖的语言和行动，帮助患者克服对死亡的恐惧和焦虑心理，让其在充满温情的气氛中度过人生的最后时光。

（四）社会支持

由于艾滋病传播的特殊性，艾滋病患者往往遭到社会乃至亲朋好友的歧视。对于这些患者应该为其提供社会支持，给经济困难的患者讲解国家的"四免一关怀"政策。呼吁亲朋好友、爱心人士给予经济、物质援助，以减轻患者的经济压力，积极配合治疗。

（五）尸体处理

一般中晚期艾滋病患者血液内病毒载量高，传播危险性大。在宣布患者临床死亡后，经过家属同意，护士应立即穿好隔离衣、戴上口罩及双层手套严肃认真将尸体表面的血渍、污渍清洗干净，用含氯消毒棉球逐一堵塞住患者的口腔、鼻孔、肛门等所有孔隙，给患者换上干净衣服后再联系殡仪馆。参与护理的人员向遗体告别后，将尸体移出病区。尸体搬离后必须对室内、床单位、地面及所有用物行终末消毒。

第五节　对临终患者家属的临终关怀

临终关怀是人类社会发展和文化变迁的产物。临终阶段不仅给患者带来痛苦，而且对于患者整个家庭来说，都是一个严重的"应激因素"。临终患者常会给家属带来生理、心理、情感、社会和经济等各方面的压力，造成角色结构、情感功能、经济功能及互动模式的改变，具体表现为焦虑、抑郁、睡眠紊乱、内分泌功能失调、体重下降、疲乏、人际交往障碍等。而家属的负性情绪反过来又会影响患者的心理及其病情和转归，尤其是长期护理的家属会因高度的压力负荷影响照顾患者的积极性。Northouse 等对食管癌家属的研究显示，其压力负荷依次为情感负荷、日常社交活动受限、生理负荷及经济负荷。张莉莉等对肝癌晚期患者家属的调查中指出，经济方面负荷最重，社会功能次之，然后是心理负荷，最后是生理负荷。

因此，在临床工作中，不仅要对患者实施临终关怀，其家属同样也需要心理指导和关怀。通过给予家属正确的心理指导，能有效减轻家属的负面情绪和心理压力，改善其身体和心理状况及适应性，从而使家属的焦虑和抑郁情绪减轻，提高家属的生活质量。有文献指出，通过对临终老干部家属实施临终关怀干预措施，收到了明显的效果。

一、临终癌症患者家属的护理

癌症作为一种重要的负性事件，不仅给患者，同时也给家属造成极大的心理伤害。据世界卫生组织 2005 年报告，2004 年全世界有 740 万癌症患者死亡，预计至 2030 年将会增加 100 万。很多癌症患者发现时已属晚期，治疗效果不理想、死亡率很高，不仅给患者带来严重的身心问题，对于整个家庭来说都是严重的应急因素，癌症患者家属的心理疾病发生率等于或大于癌症患者。癌症临终患者家属存在不同程度的焦虑、抑郁等心理健康问题，且不同角色的家属，其心理损害程度也不同。医务工作者已认识到对其家属进行心理干预的重要性，并采取干预措施，收到了一定的效果。但临终癌症患者家属的心理健康状况仍然不容乐观，极大地影响着癌症临终患者的生存质量。

二、临终老年患者家属的护理

家属的心理活动和临终老年患者的生命质量密切相关。因此，护士应提前做好家属的心理工作，及时准确地告知家属患者的情况，让家属接受现实，并且调整好心态，积极配合护理人员共同完成对老年患者的临终关怀，使老年患者安详地走完人生的最后旅程。亲人的逝去常常会使人悲痛欲绝、不知所措，尤其是对老年丧偶的人，长时间的抑郁会导致疾病的发生或加重原有的疾病。此时，对家属的护理主要包括 3 个方面：①让患者家属接受患者离去的事实，安慰支持家属，使其认识到并非独自在承担这份痛苦；②分担患者家属的痛苦，耐心倾听，使其情绪得到宣泄；③鼓励患者家属开始新的生活，建立新的生活方式，使其尽快走出丧失亲人的阴影。

三、临终患儿父母的护理

患者临终对其家庭来说是一个极大的刺激，尤其是患儿的父母，会承受更大的心理冲击。患儿去世后，父母经历的情感、行为、认知、心理和生理的应激会持续数周、数月或数年。因此，做好对临终患儿父母的护理工作尤为重要。

四、对家属临终关怀的护理

（一）信息支持

对患者疾病信息的认知程度是家属心理压力的重要应激源。有效的信息支持可以帮助患者家属更好地应对应激源。而家属有着强烈的知识需求，44.6%的人认为，目前医院没有考虑到家属的需求。尤其是高龄的家属缺乏对疾病管理和预防并发症的知识，渴望医疗护理的专业指导，希望能为患者提供更多的支持。40%的家属接受临终教育，医护人员对家属的需求应有所认知，察觉他们的特殊需求，引导和鼓励他们倾诉其真实感受，主动介入，艺术地将专业知识传授给他们，以便于他们学习与掌握。

（二）姑息支持

姑息支持是以姑息照护理念和支持照护模式为指导，借鉴美国、英国及我国台湾地区并结合我国地方特点，增设送药上门服务、协助联系社区床位、帮助联系慈善援助及志愿者等服务形式和内容，有助于提高家属的生活质量，减轻其经济负担。张鹊等调查发现，患恶性晚期肿瘤后有 48.8%的老年患者选择积极治疗，28.8%的老年患者选择临终关怀机构安宁疗护。医护人员作为专业人士应充分发挥医疗决策的引导力，使家属了解患者病情及疾病的转归，权衡利弊，帮助家属做出正确的选择。

（三）情感支持

护理人员应注重家属的心理反应，与患者家属建立合作、信任的交流渠道和沟通平台，放宽探视要求，倾听家属的叙述，鼓励他们发泄悲痛，并进行针对性心理疏导，以帮助他们缓解心理压力，以免引发不良情绪蔓延，避免发生"踢猫效应"。建立家属支持中心，鼓励家属之间一起表达悲伤，交流情感，互相支持与鼓励，采用积极应对方式减轻其心理压力，也可利用心理咨询服务组织为家属提供心理支持，提高对悲伤的应对能力，降低其焦虑、恐惧、抑郁等负性情绪。

（四）社会支持

积极开发、利用和整合社区资源，强化社会支持系统，构建一个包括政府、社会、医院、学校、家庭、个人在内的全方位的社会支持网络，建立更人性化、更全面的支持系统。

（五）居家服务

家庭临终病房形式在我国有较大的发展前景，形式包括上门服务、电话及互联网咨询等。98%的患者或家属临终晚期选择出院回家。社区居家宁养是患者居住在家里，在专家指导的基础上，由社区医护人员、社区志愿者等团队成员为患者及其家属提供整体护理。家属认可居家"宁养"服务方式，但缺乏专业护理知识和技能，他们希望其服务涵盖医疗、护理、心理疏导、镇痛等多方面内容，并关注其服务的质量、内涵及是否解决实际需求。居家治疗的家庭照顾方式中，配偶及其子孙照顾患者的家庭支持度、生活质量及心理状态均好于旁系家属及非家属照顾者。医护人员应掌握多学科、多领域的知识，提供家属居家照护知识与技巧，以满足不同家庭的不同需求。

（六）死亡教育

死亡教育是临终关怀的一项重要内容，它既是医学教育，同时也是公民的基本教育。开展科学死亡观教育，使人们认识到生、老、病、死是生命的自然现象，是一个人完整生命过程的必然组成部分。中国人对死亡一直采取否认、回避和不接纳的负面态度，且对系统的、科学的有关死亡的知识知之甚少。家属难以接受"临终状态"的诊断，坚持治疗，延长生命，不能正确地面对死亡。调查显示，52.4%的医务人员认为应进行死亡教育。护士应帮助家属认识到死亡是生命自然运转的过程，是人生中的客观规律，临终是人类成长的最后阶段。医护人员可介绍从事临终关怀服务的心得及如何看待生死，改变传统观念中缺憾构成，使家属获得健康的死亡知识，提高家属对死亡的认识和承受力，从观念上接受临终关怀服务。家属要对患者疾病的现状、发展和治疗做到心中有数，尽早接受亲人死亡是不可避免的事实，从对死亡的恐惧与不安中解脱出来，建立相对良好的心理情绪状况，减轻悲痛程度，缩短悲痛过程。

（七）居丧干预

居丧反应是指失去亲人后使人产生的精神情感的、生理的和行为的反应，是人生最具威胁的、恐惧的情感体验。近 80% ～ 90% 的居丧可产生悲伤反应，大多数居丧者的负性情绪短期内可消失，但当这种负性情绪持续过久、过强时就有可能变成病态，同时产生相应的生理反应，如疲乏、无力、憋气等。我国大多数居丧家属向兄弟姐妹、其他家属、挚友等医疗机构以外的人员寻求社会支持。医护人员是直接接触居丧者的"第一人"，61.6% 的临终患者家属认为医护人员有责任向家属提供哀伤照护。在欧美等国家，院方常采用信件、电话、访视、发放悲伤抚慰通信等形式提供家属心理支持。

【参考文献】

[1] 范丽君. 临终关怀对改善晚期癌症患者生活质量的效果观察 [J]. 现代诊断与治疗，2016，27 (11)：1968 – 1971.

[2] 曹美丽，关新军，陈彩凤. 临终关怀护理干预对老年癌症患者的心理与生活质量的影响 [J]. 中医药管理杂志，2016，24 (12)：80 – 81.

[3] 曾铁英，陈凤菊，杨笑梅，等. 癌症患者对终末期治疗和死亡的态度调查 [J]. 护理学杂志，2008 (7)：71 – 73.

[4] 邓峥. 人文关怀护理在晚期癌症患者临终护理中的价值 [J]. 心血管病防治知识（学术版），2016 (6)：127 – 128.

[5] 方群，顾异香. 血液科晚期癌症 26 例临终关怀人文护理体会 [J]. 中国乡村医药，2018，25 (3)：68 – 69.

[6] 费洪琳，王笑荷，胡秀. 晚期肝癌患者临终护理分析 [J]. 中国卫生标准管理，2016，7 (19)：189 – 190.

[7] Bakitas M, Lyons K D, Hegel M T, et al. Effects of a palliative care intervention on clinical outcomes in patients with advanced cancer: the project ENABLE II randomized controlled trial [J]. The Journal of the American Medical Association, 2009, 302 (7): 741 – 749.

［8］ 高保红. 临终关怀对癌症晚期患者生活质量的影响 ［J］. 临床合理用药杂志, 2014, 7 (13): 15 – 16.

［9］ 何玉琴, 苏情, 成琦, 等. 临终关怀护理对癌症晚期患者临终期生存质量的影响 ［J］. 临床医学研究与实践, 2017, 2 (6): 179 – 180.

［10］ 黄娟丽, 李艳梅. 优质护理对晚期肝癌患者临终关怀及生活质量的影响 ［J］. 中国肿瘤临床与康复, 2016, 23 (6): 738 – 740.

［11］ 姜立姿, 闫志刚, 孟祥志, 等. 癌症骨转移病人临终综合护理及关怀 ［J］. 大家健康 (学术版), 2016 (6): 264.

［12］ Barnes K A, Barlow C A, Harrington J, et al. Advance care planning discussions in advanced cancer: analysis of dialogues between patients and care planning mediators ［J］. Palliative & Supportive Care, 2011, 9 (1): 73 – 79.

［13］ 雷雪梅. 临终关怀护理在晚期癌症患者中的应用 ［J］. 全科护理, 2016, 14 (22): 2339 – 2341.

［14］ 李芳. 老年癌症晚期患者心理需求及临终关怀的探讨 ［J］. 世界最新医学信息文摘, 2018 (17): 166 – 168.

［15］ Wright A A, Keating N L, Nicholas L H. Associations between cancer patients' advance care and financial planning and surviving spouses' fiancial well-being ［J］. Journal of Clinical Oncology, 2017, 35 (151): 65 – 67.

［16］ 李湘辉, 成沛玉, 陈劲. 姑息护理对晚期肺癌患者心理状况的影响 ［J］. 护理实践与研究, 2011 (11): 3 – 5.

［17］ 林珊妹, 廖少彬, 林淑华, 等. 临终关怀护理对癌症临终期患者疼痛控制及心理状态的影响 ［J］. 护理实践与研究, 2016, 13 (21): 139 – 140.

［18］ 刘素琴, 王超鹏. 晚期结直肠癌患者的临终关怀护理探析 ［J］. 结直肠肛门外科, 2014 (4): 273 – 277.

［19］ Carrion I V, Nedjat-Haiem F R, Martinez-Tyson D, et al. Advance care planning among Colombian, Mexican, and Puerto Rican women with a cancer diagnosis ［J］. Support Care Cancer, 2013, 21 (5): 1233 – 1239.

［20］ 楼建华, 朱海英, 徐红, 等. 护理人员应对家属要求不告知癌症患者病情的伦理思考及策略 ［J］. 中华护理杂志, 2010 (10): 940 – 942.

［21］ 卢红梅, 刘东英, 王绍霞. 优质护理服务在癌症晚期患者临终关怀中的应用 ［J］. 中国继续医学教育, 2016, 8 (3): 243 – 245.

［22］ Song K, Amatya B, Khan F. Advance care planning in patients with brain tumours: a prospective cohort study ［J］. Journal of Cancer Research &

Therapy，2015，3（7）：85－91.

[23] 罗宇玲，奉赛芝，周小平，等. 原发性晚期肝癌患者疼痛管理以及临终关怀护理措施规范 [J]. 广东医学，2017，38（15）：2421－2423.

[24] 沈宏伟，钟春花. 癌症晚期病人实施临终关怀的研究进展 [J]. 全科护理，2017，15（27）：3360－3362.

[25] Chan C W，Chui Y Y，Chair S Y，et al. The evaluation of a palliative care programme for people suffering from life-limiting diseases [J]. Journal of Clinical Nursing，2014，23（1－2）：113－123.

[26] 孙学超，李铭铭. 癌症患者的临终关怀探讨 [J]. 科技资讯，2014（8）：244.

[27] 孙玉倩，李峥，孙秉赋，等. 癌症患者家属对告知患者真相的态度及影响因素分析 [J]. 中华护理杂志，2007，42（6）：556－559.

[28] 王红红. 临终关怀护理对癌症晚期患者临终期生存质量的影响 [J]. 实用临床护理学电子杂志，2017（32）：121.

[29] 王锦琳. 晚期癌症病人临终关怀需求的研究进展 [J]. 全科护理，2018，16（1）：33－37.

[30] Davis A. Ethics and ethnicity：end-of-life decisions in four ethnic groups of cancer patients [J]. Medicine and Law，1996，15（3）：429－432.

[31] Dobbs D，Emmett C P，Hammarth A，et al. Religiosity and death attitudes and engagement of advance care planning among chronically ill older adults [J]. Research on Aging，2012，34（2）：113－130.

[32] 王丽. 晚期肝癌患者的疼痛控制和临终关怀护理 [J]. 中国实用医药，2016，11（10）：221－222.

[33] 王明丽. 临终关怀对癌症晚期患者生活质量的影响 [J]. 吉林医药学院学报，2018，39（5）：354－355.

[34] 王月凡. 临终关怀护理对癌症晚期患者临终期生存质量的影响 [J]. 中国肿瘤临床与康复，2014，21（10）：1256－1258.

[35] 吴辉，曾铁英. 医护人员对癌症终末治疗和死亡的态度及其影响因素的研究 [J]. 护士进修杂志，2009（6）：484－487.

[36] Horne G，Seymour J，Payne S. Maintaining integrity in the face of death：a grounded theory to explain the perspectives of people affected by lung cancer about the expression of wishes for end of life care [J]. International Journal of Nursing Studies，2011，49（6）：718－726.

[37] 吴琳，屈红，刘红，等. 临终关怀护理对晚期癌症患者的影响 [J]. 齐

鲁护理杂志，2014（3）：90 – 91.

[38] 夏志平，闫文霞. 社区癌症患者临终关怀的研究进展 ［J］. 当代护士
（学术版），2014（6）：3 – 4.

[39] 许志力. 癌症病人的临终心理关怀 ［J］. 赤峰学院学报（自然科学版），
2013（5）：174 – 175.

[40] 闫红东，闫敏. 晚期胃癌疼痛护理和临终关怀对患者生活质量的影响分析
［J］. 世界最新医学信息文摘（连续型电子期刊），2016，16（59）：372.

[41] Horne G，Seymour J，Shepherd K. Advance care planning for patients with
inoperable lung cancer ［J］. International Journal of Palliative Nursing，
2006，12（4）：172 – 178.

[42] 颜清. 临终关怀与护理对晚期卵巢癌伴恶性腹水患者的生存质量的影响
［J］. 当代护士：学术版（中旬刊），2018，25（2）：73 – 74.

[43] 袁阳，唐起岚. 临终关怀护理干预癌症晚期病人生活质量的研究进展
［J］. 全科护理，2018（5）：535 – 537.

[44] 张红梅. 对一例晚期乳腺癌患者实施家庭临终关怀的护理体会 ［J］. 内
蒙古中医药，2013，32（17）：164 – 165.

[45] 赵昌林，彭磷基，张涛，等. 基于 JCI 标准的晚期癌症患者临终关怀模
式的实践与研究 ［J］. 中国当代医药，2016，23（22）：112 – 115.

[46] Krystal S，Bhasker A，Catherine V，et al. Advance care planning in
patients with primary malignant brain tumors：a systematic review ［J］.
Frontiers in Oncology，2016，6：fonc. 2016. 00223.

[47] 张修影. 对 13 例舌癌晚期患者临终关怀的护理 ［J］. 临床医学研究与实
践，2016，1（2）：79 – 81.

[48] 陈春来. 临终关怀在晚期肿瘤患者护理中的应用评价 ［J］. 中医药管理
杂志，2017，25（7）：108 – 109.

[49] 方霞. 临终关怀护理对晚期肿瘤患者生活质量的影响 ［J］. 中医药管理
杂志，2018，26（1）：65 – 66.

[50] 霍宏. 晚期肿瘤患者临终关怀的护理效果 ［J］. 中国医药指南，2016，
14（36）：247.

[51] Lorenz K A，Lynn J，Dy S，et al. Quality measures for symptoms and
advance care planning in cancer：a systematic review ［J］. Journal of
Clinical Oncology，2006，24（30）：4933 – 4938.

[52] 李冰俭，憨梨霞，许月娟. 晚期肿瘤患者临终关怀的护理效果 ［J］. 临
床医药文献杂志（电子版），2016，3（8）：1475 – 1476.

［53］陆琴，张莎，蔡婷婷，等. 晚期肿瘤患者的姑息照护与临终关怀［J］. 世界最新医学信息文摘（连续型电子期刊），2016，16（85）：7-8.

［54］Michael N，O'Callaghan C，Baird A，et al. Cancer caregivers advocate a patient-and family-centered approach to advance care planning［J］. Journal of Pain & Symptom Management，2014，47（6）：1064-1077.

［55］唐咏. 老年晚期肿瘤患者及家属照顾者死亡态度和病情告知的需求分析［J］. 医学与哲学，2017，38（12）：93-96.

［56］邢维. 临终护理在晚期恶性肿瘤患者中的应用效果［J］. 医疗装备，2016，29（22）：156-157.

［57］Parsons H A，Cruz M J D L，Zhukovsky D S，et al. Characteristics of patients who refuse do-not-resuscitate orders upon admission to an acute palliative care unit in a comprehensive cancer center［J］. Cancer，2010，116（12）：3061-3070.

［58］张梅，康林瑛，李倩昀. 临终关怀护理在原发性晚期肺癌患者疼痛管理中的应用效果［J］. 中国肿瘤临床与康复，2018，25（2）：198-201.

［59］左敏. 多元文化护理理念在肿瘤患者临终关怀中的应用［J］. 中外医学研究，2017，15（1）：96-97.

［60］马丽亚，林梅. 浅谈老年人的临终关怀护理［J］. 科技资讯，2013，（7）：231.

［61］孙晓峰，孙金海，郭强. 老龄化背景下我国临终关怀事业现状及对策［J］. 解放军医院管理杂志，2014，21（1）：84-85.

［62］Amjad H，Towle V，Fried T. Association of experience with illness and end-of-life care with advance care planning in older adults［J］. Journal of the American Geriatrics Society，2014，62（7）：1304.

［63］Aronson L. Necessary steps：how health care fails older patients，and how it can be done better［J］. Health Affairs，2015，34（3）：528-532.

［64］Bischoff K E，Sudore R，Miao Y，et al. Advance care planning and the quality of end-of-life care in older adults［J］. Journal of the American Geriatrics Society，2013，61（2）：209-214.

［65］杨琼. 优质护理在老年临终关怀中的应用［J］. 世界最新医学信息文摘，2016，16（80）：321.

［66］云彩. 临终关怀在老年临终患者护理中的重要意义［J］. 中外医学研究，2017，15（24）：108-110.

［67］郭丽娜，王云龙. 我国老年人居家临终关怀的现状及对策［J］. 商，

2016（23）：83.

［68］ Chu W W C, Woo J. Attitudes of Chinese elders towards advance planning of end-of-life issues：a qualitative study in a nursing home in Hong Kong［J］. Journal of the Hong Kong Geriatrics Society, 2004, 12: 18 – 23.

［69］ 扈红蕾，张艳玲. 新生儿、儿童、老年人临终关怀护理特点分析［J］. 现代医药卫生，2014, 30（23）：3673 – 3674.

［70］ Detering K M, Hancock A D, Reade M C, et al. The impact of advance care planning on end of life care in elderly patients：randomized controlled trial［J］. Bmj British Medical Journal, 2010, 340（7751）：847 – 847.

［71］ Glick H R. The right-to-die：state policymaking and the elderly［J］. Journal of Aging Studies, 1991, 5（3）：283 – 307.

［72］ 张艳娟. 老年患者临终关怀现状与展望［J］. 齐鲁护理杂志，2015, 21（7）：61 – 63.

［73］ Hall S, Kolliakou A, Petkova H, et al. Interventions for improving palliative care for older people living in nursing care homes［J］. Cochrane Database of Systematic Reviews, 2011, 3（3）：CD007132.

［74］ 王春霞. 临终关怀护理课程在老年护理教育中的重要性［J］. 时代教育，2014（8）：23.

［75］ Heyland D K, Barwich D, Pichora D, et al. Failure to engage hospitalized elderly patients and their families in advance care planning［J］. JAMA Internal Medicine, 2013, 173（9）：778.

［76］ 侯艳艳，白雪，刘波，等. 提高生命质量老年临终关怀——老年重症监护及护理［J］. 中国医药指南，2013, 11（2）：679 – 680.

［77］ Janssen D J A, Spruit M A, Schols J M G A, et al. Predicting changes in preferences for life-sustaining treatment among patients with advanced chronic organ failure［J］. Chest, 2012, 141（5）：1251 – 1259.

［78］ 王虹霞. 对老年社会工作中临终关怀的探究［J］. 西部皮革，2016, 38（20）：118.

［79］ JSW L, LCW L, CSH T, et al. Attitudes of demented and non-demented Chinese elderly subjects towards end-of-life decision making［J］. Hong Kong Journal of Psychiatry, 2006, 16（2）：45 – 49.

［80］ Lee M A, Brummel-Smith K, Meyer J, et al. Physician orders for life-sustaining treatment（POLST）：outcomes in a PACE program［J］. Journal of the American Geriatrics Society, 2000, 48（10）：1219 – 1225.

［81］罗会宇. 老龄人临终关怀服务中的伦理冲突［J］. 中国医学伦理学，2013（3）：357 –359.

［82］Lum H D, Sudore R L, Bekelman D B. Advance care planning in the elderly ［J］. Medical Clinics of North America, 2015, 99（2）：391 –403.

［83］Lynn J, Teno J M, Phillips R S, et al. Perceptions by family members of the dying experience of older and seriously ill patients. SUPPORT investigators. Study to understand prognoses and preferences for outcomes and risks of treatments ［J］. Annals of Internal Medicine, 1997, 126（2）：97 –106.

［84］王宇，黄莉. 澳大利亚慢性病患者临终关怀政策研究［J］. 医学与哲学（人文社会医学版），2015（6）：25 –27.

［85］Ott B, van Thiel G J, de Ruiter C M, et al. Timing of advance care planning in frail elderly patients：when to start? ［J］. Nederlands Tijdschrift Geneeskde, 2015（159）：A8295.

［86］王加梅. ICU 老年重症患者的临终关怀护理研究［J］. 实用临床护理学杂志（电子版），2016, 1（12）：21 –23.

［87］Kirchhoff K T, Hammes B J, Kehl A K, et al. Effect of a disease-specific advance care planning intervention on end-of-life care ［J］. Journal of the American Geriatrics Society, 2012, 60（5）：946 –950.

［88］Weathers E, O' Caoimh R, Cornally N, et al. Advance care planning：a systematic review of randomised controlled trials conducted with older adults ［J］. Maturitas, 2016, 91：101 –109.

［89］张杰，彭琰，王治仁，等. 中日两国医学院校医学专业老年临终关怀教育的比较［J］. 中国老年学杂志，2010（6）：818 –820.

［90］Robinson L, Dickinson C, Rousseau N, et al. A systematic review of the effectiveness of advance care planning interventions for people with cognitive impairment and dementia ［J］. Age & Ageing, 2012, 41（2）：263 –269.

［91］Tang C S H, Lam L C W, Chiu H F K. Attitudes to end-of-life decisions：a survey of elderly Chinese with dementia and their carers ［J］. Asian Journal of Gerontology and Geriatrics, 2007, 2：119 –125.

［92］周正珍. 我国老年患者临终关怀的现状和研究进展［J］. 中国民康医学，2016, 28（8）：71 –75.

［93］袁丹，陈晰媛，石岩，等. 国内外高龄病人临终关怀护理的比较分析 ［J］. 护理研究，2016, 30（4）：398 –400.

［94］Van Scoy L J, Green M J, Dimmock A E, et al. High satisfaction and low decisional conflict with advance care planning among chronically ill patients with advanced chronic obstructive pulmonary disease or heart failure using an online decision aid: a pilot study [J]. Chronic Illness, 2016, 12 (3): 227.

[95] 王宇, 黄莉. 澳大利亚慢性病患者临终关怀政策对中国的启示 [J]. 中国全科医学, 2015, 18 (19): 2253 - 2256.

[96] 陈晰媛, 袁丹, 石岩, 等. 养老院临终关怀护理现状 [J]. 中国老年学杂志, 2016, 36 (5): 1209 - 1210.

[97] 邓媛, 白蔡. 中国儿童临终关怀的研究进展 [J]. 岳阳职业技术学院学报, 2013 (1): 78 - 81.

[98] 季庆英, 陆杨, 李娅茜, 等. 中国本土化儿童临终关怀社会工作实务体系探索研究 [J]. 重庆工商大学学报 (社会科学版), 2017, 34 (3): 25 - 30.

[99] 冉伶, 许毅. 儿童临终关怀的发展 [J]. 医学与哲学 (人文社会医学版), 2014 (1): 37 - 39.

[100] Lai W S, Yang W P, Shih Y L, et al. ACP is a national social movement——the effectiveness of life education programs for school children: a preliminary study [J]. BMJ Supportive & Palliative Care, 2011, 1 (1): 104 - 105.

[101] Malhotra C, Sim D K L, Jaufeerally F, et al. Impact of advance care planning on the care of patients with heart failure: study protocol for a randomized controlled trial [J]. Trials, 2016, 17 (1): 285.

[102] 徐华, 范宇君. 儿童临终关怀与社会工作 [J]. 社会工作, 2014 (5): 49 - 54.

[103] Mitchell S, Plunkett A, Dale J. Use of formal advance care planning documents: a national survey of UK pediatric intensive care units [J]. Archives of Disease in Childhood, 2014, 99 (4): 327 - 330.

[104] Goldman A, Richard H, Stephen L. Oxford Textbook of Palliative Care for Children [M]. Oxford: Oxford University Press, 2006.

[105] 周玲君, 赵继军. 英国儿童临终关怀院见闻 [J]. 解放军护理杂志, 2009, 26 (22): 73 - 74.

[106] 王春立, 周翾, 王旭梅, 等. 86 例恶性肿瘤患儿临终关怀的远程支持实践 [J]. 护理学报, 2017, 24 (20): 58 - 63.

[107] 樊克玉. 艾滋病患者临终关怀护理体会 [J]. 云南医药, 2016 (1): 134 - 135.

［108］黄妙锦. 艾滋病患者的临终关怀护理 ［J］. 中国现代药物应用，2014，8（2）：205－206.

［109］王万荣，陈建中，刘侠，等. 艾滋病人临终关怀基层教育服务模式探讨 ［J］. 通化师范学院学报，2013（5）：53－55.

［110］韦彩云，梁青莲，董文逸，等. 联合照护模式在住院艾滋病患者临终关怀中的应用研究 ［J］. 中国临床新医学，2018（1）：84－86.

［111］隋爱慈，贾辛婕. 临终患者家属护理干预的研究进展 ［J］. 护士进修杂志，2014（12）：1076－1078.

［112］Anderson W G，Arnold R M，Angus D C，et al. Posttraumatic stress and complicated grief in family members of patients in the intensive care unit ［J］. Journal of General Internal Medicine，2008，23（11）：1871－1876.

［113］刘凯军，黄瑞峰，王吉荣. 实施临终关怀对临终老干部家属生活质量的影响 ［J］. 中国卫生产业，2013（17）：166－167.

［114］Buck J. Home hospice versus home health：cooperation，competition，and cooptation ［J］. Nursing History Review，2004，12（1）：25－46.

［115］Michael N，O' Callaghan C，Baird A，et al. A mixed method feasibility study of a patient-and family-centred advance care planning intervention for cancer patients ［J］. BMC Palliative Care，2015，14（1）：27.

［116］吴筱筱，陈京立. 临终患儿父母护理需求的研究现状 ［J］. 中华护理杂志，2013，48（10）：944－945.

［117］Yun Y H，Kwon Y C，Lee M K，et al. Experiences and attitudes of patients with terminal cancer and their family caregivers toward the disclosure of terminal illness ［J］. Journal of Clinical Oncology，2010，28（11）：1950－1957.

［118］孟宪武. 优逝：全人全程全家临终关怀方案 ［M］. 杭州：浙江大学出版社，2005.

［119］郑家萍，孙伟，蒋中陶. 癌症临终患者家属的哀伤护理研究进展 ［J］. 上海医药，2014（8）：38－41.

［120］杨洪菊，杨晓雯，杨朝霞，等. 肿瘤患者临终关怀护理质量评价指标体系的构建 ［J］. 中华护理杂志，2018，53（12）：1487－1491.

［121］吕素红，胡学慧，刘荣琴. Kolcaba K 的舒适理论及实践应用 ［J］. 河北医药，2012（21）：3312－3314.

第六章　临终关怀现状及展望

　　"临终关怀"一词译自英文"hospice care"。临终关怀在西方可以追溯到中世纪西欧的修道院和济贫院，当时那里作为为危重病濒死的朝圣者、旅游者提供照料的场所，使其得到最后的安宁。1967 年，西塞莉·桑德斯博士在英国创办了世界上第一所"圣克里斯多弗临终关怀院"，被誉为"点燃了世界临终关怀运动的灯塔"。从此以后，在全球兴起了开展临终关怀服务的潮流，美国、法国、日本、加拿大、荷兰、瑞典、挪威、以色列等 60 多个国家相继开展临终关怀服务。在中国可以追溯到两千多年前的春秋战国时期人们对年老者、濒死者的关怀和照顾。西方众多国家逐渐将临终关怀纳入社会医疗政策中去，临终关怀服务也已成为一门新兴的交叉学科——临终关怀学。

第一节　国外临终关怀发展现状

　　临终关怀的研究在西方一些发达国家，如英国、美国、加拿大等国家都很成熟，以下就几个西方国家临终关怀的发展现状及特点做介绍。

一、英国

　　英国是现代临终关怀事业的发源地，在临终关怀的临床实践和科学研究中发挥了重要作用。牛津大学出版的《西塞丽·桑德斯作品选》和《临终关怀运动的奠基人——西塞丽·桑德斯书信集》是关于最早临终关怀的文献。后来，又有学者开始关注临终患者的护理，包括日常生活护理和心理抚慰。John Ellershaw 和 Susie Wilkinson 合著的《临终患者的护理》（*Care of the Dying：A Pathway to Excellence*）从"利物浦（Liverpool）照护途径"切入，对临终患者的症状控制、伦理问题、与患者和家属的沟通等方面进行了护理内容的介绍，为临终患者护理提供了理论与实践的建议和指导。研究发现，临终关怀所强调的对患者身体、心理和精神的全方位关爱不仅使患者提高了生活质量，而且部分患者经精心护理后生命延长也远远超过了预期。

　　英国临终关怀机构都是非营利性医疗机构，英国国民医疗服务体系（national health service，NHS）承担的费用较大，其他费用来自社会捐赠及临终关怀机构的其他多种筹资途径，患者接受服务时无须个人支付费用，多元化的资金来源支撑着英国临终关怀事业的发展，这也是英国临终关怀的重要特点。在英国，无论临终关怀机构的设置性质是 NHS 下属机构还是私营机构，患者接受临终关怀的所有开支都由关怀院承担，其中包含患者的饮食费用。根据"支持临终关怀（Help the Hospices）"官方网站公布的结果，英国每天花费在临终关怀服务上的费用为 140 万英镑。此外，英国临终关怀事业公众参与度高，公众捐款与慈善机构的支持力度较大。根据生命终末期关怀组织官方网站报道，英国有 1/3 的人口以不同的形式参与了临终关怀事业，慈善捐助是临终关怀机构的另一个重要资金来源。

在经营服务方式方面，英国临终关怀的基本特点是服务机构数量多、机构设置灵活。英国临终关怀机构设置模式大致分为 4 种，包括独立的临终关怀院、附属于综合医院的临终关怀病房、社区病房和居家临终关怀服务。其中，大多数为小型地方性的独立机构，NHS 提供部分资金支持，由当地教会、慈善机构等经营。临终关怀服务体系的运作依赖于各方面服务团体的协作，常由临床医师、护士、营养学和心理学工作者、家属、社会工作者及志愿者等多方面的人员共同协调参与。临终关怀机构内设有临终关怀服务委员会，由医院行政管理人员、临床医生、护理人员、心理咨询师、法律界人士等相关人员组成，对临终关怀实施及相关其他问题进行指导和监督。临终关怀的服务往往从社区初级医疗服务开始，主要的任务是控制疼痛、缓解症状、舒适护理、减轻或消除患者的心理负担和消极情绪。对生命终末期患者，专科医生根据其情况来判定患者是继续在专科医院治疗，还是应该到综合医院的临终关怀病区。专科医生和姑息医疗或临终关怀医生共同确诊后，由临终关怀医生制订照护方案。

临终关怀照护方案制订的依据主要有"医护照护黄金标准""利物浦照护路径""患者对服务的优先选择"等常用的标准。医护照护黄金标准（gold standards framework，GSF）是基于基础照护的判断标准，帮助医生判断患者是否进入临终期及他们的需求，以及是否可以采用临终关怀方案。利物浦照护路径（the liverpool care pathway）是一种对临终患者生命终末期的一种照护方法，内容包括如何使用药物来控制疼痛等不适症状，终止不适当的干预手段，提供心理与精神抚慰及为家属提供抚慰等，被广泛应用于基础医疗、疗养院或临终关怀院。患者对服务的优先选择（preferred priorities for care）是记录患者对接受服务形式和地点的选择，以及关于临终照护的具体意愿，是实现患者心理和精神照护的重要参考，有助于医护人员尊重患者的意愿，尊重他们的生命尊严。不论采用哪个标准，临终关怀委员会在患者的每个阶段都会从不同的角度进行量化评估，判定患者是否要终止正常的治疗手段，而采用临终关怀方式。

临终关怀的服务，形式上多以常规住院为主，日间住院和上门服务为辅；具体的服务形式，包括住院服务、日间护理、社区服务、门诊预约、医疗陪护及丧亲抚慰等。大部分临终关怀机构都可以提供日间住院服务，也有一些专门的日间住院服务机构。日间住院服务机构主要提供日间照护，患者及其家属可根据需要进行选择。临时陪护的主要服务对象是居家临终关怀患者，主要是临时替换临终患者的主要照护者，给其提供休息和自我娱乐的时间和机会。老年全托病房是集养老和临终照护为一体的关怀方式，大部分服务对象是失去自理能力、部分器官已经出现衰竭的晚期老年慢性病患者。这些照护机构一般为私人机构、基层政府、社区或志愿者组织开办，提供多样化的临终关怀服务。

护理是临终关怀服务的最重要部分，专业人员的培训是确保护理人员专业水平必不可少的保障。在英国的各种临终关怀机构，除了具备专业知识的医师之外，注册护士及护理人员都要定期接受严格的专业技能培训，并且这种培训已经制度化和常规化。英国临终关怀院的统计数字显示，80% 的注册护士接受专门的技能培训，护理人员的专业培训已经成为临终关怀机构的常规工作之一。

此外，英国临终关怀的设施配置和硬件建设充分体现了对患者的人文关怀。临终关怀机构或者提供临终关怀照护的机构除具备常规的医疗设备外，通常设有康复治疗室、多功能活动室、洗澡间和会客室，病房配备有独立的卫生间，并且都留有家属陪护的空间，家属可以陪护过夜。这种家庭式的人文关怀能让患者享受正常的家庭生活，与家属度过生命的最后时光。

总体而言，英国作为世界上临终关怀覆盖面广、运作成熟的国家，其临终关怀模式的监管监督制度化、筹集资金多元化、民众参与社会化和专业培训常规化等特点对我国临终关怀的发展具有一定的启示和借鉴。

二、美 国

美国自 1974 年建立第一所临终关怀医院后，临终关怀已经过了 40 年的发展历程，在临终关怀相关制度和模式等方面都有了较大的发展，且临终关怀服务对象覆盖面广，基本涵盖了所有美国居民。美国临终关怀的特点主要表现在4 个方面。

（一）服务对象的覆盖面广，服务规范化

美国临终关怀服务覆盖面广，既包含成年临终患者，也包含临终儿童，甚至还有囚犯。随着临终关怀的快速发展，临终关怀服务日益被临终患者接受。

据报道，截至 2011 年，美国有 165 万患者接受临终关怀服务，同年死亡人数约为 251.3 万，其中接受临终关怀服务后死亡的患者约为 105.9 万人，占总死亡人数的 42.14%。美国人口老龄化的进程相当快，在 2000—2010 年增长了30%。人口老龄化给美国社会带来了慢性病管理及医疗费用等严重挑战，特别是失能失治老年人及慢性病晚期患者的医疗照护等。美国研究报告强调，临终关怀和姑息护理对维持国家医疗保障制度和财政控制医疗费用有明显的益处。随着美国人口老龄化程度的进一步提升及人们生活方式与观念的改变，选择临终关怀服务的人数必将进一步增长。

美国临终关怀医疗保险对临终关怀的服务对象给出了明确的规定，规范了临终关怀机构服务对象的纳入标准，从而使临终关怀的服务资源可以得到高效率的运用。美国临终关怀服务的对象是生命终末期的患者，即在疾病正常发展情况下，经主治医生或提供照顾的临终关怀计划的医疗负责人确定生存期为 6个月以内的临终患者。而未达到纳入标准的患者，则只能从其他机构接受相应的治疗或生活照顾，如长期护理等。美国卫生条例规定，接受临终关怀服务的患者必须定期重新进行资格确认，若患者接受临终关怀服务期间病情好转则可以转至其他类型的机构。但是，美国卫生条例并没有限制临终患者享受临终关怀服务的时间期限。另外，当临终患者进入临终关怀计划后，医疗保险将不再为其支付常规、积极治疗等非临终关怀服务范畴内的治疗费用，除非患者退出临终关怀计划。这些政策和法规充分保证了临终关怀服务资源的专项使用，从而提高了其利用率。

（二）政府财政支持大，民众参与程度较高

美国的医疗保健投入是世界上最高的国家，占其国内生产总值的 16%。联邦医疗保健资助计划全面支出的 1/3 用于患者生命的最后一年，而其中的1/3 资源又用在生命的最后一个月。1982 年，美国国会首次将临终关怀纳入医疗保险领域，为临终关怀事业的发展提供了制度支持。由于临终关怀服务的侧重点是照护，且覆盖面广，所有临终关怀机构的日常收入并不多，临终关怀机构的主要资金来源是依靠政府的财政投入。临终关怀费用主要由医疗保险、医疗救助及私人医疗保险提供。2013 年的报道显示，在所有接受临终关怀服务的患者中，87.2% 的患者由美国医疗保险提供费用，6.2% 的患者由私人保险提供费用，3.8% 的患者属于医疗救助，慈善救助及其他的途径约占 2%，而个人承担临终关怀费用的患者仅占总数的 0.8%。

随着临终关怀理念的深入人心，越来越多的民众参与临终关怀服务，志愿者服务是临终关怀发展必不可少的一部分。美国的临终关怀服务中，志愿者的工作主要是花时间照顾临终患者及其家属，或通过发放宣传材料和其他活动支持临终关怀服务，有时也为临终关怀机构筹资。据美国国家缓和医疗临终关怀机构估计，2013 年共有 35 万志愿者提供了 1600 万小时的临终关怀服务。志愿者的参与不仅提升了临终关怀服务的质量，满足了患者多方面的需求，同时也提高了群众对临终关怀的认识，从而参与到支持临终关怀事业的队伍中去，推动了美国临终关怀事业的发展。

（三）临终关怀服务内容较为全面，队伍专业素质强

随着临终关怀事业的迅速发展，美国临终关怀形成了较为全面、系统的服务体系。遵循临终关怀的理念，临终关怀机构应为患者及其家属提供一系列的照护，从而满足患者及其家属的多方面需求。因此，临终关怀服务团队由多学科的专业人员组成，通常包括患者的私人医生、临终关怀医生或医疗主任护士、临终关怀的助手、社会工作者、丧亲顾问、神职人员或其他精神顾问，以及训练有素的志愿者等。从团队成员的构成可见，美国的临终关怀服务关注患者及其家属身体、心理和社会的各个方面，充分体现了临终关怀的人性化，能够满足临终患者的多种需求，有助于提升其生活质量。此外，为了提高临终关怀服务专业人员的专业知识和技能，美国自 1993 年开始实行专科护士资格认证。专科护士资格认证制度规定，从事临终关怀服务的工作人员须通过资格认证考试，从而保证临终关怀服务的专业化和规范化。

（四）临终关怀机构规模大，服务模式多样化

随着人口老龄化、疾病谱的改变及人道主义观念传播驱使人们重视对生命各阶段的尊严的维护，美国社会各界对临终关怀的关注度越来越高，使临终关怀的需求量大大增加。基于政府的支持与重视，美国临终关怀机构发展规模较大，数量较多。根据美国国家缓和医疗临终关怀机构（NHPCO）的统计数据，2012 年美国已拥有 5500 家临终关怀机构，基本上覆盖了美国所有的居民。为了满足不同临终患者的需求，美国临终关怀机构的服务模式也呈现多元化，主要包括独立的临终关怀机构、综合医院内的临终关怀病房、居家医护服务机构内的临终关怀病房和养老院内的临终关怀病房等 4 种服务模式。2012 年的统计数据显示，独立临终关怀机构占美国机构总数的 57.4%，是美国临终关怀服务的主要运营模式。美国的医疗保险模式是市场化医疗保险模式的典型代表，通过市场调节和市场竞争来决定临终关怀服务的供给状况和价格水平，能较好地满足不同层次的临终患者的需求，提高临终关怀的服务质量与水平。

三、加拿大

临终关怀在不同的国家有不同的表述，"hospice care""palliative care""end of life care"是加拿大比较常用的 3 个临终关怀相关术语。"end of life care"通常是指针对患者终末期的护理，而"hospice care"和"palliative care"是从罹患不愈之症早期开始为患者及其家属提供舒适、有尊严、提高生存质量的护理。二者的区别是"palliative care"通常用于大型的医院或临终关怀机构，"hospice care"则更多地用于社区。加拿大临终关怀协会（Canadian Hospice Palliative Care Association，CHPCA）将"hospice care""palliative care"定义为"致力于解除患者及丧亲者痛苦、提高其生活和死亡质量的实践活动"，其目标是为临终患者及其家属提供舒适、有尊严的照护，使其获得最佳的生活质量，包括全面满足患者及其家属生理、心理、社会、文化、情感及精神等各方面的需求。由此可见，"palliative care"和"hospice care"在加拿大的实践内容相同，因此将其整合成新的术语，用"hospice palliative care"表示。加拿大临终关怀服务开始于 20 世纪 70 年代，第一家临终关怀医院圣博尼费斯医院（St. Boniface Hospital）于 1974 年在曼尼托巴省温尼伯市建成，紧接着皇家维多利亚医院（Royal Victoria Hospital）于 1975 年在魁北克省蒙特利尔市建成。之后，随着一些大的组织或机构的成立，临终关怀作为这些组织或机构的部门项目发展起来。虽然加拿大临终关怀事业仅有 40 年左右的历史，但发展非常迅速，目前已是世界上临终关怀发展比较成熟、覆盖面较广泛的国家之一。加拿大临终关怀服务的形式有医院临终关怀病房、长期照护中心、安宁疗养院、社区、家庭护理等。综合文献资料，加拿大临终关怀的特点主要表现在 3 个方面。

（一）国家支持，服务规范

1. 加拿大的临终关怀事业政策和指导较为完善

政府支持是临终关怀事业得以快速发展的重要原因。据报道，虽然加拿大在 20 世纪末已有很多临终关怀的项目，但大部分的项目并不能全面解决患者及其家属面临的问题，而且仅有一小部分人群能真正获得帮助。对此，加拿大在 1987 年着手计划成立国家级的临终关怀协会，并于 1991 年正式成立，当时名为"Canadian Palliative Care Association，CPCA"，即加拿大临终关怀协会"CHPCA"的前身。加拿大临终关怀协会负责临终关怀相关的一切事务，包括制定政策、教育、宣传、领导全国临终关怀事业的发展等。该协会在成立近 30 年的时间里，发布了若干相关的政策文件，包括《基于国家原则和规范的临终关怀实践模式指南》《加拿大临终关怀实践标准》《加拿大家庭临终关怀金标准》《儿童临终关怀指导原则和规范》等。

《基于国家原则和规范的临终关怀实践模式指南》于 2002 年发布，是加拿大临终关怀发展的里程碑，在加拿大甚至国际临终关怀领域都有着重要的地位。该指南共分为 5 个部分：①对健康和疾病的理解；②临终关怀的定义、价值观、原则和规范及一些基础性概念的解释；③对患者及其家属进行临终关怀的指南及概念框架；④临终关怀组织和机构发展的概念框架和指南；⑤《基于国家原则和规范的临终关怀实践模式指南》的实践应用。经过 10 多年的实践，加拿大临终关怀协会又于 2013 年对该指南进行了修订。新版的指南以临终关怀的标准和规范为主要内容，重点在于突出和强调临终关怀实践过程的原则、标准和规范。总的指导原则有 10 个方面：①以患者或家庭为中心；②符合自主、慈善、无害、公平、保密等伦理原则；③提供高质量服务；④基于专业小组联合家属、朋友及其他照护者的团队形成护理圈；⑤确保安全和有效；⑥确保所有个人及家庭无论在哪，只要他们需要都能平等地获得临终关怀服务；⑦确保有足够的经济、人力、信息等资源的支持；⑧各社区间及与组织机构间相互评估需求并进行协调；⑨通过宣传提高民众的意识；⑩所有实践活动均基于最佳的知识和证据。该指南将患者及其家属可能面对的问题归纳为"疾病管理、身体、心理、社会、精神、日常生活、终末期/死亡管理和丧亲者"共 8 个方面，并提出"评估、信息分享、决策、制订计划、实施和评价"共 6 个实践步骤，以指导临终关怀照护者准确评估患者及其家属存在的问题，并提出针对性的临终关怀服务。该指南和其他相关标准、规范的发布使各级临终关怀活动有据可依，各省、地区相继出台了以国家标准为参照的实践规范，将原本凌乱的临终关怀市场统一化，为发展和完善加拿大临终关怀服务起到了关键性的作用。

2. 政府经费支持力度大

虽然终末期患者因放弃昂贵的延寿治疗手段而治疗费用较低，但是临终关怀机构所需要的病房设施、人员培训、人力资源等开支较大。加拿大临终各项护理的费用主要由省级卫生计划支付，若患者在医院接受临终关怀服务，各省卫生计划几乎能覆盖所有的费用；若患者选择在家临终，则需支付小额的药费和仪器设备使用费，这部分费用可通过患者的个人医疗保险支付，也可以寻求当地社会机构、服务社团、癌症协会等组织给予帮助。由此可见，加拿大临终关怀服务几乎是全免费的。据加拿大高质量临终护理联盟（Quality End-of-Life Care Coalition of Canada，QELCCC）发布的"2010—2020 十年行动蓝图"报告显示，2004—2010 年 6 年间，加拿大卫生研究院（Canadian Institutes of Health

Research）投资约 1650 万加元用于提高临终关怀质量；加拿大临终关怀协会 2014 年年度报告数据也显示，2014 年政府拨款 94 万加元用于 CHPCA 的运营。

此外，慈善捐款是加拿大临终关怀机构运营经费的来源之一。在加拿大，临终关怀被定性为慈善事业，接受社会各方面的慈善捐款，从而减轻了政府的经济负担；同时，为鼓励家属参与照护，减轻医院负担，加拿大政府于 2003 年实施了一种新型的名为"陪护保险"的就业福利制度，只需在网上提交申请，完成手续，患者家属就可以暂时离开工作岗位照顾患者而经济不受影响，也不会因为长时间不在岗而被解雇。

（二）社区公众认知度高，临终关怀覆盖面广

加拿大社区卫生医疗保健系统相当完善，覆盖全国各个角落，这也为临终关怀的发展提供了充分的条件。在加拿大，各级临终关怀组织机构特别重视对社会公众的宣传教育，国家、各省、地区都建有各自的临终关怀网站并及时更新和维护，以使民众能得到最新的有关临终事宜的相关信息，有的还设有 24 小时免费电话接受咨询，社区也会有相关的宣传册、文字材料等供居民取阅，从而提高了民众接受或从事临终关怀的意识。社区护士在临终关怀宣传中扮演了重要的角色，当患者经过评估被诊断为无治愈希望的临终者后，社区护士会主动向患者及其家属进行临终关怀信息的宣传，内容包括临终护理地点的选择、细节的安排、费用的支付方式等。宣传和沟通一直贯穿于临终关怀的整个过程，是保证临终关怀服务质量的关键技能。为提高临终关怀沟通的有效性，CHPCA 制订了八步沟通法，以确保患者及其家属能得到全面、有效的信息。通过以上努力实践，加拿大几乎将临终关怀的宣传教育做到了家喻户晓。2013 年的一项调查报告显示，选择在家接受临终关怀的患者家属中，90% 表示他们的亲人得到了预期的临终照护；选择在医院接受临终关怀的患者家属中，也有 69% 表示他们的亲人得到了预期的临终照护；所有的患者家属都表示他们的亲人离世时没有受到疼痛的困扰（27%）或即使有疼痛（50%）或其他相关症状（24%）也得到了很好的处理；73% 的加拿大人会主动求助他们的家庭医生以获取更多关于临终关怀的信息。

（三）服务内容全面，充分体现人性化和专业化

加拿大临终关怀服务的另外一个特点就是服务内容全面，服务时间从患者被诊断为临终患者起一直到患者死亡后，内容包括疼痛管理，症状管理，心理、社会、精神、情感支持，照护者支持和居丧服务等。服务对象不仅包括患者，也包括患者家属，且根据服务对象的需求制订了相对应的护理标准细则，

如家庭护理标准、儿童护理标准等。全面的服务内容可以保障患者安全、舒适、有尊严地度过生命终末期，也充分体现了加拿大临终关怀服务的人性化。虽然在加拿大安乐死并不被允许，但患者有选择不抢救的权利；患者签署"EDITH（expected death in the home）"协议就可以选择在家进行临终护理，由专业护理团队人员上门提供服务，指导患者家属给药方法、皮肤护理方法、识别和应对患者接近死亡的状况，并告知家属在患者死亡发生时须打电话给家庭医生和责任护士确认并宣布死亡，而非打电话给911求救。此外，加拿大的临终关怀还提供家政支持服务，可以帮助家属处理家务，如做饭、购物等；如果家庭成员需要，可以有志愿者留在家里陪护，使家属可以暂时外出或得到一定时间的休息，加拿大称之为暂休看护（respite care）。综上所述，居家照护可以得到与医院临终病房、独立临终关怀机构、长期照护中心同等质量的护理，越来越多的临终患者愿意选择在家度过生命终末期。因此，居家照护也是加拿大临终关怀发展的方向之一。

加拿大临终关怀团队是根据患者及其家属的需求由当地社区医疗保健整合网络（local health integration networks，LHIN）进行调配，一般包括专业护士、家庭医生、内科医生、精神心理方面的顾问、药剂师组成，根据患者及其家属的不同需求，团队中还可以加入志愿者、营养师、理疗师、家政服务者等人员。除此之外，专业化是加拿大临终关怀的另一个特点。加拿大临终关怀团队的成员均接受过学校或机构的标准培训，获得临终关怀相关的知识和技能，并由特许机构或专业协会负责资格认证后才能开展工作，专业性的临终关怀实践活动也是加拿大对生命价值重视的体现。

四、澳大利亚

澳大利亚是最早研究临终关怀政策的国家之一，研究对象包括空巢老年患者、孤寡老年患者、老年痴呆患者、糖尿病患者、心血管疾病患者、高血压患者、癌症患者和艾滋病患者等。早在19世纪初，澳大利亚就已经提出《国家慢性病策略》和《国家姑息治疗策略》，并建立慢性病自我管理系统，为慢性病患者和老年人的临终关怀提供政策保障。1994年，澳大利亚首次出版《澳大利亚临终关怀标准》，该标准用于评估患者在疾病晚期是否得到应有的疾病管理和生命尊重，详细地提出了慢性病患者临终关怀的标准和准则，使慢性病患者能够有尊严地度过生命终末期。澳大利亚卫生部成立了专门临终关怀部门处理临终关怀相关事宜，并且每年都会根据具体社会环境的变化对《澳大利亚临终关怀标准》进行必要的调整，让其具有可持续性和时代性，从而使澳大利亚临终关怀成为其他国家的标杆。

澳大利亚慢性病患者临终关怀最大的特点是全人服务，即对慢性病患者提供"四全服务"——"全人、全程、全队和全家"服务。按照人口基数和慢性病患者需求，澳大利亚政府将临终关怀人群分为基础护理、中等护理及综合护理三类；其中，有 2/3 的患者需要基础护理，并可以通过家庭或全科医生获得治疗；中等护理的人群是指伴有偶发性的疼痛或情感抑郁患者，这些人在接受基础护理的同时，还需要专业的临终护理减轻痛苦；第三类人群对临终关怀有着强烈的需求，他们需要包括身体、心理、社会及精神的治疗。除此之外，澳大利亚政府还将临终关怀服务组织进行分级，并在临终关怀服务计划框架陈述了基本服务提供者、专家治疗和患者需求之间的关系，体现了基础护理和专家治疗之间的合作、转诊关系。

近年来，澳大利亚陆续出版了多项临终关怀指南，如《澳大利亚临终关怀服务指南》《基于人口学的澳大利亚临终关怀服务发展计划》《澳大利亚国家临终关怀策略》等，这些出版物给澳大利亚政府决策提供了指导意见，让政府在循证的基础上提出可行性政策。总体而言，澳大利亚临终关怀的特点主要体现在 3 个方面。

（一）服务对象明确，监管有力

一般来说，临终关怀的服务对象都是疾病晚期的患者。澳大利亚政府规定，无论年龄和性别，只要在现代医学条件下，病情未得到控制的，且有不断恶化迹象的，以及预期生命不超过 6 个月的患者均视为临终患者，可按照自己的意愿选择临终关怀。病情的界定全部由家庭医生或全科医生负责，医生必须如实评估慢性病患者的病情，并适时地提出转诊到临终关怀机构的要求。对于病情和年龄比较特殊的群体（如小孩和老年人），政府制定了细致的规章制度和完善的诊疗标准，并且会有相关的心理、生理的辅导。

在监管机制方面，澳大利亚政府通过多年的努力探索，在临终关怀政策上形成了"官方""民间"两种相互补充的监管机制，保证了制度的公正性。澳大利亚行政部门会对临终关怀机构进行专业资质和患者满意度调查，为政策决策者提供第一手资料，分析临终关怀机构现状，并针对存在的问题提出有效的政策。此外，澳大利亚政府规定，临终关怀机构每年年终都需要做详细的工作汇报，让民众和学者都能深入了解临终关怀服务。

（二）政府重视，民众参与积极性高

政府重视和民众参与积极性高是澳大利亚临终关怀事业蓬勃发展的主要原因。据报道，澳大利亚政府目前已经投入 95 亿澳元在临终关怀服务上，其中机构照护费用占总费用的71%。澳大利亚临终关怀部门的调查显示，2012—2013年澳大利亚政府为了完善慢性病患者的临终关怀服务共投资近2500万澳元。临终关怀服务的思想已被澳大利亚居民广泛接受，民众参与临终关怀服务的积极性高，成为推动临终关怀发展的强大动力。基于这种趋势，澳大利亚临终关怀的经费有一部分来自民众的自发捐款，并且也有许多志愿者投身于临终关怀服务中。2013年澳大利亚卫生部的调查结果显示，澳大利亚居民对临终关怀的接受程度高达40%，每年约有7万人通过不同的方式接受临终关怀服务，并且在临终关怀机构去世的人数占死亡人数的1/4。

（三）服务内容全面，技术专业性强

临终关怀是一项综合性服务，需要社会多方面的支持与合作，包括医护人员、心理学者、社会学者、志愿者、律师和伦理学者等共同参与。澳大利亚临终关怀机构的设施和布置都很温馨，可以让患者感受到家的温暖，给生命终末期患者提供全面的临终关怀。定期会有志愿者到机构中，与患者交流，缓解他们的心理压力。有的社区还提供慢性病患者临终关怀上门服务，真正做到无微不至。

与美国、加拿大等国家相似，澳大利亚政府也制定了专业人员培训制度，规定所有的护士都需要进行专业化培训，强化专业知识和护理技能的培训。1998年，澳大利亚政府提出《国家姑息保健项目》（*National Palliative Care Program*），并投入大量资金支持社区护士、养老院的护理人员和医疗辅助工作者进行专科进修，旨在提升服务人员素质，改善服务质量。除了医护人员的培训之外，还会给患者及其家属讲授基础的医学和护理知识，并对他们进行死亡教育，使他们克服恐惧的心理。

第二节　我国临终关怀发展现状及展望

一、我国发展临终关怀事业的必要性

（一）人口老龄化的压力和家庭结构的改变

在西方国家，人口老龄化是随着社会经济高速发展、城市化进程加快，在诸多因素的推动下人口出生率极低，自然增长率低，老龄化人群逐渐累积，形成的一种社会现象。与西方国家不同，我国人口老龄化是在经济欠发达的背景下出现的。尽管我国近年来医疗卫生环境和技术水平有了很大的提升，全国居民死亡率显著下降；但是，由于我国人口基数大、老龄化人口比重相当大，每年的死亡人数仍不可小视，死亡不仅给患者造成身心折磨，也严重影响了患者家属。

受传统思想的影响，家庭养老模式是中国老年患者安度晚年的重要方式。由于计划生育和老龄化的双重影响，中国的"人口观"发生改变，中国家庭结构以"421"或"422"为主，子女负担加重，即一对青年夫妇除了照顾孩子外还要赡养4位老年人。由于时间和精力的限制，老年人常常无人照顾，出现了较多的"空巢老年患者"。临终关怀机构将会针对性地给予"空巢老年患者"更多的关爱与帮助，成为不可忽视的社会化问题，更是每一个进入老龄化的国家的需要。因此，通过尽力完善诸如临终关怀机构的社会服务保障体系，将会满足更多的老龄化人口对于社会的需求。

（二）死因顺位的改变和医学模式的转变

改革开放以来，我国城乡居民生活水平得到显著提高，居民死因顺位也发生了较大变化。据全国卫生事业发展统计公报报道，城市地区居民病伤死亡原因中前5位死因顺位依次为恶性肿瘤、脑血管病、心脏病、呼吸系统疾病、损伤和中毒；农村地区前5位死因顺位为呼吸系统疾病、脑血管病、恶性肿瘤、心脏病、损伤与中毒。随着现代医学的发展，由生理-心理-社会医学模式的转变，人们的基本生存问题已经解决，提高生活品质成了社会公众的更高追求。死的质量问题自然而然成为人们关注的焦点，发展临终事业成了必然选择。发展临终关怀是人道主义在医学领域的升华，体现了生命质量与价值的统一，是人类文明进步的标志。临终关怀的发展对患者及其家属、医护人员，甚至国家都具有重大意义，需要全社会的理解与帮助，为老年患者提供一个善终之地，让他们安然离世，这不仅是传统孝道的要求，也是今后现实的需求。

二、我国临终关怀的发展

（一）发展现状

20世纪80年代末，在美籍华人黄天中博士的资助下，天津医科大学成立了我国第一个临终关怀研究中心，着眼于临终护理和临终关怀伦理学研究，并在晚期癌症患者心理状态、临终护理和生活质量方面取得了重要进展。该研究中心的建立，标志着中国临终关怀研究的正式开始。同年10月，上海诞生了中国第一家临终关怀医院——南汇护理院。此后，北京、南京、河北、沈阳、西安等省市也相继建立临终关怀机构，开展临终关怀服务。为了使贫困患者能够享受临终关怀服务，李嘉诚基金会于 2001 年实施了全国宁养医疗服务计划，每年捐资 2000 万元在全国 20 所重点医院设立宁养院，这是全国目前唯一上门免费为贫困患者提供镇痛治疗、心理辅导、生命伦理等方面照护的临终关怀机构，为中国临终关怀事业的发展做出了巨大贡献。

自从临终关怀理念引入中国后，高等医学院校也充分认识到临终关怀的重要性，积极推进死亡教育、死亡医学伦理教育和临终关怀教育。现在，我国临终关怀得到了一定的发展。李义庭等编著的《临终关怀学》一书系统、全面地介绍了临终关怀知识，并提出立足于中国历史与现实的临终关怀基本模式，以及构建适合中国国情的临终关怀构想，对中国临终关怀发展和研究历史具有重要意义。2002 年，孟宪武编著的《临终关怀》结合当时国外研究资料梳理了临终关怀的含义、实施原则以及镇痛等主要理念，从临床医学、理论学和护理学等视角对临终关怀服务进行总结归纳，进一步界定临终关怀的相关概念，对临终关怀工作人员具有重要的指导作用，也是医学院校开设死亡教育或临终关怀课程的选用教材。

临终关怀实践的重要内容是对临终患者的护理和心理抚慰。因此，对临终患者心理研究和相应护理策略研究是护理工作者研究的重点。史宝欣、陈春燕等在临终护理方面的探索尤其值得关注。史宝欣在总结多年临终护理理论和时间的基础上，主编了《生命的尊严与临终护理》和《临终护理》，这是对中国开展临终关怀近 20 年工作的总结和指导，在临终护理规范、护理标准、心理抚慰等方面进行了介绍，是临终护理的重要参考文献。陈春燕等对中国临终护理的基本情况进行了梳理和总结，分析了临终护理存在的问题，并针对性提出了解决的办法，特别提出了建立"新型的家庭－社区－专业医护人员三结合"的模式，为临终护理提供了新的发展思路。除专门探索临终护理学和临终心理学等领域外，目前出版的大部分综合性护理学、社会医学、医学伦理学等学术专著或教材、教辅用书都涉及临终关怀的内容。

2006 年中国生命关怀协会成立，标志着我国临终关怀事业进入了新的发展时期，但是要全面开展临终关怀事业还任重而道远。2008—2010 年，中国生命关怀协会组织的"中国城市临终关怀服务现状与政策研究"对 7 个大中型城市的 34 个不同医疗机构进行了调查，内容涉及临终关怀机构的设施和服务，从业人员对临终关怀的认知、行为和态度，以及老年人和晚期肿瘤患者等人群对临终关怀的需求程度等情况。此后，"创建社区老年临终关怀服务模式研究"项目，通过多学科团队支持与合作为社区老年临终患者提供居家服务，在农村社区卫生服务中心进行了试点，并尝试在我国广大的农村建立新农村社区临终关怀服务，为政府相关部门制定相关政策提供参考。2013 年在全国两会上，民主促进会中央委员会郑重提议，应重视发展临终关怀事业。据《2015 年度死亡质量指数：全球姑息资料排名》（经济学人智库）的调查，在调查的全球 80 个国家和地区中，我国姑息治疗排名第 71 位。截至 2015 年，我国共有 2103 家医疗机构开设临终关怀科室，7791 家老年医院提供临终关怀服务，289 家护理院提供临终关怀服务，其中仅有 200 家医疗卫生机构专门从事临终关怀服务，主要分布在我国东部，而中西部地区相对稀缺。

总体来看，中国大陆（内地）临终关怀研究已经形成了体系，但是由于卫生医疗政策等配套支持的滞后，我国临终关怀的总体水平较低，主要表现为缺少政策支持、机构数量少、覆盖率低、规模小、规范化程度有限、专业人员紧缺、宣传教育不到位等，具体介绍如下。

1．机构少、规模小、覆盖率低，缺乏专业人员

中国国民对临终关怀的需求主要来自癌症患者增加和老龄化加剧。中国是一个人口大国，且人口老龄化越来越明显，高龄老年患者的生活照料和医疗护理，更是未来养老问题中的重点。老龄人口的增加，必然带来疾病负担的增加。癌症的发病率也呈上升趋势，且逐渐年轻化。据资料显示，晚期癌症患者临终关怀服务的需求量急剧增加，但是覆盖率很有限，供需矛盾日益加剧。每年约有 700 万临终患者（主要是高龄衰老患者、晚期癌症患者、艾滋病晚期患者、运动神经元疾病和退行性疾病等非恶性肿瘤临终患者）需要临终关怀服务，而根据学者的报道，我国临终关怀的覆盖率，仅为 0.6 分，排在被调查40 个国家中的最后一位。这表明我国需要临终关怀的人是一个庞大群体，相反地，我国临终关怀事业发展较缓慢，同时，因临终关怀机构数量少、覆盖面小、工作人员总体素质不高、服务范围窄、照护质量低、管理不规范的状况，远远不能满足临终关怀日益增长的需求。

2．仍需进一步探索符合我国国情的临终关怀模式

在国内外临终关怀模式的基础上，结合我国临终关怀事业的发展现状，探索符合中国特色社会主义的临终关怀模式，才能促进我国临终关怀事业的发展，最大限度地满足社会对临终关怀的需求。目前，我国临终关怀的主要模式有"PDS 模式"和"施氏模式"。"PDS 模式"，即以解除患者的病痛为中心，在服务层面上，坚持临终关怀医院、社区临终关怀服务与家庭临终关怀病房相结合；在服务主体上，坚持国家、集体、民营相结合；在服务费用上，坚持国家、集体和社会投入相结合的模式，是较为全面的"一个中心、三个方位、九个结合"体系。"施氏模式"的重点是乡村地区，将家庭临终照护模式作为临终关怀的主要模式。虽然，这两种模式被广泛接受，但是二者均有其局限性。"PDS 模式"较为全面地考虑了各方面因素，但在实施过程中又遇到诸如机构少、参与工作者数目少、经费不足等各种客观的现实问题，无疑带来巨大的挑战。"施氏模式"所强调的家庭临终照护模式，在经济发展所带来的人口流动速度加快及"空巢老年患者"增多等现状制约下，开展起来也较为困难。近些年来，家庭－社区－医护人员相结合的临终关怀模式兴起，在一定程度上缩小了临终关怀的内容范围，扩大了收治对象与志愿者的队伍，从而扩大了临终关怀的区域覆盖面，可以更好地适应社会发展的需要。但为了进一步探索更加完善的临终关怀模式，还需要未来全社会的共同努力。

3. 医护人员专业素质亟待提高，临终关怀服务质量不高

临终关怀是一门具有广泛交叉性的边缘性质学科，涉及医学、心理学、伦理学、社会学、哲学等多门学科，医护人员是发展临终关怀事业的中坚力量，因此对从事临终关怀的医护人员有着较高的要求，即医务人员不仅要有崇高的职业道德、正确的生死观，还要具有丰富的医学与人文科学知识和熟练的实际操作技能。由于我国临终关怀起步较晚，多数医护人员不但缺乏临终关怀相关的知识，而且对临终关怀的重要性也认识不足，缺乏专业训练，从事临终关怀服务的医护人员人文和社会科学的知识明显不足，缺乏心理沟通的专业技能。在实践中，往往偏重于抢救与治疗，对临终患者的心理需求、精神需求等方面往往束手无策，因此难以提供有效的临终关怀服务。我国学者的调查发现，综合医院或专科医院医护人员对患者提供的临终照护未能令患者满意，特别是心理照护及对家属的关心和抚慰。由此可见，现有的临终关怀服务远远不能满足患者及其家属的需要。

4. 适用人群及病情具有局限性

目前，我国临终关怀的服务对象偏重于恶性肿瘤晚期、病情伴随剧烈疼痛的患者，且大部分是老年人。然而，从国外研究和实践经验来看，临终关怀的服务对象包括各类群体，不仅限于恶性肿瘤晚期的患者，还包括心脏病、艾滋病、脑血管疾病、慢性呼吸系统疾病及先天性疾病等非肿瘤性疾病患者。由此可见，我国临终关怀的服务对象过于单一，适用的病情也有一定的局限性。

（二）制约我国临终关怀发展的主要因素

1. 受文化背景及传统孝道的影响，对临终关怀的认知不足

由于受到几千年传统文化的深刻影响，我国绝大多数民众还没有形成正确的死亡观，无法正确地接受和面对死亡，尤其忌讳在言语中提及，甚至谈"死"色变。许多患者因缺乏正确的死亡观，临终阶段在生理和心理上饱受双重折磨。患者家属也常常因担心增加患者的思想负担而请求医护人员对患者隐

瞒病情，有些患者即使知道自己的病情也因担心亲人而避而不谈，所以患者和患者家属常常采用回避的态度来孤独地承受这份痛苦，这使医护人员、患者家属和患者间无法进行有效的心理沟通。此外，大多数中国子女遵循"百善孝为先"的古话，都希望在父母临终前能陪伴左右以尽孝心，认为将父母送到临终关怀机构由专业护理人员陪同是不孝的表现，并且借助医疗器材帮助以延长父母生命，而忽略患者临终期的生存质量。因此，医护人员也不能做到见死不救，多数医院只有当患者出现明显生命危象时才开始进行临终关怀，使临终关怀不能在充裕的时间内有效地开展。

2．社会保障制度欠缺，经费来源不足

我国的临终关怀仍处于探索阶段，许多法律政策还相对不是很完善，慈善和社会群体的关注度也很低，对临终关怀资金投入不足、配套设施不健全，从而制约了临终关怀的发展。目前，对于制定符合我国基本国情的临终关怀相关法律和政策保障还需要进一步探索，这也使临终关怀工作陷入尴尬的境地。

我国临终关怀机构的经费主要来源于政府投入、慈善捐款和由患者及家属支付。由于社会经济水平制约，我国目前对临终关怀的经费投入很少。虽然，临终关怀事业本身具有公益性的特点，慈善捐款也非常有限，除李嘉诚先生捐建了20所宁养院外，其他临终关怀机构所获的专项捐款较少。此外，我国城乡经济发展不平衡，临终关怀机构也仅在北京、上海等经济发达的大城市相对集中，农村不少家庭难以承受实施临终关怀需要的大量经费支出。在现有经济条件下，想要通过专项经费来发展临终关怀事业，建立没有盈利的关怀病房是相当困难的，也是我国临终关怀发展缓慢的一个重要原因。

3．缺乏对正确的死亡价值观的社会引导

目前，我国民众对于死亡的认识较为传统，追求长生观与乐生观，以家庭生活颐养天年为重，与临终关怀"不以延长生命为目的，而以减轻身心痛苦为宗旨"的思想不能很好地接轨，而社会极少有与之相关的人文宣传，大多数患者思想依旧守旧，认为去临终关怀机构意味着被家属抛弃，有的患者虽然可以接受临终关怀机构的护理，其家属也会认为自己会受到良心的谴责，再加上社会媒体宣传普及不够到位。由此可见，社会中的大多数人并不能深刻地理解临终关怀的真实含义，死亡价值观缺乏正确的社会引导。

临终关怀对我国社会公众来说是一个新概念，尽管现实中存在很大的适用空间，并逐渐走进人们的生活，但还没有引起应有的关注。目前，由于临终关怀相关法律制度及相关行业标准的缺乏，媒体对临终关怀的宣传力度也不大，导致人们对其理念和服务方式的认识还停留在初级层面，全面接受临终关怀服务还须假以时日。

三、临终关怀发展展望

(一)建立健全临终关怀制度和社会医疗保障体系

西方国家临终关怀事业蓬勃发展的一个重要原因是临终关怀的制度化,而我国临终关怀依然没有被纳入基本医疗保健服务体系。我国是老龄化迅速发展的大国,临终关怀需求大,政府及有关部门应当把临终关怀事业提高到维护生命尊严、减轻家庭和社会负担及有利于和谐社会构建的高度上去重视和发展。同时,国家应完善临终关怀相关制度,健全和完善我国的社会医疗保障体系,把临终关怀纳入社会基本医疗保险中,从政策引导、制度建设及相关法律法规制定上健全临终关怀事业发展的保障机制,才能促进我国临终关怀事业可持续的快速发展。随着《"健康中国2030"规划纲要》的推行,近几年我国临终关怀事业社会建制化成效突出,《国家卫生计生委关于印发安宁疗护中心基本标准和管理规范(试行)的通知》(国卫医发〔2017〕7号)文件的出台,标志着我国临终关怀服务措施及行业规范进一步具体明确,文件对中心的照护人员、医疗设备、风险管控等内容也做出了明确的规范。2018年,国家医疗保障局印发的《关于将17种药品纳入国家基本医疗保险、工伤保险和生育保险药品目录乙类范围的通知》(医保发〔2018〕17号),降低了17个临床必需、疗效确切、参保人员需求迫切的肿瘤治疗药品零售价,平均降幅56.7%,大部分进口药品支付标准低于周边国家或地区市场价格的36%。这些新举措、新政策为临终关怀的患者带来了切切实实的帮助,奠定了临终关怀事业更加坚实的基础,让广大人民对优死优待有着更高的期待。

首先,国家应该作为临终关怀事业发展的主体,制定相关的政策为临终关怀事业提供专项资金支持,并由相关的机制来确保专款专用,防止贪污滥用。其次,由于我国人口众多,"看病难、看病贵"成为许多百姓的困难,因此应制定相关的公费医疗报销制度、医疗保险制度、大病统筹制度来惠及患者。再次,我国临床医护人员的临终关怀素养有较大的局限性,因此应制定相应的政策对医生、护士、器械操作人员、管理人员的比例进行合理的分配,并对其资历进行考察;同时,逐步建立健全对临床医护人员的培训制度和考核制度,尤其对其专业医疗护理知识、伦理知识、心理学知识、急救知识、仪器操作技能加强教育,并通过临终关怀执业医师考核标准进行录入。最后,还应该制定临终患者的判定标准及审核制度,明确对临终患者的关怀措施及收费标准,以消除医护人员和患者及家属间的顾虑,共同对临终患者进行关怀,以提高患者的生活质量。

总之，国家的政策与法律体系应该确保临终关怀事业走向制度化与规范化，惠及范围应扩大；同时，还应建立一整套严密的制度和社会医疗保障体系来确保各项目的规范化实施，如患者进行临终关怀的标准，需要征询患者及其家属的意见，患者应采用何种治疗方式，是否愿意放弃临终抢救等细则，以免出现不必要的医患纠纷。

（二）加强死亡教育，引导公众树立正确的死亡观

社会公众支持是临终关怀事业发展的重要社会基础。受传统文化及死亡教育缺失的影响，临终关怀在我国缺乏社会环境和氛围，人们忌谈死亡，回避死亡，不能坦然面对死亡。许多临终患者及其家属对临终关怀的抵触，使许多临终患者在痛苦和面对死亡的恐惧中离开人世。因此，要改善临终患者的生存质量，使患者没有痛苦、没有遗憾地走完人生的最后旅程，就必须通过各种途径和形式引导人们科学地认识和对待死亡。加强死亡教育可以消除患者对死亡的恐惧心理，帮助患者理解生与死是不可抗拒的自然规律，树立科学、合理、健康的死亡观，使之能坦然面对死亡，有利于提高患者的生存质量。加强死亡教育对于临终关怀的发展是必要的。首先，要对社会公众采用电视、报纸杂志和网络等多种途径和形式宣传教育，引导社会公众正确认识生死规律，接受死亡的必然性；同时通过对医学常识的宣传普及，使社会公众认识到医学的局限性，引导社会公众逐步树立坦然面对死亡、接受死亡的理念。其次，要面向医学生和医护人员进行死亡教育，使其了解死亡的过程和规律，从而在医疗实践中能根据不同的临终患者采取灵活多样的临终关怀模式，更好地为患者服务。最后，在临床实践中，医护人员应引导家属走出死亡的心理误区，帮助家属理解生存质量的根本意义，消除家属对死亡的恐惧，克服丧亲之痛。临终关怀及死亡涉及文化、经济、信仰、民间风俗等诸多领域，受到中国几千年传统文化思想的束缚与制约，临终关怀要想深入人心必将是一个漫长而缓慢的过程。因此，应循序渐进开展死亡教育，发挥社会各方力量，逐步转变人们的思想观念。

（三）加强临终关怀专业教育，提升从业人员素质

我国人口老龄化和人口死因顺位变化，促使临终关怀事业发展变得日益迫切。临终关怀在我国20多年的发展又为临终关怀事业的发展奠定了一定的群众基础和物质基础。与西方国家相比，我国大多数临终关怀从业人员缺乏专业的培训，专业素质相对较低。提升专业人员素质是大力发展临终关怀事业的必要条件，大力发展临终关怀事业需要高素质的专业人员，科学规范的临终关怀专业教育势在必行。加强临终关怀专业教育，一方面，加强医学

生临终关怀学教育，为将来临终关怀事业储备专业人才；另一方面，加强相关从业人员的临终关怀专业化培训，医院应定期组织培训、开展讲座等方式，对医务人员进行死亡观教育，学习临终关怀相关的人文和社会知识，加强临终关怀技能的培训，提高临终关怀服务专业技能和服务质量。医护人员在临终护理中承担着重要的角色，需要掌握相应的知识及技能，不断完善自己，要有爱心、同情心、耐心、细心及严谨和灵活的应对能力，更好地为临终患者及家属提供护理服务。为建立专业合格的临终关怀队伍，可以增设更多的临终关怀专业，安排临终关怀课程，并辅助以大量的实习，加强与临终患者的沟通和交流，同时积极开展学术探讨，还可以向国外取经，学习先进的护理方式方法，加以改进，做到适应我国发展需要。临终关怀事业作为一项利国利民的崇高事业，是国家发展、社会进步的体现，是社会文明的象征。医护人员不仅具有较高的临床技能，还要有高尚的道德情操和人文情怀及高超的沟通技巧，以适应我国临终关怀事业发展对高素质专业人才的需求。

（四）增设临终关怀机构，优化临终关怀服务队伍

如前所述，我国临终关怀机构存在着数量少、区域分布不均匀、年龄与疾病谱局限性等问题，主要的临终关怀服务机构的形式有独立的临终关怀医院、综合医院开设的临终关怀病房、临终关怀的居家服务等。从英国、美国的临终关怀制度来看，引入市场的力量成立独立的临终关怀医院，国家给予财政补贴和税收减免，将投资收益、社会捐赠作为补充，体现了资源利用可持续性和医疗服务的高效性。结合我国的国情，未来在临终关怀机构的设立中，可通过多方整合卫生资源，建立多元化的临终关怀机构，以节约社会资源。此外，可以充分发挥社区卫生服务中心的作用，在已有全科医学治疗的基础上，可以在其中建立临终关怀中心，从而实现家庭关怀和社区关怀的结合。

由于临终关怀是一门边缘性交叉学科，因此对于从事临终关怀服务的团队有着很高的要求。临终关怀工作人员除了需要有丰富的医疗知识与精湛的技术外，还需要有极强的社会责任感和社会道德要求，因此对工作人员进行系统的专业培训显得尤为重要。此外，还要加强不同临终关怀机构的学术研究，正如多伊尔博在"面向 21 世纪的临终关怀运动"的专题报告中指出，21 世纪临终关怀的发展将在很大程度上依赖临终关怀工作者学术研究水平和对临终关怀学术研究的热心程度。因此，加强临终关怀的学科建设，促进国内外学术交流，互相借鉴经验，从而优化临终关怀医疗队伍素质。

（五）积极探索临终关怀模式改革，优化其服务质量

临终关怀模式对临终关怀实践具有重要的指导作用。不同的文化背景、不同的社会经济状况影响着各个国家和地区临终关怀服务的模式。借鉴西方国家实施临终关怀的研究成果和实践经验，积极探索适合我国国情的临终关怀模式，因地制宜地开展临终关怀工作是发展我国临终关怀事业的根本所在。临终关怀服务模式须以中国国情为基础，立足于各个地区、各个民族的实际情况，如民族经济水平、文化背景与传统习惯等，因地制宜、因时制宜地制订针对性的临终关怀服务模式。鉴于我国目前的国情及现状，建立足够数量的专门临终关怀医院还存在一定的困难，然而建立附属于医院的临终关怀病房或者社区家庭型的临终关怀病房更加可行。在城市，建立临终关怀院或者设立临终关怀病房，并与社区等基层医疗机构结合，设立家庭病房；在农村，可以采用"施氏模式"，即临终关怀机构与养老院相结合，设立临终关怀病房，为晚期患者提供专业的照护。附属于综合医院的病房适用于大多数临终患者，当临终患者病情恶化或者需要帮助时，可在医院提供人力、物力资源缓解病情的同时，由专业人员进行心理护理和疏导；而家庭型的临终关怀病房则适用于离医院较远的农村和山区地区。城市与农村采取不同的服务模式，不仅扩大了样本供给数量及覆盖面，也能提供相应的一体化服务。此外，基于我国人口迅速老龄化的问题，可积极探索临终关怀机构与养老机构的结合，强化社会的作用，发挥家庭的功能，实现国家、社会和家庭三者的有机结合。通过对乡村医生和全科医生进行专业的临终关怀培训，培养基层临终关怀人员，有助于在医疗服务过程中强化民族临终关怀观念，并为广大基层患者提供帮助。在临终关怀资金方面，采取多渠道、多途径的筹措方式，加大国家对临终关怀事业的财政支持力度，促进我国临终关怀事业的可持续发展。

【参考文献】

[1] 施永兴，王光荣. 中国城市临终关怀服务现状与政策研究 [M]. 上海：上海科技教育出版社，2010.

[2] 管素叶. 中国临终关怀事业走出困境的有效路径探析——基于国家和市场视角 [J]. 医学与哲学（人文社会医学版），2011（2）：22 – 29.

[3] 蔺晓贤. 21 世纪中国临终关怀事业展望 [J]. 浙江中医学院学报，2001（6）：73 – 74.

[4] Bowman K W, Singer P A. Chinese seniors' perspectives on end-of-life decisions [J]. Social Science & Medicine, 2001, 53 (4): 455 - 464.

[5] Buck J. Policy and the re-formation of hospice: lessons from the past for the future of palliative care [J]. Journal of Hospice & Palliative Nursing, 2011, 13 (6): S35 - S43.

[6] 王继超. 中国临终关怀现状及其发展研究 [J]. 才智, 2016, (5): 278 - 279.

[7] 王星明. 西方主要国家临终关怀的特点及启示 [J]. 医学与哲学 (人文社会医学版), 2014 (1): 40 - 42.

[8] 王玉梅, 肖适崎, 冯国和. 我国临终关怀发展中有关问题探讨 [J]. 中国社会医学杂志, 2006 (3): 180 - 182.

[9] 吴茜, 张若柏, 张书怡, 等. 临终关怀需求的研究进展 [J]. 护理研究 (中旬版), 2015, 29 (4): 1291 - 1293.

[10] 滑霏, 徐燕, 袁长蓉. 中美临终关怀计划相关政策的比较研究 [J]. 解放军护理杂志, 2008 (7): 26 - 28.

[11] 滑霏, 袁长蓉, 徐燕. 美国姑息护理政策模式及其对我国的启示 [J]. 解放军护理杂志, 2006, 23 (11): 39 - 40.

[12] 新华. 英国人讲究"死亡质量"[J]. 冶金企业文化, 2010 (4): 27 - 27.

[13] 徐勤. 美国临终关怀的发展及启示 [J]. 人口学刊, 2000 (3): 52 - 54.

[14] Canadian Hospice Palliative Care Association. The Canadian hospice palliative care association: a history [EB/OL]. [2018 - 11 - 28]. http://www.chpca. net/about-us/history. aspx.

[15] Canadian Hospice Palliative Care Association. What Canadians Say: The Way Forward Survey Report [R]. Ottawa: CHPCA, 2013.

[16] 徐晓红. 临终关怀的现实意义与实现路径 [J]. 安徽理工大学学报 (社会科学版), 2014 (2): 43 - 46.

[17] 杨晶, 张金环, 刘玉春, 等. 医护人员对待死亡及临终关怀态度的调查 [J]. 中华护理杂志, 1998 (10): 47 - 49.

[18] 陈飞. 从权利意识的视角看实践患者知情同意的文化障碍 [J]. 医学与哲学 (人文社会医学版), 2008 (9): 1 - 3.

[19] Chan T H Y, Chan F M Y, Tin A F, et al. Death preparation and anxiety: a survey in Hong Kong [J]. OMEGA-Journal of Death and Dying, 2007, 54 (1): 67 - 78.

[20] Chaturvedi S K. Ethical dilemmas in palliative care in traditional developing societies, with special reference to the Indian setting [J]. Journal of Medical

Ethics, 2008, 34 (8): 611-615.

[21] 陈丽伊. 美国临终关怀的营利模式 [J]. 中国卫生产业, 2006 (8): 48-50.

[22] 陈瑶, 王峻彦, 施永兴. 成都、昆明、杭州三地注册临终关怀机构的服务功能及资源的调查研究 [J]. 中国全科医学, 2011 (1): 66-69.

[23] 刘朝杰, 李伟, 姚岚. 澳大利亚的社区卫生服务与全科医疗对中国的影响和蕴义 [J]. 中国全科医学, 2004, 7 (21): 1545-1550.

[24] 刘玉芹. 德国医院临终关怀护理特点 [J]. 护理学杂志, 1999, 14(3): 1-2.

[25] 马静松, 孙福川. 临终关怀在中国: 困境与出路 [J]. 中国医学伦理学, 2008, 21 (6): 38-39.

[26] Chen Y R, Wang N, Wang Y W. Advocacy of advance care planning by social ecological model in Taiwan [J]. BMJ Supportive & Palliative Care, 2011, 1 (1): 109.

[27] Chiu T Y, Hu W Y, Chen C C Y. Ethical dilemmas in palliative care: a study in Taiwan [J]. Journal of Medical Ethics, 2000, 26 (5): 353-357.

[28] 马娉, 苏永刚. 中国临终关怀困境及立体化人文关怀模式研究进展 [J]. 齐鲁护理杂志, 2013, 19 (13): 44-46.

[29] Crain M. A cross-cultural study of beliefs, attitudes and values in Chinese-born American and non-Chinese frail homebound elderly [J]. The Journal of Long Term Home Health Care, 1996, 15 (1): 9-18.

[30] 邝亚莹, 吴剑平, 曾志励, 等. 南宁市三级甲等医院护士临终关怀态度及认知度的调查分析 [J]. 护理研究, 2015, 29 (34): 4316-4318.

[31] Dickinson G E, Clark D, Sque M. Palliative care and end of life issues in UK pre-registration, undergraduate nursing programmes [J]. Nurse Education Today, 2008, 28 (2): 163-170.

[32] Dickinson G E, Field D. Teaching end-of-life issues: current status in United Kingdom and United States medical schools [J]. American Journal of Hospice & Palliative Medicine, 2002, 19 (3): 181-186.

[33] 李梦诗, 周玲君, 顾申. 美国临终关怀护士资格认证现状及其启示 [J]. 解放军护理杂志, 2012 (6A): 33-34, 37.

[34] Donovan H S, Ward S E, Mi-Kyung Song, et al. An update on the representational approach to patient education [J]. Journal of Nursing Scholarship, 2007, 39 (3): 7.

[35] Hui E C. An Eastern world view of advance care planning [J]. BMJ

Supportive & Palliative Care, 2011, 1 (1): 65 – 75.

[36] 裴丽坤, 刘朝杰, Legge D. 全民医疗保障制度的挑战: 澳大利亚卫生体制的启示 [M]. 北京: 人民卫生出版社, 2009.

[37] 石朝阳. 给生命以美丽的终结——临终关怀在国外 [J]. 金秋, 2009 (8): 10 – 11.

[38] 石丽英.《中国医师宣言》的背景、内容及其社会意义 [J]. 中国医院, 2011 (10): 50 – 51.

[39] 苏永刚, 马娉, 陈晓阳. 英国临终关怀现状分析及对中国的启示 [J]. 山东社会科学, 2012 (2): 48 – 54.

[40] 苏永刚. 中英临终关怀比较研究 [M]. 北京: 中国社会科学出版社, 2013.

[41] Garces-Foley K. Buddhism, hospice, and the American way of dying [J]. Review of Religious Research, 2003, 44 (4): 341.

[42] Glass A P, Chen L K, Hwang E, et al. A Cross-cultural comparison of hospice development in Japan, South Korea, and Taiwan [J]. Journal of Cross-Cultural Gerontology, 2010, 25 (1): 1 – 19.

[43] Ivo K, Younsuck K, Ho Y Y, et al. A survey of the perspectives of patients who are seriously ill regarding end-of-life decisions in some medical institutions of Korea, China and Japan [J]. Journal of Medical Ethics, 2012, 38 (5): 310 – 316.

[44] 姚晓英. 日本临终关怀的特色与思考 [J]. 护理管理杂志, 2002 (4): 48 – 49.

[45] 余秀君, 李虹, 李晓华. 临终关怀的护理进展 [J]. 华西医学, 2003, 18 (3): 430 – 431.

[46] 岳林, 张雷. 我国临终关怀的特点及其发展展望 [J]. 护士进修杂志, 2011 (2): 117 – 119.

[47] 张荒生, 邓倩. 推行人文关怀, 构建和谐医患关系 [J]. 中国医学伦理学, 2008, 21 (1): 112 – 113.

[48] 张金环, 姜学革, 杨晶, 等. 医护人员对临终关怀知识需求的调查分析 [J]. 解放军护理杂志, 2003 (9): 46 – 47.

[49] Ke L S. Advance care planning in Taiwan [J]. Patient Education & Counseling, 2012, 89 (1): 213 – 213.

[50] Kelley A S, Deb P, Du Q, et al. Hospice enrollment saves money for medicare and improves care quality across a number of different lengths-of-stay [J]. Health Affairs, 2013, 32 (3): 552 – 561.

[51] 郑蒔雨，沈吉林. 第三条道路下我国临终关怀事业的空间探索 [J]. 南京工程学院学报（社会科学版），2018，18（4）：23-27.

[52] 刘梦婕，朱京慈. "不再心肺复苏" 在 ICU 的应用进展 [J]. 中华护理杂志，2016（5）：613-617.

[53] Moorman S M, Carr D, Kirchhoff K T, et al. An assessment of social diffusion in the respecting choices advance care planning program [J]. Death Studies, 2012, 36（4）: 301-322.

[54] Redleaf D L, Schmitt S B, Thompson W C. The California natural death act: an empirical study of physicians' practices [J]. Stanford Law Review, 1979, 31（5）: 913-945.

[55] Tay M, Chia S J, Sng J. Knowledge, attitudes and practices of the advance medical directive in a residential estate in Singapore [J]. Annals of the Academy of Medicine Singapore, 2010, 39（6）: 424.

[56] 朱姝芹，崔焱. 加拿大临终关怀模式初探 [J]. 医学与哲学，2016（23）：32-35.

[57] 邹敏，徐燕，袁长蓉. 三甲医院护士姑息护理知识掌握现状的调查 [J]. 护理研究（上旬版），2006，20（12）：3133-3134.

[58] Vig E K, Taylor J S, Starks H, et al. Beyond substituted judgment: how surrogates navigate end-of-life decision-making [J]. Journal of the American Geriatrics Society, 2006, 54（11）: 1688-1693.

[59] Virnig B A, Mcbean A M, Kind S, et al. Hospice use before death: variability across cancer [J]. Medical Care, 2002, 40（1）: 73-78.

[60] Wilper A P, Woolhandler S, Lasser K E, et al. A national study of chronic disease prevalence and access to care in uninsured U. S. adults [J]. Annals of Internal Medicine, 2008, 149（3）: 170-176.

[61] Yick A G, Gupta R. Chinese cultural dimensions of death, dying, and bereavement: focus group findings [J]. Journal of Cultural Diversity, 2002, 9（2）: 32-42.

[62] 章然. 美国临终关怀服务的发展及对中国的启示 [J]. 浙江万里学院学报，2015（4）：47-50.

[63] 中国法制出版社. 医疗机构从业人员行为规范 [J]. 中华神经外科杂志，2013，29（3）：254-256.

[64] 钟华. 我国临终关怀的现状及其发展探索 [J]. 中国全科医学，2008，11（7）：604-605.

第三编

死亡教育

第七章 死亡教育概述

死亡是人类及所有生物生命停止和一切活动的停止，是人生旅程中不可避免也无法逆转的生物学过程，是任何内在力量及外在力量都无法改变的自然规律，是所有生物都将面临的必然归宿。死亡也是一个和人类同龄的话题，我国当代文学巨匠巴金曾说："像斯芬克司的谜那样，摆在我面前的只有一个字——死。"死亡的神秘，在于活着的人从未体验过，而经历过的人又无法向他人阐释自己的感受。那么，死亡究竟是什么？或许，死亡教育能给人类带来一些启示。

第一节 死亡教育的概念

死亡教育没有固定的概念，由于生死紧密相关，在某种程度上，学者都将死亡教育与生命教育、生死教育等相互联系。虽然不同的学者对三者的定义不完全一致，但所表达的意思是一致的，尤其是"生命教育"与"生死教育"经常通用。以下是各国学者对死亡教育的理解。

定义一：杜治政、许志伟认为，死亡教育是对人进行如何认识和对待死亡的教育。其主旨在于使人正确地认识和对待人人都不可回避的生死问题，不仅要正确认识和对待自己的生死，也要正确认识和对待他人的生死。

定义二：美国第一版《死亡教育》专业期刊中写道："死亡教育就是向社会大众传达较为适用的死亡相关知识，并使人们在态度和行为上有所转变的一种发展过程。"

定义三：我国台湾死亡学者纽则诚认为，死亡教育是一门学科，其针对的重点人群是生命受到威胁的人，为其提供身体和情绪上的支持性照顾，并给予其家属同等关怀。纽则诚所提出的死亡教育是一种落实照顾的理念（philosophy of caregiving），以增强和促进生命品质（quality of life）的方式，引介涉入各种情绪状态的方法。通过诸如此类的方式，使人类在面对濒死历程及分离、失落、死别、悲痛等问题时，变得更加从容、理性。

定义四：中国学者张彦认为，死亡教育既是一门课程，也是一种体验。其目的是要帮助人们学会当他们在面对他人或自己的死亡时，如何寻求良好的心理支持，征服死亡带给人们的恐惧与悲伤。

定义五：美国学者 Fruehling 认为，死亡教育是预防教学，以减少各式各样因死亡而引发的问题，并进一步增进人们对生命的欣赏。它可以从心理学、精神、经济和法律等不同层面增进人们对死亡的意识。

除此之外，维基百科中对死亡教育的定义为：死亡教育主要涵盖了死亡、濒死及以丧恸等死亡相关事实的教学实践；医学伦理学词典中则从死亡教育的目的与意义角度给出了定义，指出死亡教育是一种旨在帮助受教育者正确认识自己和他人的生死，是树立积极人生观、价值观的教育。

综上所述，所谓死亡教育，就是针对如何认识和对待死亡所进行的教育。它从心理学、伦理学、社会学、医学、经济学、护理学和法律学等不同方面增进了人们对死亡的认识，从而更加善待生命，在面对自身或他人的死亡时能寻求良好的心理支持。同时，它所探讨的不只是死亡本身的问题，还包含人们对所处的这个世界的感觉与情感。

第二节　死亡教育发展简史

一、美国死亡教育开展现状

（一）社会背景

美国社会文化、价值取向的开放性，决定了美国民众对接受死亡问题的探讨更加容易。20 世纪 60 年代以来，虽然医学取得了突破性进展，但仍对许多疾病束手无策。同时，自杀、酗酒、颓废情绪在美国青年中盛行等种种社会问题，引发了美国社会对生死的进一步探索。

（二）发展历程

死亡教育最先起源于美国，Pine 将美国死亡教育的发展分为 4 个时期：①1928—1957 年为死亡教育探索期；②1958—1967 年为死亡教育发展期；③1968—1976 年为死亡教育兴盛期；④1977—1986 年为死亡教育成熟期。

1928 年，死亡学的概念产生，但还未对其进行系统的研究。20 世纪 50 年代，美国社会推行了一次"死亡觉醒运动"（Death Awareness Moment），其突出的主题是"死亡焦虑"。1959 年，心理学家赫尔曼（Herman Eiffel）出版了世界上第一本关于死亡学的著作《死亡的意义》。1963 年，Robert Fulton 在美国明尼苏达州大学首次开设美国大学的第一门正规死亡教育课程。1969 年，卡波勒·罗斯（Knble-Ross）出版了死亡学名著《生死边缘》（*On Death and Dying*），引起了人们对癌症末期患者的重视及关怀。1967 年，莱斯特（Lester）编制了死亡恐惧量表。1970 年，坦普勒（Templer）编制了死亡焦虑量表，引发了科学界对死亡问题的研究；同年，第一次死亡教育研讨会在明尼苏达州的哈姆莱恩大学举行，之后死亡教育逐渐受到重视。1975 年，《死亡教育》杂志创刊；1976 年，成立了"死亡教育和咨询论坛"，即"The Forum for Death Education and Counseling"，并于 1986 年改为"死亡教育与咨商协会"（Association for Death Education and Counseling，ADEC），是美国最重要的死亡教育专业组织，也是国际间最大的"教育—专业—科学"死亡学领域的组织。死亡教育与咨商协会还建立了"死亡教育师"（professional death educator，PDE）与"悲伤咨商师"（certified grief counselor，CGC）等专业执照。

（三）学校死亡教育的发展

从 20 世纪 60 年代开始，死亡教育已成为美国基础教育和高等教育的一项重要课程，从幼儿园到大学均设立了死亡教育课程或座谈会，并成立了"死亡教育委员会"，出版了《死亡的准备教案》。1963 年，Robert Fulton 在美国明尼苏达州立大学首先开设死亡教育课程，死亡教育便在各院校开设，逐渐成为美国高等教育的重要内容。1968 年，学者杰·唐纳·华特士首次明确提出生命教育的思想，并在加州创建学校，倡导和实施生命教育。截至 1974 年，全美设有"死亡与死亡过程"相关课程的学校达 1650 所，中学以上的达 1100 所。1975 年调查显示，全美至少有 41 家医学院开设了有关死亡教育的正式培训课程。1985 年，全美有 60% 的大学提供至少 1 个学时来研讨死亡教育。其专业课程发展于 80 年代，至少有 3 个死亡学的硕士课程。1987 年，全美共有 85% 的医药学专业，有 126 家医学院、396 家护理学院开展了死亡教育。到目前为止，美国有 52% 的医学系及 78% 的护理系都设有 3 个必修学分的"死亡与濒死"课程。

（四）死亡教育目标

针对不同的教育对象，美国死亡教育制订了不同的目标。

20 世纪 70 年代，Gordon 和 Klass 制订了美国死亡教育的 4 项总体目标：①普及与死亡相关的知识；②教会人们如何面对和处理自己及周围亲人的死亡；③获悉临终关怀和各种丧葬礼仪等；④树立正确的死亡社会和伦理价值观。

Knott 认为，死亡教育的目标分为 3 个层面。①资讯分享，指分享与生死学有关概念或理论资料；②调适行为，使个人熟悉助人技巧，以便帮助别人或自己做好调适；③价值澄清，指协助监视及澄清个人的价值观。这与 Wass 提出的死亡教育目标是一致的，即接受死亡相关的信息，发展处理与面对死亡相关事件的能力与技术，澄清与培养个人的价值观。

Corretal 把死亡教育的目标分为认知的、情感的、行为的、价值的 4 个层面。①认知层面，为学习者提供各种有关死亡的事件和经验信息，并提供帮助，使其了解这些经验，通过提供实例和案例讨论，使学生了解并能够整合这些信息。②情感层面，让学生学会如何面对死亡、濒死和丧恸，重点在于教导人们在面对丧恸时，如何正确处理自己的哀伤情绪及分享与讨论哀伤的情绪体验等重要方法。此外，对于没有生离死别经验的人，也能学会运用同理心帮助丧恸者健康地疏解情绪。③行为层面，让人们知道出现何种反应或什么反应是正常的，自己如何或帮助别人如何表现哀伤的情绪。④价值层面，帮助人们澄清、培养、肯定生命中的基本目标与价值，通过死亡的必然终结性来反思生命的意义及价值。

（五）死亡教育内容

国外死亡教育内容多演化于著名研究者 Leviton 提出的 3 个层面的主要内容，即死亡的本质教育、死亡与濒死相关态度及情绪教育、死亡与濒死调试能力的教育。

我国台湾学者张淑美将美国 Corr & Balk、Corr、Leviton、Eddy & Alles、Hardt 等学者的关于死亡教育内容的观点归纳为 5 个方面。

（1）死亡的本质及意义，包含 5 个方面。①哲学、伦理学及宗教对死亡及濒死的观点；②死亡在医学、心理、社会及法律上的定义或意义；③生命的过程及循环、老化的过程；④死亡的禁忌；⑤死亡的泛文化比较。

（2）对死亡及濒死的态度，包含 8 个方面。①儿童、青少年、成年人及老年患者对死亡的态度；②儿童生命概念的发展；③性别角色和死亡；④了解及照顾垂死的家属；⑤濒死的过程与心理反应、死别与哀伤；⑥为死亡做好准备；⑦文学及艺术中的死亡描写；⑧寡妇、鳏夫和孤儿的心理调整。

（3）对死亡及濒死的处理及调整，包含 6 个方面。①对儿童解释死亡；②威胁生命重症的处理、与病重家属间的沟通与照顾、对家属的安慰方式及对"安宁照顾"的了解；③器官的捐赠与移植；④有关死亡的事务：遗体的处理方式、殡仪馆的角色及功能、葬礼的仪式和选择、丧事的费用等；⑤和死亡有关的法律问题，如遗嘱、继承权、健康保险等；⑥生活形态和死亡形态的关系。

（4）特殊问题的探讨，包含 3 个方面。①自杀及自毁行为；②死亡的伦理与权利，如安乐死、堕胎、死刑等；③意外死亡，如暴力行为、他杀死亡。

（5）有关死亡教育的实施方面，包含 3 个方面。①死亡教育的发展及其教材、教学方法的研究；②死亡教育的课程发展与评估；③死亡教育的研究与应用。

美国学者 Gibson 等人认为，中、小学阶段的死亡教育内容应该包括 10 个方面。①自然、植物及动物的生命循环；②人类的生命循环：出生、生长、老化及死亡；③生物层面：死因、死亡的界定；④社会和文化层面：丧葬风俗及死亡用语；⑤经济和法律层面：保险、遗嘱、葬礼安排事宜；⑥有关哀伤、丧礼、守丧等层面；⑦儿童文学、音乐及艺术中的死亡描写；⑧死亡的宗教观点；⑨道德和伦理层面：自杀及安乐死等；⑩生死相关的个人价值。

（六）死亡教育方式

美国死亡教育方式可分为教导式和经验式两种。教导式注重死亡教育相关知识的讲授传递，经验式侧重强调教学活动的参与和死亡体验及情感方面的交流。而美国研究者更倾向于将死亡教育定性为实践性教育，较多研究学者也认可此观点，学生通过与临终患者接触而强化对死亡教育开展的重要性及必要性，且大部分高等院校采纳了实践教育方式。例如，美国明尼苏达州地区的高校通过带领学生参观殡仪馆、写死亡感想等方法有效地开展了死亡教育；2004年，美国开始推行以"假死体验"为核心的实训方式，让学员拍遗像、写遗嘱、穿寿衣，进入死亡体验室，亲身体验躺在棺材里的感受，使学员通过亲身体验与死亡相关的事件，更加深刻思考死亡对生命的意义，从而更为珍惜自身生命，让自己的人生更有价值。

二、国外其他国家死亡教育开展情况

在美国死亡教育的影响下，英国等西方国家也开展了名为"死亡觉醒"的思想运动，死亡教育在各国得到了快速的传播与发展。英国率先在宗教改革的相关教育中增加了死亡教育的内容，并在发展过程中积极探索渗透式死亡教学方式，开设相关的死亡教育课程，内容涵盖对死亡、父母离异等特殊情况下的生命辅导；邀请殡葬或从事临终关怀的服务人员、护士等深入课堂讲授；采用角色扮演，使学生们通过自我体验丧亲或各类生活突变事件所导致的情绪，掌握如何调节情绪、提高心理承受能力的技巧与方法。这一做法在社会上有了较好的回应，人们对死亡的了解也更加深刻，对自己人生的目标也更加明确，起到了较为积极的作用。

20世纪70年代，日本开始引入死亡教育的思想，引起较多学者的关注，其价值与意义获得较大认可，在全国范围内得到了快速的推广。与此同时，不断涌现出以死亡为主题的著作，其主题以音频磁带和教科书的形式进行传播，多强调"为死亡所做的准备性教育"，这在日本，极大地推动了死亡教育的快速发展。之后，日本还成立了与死亡教育相关的、积极推广与宣传死亡教育的社会组织团体。例如，日本死亡临床研究会（1977年）、思考生与死的研究会（1982年）、临床死生学会（1995年），以及各类哀伤辅导团体与协会等，引起较大的社会与学术反响。到1996年，类似的组织团体大概已经有35个，仅东京一个地区各类团体会员已超过1500名。此外，死亡教育在日本高等院校得到广泛推广。例如，东京大学成立了"死生学的展开与组织化"的研究计划，东京上智大学、东洋英和女学院大学等多所院校也定期举办了传播死亡相关知识的宣讲会。

在韩国，死亡教育的发展也较快，其中受到韩国大众认可、政府教育机构支持的是"模拟葬礼"的体验式教育，他们认为入棺体验后对缓解压力、提升生活积极性具有重要作用。此外，在韩国学术界，也积极开展了与死亡教育相关的研究。例如，对中年人群死亡态度的调查研究证实，死亡或临终教育可以帮助中年人珍惜生命的最后阶段，更好地以积极的心态面对死亡。同时，一些研究人员使用教学计划开发（developing a curriculum，DACUM）方式，收集多领域研究专家的意见和建议，形成了适用于大众教育的死亡教育课程；也有研究者通过评估设计开发实施评价（assess design develop implement evaluate，ADDIE）模式构建了死亡教育课程，并对乳腺癌患者开展健康教育指导，均取得了较为积极的效果。

三、我国开展死亡教育的情况

（一）台湾死亡教育

1. 社会背景

台湾死亡教育的发展被传统的讳死文化所束缚。然而，随着社会经济的不断发展，台湾人民的基本生活需求得以满足，却引发了各种竞争压力不断增加，导致青少年的自杀率逐年升高。台湾学者张振成认为，台湾生命教育实践的四大社会根源是青少年问题严重、功利主义弥漫、脱序现象恶化、亲职功能不彰。同时，另一位台湾学者郑崇珍也认为，台湾发展生命教育主要是因为青少年呈现出一种不健康的行为取向，即不知爱惜自己、颓废、消极，常有践踏生命的偏差行为。除此之外，医疗水平的提高使带病延年者增多等社会问题，也激发了台湾社会对生死问题的探讨。

2. 死亡教育发展历程

在台湾，死亡教育是伴随着安宁疗护实践的兴起而发展起来的。安宁疗护也被称为姑息护理，即一种为临终患者及其家属提供缓解性及支持性的照顾的组织化医护方案。1982 年，台湾康泰医疗教育基金会首次开始安宁照顾服务；1987 年，马偕纪念医院成立安宁照顾小组；1990 年，安宁照顾基金会成立；1994 年，佛教莲花临终关怀基金会成立；1995 年，台湾中华安宁照顾协会成立。到目前为止，台湾安宁疗护有 3 个基金会、1 个协会、1 个教育示范中心，9 所医院设立了专门的安宁病房，9 所医院从事居家安宁疗护，41 所医院与安宁照顾基金会签订合约，推广安宁照顾、悲伤辅导与死亡教育。

3. 学校的死亡教育

在台湾，自 20 世纪 90 年代起，死亡教育就引起了人们的广泛关注。傅伟勋先生的著作《死亡的尊严与生命的尊严》一书一经问世，反响强烈，并直接推动了南华大学生死学研究所的创立。20 世纪末，台湾教育界逐渐引入死亡教育，称为"生命教育"。1997 年，台湾学者陈英豪率先提出对台湾"生命教育"的愿景；同年年底，台湾启动了"生命教育实施计划"，并委托台中市晓明女中设计"生命教育"相关课程，推动办理研习、训练师资等；1998 年，"生命教育"在台湾地区的中学全面展开；2000 年，台湾教育当局成立"生命教育推动委员会"，并将 2001 年定为"生命教育年"。台湾生命教育计划以高中及国中学生为优先对象，逐年推广到小学及大学。此外，许多高等院校和教育研究机构也主动参与到生命教育中，进行理论与实践的研究，对推进台湾地区生命教育的发展起到了重要的引领和提升作用。而且台湾教育当局也十分重视生命教育，规定中小学成立"生命教育中心"，负责研究生命教育的内容、途径与方法，编写生命教育教材。到目前为止，台湾地区大部分学校开设了生死教育课，其内容包括 3 个方面：①探讨、学习生命与死亡对人的意义与影响；②面对死亡的应对策略与方法；③在学习过程中将生死教育与临终关怀紧密地结合起来进行实践体验。据相关调查发现，台湾小学虽然还没有单独开设"生命教育课"，但是也有相关内容的介绍，包括"生命的旋律"和"温馨你我他"2 个方面。在"生命的旋律"教学单元中，由老师讲解有关生命起源的问题，从而让学生初步了解迎接生命的喜悦、生命的成长、生病、个体的衰老、死亡等现象。而"温馨你我他"则主要通过课外活动来完成。学校组织学生到养老院、孤儿院等机构去参观、访问，从中了解生命的不同历程、不同角色。而在台湾的中学已经普遍开设了正规的"生命教育"课程，同时还编制了生命教育的教材及《生命教育教师手册》；台湾大学也开设了死亡教育课程，如台北护理学院成立了"生与死研究中心"，其他大学也陆续开设了生死学、死亡教育等相关课程。

（二）中国大陆死亡教育

1. 社会背景

在中国大陆，人们受传统文化中"重生忌死"观念的影响，死亡问题长期处于教育的盲区。正如我国学者顾海兵先生曾指出的那样："在我们的整个科学及教育体系中，只有生的教育，而没有死的教育；只有优生学而没有优死学；只有计划生育而不计划死亡；只有人生观而没有人死观；只有生的崇高而没有死的光荣。"因此，中国大陆的死亡教育发展面临着同中国台湾一样的困境。其理论探讨极为薄弱，死亡教育几乎是空白的。然而，20世纪90年代以来，在面对癌症死亡人数逐渐上升、自杀现象及人口老龄化等社会问题，使死亡问题受到人们的普遍关注，进而推动了中国大陆死亡教育的发展。

2. 死亡教育发展历程

20世纪90年代开始，生命教育逐渐成为中国大陆教育界、哲学界和社会学界共同关注的热点议题，大致经历了4个相对区分的阶段。

（1）教育忧思与本土探索阶段：1993—1999年。

基于对教育问题的忧虑和反思，我国学者叶澜于20世纪90年代开始关注"生命"及其与教育的内在关系并进行解读，主张"从更高层次——生命的层次，用动态生成的观念，重新全面地认识课堂教学，构建新的课堂教学观"，并发出"让课堂焕发出生命活力"的号召。1993年，黄克剑、张文质提出"生命化教育"理念并开展实践，与国外的"生命教育"有异曲同工之妙。冯建军等多年来编辑《明日教育论坛》系列辑刊，出版了《生命化教育的责任与梦想》等学术著作、教材等，并在福建、广东、海南等地开展课题实验，引起了较大的反响。与此同时，部分高校学者开始关注国外已经流行的死亡哲学研究，并陆续开设相关课程。例如，段德智在武汉大学开设了"死亡哲学"课；1994年起，郑晓江在南昌大学开设"中国死亡智慧"课程（1997年调整为"生死哲学"课）；2006年起，郑晓江与其他老师合作，在江西师范大学开设全校公选课"生死哲学与生命教育"。这在一定程度上催生了人们对生死和生命问题的理解和关注。不过这一时期还未形成真正的生命教育，只是一种对教育问题的反思和对生命意蕴之于教育的重要性的觉识，或者可以称之为一种"教育忧思"。

（2）学术诠释与学科界定：2000—2003年。

2000年，郑晓江发表《国外死亡教育简介》和《台湾中小学的生命教育课》两篇文章。前者从介绍国外死亡学研究和"死亡教育"实践出发，解读了生命教育的前身——死亡教育的兴起缘由和所关注的议题。后者主要介绍我国台湾地区的生命教育课堂实践，首次把台湾的生命教育引进大陆。同年，刘济良发表了《论香港的生命教育》，从价值取向、课程设置、教育方法三个方面介绍了香港的生命教育。此后，哲学界和教育界对生命教育的理论诠释和课程探究迅速成为热点问题。哲学界研究生死哲学、生命哲学、人生哲学、价值哲学、伦理学的学者，主要从"生命教育"的哲学意蕴、教育对生命本体深切关怀的角度进行探讨。例如，2002 年，《上海教育科研》转载了郑崇珍、张振成两位学者的文章，分别介绍我国台湾地区生命教育的目标与策略、本质与实施，进一步在大陆推介了台湾生命教育的成功经验；教育界的学者则主要从教育的基本原理、价值取向、现实落点及德育和思想政治教育的视角出发，强调教育应该关注"生命"。例如，冯建军发表了多篇探讨生命与教育关系、生命化教育和生命教育的文章。此外，还有学者将二者进行交融互动。

在这个时期，医学界也迎来了"生命教育"的萌芽。2001 年年底，天津医科大学"医学伦理学教育基地"落成。这个用来展出遗体捐献者遗书的简陋甚至破旧的房间，引起了医学学生们的强烈震撼。2006 年春天，该基地迁到新址，更名为"生命意义展室"，其影响也越来越大。当时世界医学法学协会主席阿芒·卡米（Amnon Carmi）在参观完这个展室后说："将医学教育和人文教育融为一体的想法是伟大的，值得全世界所有医学院效仿。"可见，在探讨生命意义和践行生命教育上，医学界（包括殡葬与临终关怀行业）也是不可忽视的阵营。

此时期在哲学界、教育界和医学界的共同关注下，中国大陆掀起了一个生命教育学术传播的小高潮。学术界主要从介绍港台生命教育开始，对生命教育的基本理论和课程实践进行学术诠释和价值宣扬；教育界和医学界的一线工作者则从现实出发，直面生命本身，拷问生命的意义。因此，这是一个学术诠释和学科界定的时期。

（3）理论热兴与实践探求：2004—2010 年。

自 2004 年始，伴随着《中共中央国务院关于进一步加强和改进未成年人思想道德建设的若干意见》（中发〔2004〕8 号）文件的颁布，伴随着辽宁和上海两地教育部门首开风气之先，还有诸如中国宋庆龄基金会、"关爱生命万里行"志愿组织等社会团体的推波助澜，生命教育在中国大陆迎来了一个比较繁荣的发展期。这个时期一直持续到 2010 年，是一个理论界与实践界相互支持、相互促进的"研产共荣期"。一方面，大量学术文章、著作和教学教材竞相发表和出版，各类年会、论坛相继举行，争芳斗艳；另一方面，实践推广和课程开发也如火如荼地进行。6类代表性的事件列举如下。

1）《中共中央国务院关于进一步加强和改进未成年人思想道德建设的若干意见》（下文简称《意见》）颁布。《意见》虽然没有直接提出"生命教育"的概念，但已包含相关内容，在很大程度上促进了社会对生命教育的关注。在贯彻落实《意见》的过程中，一些教育部门、学校等开始倡导并实践生命教育。后来，全国妇联等七部委联合发布《全国家庭教育指导大纲》，明确提出"家庭教育指导应尊重儿童身心发展规律，将生命教育纳入生活实践之中"。

2）《辽宁省中小学生命教育专项工作方案》《上海市中小学生命教育指导纲要》《湖南省中小学生命与健康教育指导纲要（试行）》等文件相继出台。这些省（市、自治区）和江苏省、重庆市、湖北省、黑龙江省、云南省、陕西省等多个省（市、自治区）陆续开展生命教育实践。

3）湖南醴陵一群学生发起"关爱生命万里行"的活动，得到时任国务院总理温家宝的关注并批示。该活动连续几年促成了全国人大代表在全国人大会议上提出有关预防自杀、生命教育的议案或建议。

4）各类生命教育研究机构和实践基地成立。例如，天津永安生命教育与殡葬文化研究所、北京青少年生命教育基地、北京师范大学"生命教育研究中心"、浙江传媒学院"生命学与生命教育研究所"和"大学生心理健康与生命教育中心"等。

5）全国性甚至国际性的生命教育年会、论坛、研讨会持续开展。例如，中国宋庆龄基金会连续举办多届"中国青少年生命教育论坛"、浙江传媒学院主办的"海峡两岸大学生命教育高峰论坛"、中国生命教育协会主办的"全国大学生生命教育高峰论坛"、北京师范大学生命教育研究中心主办的"全国生命教育年会"等。

6）各类著作、教材相继出版和相关课程的开设，如《生命教育大学生读本》、《生命教育》教材、《生命教育引论》专著等。

（4）国家战略与全新发展：2010年7月以来。

2010年7月29日，国务院发布了《国家中长期教育改革和发展规划纲要（2010—2020年）》（下文简称《纲要》）。《纲要》第一部分"总体战略"中第二章"战略目标和战略主题"明确指出："重视安全教育、生命教育、国防教育、可持续发展教育。促进德育、智育、体育、美育有机融合，提高学生综合素质，使学生成为德智体美全面发展的社会主义建设者和接班人。"这标志着生命教育正式上升为国家教育发展战略。值得一提的是，《纲要》把"生命教育"与"安全教育"并列在一起，说明生命教育并非包含在安全教育之内，可纠正一些人（主要存在于中小学）把生命教育等同于安全教育的认识。近年来，中国生命教育理论研究不断拓展和深入，实践探索亦遍地开花，逐渐呈现出蓬勃发展的态势。2010 年 8 月，中国人生科学学会全国生命教育工作委员会与中国宋庆龄基金会联合举办了"全国生命教育论坛"，大力推动了两岸生命教育领域的交流与合作；2011 年 11 月，中国人生科学学会全国生命教育工作委员会主办、云南教育厅承办的"2011 全国生命教育大会"在云南昆明市召开；2012 年 8 月，首届国际生命发展论坛暨全球领袖峰会在香港召开，发布了《香港宣言》，宣布成立世界生命主题组织，致力于现代人心理和社会支持，提升人类的生命质量和幸福感，并倡导面向世界、走向世界的中国价值观；2013 年 12 月，在第九届中华青少年生命教育论坛的开幕式上，中国陶行知研究会生命教育专业委员会正式宣布成立；2014 年 4 月，《夏日里的生命奇遇》新书发布会召开，该书是由《知心姐姐》杂志打造的"生命教育小说"中的一本，旨在教孩子学会生存、快乐生活、珍爱生命。此外，北京师范大学生命教育研究中心多次组织全国生命教育优秀课例评选和经验交流。媒体也纷纷表达对生命教育的关注，如《南方周末》特稿《女入殓师》写道："她们从战胜自己的恐惧开始，逐一战胜了误解、偏见，一群 20 多岁左右的姑娘，一个神秘但旨在让逝者走得有尊严、走得美一些的行业。"

3. 学校的死亡教育

天津医科大学于 1988 年成立了"临终关怀研究中心"，开创了我国临终关怀研究的先河，目前在全国类似医院已有 20 余所。1991 年，武汉大学的段德智教授开设了"死亡哲学"的选修课，出版了《死亡哲学》，这是大陆普通高等院校首次系统地讲授并研究死亡问题。1994 年，郑晓江教授在江西大学开设"中国死亡哲学"选修课。1997 年，烟台护士学校的陈元伦等编著《人的优逝》，这是大陆医学院校有关死亡教育的第一本教材。大陆的中小学课程没有或者很少涉及死亡教育。高校死亡教育多附属于心理学、伦理学或社会学，大多数学校还没有开设单独的死亡教育课程。部分中、小学生的生命教育还处于刚起步阶段。有的中、小学开展为自己写墓志铭、去殡仪馆参观等死亡教育的尝试性活动，却引起了广泛的社会争议，死亡教育在我国还缺乏良好的氛围。

（三）国内死亡教育的内容

借鉴国外发展经验，国内开展死亡教育的内容主要有死亡基本知识、死亡与生命的辩证关系、死亡心理学、死亡权利学等。具体包括 4 点：①死亡文化，包括中西方死亡哲学、文学、美学、宗教等；②与死亡相关的伦理问题，如死亡的界定、安乐死及临终关怀、器官捐献等；③死亡价值观的探讨，包括自杀问题的相关因素，正确生命价值观的树立；④生命与死亡关系的理解，正确认识死亡，珍惜、敬畏生命。

（四）死亡教育开展的方式

国内死亡教育主要是通过出版图书，在极少数大学开设选修课等方式推动死亡教育实践。以课堂讲授为主，个别院校正在尝试进行教学方式的改革，增加了课堂小组讨论、书写遗书等，但由于受到"忌讳死亡"观点的影响，不少与死亡相关的教学实践活动无法得到大众的普遍支持，甚至受到较大的争议，教学改革也受到一定的限制。

（五）中西方生死教育的差异

中西方在生死教育方面除了发展的程度不同以外，在教育的过程中还有几个较大的差异，而这种差异最后可能会导致教育效果的不同。

1．教育目标

西方的生死教育以生和死为取向，但更多地倾向于死亡。由于生死教育最早源于西方兴起的死亡学和之后发展起来的死亡教育。死亡教育的主要目的是让学生了解死亡的意义、本质及学习如何充实地生活与有尊严地死亡。在美国、英国，死亡教育和"临终关怀与咨商"（dying care and counseling）、"哀伤咨商"（grief counseling）已愈见繁荣。美国从幼稚园到大学逐步开设了这门课程，也相继在医院和社会服务机构开展了与生命教育相关的座谈会、研习会。然而，与西方国家不同的是，中国的生死教育以道德伦理为取向。特别是在中国高校，生死教育更多地被命名为生命教育，谈生命较多，谈死亡较少。生命教育的主题是以匡正社会风气、社会价值重建为目标，偏重于伦理道德教育。

2．教育内容

由于西方是以生和死为取向的，因此在内容上更加关注与死亡相关的问题。例如，美国在波士顿为儿童开设"死亡博物馆"；德国开展了"死的准备教育"，并出版了相关专业教材等，在生死教育方面也进行了一系列卓有成效的探索。美国生死学大师柯尔（Corr）把生死教育定义为探讨死亡（death）、临终（dying）及哀恸（bereavement）的教育。这3个方面也构成了大学生生死教育的主要内容，即面对死亡的挑战与回应，了解临终者精神状态与关怀，帮助哀恸者心灵重建。而中国的生死教育则以道德伦理为取向，因此，在内容上要更加关注与生命相关的问题，如"人生观""生命的价值""人生的意义""人与社会的关系""人与大自然的关系"等。

3. 教育方法

中国向来以整体和既定的规范为中心进行教育，并使学生去逐渐适应这个中心，强调的是外在的灌输、检验，很少让学生自觉主动地去接受。而渗透式是西方生命教育的主要方式，即将生命教育渗透在一些与生命教育课程内容、背景、教学和学习方式相近的科目中。例如，在生物课程中，教师可以以生命为题解释动植物的生长、发育、死亡和人类的生、老、病、死，并可谈及生命的成长、老的过程等。

4. 教育环境

在家庭中，我国家长形成了一种根深蒂固的风气，不少人认为孩子分数的高低才是最重要的，其他的都可以忽视。生命教育更是无关紧要的。有些家长有一种模糊的认识，他们认为生命无所谓教育，与自己没有太大的关系。相比而言，西方的家庭则更关注培养孩子独立思考的能力，重视素质教育。他们经常鼓励孩子去学习自己认为有趣的东西，启发孩子自己的思维，从不强行灌输给孩子自己的观点。在西方家庭中，孩子和父母的关系更为平等。

在学校里，从根本上讲，我国的教育还是以教师为中心的。在生命教育中，教师往往致力于理论知识的灌输，并最终以考核的形式结束课程的学习。而西方学校的教育注重学生自己的感受，充满了关爱和宽容。

在社会中，我国民众较少谈及死亡的话题，对"死亡"这一词也较为避讳；而西方国家在谈到死亡时较为坦然。华东师范大学学前教育专家的一项调查表明，有63%的家长表示，"难以接受幼儿园开展与死亡相关的活动"；有50%的家长认为，"生死教育会让孩子觉得恐怖，对他们的身心健康是不利的"。而在西方国家，父母可以领着小朋友参观殡仪馆、太平间，扮演各种死亡的角色，但在中国是难以实行的。

(六) 我国死亡教育的不足与展望

相比国外发展良好的死亡教育实践和研究，我国目前的死亡教育面临着诸多问题，主要有4个方面。①受传统"谈死色变"死亡观的影响，人们普遍排斥死亡教育，导致死亡教育在社会生活、家庭教育中基本缺失；②缺乏政府、社会、学校及相关组织的协调配合与支持；③各大院校开展死亡教育困难重重，课程研究得不到经费支持，教学内容和实施方式也较为单一，缺乏科学、系统的课程标准；④死亡教育仅局限在特定领域，实践和研究均缺乏群众基础、无法与普通群众密切结合，阻碍了其社会化的发展趋势等。

而我国生死教育存在问题的原因主要有2个方面。①中国传统文化中对生死问题相当避讳。孔夫子的"未知生，焉知死"，一直在强调生的意义，而没有论及死，甚至闭口不谈死亡。因此，在儒家传统思想的影响下，中国传统文化一直都奉行回避生死，这严重地影响了中国人的人生思维和生死教育。而这与西方哲学中提到的"哲学是死亡的练习"的哲学观是截然相反的。②我国现有的教育忽视了对生命本源的教育。

因此，针对如上问题并联系其根本原因，借鉴国外先进经验，我们必须动员多方共同努力，促进我国死亡教育的发展，实现院校死亡教育的科学化、实践化，社会死亡教育的大众化及死亡教育理论研究的实用化。针对以上问题提出3点建议。

1. 充分利用政府及社会资源

国外死亡教育不仅局限于学校教育，还获得政府教育部门的行政支持，更获得了不少社会专业机构及民间组织的自发整合规划，开展了系统的专业化师资培训。1977年，《死亡教育》杂志创刊。1978年，美国死亡教育与咨商协会（Association for Death Education and Counseling，ADEC）成立，并构建了死亡教育者与死亡咨询师的专业执照制度，极大地推动了死亡教育的发展。我国死亡教育发展尚处于探索发展时期，目前对死亡教育的发展没有明确的整体规划；社会系统缺乏专业机构组织宣传，使死亡教育仍停留在少数学者研究，大众难以真正了解死亡教育的价值，不利于死亡教育的发展。因此，政府机构作为教育的宏观推动者，一方面应当积极制订死亡教育的发展规划，提供死亡教育科研经费，支持学术研究；另一方面也要鼓励有关死亡教育社会及民间学术团体的组建，通过期刊、报纸、影视媒体等多元化的传媒大力宣传死亡和死亡教育，推动死亡舆论化建设，从而使广大人民群众正确认识死亡教育，树立科学的死亡价值观。

2. 积极发挥学校教育资源

课程教育是发展死亡教育的重要方式，在国外，尤其是医学院校，都在积极开展相应的教育。而目前，我国死亡教育仅在个别院校开设。由于普遍缺乏对死亡教育的正确认识，引发的弊端日渐显现，不科学的死亡态度在大学生危机处理与网络成瘾事件中的影响十分突出，对死亡逃避及趋近接受、认为死亡是通往快乐来生的通道等错误认知，使校园自杀和沉迷网络事件不可避免。死亡教育已成为高校教育的短板，是唤醒学生尊重生命、敬畏生命的迫切需要；同时，学习死亡教育也是医学院校医学生发展的诉求，学校迫切需要加强学生对死亡认知的正确引导。通过普及死亡教育，促使大学生树立对死亡的科学认识、消除死亡恐惧及不恰当的认识，尤其是医学院校在缺少人文教育的情况下，急需将死亡教育设立为独立选修课或必修课，制订明确的课程标准；将各学科涉及的理论进行整合，丰富教学内容，因材施教；进行教学改革，创新教学模式，建立灵活多样的教学方式，加强相应师资的培养，选拔积极向上、富有正能量的教学人才等，都是当务之急。

3. 加强相关专业化人员培训

在我国，医护工作者应该成为死亡教育的主要承担者。研究表明，死亡焦虑在很大程度上影响护理人员开展临终护理，而开展死亡教育可减轻这些焦虑与恐惧感，促进护理质量的提升。但目前我国医护人员自身普遍存在死亡知识缺乏、死亡事件应对能力弱等问题，因此，死亡教育的开展与推广将是一个长期的、艰难发展的过程。因此，充分利用高等医学院校校内教育和医学继续教育方式，促进医护人员自身的死亡教育能力十分重要，以便在工作中有效帮助患者与家属调试面对死亡的心情，完善临终护理，缓和医患矛盾。

综上可见，国外的死亡教育在经历了探索、发展、兴盛等阶段，形成较为成熟的全社会性的普及教育体系，且死亡教育是在社会具备对死亡一定理解和认识的基础上开展的，制订了从幼儿园到大学的正规课程，使死亡教育更加系统化、规范化。中国台湾则依靠社会组织，在安宁疗护的实践中进行，开展了从小学开始的正式课程；中国大陆的死亡教育是以学术研究起步，学校教育的层次和覆盖面狭窄，仅在大学以选修课的形式出现，整个教育处于一种松散的自发状态，缺乏有力的制度保障。总之，与国外相比较而言，我国死亡教育发展速度缓慢，差距较大，存在较多问题。因此，在我国发展死亡教育任重而道远，需要政府主管部门、社会机构、院校教育部门等多方的共同努力，以及社会公众的逐渐理解，方能真正达到服务社会的最终目的。

第三节 死亡教育在我国开展的必要性

死亡是生命旅途中的必然终点，但是如何看待死亡，如何提高生命质量，却是我国居民很少谈论的话题，人们往往"顺其自然"地接受死亡痛苦的折磨，甚至有意无意地使用各种方法延长死亡痛苦所持续的时间，在"死得如何"方面还不太讲究，对优生、优活非常重视，而忽略了优死。因此，在我国开展死亡教育是非常必要的。

一、从文化意识上谈死亡教育的可能性

有研究表明，人对死亡的意识大致可分为4个阶段。第一阶段是从对死亡及其死亡本性的奇异、疑惑和震惊中产生了古代人的死亡意识，即对"死亡的诧异期"。第二阶段是把死亡看作人实现"永生"、回归到神的必要途径；在中世纪，因为对宗教的狂热，使人们把对死后天国生活的渴望转嫁到对死亡

的渴望上，即对"死亡的渴望期"。第三阶段是"死亡漠视期"，人类不再用神的眼光而是开始用人的眼光来看待死亡，视"热恋生存，厌恶死亡"为人的天性，断言"自由人的智慧不是默思死而是默思生"（斯宾诺莎语）。第四阶段是"死亡的直面期"，要求人们不要漠视和回避死亡，而要"直面死亡"，面对死亡去积极地思考人生和筹划人生。时至今日，人们已敢于发掘自己心灵秘密王国的勇气，揭示了人类的文化心态日益向开放性、透明性迈进，使死亡教育被人普遍接受而成为可能。

在旧中国，鲁迅先生曾说，中国民众的生死"久已被人们随意处置，以为无足轻重，所以自己也看得随随便便"。但是，今日民众已成为自己命运的主人，作为主人地位和具有主体意识的人，对人生各个阶段的生命质量开始全面追求。不但求优生、优育、优活，而且对人生最后一个环节——死亡，也要求达到优死，即追求临终时期的生命质量。人们已经开始认真地思考自己将如何去生，如何去死。死亡教育不仅涉及死亡概念、死亡标准、死亡方式、死亡权利，更涉及人们如何正确而科学地对待死亡。因此，从社会文化意识相容角度来讲，死亡教育也可能容易普及，其在全世界范围内，将会愈来愈被公众所接受。

二、死亡教育具有人生观和价值观的意义

由于死与生的对立统一、密不可分，死亡教育虽名为谈死，实则谈生，而且重点在"生"而不在"死"，死亡教育的真正含义，除了教会学生正确认识死亡之外，更在于引导学生反思生命的价值和意义，建立积极的人生观和价值观，才能更好地规划自己有意义的人生。也就是说，死亡教育的根本目的，不在于"死亡"本身，而在于如何提高对生命价值的理解和尊重，这不仅由于人只有具有死亡意识，才能获得对人生的整体观念和有限观念，使生活具有紧迫感而克服惰性；更重要的还在于死亡教育的一个中心问题，即死亡的意义或价值问题，其实质是一个赋予有限人生以永恒或无限意义的价值问题，因而归根到底是一个人生的意义或价值问题。"知生"乃是"知死"的前提，但"知死"也为全面"知生"所必需，不"知死"也无由全面"知生"，故"知死"实也为"知生"，即"知生"与"知死"是建立全面透彻的人生价值观所不可缺少的，又明显地具有人生观和价值观的意义，是人生哲学或生命哲学的一种深化、延续和扩展。

三、死亡教育是生命质量与生命价值的统一

人在为自身、为社会创造、奋斗一生之后，在临终之际，是痛苦的、恐惧

的、有失尊严的，也是很悲惨的。即使在当代较为发达的医疗条件下，许多患者在死亡之前仍要经受极为残酷难忍的病痛折磨。同时，也会因为采取一些治疗措施而导致更加严重的疼痛经历。设法减轻自身死亡时的悲惨境遇，使临终阶段活得有价值、有质量、有尊严，死得安详，这是死亡教育的基本内容。当人们健康时，向他们讲授各种不治之症及死亡的过程，介绍植物人和安乐死等各种情况，便于他们日后面临绝症时能正确地做出选择。

人类要追求高质量的生活，也应该享受平静、有尊严的死亡。当生命无可挽回地走向终结时，患者是有权利要求减轻或避免临终痛苦的，有权利选择自己的死亡方式。个人尊严使人有选择的自由，包括结束自己生命的自由。人类尊严具有最高价值，它存在于人类选择生与死的理性活动中。选择死亡的方式是选择生命进程的特殊状态，有人宁愿承受身心憔悴的痛苦而顽强地生存下去或苟活着；也有人愿意以安静、有尊严的姿态猝然结束生命；或许更多的人希望自己是在无痛的状态下度过生命的最后阶段，使生命质量与生命价值在持续保持健康的状态下真正得以统一。生命是由生到死的过程，有尊严的死和有尊严的生同样是人道主义的主要内容。勇敢地生和勇敢地死的统一正是人类伟大之所在，因为只有人类才能有这样明智的选择。弗兰西斯·培根（Francis Bacon）曾在《新大西洲》一文中做过这样的预言："医生的职责是不但要治愈患者而且还要减轻他的痛苦和悲伤。这样做，不但会有利于健康的恢复，而且也可能当个体需要时，使他安逸地死去。"恩格斯于1893年2月7日给友人的一封信中写道："你友好地祝愿我能活到90岁，我非常感激。但是，如果我的体力和精神注定要像大多数人常有的那种衰退的话，我就要恳求你原谅我宁可不在人间。"这就表达了他倘若不能健壮地活着，毋宁死去的想法。死亡教育就是要把人类的解放和自由推进到死亡过程的教育领域，克服对待死亡上的愚昧观念和愚昧行为，以"科学的死"代替"愚昧的死"，以人道主义的精神对待临终患者，让他在平静、安详、无痛苦的状态下从容而尊严地死去。

四、死亡教育可促进人类精神文明，提高人口素质

死亡文明基本上有三个环节，即文明终——临终抢救的科学和适度；文明死——从容、有尊严地优死；文明葬——丧葬的文明化改革。人类自身生产的大多数环节已逐步走上现代文明的道路，如晚婚、节育、优生、优育、健康、长寿等，而只有死亡这个环节，尤其文明死这个死亡文明的中心环节部分尚存在着盲目和愚昧。只有对所有人进行普遍的健康生死观和死亡文明教育，才能促进社会崇尚科学文明死亡的文明风尚和道德规范的形成，从而提高人口素质，推进社会文明。而在这里，死亡教育的作用和意义是不能低估的。

（一）死亡教育可以帮助临终患者

1．可缓解患者恐惧、焦虑的心理

死亡教育针对患者的心理特点，致力于提高患者对生命质量和生命价值的认识，使之在人生哲理上醒悟，建立合理的心理适应机制，强化对死亡的乐观；减轻患者对死亡的恐惧，帮助患者理解生、老、病、死是人生必须经历的过程，任何人都是无法逃避的，恐惧只会给自己带来巨大痛苦，对延续生命只有坏处，从而缓解或消除患者的恐惧、焦虑心理，减轻其痛苦。

2．帮助临终患者安然接受死亡的现实

当患者经过医生诊断为不可逆疾病时，对患者进行死亡教育及临终护理，使患者对死亡有比较正确的认识。对患者所提出的诸如"我还能活多久"这样的问题也直言不讳，一方面，有利于患者能够积极地配合治疗；另一方面，也能对自己的后事做出妥善安排。同时，可以提供使患者感到温暖的精神慰藉，伴随他走完人生旅途的最后一站，自始至终保持人的尊严，从而提高生命终末期的生活质量。

3．预防不合理性自杀

临终患者不堪忍受病痛折磨，在他们希望解除痛苦的要求得不到医生和家属同意的情况下，部分患者采用服毒、自缢、坠楼、割脉等手段结束生命，令人惨不忍睹。患者的这种结局与医生奉行的人道主义原则显然是相悖的。死亡教育可以使人树立科学文明的生死观，可以预防不合理性自杀，从而避免自杀行动所导致的不良后果和影响。美国哈佛大学教授阿罗认为，应该给垂死的患者以尽可能的自由的信任和充分的选择。在特定的情况下，施行安乐死是患者最高利益的体现，是一种极为仁慈的行为，其社会实践早已走在理论和立法的前面。

（二）死亡教育可以安慰死者家属

有的垂死者自己本身能坦然地面对死亡现实，而死者家属却难以接受死亡的事实，精神痛苦甚至更为强烈。死亡教育，包括对死亡后家属的心理失衡、可能的家庭组合改变而带来的痛苦、丧葬仪式的筹划、保险的处置及由于死亡而引起的一系列问题上，从而给予死者家属慰藉、关怀，以疏导悲痛过程，帮助其减轻痛苦，使他们深切地感悟到人世间的真情，这是人道主义的进一步升华和完善。

（三）死亡教育可促进人体器官移植工作的开展

死亡教育，包括从人道主义角度讲解、宣传遗体捐献的意义，普及有关遗体用途方面的医学知识，指导人们了解申请办理遗体捐献的手续等。用人类生物学国际研究所秘书长乔治·厄兹的话说："为很纯正很崇高的目的，其将加强公民之间和人与人之间的联系，采取国内和国际性行动及时捐献器官，这是一种新的人道主义。"

（四）死亡教育可以普及葬仪知识，推动文明葬，建立死亡的科学民俗观

死亡教育阐明葬仪的目的是让活着的人向死者做最后的告别，葬仪也是为正确地度过悲伤过程所不可或缺的情绪体验。死亡教育在改革传统"土葬"、易风易俗、促进殡葬事业科学化、建立死亡的科学民俗观等方面，都可为推动社会文明的进步发挥作用。

（五）死亡教育可以丰富老年期生活

死亡一般发生在老年期，因此，不但要给老年人的生命以时间，而且要给他们的时间以生命。有质量的生，才是有机的。能在丰富的老年生活中走向寿终正寝，这正是死亡教育最精彩的内容。死亡教育可以让他们通过正确认识死亡，明白死亡的必然性，了解死亡的命运，认真思考人生的价值与意义，从而有利于形成正确的人生观和价值观，知晓生命的唯一性，追求生命的价值，积极地面对人生。不认识死亡的意义，人们便不再积极地筹划人生，总觉得一切尚早，这样"生命体将会萎缩、无节制，变得晦暗不明和无知粗俗"。死亡教育涉及多学科，需要全社会的参与。希望各级政府和全社会给予足够的关注，帮助人们树立正确的科学的死亡观念，以促进社会的文明进步。

第四节　死亡教育之医学生

随着我国社会经济的快速增长，国民生活水平的持续上升，死亡的质量问题显得较为突出。而医学生作为特殊的群体，既是死亡教育的受教者又是死亡教育的施教者，是未来进行死亡教育和提供各种临终服务的主力军，对其进行死亡教育就显得尤为重要。而医学生会比其他专业的大学生更早、更直接地接触死亡问题。因此，开展死亡教育既是医学生专业学习的特殊需要，也是医学生未来职业的特殊需要，对医学生具有重大的现实意义。

一、对医学生进行死亡教育的现实意义

医学生作为未来的医务工作者，肩负着发展医疗卫生事业和进行死亡教育的双重任务，因此，对医学生的死亡教育具有重大的现实意义。

第一，对医学生进行死亡教育，有利于他们树立正确的人生观和价值观，有助于他们健康成长，成为身心健康、人格高尚的健康卫士。通过死亡教育使医学生掌握生命现象的本质，揭示宇宙与人的奥秘，就可以从根本上防止一切愚昧落后的腐朽思想的侵蚀，自觉地形成科学的世界观。在科学世界观的指导下，逐步养成用积极的态度去面对人生，最终形成积极健康的人生观。有了科学的世界观和积极的人生观的指导，就能够正确地看待死亡这一独特的社会现象，认识死亡的本质。一方面，能够克服对死亡的回避和恐惧心理；另一方面，又懂得生命的可贵，珍惜和善待自己和患者的生命。在学习和实践中逐步形成科学的死亡观，用科学的态度对待死亡，更加珍惜宝贵的青春，努力把有限的生命投入到无限的医学科学事业中去，全心全意地为人民的健康利益服务，充实地度过自己的一生。

第二，有助于医学生以死观生，完成一次生命的自我成长。死亡教育实质上是一种人生观教育，意识到人终有一死，恰恰是一个人主动思考人生的开始。因为只有真正地直面死亡，才能够真正地思考生命，只有形成对死亡的意识与觉悟，才能拓展更积极的人生。死亡，可谓是人生最好的导师，医学生通过死亡教育，可以从生命的终点死亡出发，进一步审视生命的终极价值与意义，避免自杀和厌世，树立积极的人生观，进行合理的自我规划与设计，不断创造生命的辉煌与灿烂，进而做到生而无悔，死亦无憾。

第三，对医学生进行死亡教育，可以帮助学生更好地了解死亡的原因、机制，理性地把握生命的全过程，更好地为人类的健康服务。通过死亡教育，还可以鼓励学生研究人体生物性死亡的原因、条件及其发生、发展、转归的过程和规律，在此基础上引导学生摆脱传统生物医学模式的束缚，构建从医学、心理学、社会学的角度出发，全方位、多视野地看待健康、疾病和死亡的"生物－社会－心理"医学服务模式，更好地为人类的健康利益服务。如此，一方面，可以尽可能地降低临床死亡率，延长寿命；另一方面，又尽一切可能维护人类生命的质量和尊严，实现人类既要求相对健康、长寿，又要求保持临终状态的安乐和庄严的高尚理想。加强死亡教育，使医学生了解死亡的生理和心理过程，特别是对人在濒死、死亡与死后这些过程中，其思维、心理、意识等活动的生理学基础问题、客观的可重复性测试与记录等问题的研究，有利于医学生在未来的职业生涯中，根据临终患者的不同特点因人、因时、因地制宜地

确定灵活多样的临终关怀模式，更好地为人类的健康利益服务。

第四，有助于医学生将来开展高质量的临终关怀实践。目前，中国已进入老龄化社会，恶性肿瘤等高危疾病的发病率也呈逐年上升趋势。据统计，中国每年进入临终期的患者有 700 万左右，对于这一特定人群，当死亡成为不可避免的命运时，追求死亡尊严，实现优逝就成为他们最大的心愿，这需要医学工作者来协助他们实现这一人生的最后心愿。"作为医护人员要以特有的爱心、同情心对待这些死亡将至的患者，对临终患者进行死亡观教育，使患者意识到自身生活状态的特殊意义，给予积极的鼓励、支持，帮助患者以平静、乐观的态度度过生命的最后阶段。"受传统观念影响，患者或家属忌讳谈死亡，医学生面对临终患者时也容易出现回避、忽视、冷漠或恐慌的态度，这不利于临终关怀的开展。美国学者罗斯在其被视为经典的《论死亡和濒临死亡》一书中指出："如果死亡被视作骇人的、恐怖的、禁忌的话题，医生则永远也不可能和患者一道去平静、积极地面对它。对医学生开展死亡教育有利于其更好地对患者及家属进行心理疏导，提供高质量的临终关怀服务。"死亡教育是实施临终关怀的首要条件，护理人员必须首先接受死亡教育，先成为受教育者，树立科学的死亡观，才能逐步成为临终护理中的教育者、指导者和工作者。只有当医学生首先接受了死亡教育，才能对临终患者及其家属进行有效的帮助和指导，帮助患者以最小的痛苦安详地离去，帮助患者家属接受必然的事实。同时，死亡教育也有助于医学生进行自我调适，缓解在医疗实践中遇到大量死亡病例造成的心理冲击及挫败感，释放心理压力。

总之，对医学生进行死亡教育，有利于死亡科学理论和实践的发展，是社会文明进步的客观要求。医学生是我国医疗卫生事业的未来和希望，只有对他们进行系统、科学的死亡教育，才能使其形成科学的死亡观，在未来的医疗实践中最大限度地满足人民不断增长的医疗卫生服务需要。加强死亡教育，使他们在理论的指导下进行实践，在实践的基础上检验和发展死亡科学理论，从而促进人类社会物质文明和精神文明的不断发展。

二、医学生死亡教育的指导原则

在对医学生进行死亡教育的过程中，必须针对医学生的特点，坚持四项原则。

第一，坚持理论教育与具体实践相结合的原则。理论教育的内容，包括死亡的定义、本质、特点、标准、类型、过程及安乐死和临终关怀的操作原则等，目的是指导学生形成科学的死亡观。但是，理论只有与实践相结合才能得到检验和发展，因此，在对医学生进行死亡教育的过程中必须坚持理论与实践相结合的原则。坚持这一原则的现实意义还在于现代死亡理论大多数是从西方引进来的，有些与中国传统的民族文化、具体国情是不相符的。这就要求我们在进行教育的过程中，指导学生认识到中西文化的差异和死亡态度的差异，在此认识的基础上结合中国的国情，开创具有中国特色的死亡教育体系和死亡服务模式。

第二，坚持健康教育与死亡教育相结合的原则。即要求学生从正确理解生命的完整与本质意义入手完善人生观，增强观察意识。把生命的有效价值与生命的高质量两者真正统一起来，善始善终，这样安乐死和临终关怀的实施和发展才会注入人性的光芒，科学之美与人性之美才会有机地结合在一起。否则，死亡医学将给人类造成危害。

第三，坚持重点教育与普遍教育相结合的原则。实际上包含两层意思。其一，针对教育对象而言，要求死亡教育以医务人员为重点，以广大社会人群为基础；以临终患者为重点对象，以一般患者为普通对象。其二，针对教育的内容而言，要求死亡教育以综合的死亡观教育为基础；在一般医学教育的基础上，突出死亡教育重视心理教育的特点。

第四，坚持医学教育与社会教育相结合的原则。现代医学日益凸显出综合性、系统性和社会性的特征，尤其是医疗实践中大量存在的"死亡"现象包含着更为复杂的社会因素，其复杂性和牵涉面之广使医疗活动更具超越本学科的特点。可见，医疗卫生服务部门比其他社会组织具有更强的社会性，知识范围过于狭窄的人将难以担任未来的卫生服务工作。这就要求我们在对医学生进行死亡教育的过程中，必须坚持医学教育和社会教育相结合的原则，有效地扩大医学生的知识范围，增强其适应社会的能力。只有这样，才能使死亡教育落到实处，切实提高医务人员的综合素质和卫生服务质量，更好地维护人民的健康利益，提高人民的生命质量。

三、医学生开展死亡教育的路径

对医学生开展死亡教育应有别于一般非医学专业的大学生，不能仅通过开设一门课程和集中学习的方式完成，而需要整合多学科理论，情理交融、知行相长、坚持系统长期的教育原则，以独特的教育方式展开。同时，还要发挥显性教育与隐性教育的互补作用、第一课堂与第二课堂的互辅作用、理论引导和环境熏陶的相成作用。探索在生命教育中，除了课堂学习相关理论和知识之外的有效途径。

（一）坚持教育与自我教育相结合的周期性教育

对医学生开展死亡教育，要贯穿于基础学习阶段和临床学习阶段的始终，甚至有必要延续至毕业后的整个职业生涯中。医学生因其专业与职业的特殊需要，在学习的不同阶段、不同学科中不可避免地要涉及死亡话题，因此，对其进行死亡教育不可能集中一次完成，不同的阶段应当学习不同的死亡相关知识。①基础阶段的学习应以理论为主，学习了解各种死亡文化及死亡知识，如死亡恐惧、死亡类型、死亡心理、死亡禁忌等理论知识；②临床及工作阶段的学习应以实践为主，理论为辅，侧重于临终关怀服务等方面的知识与技巧，此阶段的死亡教育更需要侧重专业的心理知识与技能培训。这既需要医学院校的教学管理部门宏观上的系统设计与有力组织，也需要激发医学生的自主意识，使其能主动开展死亡教育实践，通过自我教育，实现最优的教学效果。

（二）坚持教育内容的开放性

对医学生开展死亡教育在内容上要广博开放，多学科领域渗透融通。死亡话题本身既是诸多学科关注的热点，如宗教、哲学、艺术、文学、伦理学、法学、医学、社会学、心理学等。因此，死亡教育需要整合多学科理论。对医学生的死亡教育可在独立开课的基础上把相关内容渗透于医学伦理学、哲学、思想品德、法学、心理学及各门医学课程中，同时整合、优化课堂教学内容，且医学生的生命教育应贯穿于医学生教育的始终。结合医学生课程设置和培养目标，从医学生的思想政治理论课、专业课中探索、挖掘、构建生命教育内容体系。此外，有条件的学校还可专门开设生命教育相关课程。思想政治理论课是医学生人生观、价值观、世界观教育的主渠道。结合思想政治理论课的教学实际和特点，在思想政治理论课中增加生命教育的相关内容，使医学生树立正确的人生观、金钱观、价值观、职业观、荣辱观等。例如，在"思想道德修养与法律基础"课中结合职业道德和人生价值等章节，有针对性地进行生命认知、生命价值教育。医学生专业课的学习内容与医学生未来所从事的职业直接相关，专业课的学习不仅是让医学生掌握坚实的医学理论知识，更要使其有健全的身心和乐观的精神，具有对生命的正确理解，并培养其敬业精神和职业道德。这就要在专业课的教学中渗透和挖掘生命教育的思想和内容。开展"生命文化"相关课程，是有针对性地进行生命教育的有效途径。目前，也有些医学院校编写了生命文化教材和专著，开设生命文化课程，丰富和完善了生命教育教学内容，有利于医学生获得系统的生命认知，培养生命情感，践行生命价值观。

（三）坚持灵活多样的生命教育方式

为了使医学生深入领会和把握生命的内涵与实质，使生命教育内容能够入耳、入脑、入心，需要下较大的苦工。在当今多媒体、自媒体快速发展和普及的时代，医学生获得知识信息的速度和手段越来越快、越来越丰富。充分利用网络教学、多媒体教学，是对教育者的必然要求。教师要加强自身的网络技术、多媒体手段的运用及驾驭能力，将抽象的理论知识以学生乐于接受的、丰富多彩的方式来表达，让医学生耳目一新。俗话说："兴趣是最好的老师。"教育要实现最好的效果，莫过于学生主动去学，有兴趣去学。因此，在生命教育的过程中，我们不但要彰显人文关怀，尊重医学生的主体精神，尊重其个性，建立平等的师生关系，还要使教学贴近学生生活实际，解决学生生活中的困惑和问题，以此来激发学生学习的积极性和主动性，使学生乐于关注、理解、接受和认同教师所传播的教育内容。同时，也要坚持教育方式的多元性，运用多种教育载体，采取多元的教学方式。应融合系统讲课、专题讲座、案例分析、阅读书籍、影片赏析、主题讨论、问卷测评、情景模拟、情绪体验、参观实践等多种形式。对医学生而言，能亲自接触临终关怀对象及家属，以临终患者为师，亲自对个案进行观察、访谈与分析，将是非常有效的学习与实践方式。

（四）坚持教育场合的随机性

对医学生的死亡教育适合采取随机渗透的形式，充分发挥渗透性课程的教育作用，即将生命教育融入其他相关课程学习中，使学生在潜移默化中领会生命教育的精髓，从而增强教育的实效性。例如，运用蕴涵在思想政治理论课中丰富的生命教育题材，联系医学生生命发展中的实际问题，引导他们从生命本体出发探索生命的意义。此外，无论是面对人体解剖实验课里的尸体解剖、高科技引发的基因克隆人、掌握生死权利的安乐死，还是医学器官的买卖、犯人的生育权，甚至实验动物生命伦理等问题，这些都与生命的价值和意义有关，都需要用敬畏生命的伦理思想来武装医学生的头脑，鞭策和规范今后从医的行为。因而，在医学专业课程中渗透生命教育，将有助于他们在掌握医学专业知识和技能的同时，从医学专业角度去理解生命的内涵、树立积极的生命医疗观，在将来的医学临床实践中更好地为患者服务。

（五）坚持教育目标的应用性，实现知行相长

医学生死亡教育是理论与实践相结合，知行相长的教育。医学生不仅要将

学到的关于死亡理念、死亡文化及死亡知识转化为自己的死亡认知及态度，更重要的是要将其运用到日后的医疗服务实践中。医学生毕业后大多从事临床、护理等工作，将来还要扮演死亡教育的施教者角色，需要向临终期的患者及其家属传达适当的死亡知识，进行必要的临终关怀和悲伤辅导，因此，需要实用性更强的死亡教育，将重点放在临终心理及临终关怀服务方面。

（六）坚持加强社会实践活动，强化医学生的生命行动力

医学生的生命教育，不能仅靠个人理性自觉和道德说教，还需要通过贴近自然、贴近生活的生命体验和道德生活体验等实践操作，在实践活动中反复感悟和体验生命的价值和意义。现代医学生教育中有一个重要的内容就是培养医学生的社会服务能力。可通过组织医学生参加敬老院的志愿服务活动，体验为他人和社会做贡献的乐趣，体会个体生命的价值；通过医学生的义诊服务活动，让医学生体会用自己的专业知识和爱心为需要的人服务的成就感和使命感，感受劳动的光荣；激励他们热爱自己的专业、未来职业生活的情感，感染医学生树立崇高的理想，升华自身的精神境界。

（七）坚持优化社会环境，强化医学生对生命的感知

学校是医学生生活的小环境，社会是医学生生活的大环境。社会是复杂、多元的，充满着真与假、善与恶、美与丑的矛盾。要使医学生有步入这个矛盾环境的信心和适应力，需要不断优化社会环境，彰显真、善、美，抑制假、恶、丑。

1. 美化、优化校园环境

建设顺乎生命的自然环境和人文环境，让生命在这种优美的环境中感觉舒适、安全、顺畅。通过校园生态和景观环境的营造，推进校园生命环境建设，形成良好的生命教育氛围。校园环境不但包括现代化的教学、实验、服务设备，还要通过学校的校园布局、建筑物的装饰品、名人塑像、橱窗、宣传栏、教室的设计和布局来影响医学生，使医学生的心灵得到净化，情感得到陶冶。在校园环境中，对医学生影响最大的是校园人文环境。校园人文环境对人的思想、品质和心理具有辐射作用，在很大程度上规范、影响着医学生的思想和行为。健康、和谐的校园人文环境培养医学生良好的心理素质和完整健康的人格，影响着医学生的精神心理状态、生活学习质量及价值行为取向，影响他们做人的原则及能否正确处理个人、集体和社会之间的关系等。学校通过设计的艺术性、空间的和谐性、环境的人性化，营造宜人的校园文化。校园环境中的细节可以让人感受到生活的美好，如校园里一句温馨的提示可以温暖人心，一

个小小的细节可以让人舒心。校园中的各种学术活动可营造出浓厚的学术氛围，激发学生的好奇心和求知欲，鼓励学生为追求真理大胆怀疑、勇于创新和挑战。通过学习、研究和实践的紧密结合，提高学生判断、推理、动手操作、解决实际问题的能力。

2. 净化社会文化环境

目前，我国正处于社会转型期和改革开放的重要时期，社会中显现出较多的矛盾和问题。特别是社会上一些轻视生命、漠视生命的现象和事件的发生，如大学生自杀、他杀事件、人的生命处于危险时刻却以冷漠的方式对待的现象、食品安全问题等，使社会公众对整个社会大环境和社会主义的发展有负面的看法和心态。再加上一些媒体有意夸大，更使人们对生命的尊重、生活的乐趣、生存的价值问题持悲观的态度。因此，对医学生进行生命教育，从根本上巩固学校教育的成果，必须首先解决社会中出现的问题，优化社会环境。媒体是政府的喉舌，也是对民众进行文化宣传、引导的主要手段，巩固医学生生命教育理论成果，需要净化网吧、网络、电视、电脑等社会文化环境，发挥媒体舆论的正面导向作用。

第五节　死亡教育之青少年

伴随着社会转型期各种矛盾的凸显、错综复杂的利益交织及传统、现代性与后现代性的三重冲突，青少年面临的死亡事件越来越多。汶川大地震造成6万余人罹难，青海玉树地震造成2000余人遇难，以及青少年自身面临的各种压力较大，抗挫折能力也较差，造成厌世轻生事件频繁发生，自杀已成为我国青少年头号死因。死亡问题愈发增多及各类灾难带来的死亡恐惧、身体与心灵的创伤不得不引起我们对青少年生存状态和生命质量的深入思考，反思生命的价值和人生的意义，死亡教育义不容辞地担负起了这一重任。面临严峻的现实和形势的迫切需要，青少年死亡教育的实践探索却步履维艰，理论研究缺乏系统性、规范性，实践研究也未引起足够的重视。实际上，通过死亡教育，可以使青少年在认知层面上了解和整合与死亡相关的信息；在情感层面上，学会如何面对死亡、濒死和丧恸的感情与情绪；在行为层面上，知道正常的反应表现及正确帮助他人表现哀伤的情绪；在价值层面上，帮助澄清、培养、肯定生命中的基本目标与价值，并反思生命的意义及其价值。因此，开展青少年死亡教育显得尤为关键。

一、开展青少年死亡教育的必要性

(一) 有助于形成正确的生死观

长期以来,死亡一直是中国人的忌讳语,受"未知生,焉知死"传统生死观的影响,忌讳死亡、恐惧死亡、回避死亡,即使谈到死亡,也多以其他词代替,对不同等级身份的人死用不同的词代替,民族英雄之死为"以身殉国",一般人之死为"逝世""去世"等。这种注重当下、忽视死亡的生死观严重地阻碍了青少年死亡教育向纵深方向探索与发展。事实上,死亡教育的出发点与落脚点在"生",即通过对死亡的认识和思考探讨生命的价值和意义。开展青少年死亡教育有助于其全面地认识自我、理解死亡、把握人生,通过对死亡的审视,由死观生,勇敢、积极地入世、承担死亡,在本真的生活方式中认识并实现生命的价值和意义,超越死亡,提高生命质量,推动形成正确、科学的生死观,进而形成浓厚的死亡教育文化氛围,实现青少年死亡教育的纵深发展。

(二) 有助于推动青少年自身生存状态向良性发展

青少年是国家的未来、民族的希望,然而面对国际形势的不断转变和危机事件的频频发生,青少年的死亡意识尚且不足,他们很容易受外界环境的不良影响,盲目地接受新鲜事物,容易走向极端,甚至走向死亡,但他们对死亡却很无知,不知道死的价值和意义,对生死的认识模糊,漠视自己和他人的生命,对生命的思考过于草率,不知道如何珍惜生命和尊重生命。同时,许多青少年的死亡品质普遍较低,不知道什么是死亡、死亡的原因,不知道怎样正确地对待死亡、形成什么样的死亡观,不知道自救和互救的相关知识与技能、避免不必要的死亡。

青少年的死亡意识和死亡品质现状及面临的身心、生死考验显示了青少年的生存境遇和状态堪忧,亟待引起对青少年生存状态和生命质量的深入思考,反思生命的价值和人生的意义。开展青少年死亡教育有助于提高青少年的死亡意识、死亡品质,使他们能正确对待生命、珍惜生命、面对死亡,使他们能学会必要的心理调适,实现自身生存状态的良性发展。

(三) 有助于推动实现教育的终极使命

长期以来,受传统文化的影响,学校教育回避对死亡问题的探讨,偏重知识的传授,以考试为指挥棒,只重视应试教育,教育的功利化色彩较为明显,很少涉及死亡及相关问题，忽视了青少年人格的培养，忽视了对青少年生命的关注，淡化了青少年对生命价值的关切，缺乏对青少年学生的人文关怀，致使青少年体会不到生命的乐趣，感受不到生命的价值和意义，反而对死亡产生好奇与向往。同时，学校思想政治教育侧重理论知识灌输，脱离学生生活实际，对学生自身的生命体验缺乏关注，对学生的死亡困惑和焦虑缺乏回应。学校教育使命的失真、人文关怀的缺失使开展青少年死亡教育成为必需。开展青少年死亡教育有助于增强学校教育的生命力，使其与生命教育相结合。

二、青少年死亡教育的实施

（一）开展青少年死亡教育的指导思想

在青少年中开展死亡教育必须坚持正确的舆论导向，必须有科学的指导思想，才能正确处理好生与死的关系，才能正确定位，找到指引方向，并且内化为青少年的死亡意识和价值导向。马克思主义死亡哲学"以理论化系统化方式为死亡教育提供一般思维和理论前提，同时又在方法论的高度上对死亡教育加以指导"。它强调死亡的客观实在性、死亡的辩证性、死亡的社会历史性、死亡的阶级性、死亡的实践性，是一种"对传统死亡哲学持开放的心态和扬弃的原则，因而能够成为人类死亡哲学史上迄今为止内容最丰富又深刻的死亡哲学"。因此，开展青少年死亡教育必须以马克思主义死亡哲学为基本指导思想，使青少年树立科学的马克思主义死亡观，指导他们的实际行动和生活实践。

（二）青少年死亡教育的目的

1. 相关知识的获得

青少年死亡教育的相关知识的获得是指让学生获得有关死亡的各种知识，以便学生对死亡有正确的、科学的认识。相关的知识包括死亡的本质、死亡的原因和过程、濒死的感受、各种不同的死亡，此外，还包括关于死亡的各种观点、各地各民族的葬礼仪式等。

2. 调适技能的培养

调适技能的培养，是指培养学生应对处理死亡相关问题的能力和技能，如降低对死亡的恐惧、濒死的情绪调适、家属濒死时的护理及情绪调适、家属死亡后的心理调适及丧葬事宜处理，以及参与更广泛的临终关怀活动的技能、能力的培养等。

3. 生命品质的提高

生命品质的提高，是指让学生通过获得死亡的相关知识，科学地认识死亡，并通过实践和思考去体悟死亡的意义，懂得珍惜生命、筹划人生的重要性，以便提高生命的质量。

（三）青少年死亡教育的内容

与目的相对应，青少年死亡教育的内容应该包括 6 点：①死亡的本质，这部分主要涉及死亡的界定及古今中外关于死亡的种种哲学观点，如中国古代的儒家、道家的死亡观，各宗教教派的死亡观，古希腊、中世纪、文艺复兴时期、近代、现代的死亡观等。当然，比较深奥的死亡观只适宜在较高年级探讨。②死亡的过程、濒死体验，这部分主要让学生从生物学角度了解死亡的生理过程，了解一般的濒死体验，从而消除对死亡的神秘和恐惧感。③死亡的意义，这部分内容主要让学生认识死亡对人类、社会、人生的积极作用，知道死亡并不只是一件消极、让人恐惧的事情，而如同诗人所歌咏的，死亡的确有其美好的一面。没有死亡，恐怕就没有可以赞颂的人生，也没有社会文明的进步和人类的永存。④有关死亡和濒死态度及对死亡和濒死的调适处理，这部分内容主要让学生了解不同年龄层次的人对死亡和濒死的一般态度，让学生对各种态度加以鉴别、思考，在此基础上逐步明确对待死亡和濒死的应有态度，学习在面临自己或家属的死或濒死时应如何调试思绪和心态，如何护理、安慰家属，如何处理各种必要的事情等。⑤死亡与人际关系，这部分内容主要是让学生认识个体死亡的社会性，认识人的生与死并非完全是自己一个人的事情，由此意识到自己的社会责任，意识到人是处于各种社会关系中的，因而必须处理好与亲人、与所爱之人及与其他人的关系，再进一步地处理好自我与自然的关系，尽职尽责地完成自己作为人类一员、宇宙一员的使命。⑥青少年感兴趣的其他内容，这部分主要涉及现代社会中与死亡相关的各种热门话题，如死刑、堕胎、安乐死、自杀、器官捐赠与移植等，透过这些问题可以加深学生对死亡的认识，促使其更深入地思考生命的尊严和价值及人生的意义。总之，对青少年进行死亡教育，应该力求使教育内容丰富些，以使学生对死亡及其相关的知识有更多的了解，对相关问题及观点有更多的思考。当然，以上所列内容是从总体上来说的，而事实上青少年这个阶段又可分为具有不同心理特点的几个年龄段，因此，在不同的年龄段应当根据对象的情况选择合适的教育内容。

（四）青少年死亡教育实施原则

在坚持马克思主义死亡哲学指导思想的基础上，开展青少年死亡教育应遵循 7 个原则。

1．实事求是原则

国内外青少年死亡教育的经验启示，开展青少年死亡教育必须坚持实事求是原则，从我国的传统文化、存在问题、现有资源等方面入手，深入挖掘开展死亡教育的精神资源和人文基础，利用我国开展思想政治教育的优势，形成自身特色，积极探索适合我国国情的青少年死亡教育体系。

2．理论与实践相结合原则

开展青少年死亡教育既需要相关理论研究的支持，又需要实践的积极开拓，二者缺一不可。我国对青少年死亡教育的抽象理论研究较多，实证探讨较少；实践探索还处于起步阶段，仅有部分地区、学校开展，使理论与实践的结合显得更为重要。

3．"度"的原则

我国忌讳死亡的传统文化，青少年面对死亡的应激反应充分反映开展青少年死亡教育要审慎，既不能过分忌讳死亡，使青少年产生神秘感和好奇心，又不能过分谈论、讲授死亡，使他们对死亡产生恐惧。教师在教学过程中应把握"度"，保持客观中立态度，既不美化死亡或把死亡描绘得阴森恐怖，又不能轻描淡写地看待生死问题。

4．继承性与时代性相结合原则

开展青少年死亡教育要继承国内外的先进经验，从经验借鉴中获得有益启示，更要在继承先进经验的基础上，以科学的态度和发展的思维，把握新时期死亡教育的特点与规律，以适应时代发展需求和个人需求的举措，从观念、内容到形式、方法上做到与时俱进。

5．普遍性与特殊性相结合原则

死亡教育的对象是全体国民，开展死亡教育的最终目的是使全体国民树立科学、正确的死亡观，由死观生，探寻生命的价值和意义，最终达到普及死亡教育的目的，同时存在的共性问题、采取的相应对策具有共通性、普遍意义，这是普遍性的反映，而青少年在死亡教育的内容、课程、教材、方法上会有所不同，应针对不同年龄、不同阶段的特点和具体的问题进行相应的教育，因此应坚持普遍性与特殊性相结合的原则，充分考虑青少年个体的差异和心理承受能力，有针对性地开展青少年死亡教育。

6．协同教育原则

青少年死亡教育涉及学校、家庭、社会、媒体等多个主体，推动青少年死亡教育开展，必须使各教育主体相互协调、协同发展，共同作用于青少年群体，同时作为受教育者的青少年应积极配合教师的行动，主动认识、了解、理解与面对死亡，教师也应选择更容易让学生接受死亡教育的教学方式，才能促进青少年死亡教育的深入开展、更有成效。

7. 显性教育与隐性教育相结合原则

由于对死亡的忌讳，开展青少年死亡教育应坚持显性教育与隐性教育相结合。适宜进行公开讲授、宣传推广、开展实践活动的教育内容（如生命教育）采取显性教育的方式，以课堂传授、模拟演练培训、开展活动、宣传、自身示范等形式大力开展，而对暂时忌讳的教育内容则宜采用隐性教育方式，采取多种教学方法，以课程渗透等方式改变观念，分类、分阶段与分层次循序渐进地开展。

三、开展青少年死亡教育的路径

（一）加强青少年死亡教育的理论分析与应用研究

对青少年来说，死亡教育是一项全新的领域，要使青少年接受死亡这一概念，直面死亡，学术理论界对其进行深入系统研究很关键。学术理论界应加大对死亡教育的理论分析与应用研究力度，总结我国死亡教育的研究成果及实践经验，成立专业研究学会，组织出版专业性教材（书籍）、普及性宣传读物，通过定期举行大型学术研讨会、讲座、各地区和学校的理论宣讲等方式普及相关理论知识，由生物学、医学角度探讨拓宽到哲学、心理学、社会学等研究领域，使青少年看到死亡教育的积极意义，为推动青少年死亡教育奠定良好的理论基础。

（二）建立健全死亡教育相关制度

在当前生命教育相关制度建立的基础上，考虑全面推广实施青少年生命教育系统工程，把死亡教育纳入这项系统工程。在已有文件的基础上，总结实施经验，使其上升为制度，出台全国青少年生命教育指导纲要，以此形成珍爱生命、正视死亡的文化氛围。同时，政府、相关教育行政部门应自上而下大力推动，出台开展青少年死亡教育的指导性文件和具体实施方案，对资金投入、人员培训、编写教材、课程建设、建立专门指导机构、设立专项基金、配套设施建设、理论研究、宣传推广等方面做出明确部署，以此推动青少年死亡教育深入发展，改善青少年的生存境遇和状态，提升青少年的生命质量。

（三）建设高素质的师资队伍

现阶段实施死亡教育仍需谨慎，教师应区别对待不同的学生，尤其注意学生的情绪反应。教师首先要在教育理念上清楚，在实践操作中灵活把握，避免造成家长与社会的误解，并善于发现、把握死亡教育的时机，适时进行死亡教育。就现实情况来说，受各方面因素制约，不适宜大规模、全面进行死亡教育师资队伍建设。政府、相关教育行政部门或学校成立死亡教育专家组较为可行，在此基础上待时机成熟后大规模、全面地进行死亡教育师资队伍建设。这就要求实施死亡教育的教师必须先接受定期与不定期相结合的专业训练，使自己在相关的知识资讯、认清自我价值观及助人技巧、调适行为等方面有充分的学习与准备。

（四）加大对死亡教育的媒体宣传力度

为形成良好的死亡教育氛围，亟待充分发挥大众传媒的作用，加大对死亡教育的宣传力度。政府应加大对新闻媒体、网络的监控力度，在专门的死亡教育指导机构带动下，成立宣传机构，负责开展死亡教育、宣传死亡教育；新闻媒体、网络应增强自律意识，共同整治恐怖、暴力、迷信等不良文化产品，逐步引导青少年树立科学的死亡观。同时，新闻媒体、网络应动员各种力量大力宣传死亡教育的目的和意义，开设专栏介绍国内外先进死亡教育经验，刊登死亡教育相关文章，发布相关视频、讲座报告及动员组织开展相关实践活动，开展普及性死亡教育宣传，争取社会各界尤其是家长的理解和支持，使青少年能逐步转变传统观念，深入了解各种死亡知识，学会珍惜生命，正确面对死亡。

（五）实现死亡教育与传统文化有效结合

我国传统文化重生忌死，避谈死亡话题，但有关生死智慧的观念性资源较为丰富，儒家入世的死亡观、道家出世的死亡观、佛家消极的死亡观都有其合理之处及价值展现。死亡教育由西方引入中国，要使青少年死亡教育在我国落地生根，必须尊重我国的传统文化，找到西方文化与中国传统文化融合的切入点，以青少年能够接受的方式循序渐进地开展死亡教育，通过宣传、教育引导、抓住适当时机等形式关注人类的生命、价值和尊严，提升对青少年的人文关怀。同时，增强对传统文化资源的整合能力，积极深入地挖掘传统生死观的精髓，将其纳入各级各类教育中，在教育中与实际相结合，逐步实现死亡教育与传统文化的有机结合。

（六）建立学校、家庭、社会"三位一体"的青少年死亡教育体系

在具体实践方面，学校、家庭、社会是开展青少年死亡教育的三个重要渠道。为取得实际效果，亟待围绕学校教育、家庭教育、社会教育来构建学校、

家庭和社会"三位一体"的青少年死亡教育体系。学校教育是青少年死亡教育的主阵地、主渠道，学校应与家庭、社会相互合作，形成系统化的学校教育；家庭教育是青少年死亡教育重要的、不可或缺的一环，家庭应积极参与学校、社会的死亡教育活动，为培养青少年的死亡观提供最早、最基础的教育引领；社会教育是青少年死亡教育开展的重要途径，社会应为学校、家庭创设良好的死亡教育氛围，营造健康的人文环境。

第六节　死亡教育之临终患者

死亡教育起始于西方。在我国，因儒家传统思想对"死亡"的讳莫如深，很多晚期癌症患者因家属希望对患者保留正确信息，以至于忽略了患者的亲身感受，让患者在临终尚未得到真实信息，带着失望、疑问，痛苦地离开人世。而随着社会、医学的不断发展，死亡教育已被列入患者临终关怀中的一项重要措施，正被人们所提倡和重视。

一、开展临终患者死亡教育的必要性

作为现代社会一种最具人性化的对患者的关怀方式，临终关怀体现的是一种与医学技术完全不同的"人文医学"精神，它把被分割成部分的患者还原成一个具有生理、心理和社会各个层面的完整"人"，真正体现了对人的生命的尊重。随着现代社会文明程度的提高，社会对死亡教育的需求也日益增多。死亡教育的推广不仅会成为现代医疗卫生保健事业发展的热点，而且必将为提高民族的生命质量，发展临终关怀事业做出巨大的贡献。理解生与死是不可抗拒的自然规律，也使人们思索各种死亡问题，学习和探索死亡的心理过程及死亡对人们的心理影响，正确对待优生、优活、优死，客观地面对死亡，有意识地提高人生之旅最后阶段的生命质量，促进临终关怀事业的发展。李泽厚先生的"重生安死"观念是中国民间面对生死时的思维与实践的方针。临终关怀的开展顺应了医学模式转变的趋势，是社会道义和社会精神的体现，因而死亡教育越来越受到重视，传统中国文化"悦生而恶死"的死亡态度及宗教信仰的缺失使人们普遍认为死亡是生命的中断，年老、疾病、死亡或被人们有意识地抹除掉，或无意间地被忽视掉，因此不愿意去思考这样一些必然要面临的现实。死亡教育不仅让人们懂得如何活得健康、活得有价值、活得无痛苦，而且还要死得有尊严。

二、临终患者死亡教育原则和内容

（一）评估是开展死亡教育的前提

有研究表明，评估临终患者的病期、生理状况、受教育程度及以往生活阅历，是进行死亡教育的前提。相对于生理状况差的患者，生理状况较好的临终患者对死亡的接受程度较高。在临床的实践中也发现，发病急、病情进展快的患者相较于长时间经受病痛折磨、病期较长的患者更容易面对死亡。同样，以往生活经历也会影响患者对待死亡的态度，特别是近期有失去直系家属经历的患者，通常表现出不回避死亡相关的话题，希望医护人员可以解答自己对即将到来的死亡的担忧和顾虑。另外，也有研究证实，在关于死亡的话题上，受教育程度高的患者比起受教育程度低的患者更容易沟通。因此，全面评估这些因素有助于医护人员更好地理解患者对待死亡的态度和应对方式，以便与其进一步沟通交流。

（二）不妄加评判患者

临终患者对死亡的态度受到个人因素和社会文化因素的影响，医护人员应充分尊重患者的个人信仰，理解他们对死亡的态度和观念，而不应取笑或刻意去纠正他们的说法，更不应该在患者背后对其进行相关评判。

（三）尊重临终患者的权利

医护人员由于种种担忧往往不愿意告诉临终患者关于其病情变化的实情，如担心被家属责备，担心患者知情后情绪激动或出现过激行为，还有很多患者家属为了保护患者不受到伤害而主动要求医护人员隐瞒实情。然而，这种善意的欺骗造成的后果却不是医护人员和家属所期望看到的。有调查显示，部分临终患者经常抱怨自己病情日渐加重，但是医护人员却不肯如实告诉病情，因此，患者总是长时间表现出烦躁、猜疑，情绪低落，甚至对医护人员产生怨恨情绪，而这种精神上的痛苦时刻困扰着他们直到死亡。面对如上问题，医学伦理学提出，医护人员应尊重患者的自主权利，对有自我控制能力和自主行为能力的人，应及时告知患者将要进行的医疗和护理操作的目的和内容，尊重和保护患者的隐私，医疗护理行为的实施以患者的决策为准。因此，医护人员应在全面评估的前提下，选择合适的时机和方式告诉患者实情并引导他们讨论死亡相关的问题。尊重他们对临终或濒死阶段的治疗和抢救措施的意见，以及其他符合他们价值观念的决策。这样，临终患者在生命的最后阶段才可以感受到尊重和关怀，可以平静地面对自己的困境，而家属也能够更好地面对亲人的死亡。

（四）根据临终患者的不同心理阶段进行死亡教育

1969 年，美国精神医学专家伊丽莎白·库伯勒-罗斯（Elisabeth Kübler-Ross）指出，临终患者对待死亡的心理变化通常要经过否认期、愤怒期、协议期、抑郁期及接受期这五个阶段。研究显示，这五个阶段不一定按照顺序发展，有时交错，有时重叠，有时出现其中一个时期的表现。护士应准确评估患者对死亡的心理反应，针对不同心理阶段进行死亡教育，适时给予辅导和支持。例如，当患者得知自己的疾病不能治疗，进入临终阶段后，他们表现出不相信或否认，并多方求医，希望得到否定答案。护士应了解这是临终患者的一种心理防御机制或应对方式，应给予充分的理解并给予他们时间来接受和面对现实。在愤怒期，患者通常表现出烦躁、猜疑、怨恨他人，以及对他人的语言和行为挑剔和不满。这时护士应给予宽容和理解，多与他们进行沟通，帮助他们尽快恢复理智和平静。在协议期，患者希望通过各种努力挽回目前的状况，他们会提出很多关于自己疾病治疗的要求，医护人员应根据具体情况给予支持性建议而不是为了满足患者的要求而采取无意义的甚至增加痛苦的治疗。在抑郁期，患者通常表现出情绪低落、淡漠、反应迟钝，甚至出现自杀倾向等。护士应鼓励家属多与患者沟通，及时给予心理辅导和支持，避免发生意外，抑郁严重的患者也可找心理咨询师进行专业的心理治疗。在接受期，应鼓励家属多陪伴患者，给予他们更多的爱与关怀，从而帮助他们舒适安详地离开。

（五）不勉强患者谈论死亡

在现实生活中，很多临终患者会问："我是不是要死了？"有些患者实际在心理上并没有做好准备接受坏消息，而是希望医护人员的回答是否定的。医护人员在回答时可以提问题来确认他们是否已经准备好，如问患者："你为什么会这么想，你为什么觉得自己要死了？"有的患者能够说出一些理由，而有的患者可能转移话题，这部分患者实际上没有准备好接受坏消息。这时，医护人员不应勉强患者谈论死亡。

（六）耐心解答患者对死亡的疑虑

对于在心理上准备好接受"死亡临近"这一消息的患者，医护人员应运用恰当的沟通技巧，引导他们提出问题，鼓励他们说出对死亡的顾虑和担忧，并结合患者的具体情况给予充分的解释。1987 年，Slevin 建议，应该告诉患者他们想知道的信息，但不能多于他们本来希望知道的内容。例如，有患者希望知道自己的疾病能否治愈；有的患者希望知道自己的预期生存时间有多长；有的患者希望知道自己死亡过程会不会痛苦；有的患者还会提出一些愿望，如希望自己死亡以后可以将有用的器官捐献出来，希望医护人员能给一些时间等待亲人前来并与之告别等。医护人员应鼓励患者表达，并帮助他们实现可能实现的愿望。

（七）死亡教育的对象应包括患者家属

有些患者家属因对死亡有恐惧心理而在患者濒死期疏远患者；有的家属则将亲人的死亡归咎于自己的关心不够；有的家属执意要求医生抢救而不征求患者的意见；有的家属不停地对患者说："你会好起来的"，从而阻止患者提起死亡。家属的这些心理和行为导致了患者不能很好地表达自己的意愿和感受，更不能自己选择离开的方式。因此，及时评估家属关于死亡的想法，指导他们正确地面对死亡并克服自身的恐惧，才能够帮助患者平静、有尊严地离开。如患者愿意讨论与自己死亡相关的问题，家属不应回避，生前遗嘱对于患者和家属都有着很重要的意义。在患者濒死期，告诉家属可以坐下来陪伴、触摸和倾诉，表达他们对亲人的爱。允许亲人离开，并向患者保证他离开后自己会好好活下去，让患者毫无牵挂、安详地离开。

三、临终患者死亡教育的实施方法

（一）创造安静清洁的病区环境

临终患者在治疗方面已无更有效的方法，此时患者自身的舒适度就显得尤其重要。因此，在临床工作中，护士要加强对病房环境秩序的管理，减少嘈杂声，注重病房的布置，为患者提供安静而温馨的治疗环境，以舒缓患者复杂的心情。

（二）提供连续舒适的护理服务

医护人员要根据患者的实际病情，制订个性化的护理计划，执行护理操作过程中态度要亲切和蔼、动作轻柔、技术熟练，以减少患者的痛苦。同时，在患者病情的允许下，协助患者采取舒适的体位，预防并发症的发生。严格执行交接班制度，做好各项基础护理和专科护理，使患者感受到安全而舒适的护理服务。

（三）将死亡教育列入健康教育内容

正确评估患者及家属的心理状态，在患者情绪稳定时与患者讨论有关死亡的话题，如谈论对他人死亡的看法、对自己患病及死亡的看法、宗教在死亡中的地位等，使患者认识到死亡并不可怕，而是生命的一部分，使患者坦然地接受死亡。

（四）帮助患者建立希望

临终患者因身体衰弱，自身机体功能衰退，对许多事情力不从心，对生活绝望。护士应鼓励患者制订并参与其生活规划，如对治疗方案的选择、日常作息时间的安排，鼓励患者主动参与力所能及的功能运动，增强患者战胜病魔的信心。通过立遗嘱和公证等方式，满足患者未完成的心愿，使其没有遗憾，安详地接受死亡。

（五）重视心理认知及人文关怀

设置连续照顾护理人员，选择职业素质良好的责任护士，运用沟通技巧，了解患者心理状态的变化，及时解决患者的心理问题，保持患者情绪稳定。与患者共同制订治疗计划，掌握患者对生命价值的理解，满足患者的个性需求，尊重患者对各项治疗的选择。重视患者尊严与权力，临终患者心理极为敏感复杂，护理人员根据不同情况给予针对性的满足，耐心地倾听与安慰，给予患者友爱、同情、关心、温暖，及时满足患者最后的要求和心愿。满足患者对亲情的需求，亲情对临终患者是必不可少的，护理人员应充分借助亲情的力量来达到高质量的关爱护理，鼓励患者家属多来探望，让患者感受到家庭的温暖，排解住院的孤独与苦闷，使患者心理得到最大安慰。

四、临终患者死亡教育存在的问题和思考

临终患者面对不能治愈的现实，对死亡的预期和接受，通常需要经过艰难的心理历程。而大多数患者和家属没有科学的死亡观，对死亡持否认态度，或忌讳谈论死亡，或极度恐惧死亡，导致患者在临终阶段无法接受死亡将至的事实，在希望和恐惧的精神痛苦中离开人世，给自己和家属留下了较多的遗憾。以往大量文献提出对临终患者进行死亡教育，帮助他们正确对待死亡是对生命的理解和尊重，呼吁应将死亡教育作为临终关怀的重要内容来实施。但是，在临床实施中仍然存在一些问题，导致死亡教育不能顺利开展。一方面，很多医护人员对死亡教育的认知尚不一致，很多医生仍然把死亡看成一种要被征服的

疾病而不是一种自然的生命事件，从而采取过度积极的治疗，给临终患者增加了很多不必要的痛苦，也阻碍了死亡教育的顺利开展。另一方面，在患者或家属提及死亡相关的问题时，医护人员由于缺乏沟通技巧和死亡相关知识，或自身对死亡的恐惧通常会采取回避或敷衍的态度，也阻碍了死亡教育的顺利开展。而死亡教育是姑息护理的重要部分，也是姑息治疗的重要部分，及时给予临终患者死亡辅导，帮助他们舒适、安详、有尊严地离开是医护人员共同的责任。因此，结合临床实践加强在沟通技巧和死亡教育方面的继续教育还任重而道远，需要更多的研究人员共同努力，加强对死亡教育进一步的研究。

【参考文献】

[1] 邹宇华. 死亡教育 [M]. 广州：广东人民出版社，2008.

[2] 谢云天，徐学俊. 中国内地近十年来死亡教育研究述评 [J]. 理工高教研究，2007（6）：26 – 29.

[3] 郭巧红，任小红，周丽娟，等. 对护生开展死亡教育的探讨 [J]. 护理研究，2009（5）：453 – 455.

[4] 周士英. 美国死亡教育研究综述 [J]. 外国中小学教育，2008（4）：44 – 47.

[5] 唐鲁，周玲君，赵继军. 国内外死亡教育的发展概况 [J]. 中华现代护理杂志，2012，18（4）：479 – 481.

[6] 曹坤明. 终身教育视域下我国开展死亡教育的必要性和迫切性初探 [J]. 中国成人教育，2014，（17）：165 – 167.

[7] 唐鲁，李玉香，赵继军. 死亡教育研究内容概述 [J]. 中华现代护理杂志，2012，18（5）：597 – 598.

[8] 刘艳. 我国临床死亡教育实行的研究进展 [J]. 中国保健营养（中旬刊），2013（10）：52 – 52.

[9] 李冬云，张淼，李潇，等. 我国医学生死亡教育实施及研究述评 [J]. 医学研究杂志，2017，46（5）：1 – 3.

[10] 季艳平，夏琳. 国内护士对死亡教育认知现状及分析 [J]. 中国疗养医学，2013（8）：695 – 697.

[11] 路倩，任旷，范红艳，等. 死亡教育在我国实施的重要性及措施 [J]. 中国教育技术装备，2015（24）：111 – 114.

[12] 岳长红，柏宁，任守双，等. 在医学生中开展死亡教育的意义及方式 [J]. 医学与社会，2010（9）：1 – 3.

[13] 张慧兰，王丹，罗羽. 国内外死亡教育发展的分析与思考 [J]. 护理学

报, 2015 (11): 29 – 32.

[14] 熊万军, 苏小霞. 死亡教育及其意义 [J]. 现代医药卫生, 2011, 27 (18): 2810 – 2812.

[15] 何桂香, 邹宇华, 韩铁光. 死亡教育研究进展 [J]. 中华医学教育探索杂志, 2011 (11): 1383 – 1385.

[16] 迟西琴. 论死亡禁忌与死亡教育 [J]. 医学与哲学 (A), 2018, 39 (1): 65 – 67.

[17] 陶雷玲. 死亡教育在临终关怀科的应用研究进展 [J]. 哈尔滨医药, 2015 (16): 192 – 192.

[18] 何蓓, 许雅青. 中国死亡教育研究综述 [J]. 大观周刊, 2011 (51): 245 – 245.

[19] Dickinson G E, Field D. Teaching end-of-life issues: current status in United Kingdom and United States medical schools [J]. American Journal of Hospice & Palliative Care, 2002, 19 (3): 181 – 186.

[20] 夏媛媛. 中西方生死教育的发展与区别及原因探讨 [J]. 中国高等医学教育, 2011 (5): 1 – 2.

[21] Smith-Stoner M. Using high-fidelity simulation to education nursing students about end-of-life care [J]. Nursing Education Perspectives, 2003, 30 (2): 115 – 120.

[22] 郝军燕. 我国内地死亡教育实然思考与应然探讨 [J]. 医学与哲学 (人文社会医学版), 2010, 31 (5): 68 – 70.

[23] 陆婷婷, 何森, 汤磊磊, 等. 医学院开展死亡教育初探 [J]. 现代医药卫生, 2013, 29 (20): 3178 – 3179.

[24] Barrere C C, Durkin A, La coursiere S. The influence of end-of-life education on attitudes of nursing students [J]. International Journal of Nursing Education Scholarship, 2008, 5 (1): 1 – 18.

[25] 吴文丽, 伍翔, 殷华西. 死亡态度对大学生危机脆弱性与网络成瘾关系的调节作用 [J]. 中国学校卫生, 2014 (2): 211 – 213.

[26] 刘晨. 死亡观教育——高校生命教育的"短板" [J]. 理论观察, 2011 (6): 98 – 99.

[27] 王丽英. 生死教育嵌入高校思想政治教育的理论分析 [J]. 教育教学论坛, 2015 (6): 32 – 33.

[28] Williams C M, Wilson C C, Olsen C H, et al. Dying, death, and medical education: student voices [J]. Journal of Palliative Medicine, 2005, 8

(2)：372 - 381.

[29] Peters L, Cant R, Payne S, et al. How death anxiety impacts nurses' caring for patients at the end of life：a review of literature [J]. The Open Nursing Journal, 2013, 7: 14 - 21.

[30] 唐鲁，李玉香，周玲君，等. 医护人员对死亡教育认知及其培训需求的研究 [J]. 护理学杂志（综合版），2014，29（9）：66 - 68.

[31] 陈玉婷，任俊圣. 解蔽死亡的必要性、可行性与教育实践主体 [J]. 医学与哲学（A），2014，35（5）：17 - 20.

[32] 杜治政，许志伟. 医学伦理学词典 [M]. 郑州：郑州大学出版社，2003.

[33] 周瑶瑶，黄泽政，苗波. 国外与港台高等学校生命教育发展及其重要启示 [J]. 沈阳农业大学学报（社会科学版），2013（3）：318 - 321.

[34] 吴跃俊. 日本关于生死学研究述评 [J]. 日本研究，2009（2）：87 - 91.

[35] 王刚. 韩国：入棺体验后生活更积极 [J]. 家庭医药，2015（24）：64.

[36] Hong M, Hong S, Adamek M E, et al. Death attitudes among middle-aged Koreans [J]. The International Journal of Aging and Human Development, 2017: 0091415016689473.

[37] Kim Y H, Ahn S Y, Lee C H, et al. Development of a death education curriculum model for the general public using DACUM method [J]. Technology and Health Care, 2016, 24 (3): 439 - 446.

[38] Kim B R, Cho O H, Yoo Y S. The effects of dying well education program on Korean women with breast cancer [J]. Applied Nursing Research, 2016, 30: 61 - 66.

[39] Jo K H, An G J. Effect of end-of-life care education using humanistic approach in Korea [J]. Collegian, 2015, 22 (1): 91 - 97.

[40] 刘辉，张希晨，李燕. 灾难托起的生命伦理命题：死亡教育 [J]. 中国医学伦理学，2008（5）：11 - 15.

第八章　论 死 亡

死亡是生命个体不可避免的自然环节，人类自诞生起就注定要面对死亡和濒死的事实。死亡，是人生的一个永恒主题，尽管大多数人避讳谈论死亡，但死亡几乎每日都在发生。21 世纪的人类，应该有足够的勇气直面现实，思索死亡，接受死亡教育，赋予人生以完整充实的意义。

第一节　死亡概述

死亡是每个人都无法挣脱的现实，从原始人类超出动物界之日起，面对同类的死亡，就不得不考虑这个问题。而在特定的社会习俗影响下，会形成不同的死亡认识文化，且随着对死亡认识的不断演变，形成了多样化的认知，如生物医学意义、哲学意义和社会学意义等多层面和多角度的死亡概念。同时，随着人类思维能力的提高，社会与科学的进步，除宗教、文学艺术之外，死亡成了生物学、医学、心理学、政治学、法律学、伦理学等许多具体科学的研究对象，也成了现代物理学、环境科学和社会心理学的重大课题，一门综合性新兴学科"死亡学"应运而生。

一、死亡的概念

（一）临床医学对死亡的界定

医学对死亡的界定主要包括 2 种：①临床死亡，即自然的呼吸及心跳停止、反射消失；②生物性死亡，即呼吸、心跳停止后大脑的死亡。死亡的过程应该包括临床死亡和生物性死亡两个阶段。

（二）哲学对死亡的界定

1. 肉体与精神死亡

自古以来，哲学的永恒主题是有关灵与肉、身与心关系的探索。哲学上把人分为灵魂与肉体两部分，于是，在死亡的问题上也就有了肉体死亡与灵魂死亡的区分，这两个概念是相互对照而存在的。所谓肉体死亡，是指人的物质肉身的死亡，它包括前面提到的临床死亡和生物性死亡两个阶段。当然，按照唯物主义的观点，肉体的死亡必然会带来精神的死亡。然而，精神的死亡却不意味着肉体的死亡。这里的精神指的就是人的思想情感、追求等。精神死亡即当一个人在没有思想、情感、追求时，他活着也等于死亡。

2. 自我否定之死亡

除了精神与肉体的死亡外，另有一种死亡是由黑格尔提出的"自我否定"的死亡。黑格尔认为，人真正存在的意义是精神的存在，所以人们应当"敢于承担并在死亡中得以自存"。所谓"在死亡中得以自存"就是要"在不停地自我否定中求得自己的生存和发展，不断地超越自身又不断地回归自身，不断地实现自我和认识自我"。显而易见，这里"在死亡中得以自存"中的"死亡"就是指人对自身的自我否定、自我超越。哲学比医学探讨的死亡概念更深一个层次，不仅仅涉及肉身死亡，更涉及死亡的社会性问题，并触及了死与生的关系。

二、死亡的性质

死亡对人类而言，不仅具有生物性，还具有社会性。就整体而言，社会中每个成员的死亡，都会给这个社会带来或轻或重的打击。正如美国小说家海明威所说："每个人都是整体的一部分，当丧钟为一个人敲响时，也为所有人而鸣。死亡就像一道抹不去的阴影，笼罩着人类社会的始终。"死亡是波及整个生命的现象，我们的生命充满着死亡，不应该仅仅把死亡理解为生命的最后一个瞬间。生存其实是个不断死亡的过程，是同死亡的不断斗争，是人身体的局部死亡。从生命开始孕育起，死亡就随之而来。胚胎学告诉我们，就在胚胎发育期间，死亡已在悄悄地发挥着作用。在器官的正常形成中，必然伴之以细胞的死亡。就以我们手（足）的五指（趾）形成为例，正是某些细胞的死亡导致指（趾）间组织的消失从而使指（趾）分离。因此，死亡是一种日常的、普遍的、无时无刻不在的现象。在个体的一生中，死亡是一个过程，它可以在生命的每一阶段出现。总之，死亡不仅是一种生物学现象，而且具有不确定性的确定性、毁灭性和不可替代性。同时，死亡意味着人是有限性的存在。

三、生与死的辩证关系

人，孰能无死？茫茫宇宙，万物枯荣，有生必有死。死，是整个生命世界的本质。虽为"万物之灵"，"死"仍是人最终无可逃避的宿命。但是，人并不只是消极地承受死亡，作为有自觉意识的生灵，人应不断地认识死亡、思考死亡、探索死亡的本质与价值，并意图通过各种办法去克服死亡恐惧、推迟死亡的到来、超越死亡，于是便有了原始神秘主义的宗教迷信、图腾崇拜，以及伴随人类文明发展而逐步成熟的宗教、哲学。在漫长的历史长河中，人类在不断地积累死亡智慧、生存智慧，不断地提高死亡品质和生命品质。而中西方哲学在各自悠长的发展历程中，也各自担任起哲学研究生死问题的主要任务，虽然有理性主义与非理性主义之分，也曾经有生死相通与生死相隔之争，但最终殊途同归，"生死互渗"便是中西方死亡视域的交融。

（一）死生一也——死与生的同一

有生必有死，生死循环往复，因此，死与生不过是同一的东西，别无二致。关于这一点，古今中外的哲学家都有过论述。儒家作为统治中国数千年思想文化的传统显学，其死亡观念从思想意识到行为实践都对中国人有着根深蒂固的影响。中国古代儒家对待死亡持理性主义观点，认为"生"与"死"虽然在表面上是截然不同的两种状态，"死"是对"生"的否定与终结，但从本质上来讲，"生"与"死"则是和通为一的。"死"在本质上是"生"的另一种形式，二者都是宇宙大化的产物，有"生"必有"死"。不论从个体之人的生存还是从宇宙大生命的洪流中，"死"都是另一种"生"的形式，此物之"死"的同时，却又是它物之"生"，循环往复，以至无穷。如此，在儒家哲学中，"死"被包容在"生生不息"之中，它是宇宙的本体、社会的秩序和人生的准则。这即"生生之谓易"。道家的老子和庄子认为，人的"生"与"死"互相对峙又互相转化。庄子说："生也死之徒，死也生之始"；"人之生，气之聚也。聚则为生，散则为死"；"生也天行，死也物化"。古希腊哲学家赫拉克利特也说："在我们身上，生与死、醒与梦、少与老，都始终是同一的东西，后者变化了，就成为前者；前者再变化，又成为后者。"虽然上述观点表述不同，但其本质是相同的，也就是都认为生死相随，生死同一，二者相辅相成不能截然分开。死亡不是外在于生命之外的，而是内在于生命之中的。此外，死生同一的另一层含义是，虽然个体终有一死，但就整个族类而言，人类这个种族是不死的，人的生命可以通过后嗣这种简单方式在死后继续延续。

（二）死生对立——死与生的矛盾

虽然死亡是生命中所固有的，无论是生或死都不过是某种物质的聚散转换，纵然个体有死，整个人类仍生生不息。然而，对于每个个体来说，死亡却是对物质生命的终极否定，它使生命和生活的可能性成为不可能，使人存在的全部价值化为乌有。这就是死亡终极性与否定性的一面。而且，对于个体来说，死亡也是不可逆转的，一朝死去，绝不再有复生的可能，也绝对没有投胎转世的希望。死亡即是对物质生命的否定，也是对自我的毁灭。所以，人意识到这一点，便没有不恋生惧死的。然而，对死的恐惧若发展成为一种病态的情绪，诸如为了回避生活中的凶险，一味地退缩，随波逐流，只求保全；或因终日思绪着死亡的到来而焦虑不安，乃至憔悴抑郁，心智退化；或遇到危急时刻贪生怕死，只把生的希望留给自己，把毁灭的危险投给他人；甚至在关系人格、国格时出卖灵魂，自辱人格，苟且偷生。凡此种种，均打破了生与死的同一，同时也是人为地将生与死的矛盾推向了极致。不过，这也正反映了生与死是相互对立的。

（三）置之死地而后生——死亡对人生的影响

人与动物都有一死，不同的是，人有灵性、有意识，所以比其他动物多了一层不幸，不得不忍受惧怕死亡的焦虑。即使对死亡的恐惧会衍生种种人间丑态，那也并非死亡的罪过。实际上，恰恰是死亡凸显了生命的价值和人生的意义。正因为生命来之不易又如此短暂，才会使人更加珍惜。否则，岂知人不会因为不死而视生命如草芥？而假若能长生不老，则生命又有何尊贵可言？因为终有一死，人意识到了生命的有限性，才会有生活的紧迫感，才会努力抓住生命的分分秒秒，去实现自己人生的价值。更因为死亡令人惧怕，为了抗拒死亡，超越死亡，人们才会不断地创造，力图以不朽的创造赋予生命永恒的价值。正如哲学家提到，人生的一切努力，人类所有文明成果的创造，其目的就是为了与死亡做斗争。由此可见，人因为认识到终将一死，认识到死随时可以降临，所以应思考人生的意义，追求生命的价值，渴望死亡的超越。同时，对死亡的积极认识促使人们努力去实现自己的价值，赢得人的尊严。相反，假如没有死亡，我们将觉得一切都可以从长计议，不再积极地筹划人生。然而，上述的死亡对人生的积极影响只是就总体而言的。就每个个体来说，死亡对其人生的影响是不完全一样的。但凡真正思虑过死亡的人，对死亡持积极态度的人，明白死亡之于自己生命意义的人，总能分外珍惜自己的生命，督促自己在有生之年多做有意义的事情，而在生死攸关的时刻，又能为正义、为民族、为国家、为他人舍弃自己的生命，从而赋予短暂生命以永恒的价值。反之，就有可能要么虚度光阴，糊里糊涂度过一生；要么不思进取，游戏人生，直等死之将至才知悔恨。

四、死亡与教育的关系

（一）死亡是教育的一种契机

教育作为一种培养人的活动，其目的是教人求美、求真、求善，是帮助人获得圆满的人生，实现生命的价值。然而，教育不是灌输，做人的道理也不是一教就懂的，对生命的体会也不是靠"告诉"就能得到的。这一切只能去引导和启发。而所谓"引导"，就是将人天性中本有的善端牵引出来；所谓"启发"，也必须在其原本思考的基础上加以点拨才有可能。如若儿童本身毫无生活的体验，也不曾对生活有任何的思考，要想启发和引导是较为困难的。作为人生重大的事件，死亡给儿童带来体验的深刻性是前所未有的，所引发的思考也是无穷无尽的。这无疑给教育提供了一个很好的契机。教育者由生活中的死亡现象出发，由儿童亲历的死亡事件入手，帮助儿童揭开死亡的神秘面纱，认识死亡的本质，启发其思考死亡的意义和生命的意义，促使其以积极的态度对待人生，对待死亡，如此就有可能使教育深入人心，而不至于隔靴搔痒。

（二）死亡的探讨和认识是教育的一项重要任务

教育的产生源于社会的延续、发展的需要，而社会延续、发展的基础就在于生命的延续和发展。所以，教育乃是为人的存在和生存服务的。促使生命获得圆满的发展，发挥其生命潜能，提高个体的生命质量，这是教育义不容辞的责任。而生与死是如此紧密相关，因此，提高生命质量必然无法回避死亡问题。认识死亡本质，知晓生命规律，人才能更好地呵护生命，保有健康，使生命得其善终；也只有认识死亡本质，揭开其神秘面纱，人才能克服死亡恐惧，进而追寻生命的圆满。因此，探讨死亡、认识死亡，教人正确地看待死亡是教育的一项重要任务。

第二节　死亡的本质

专门研究死亡的思想家不多，也没有一个思想家刻意去构造关于死亡的系统理论，因此，我们很难直接从历代思想家的著作中找到关于死亡的本质的现成答案，但这并不意味着他们没有对死亡本质进行过探索。

一、从死亡观探索死亡本质

从前人对死亡的零星论述中，我们大体可以总结出以下几种关于死亡本质的观点。

（一）原始死亡观

原始死亡观是早期人类对死亡本质探索的结果。"原始人不是从死者本身来寻求死亡原因的，而是从死者之外（如他人、神、天使等）来寻求人死亡的非自然或超自然原因的。"因此，对死亡本质的认识也是如此。早期人类认为，死亡不是人必然的结局，只是由于一些外在的偶然原因才导致人的死亡，如生病、受伤等。如果人能够克服这些外在的、偶然的原因，就可以克服死亡，使生命无限延续。可见，原始死亡观从根本上讲，否定死亡的终极性和必然性，死亡只不过是人生命中一个可以逆转的事件。因此，在原始人时期，死亡不是人生命的本质属性，而被排除在人的生命之外。

（二）自然死亡观

自然死亡观首先把人看作一个纯粹的"物"，然后以"物"的观点来理解死亡的本质。中国古代则用"气"来解释人的死亡，"气聚而为人之生，气散而为人之死"，死亡只不过是自然界物质转换的一个环节而已。自然死亡观不仅把人的身体看成是自然物质现象，而且把人的灵魂也还原为物质现象，二者都遵循物质转化的客观规律，具有明显的唯物主义倾向。例如，古希腊哲学家德谟克利特提出的"死亡是自然之身解体"的观点，他就把人的死亡还原为一种纯粹的自然现象，同时还认为人的灵魂也是有形体的物质。但是，仅仅从自然的、物质的角度来说明人的死亡本质，是不能够把人的死亡与动物的死亡和其他物质的灭亡分离开来的。人的死亡，一方面具有物质性和自然性，另一方面还具有社会性和精神性。所以，人的死亡本质只能以"人"的方式来界定，而不能以"物"的方式来界定。

（三）唯心主义死亡观

唯心主义死亡观在主张灵魂和身体二分的前提下，认为死亡仅仅是人身体的毁灭，而人的灵魂则是不死的。柏拉图认为，在人的身体死后，人的灵魂则摆脱肉体的束缚，进入到理念世界，而理念世界则是永恒和至善的。毕达哥拉斯提出灵魂转世说，认为人死后灵魂就离开身体而进入到另外的身体（包括动物的身体）中。为了保证灵魂不断地上升，人就必须加强哲学的历练，促使灵魂的进化。苏格拉底则认为，人死后是摆脱了人世间的劳苦和忙碌，进入未知的享受的境界。因此，他们认为，死亡只是从一种生活方式向另一种生活方式的转换，人也就没有必要对死亡产生恐惧。总之，唯心主义死亡观的本质无一例外地夸大了人类精神，如灵魂、意志和理性等的作用，把它们看作是可以和身体分离的东西。当人的身体毁灭之后，人类精神性的东西却可以永远保留，死亡便是身体和精神分离的力量，借助死亡，人的精神就可以实现不朽。唯心主义死亡观固然可以在一定意义上帮助人们寻找到生命和死亡的意义，但由于其固有的缺陷性（即夸大精神的作用），在死亡本质问题上极易滑入宗教神秘主义的泥坑，甚至成为宗教死亡观的代言工具。

综合以上死亡观对死亡本质的探索，可以说都没有准确地揭露出死亡的本质，他们不是把人的死亡归结为外在于人的东西（即原始死亡观）；不是把人的死亡等同于其他事物的消亡（即自然死亡观）；就是否定死亡的终极性，把死亡理解为人的不同生活方式转换的中间环节（即宗教死亡观和唯心主义死亡观）。

二、马克思主义哲学下的死亡本质

马克思主义哲学从物质、精神、社会与人的辩证关系角度出发，主张通过死亡现象去认识和把握死亡的本质，提出死亡本质社会性的基本观点，为我们正确地认识死亡本质提供了途径和方法。它认为，死亡首先是一种物质现象，但其最重要的却不是物质性，而是社会性。死亡的物质性只是它的表象，社会性才是它最深层的本质。死亡本质的社会性主要表现在4个方面。

（一）死亡是社会存在与发展的必然选择

马克思曾说过，全部人类历史发展的第一个前提无疑是有生命个体的存在。但是，有生命个体的存在当然也包括了个体的死亡，因为人的寿命是有限的，人必须不断生产，自身才能维持社会的持续发展。对于社会发展而言，死亡是一个不断消除旧的、僵化的事物，补充新鲜血液的过程。如果没有死亡，社会就会充满旧的、过时的物质和思想，就会失去发展的活力和动力。总而言之，没有死亡就没有社会的进步与发展。任何一个社会要想保持原本的存在和发展，就必须不断地预备新一代人去接替老一代人因死亡而留下来的社会缺位，从而维持社会结构的完整性，保证社会的正常运行。人类社会经常会出现这样的情况，一代人终生为之艰苦奋斗的事业在下一代人看来却是平淡无奇的事情。为什么呢？因为社会的发展、文化和价值观在变化。未来是属于下一代的，人们只有认识到代际交替的必然性，才能深刻理解死亡的本质及死亡在社会发展中特殊的重要意义。

（二）死亡是个人社会关系的断裂

马克思主义认为，实践是人的存在的根本形式。人终其一生都是通过社会实践来经营自己的社会关系，人也在社会实践和社会关系中存在和发展，并彰显出自己的个体性和独特性。而死亡则意味着以独特个体为中心的社会关系的断裂，使个体彻底退出家庭关系和其他社会关系，标志着以个体为中心的各种社会关系从此不复存在。因此，虽然死亡在某种程度上维持了社会秩序的正常运转，但却是个体生存秩序的中断，是个体作为社会存在的人退出社会关系的转折点。断裂即消失，死亡不仅是个体作为物质存在的消亡，也是个体作为自己社会关系中心的消亡。个体的精神力量可能在其死后还会继续发挥影响，但作为现实的社会关系已不复存在。因此，死亡是无情的，它在剥夺我们物质身体的同时，也剥夺了我们社会关系的物质性和现实性。

（三）死亡是个人社会价值的最终证明

死亡是没有开始的终结，是对人所有的否定，但可以证明一点，那就是该个体曾经存在过。人是一种不断创造的动物。人在社会实践中不断地创造自己的本质和生存方式，只要他还活着，他就是未定的，他就有可能创造一个完全不同于现在的自己。白居易的诗《放言》中曾提道："周公恐惧流言日，王莽谦恭未篡时。向使当初身便死，一生真伪复谁知！"这说明，只要人还没死，我们就无法知道他的本质，不知道他到底是一个什么样的人。而当人死后，他的创造活动就停止了，我们就能盖棺定论，知道他的社会本质了。对于一个终有一死的人来说，死亡是具有正面意义的，证明了个体的社会存在及其存在的价值。如果没有死亡，人又靠什么来证明自己的存在和价值呢？如果存在和价值不能证明，那么人要永恒又有什么用呢？

（四）死亡是人基本矛盾的体现

人的基本矛盾是什么？就是生与死的矛盾。黑格尔曾经说过："生命本身即包含有死亡的种子。"生与死在人的身上是统一的，我们有生，所以我们才有死；因为我们有死，才证明了我们有生。我们的生是肯定的、现实的，我们的死也是肯定的、现实的。生、死都与我们相关。因为，只要我们存在，死就存在；如果我们未曾或不再存在，死也就不存在了。死依据生活着。可见，死亡是我们生命中最本质、最确定的东西，是人生所有可能性中最有可能的、最确定的事件。死亡是人生矛盾的一端，是根植于我们生命中的东西，有生有死才是完美的人生。因此，我们怎样对待生命，我们就应该怎样对待死亡。我们不能消除死亡，正如我们不能消除我们的生存一样。

三、认识死亡本质的意义

死亡本质的社会性促使我们重新认识死亡。以前，我们普遍认为死亡是一个孤立的事件，是对生的彻底否定。如今看来，这种观点是不正确的。死亡不只是个体的私事，也不是远离社会的，它涉及未死者，涉及许多的社会关系，每个人的死亡都是整个人类的损失，因为个体是包含在人类之中的。认识和研究死亡，就是要把握死亡的本质，找到死亡与其他社会现象的联系；并通过未死者对死亡和对死者的态度及在死亡仪式中的表现找到死亡的社会意义。而认识到死亡的社会性本质是我们正确理解死亡的基础和前提。认识死亡本质有3个方面的现实意义。

第一，对死亡本质的认识，可以使我们准确把握死亡与其他社会现象的关系。既然我们认为死亡不是一个孤立的事件，它就和其他社会现象有着某种联系。我们只有正确对待死亡，才有可能把握死亡与它们的内在联系。死亡不是一个外在于人的生命事件，它与生命有着内在的联系。在人的生命中，生与死既是对立的两极，又是辩证统一的关系。人有没有死亡的权利？一个人有没有剥夺他人生命的权利？如果有，我们又怎么理解生命至上的价值观？但死亡权利并不意味着一个人可以随便了结自己宝贵的生命，而是让人更加珍惜自己的生命。如果我们认识了死亡的本质，对解答这些问题会有很大的帮助。死亡与人的实践活动有一定联系。死亡中断了人的实践活动，还恰恰印证了人的实践活动。死亡与死亡仪式也是有联系的。人死之后，有一系列的仪式和活动，这些仪式和活动，是对死者生前的肯定，也是在告慰死者的在天之灵，抑或是为了未死者将来也能享受如此的"礼遇"。死亡不是遗忘，未死者通过一定的仪式来记住死者，正是为了证明死亡本质的社会性。

第二，对死亡本质的认识，有助于我们认识死亡现象在社会发展中的作用和地位。我们经常会认为有生命个体的存在是人类社会存在的前提，要充分肯定生命存在的社会意义。殊不知死亡是与生命完全对等的一种社会现象，有多少生命现象的存在，就有多少死亡现象的存在。人类生命的实践活动，造成了人类社会的发展和进步。而死亡现象的存在，则是这种进步与发展的保证。因有生命才有死亡，也正因为死亡，生命才更有意义。如果没有死亡，人类的心理和生理就会老化，思想也会僵化，社会也不可能得到发展。马克思曾经说过："死似乎是对特定个体冷酷的胜利，并且似乎是同它们的统一性相矛盾的，但是特定个体的胜利，个体的死亡保证了社会的正常发展。"只有死亡的存在，社会才能让出位置给新一代人，才会有新的个体注入社会，社会也才能得到发展。

第三，正确认识死亡的社会本质，还可以提高现代人的生活质量，消除人们对死亡的恐惧。生命只有一次，因此，人类生存的全部意义就在于使这唯一的生命活得更有价值、有意义。从个体层面讲，每个人的生命是唯一的、有限的，并且最终都会面临死亡。在这一点上，生命没有本质的区别，最多只有量的差异。但在社会层面，人的生命的确会呈现出完全不同的社会价值和社会意义。也就是说，人的生命一旦与社会和他人联系起来，是有质量高低之分的。高质量的生命，应该是为社会和他人做出贡献多而大的生命，其社会价值为正；低质量的生命是个人索取大于个人的社会贡献，其社会价值为负。所以，人只有正确认识死亡，才能把精力放在社会现实中，更好地工作和生活。如果我们不能认识死亡的本质，我们的生命就会一直笼罩在死亡的阴影中，死亡就会成为伴随我们一生的沉重包袱。死亡本质的社会性告诉我们，死亡是人的权利，是人的价值和尊严的体现，是个体社会性存在的证明。正确认识死亡的本质，是现代人社会生活一个必不可少的环节。

第三节　死亡价值

价值是一种关系性的概念，即客体对主体所具有的肯定意义和关系。死亡对于死者和人类有没有价值呢？回答是肯定的，死亡在否定个体生命的同时却对人生的价值进行了最后的评价，评价内容主要包括3个方面。

第一，人生价值即人的社会价值，指的是人的目的和力量现实化、客体化的程度，及其对社会所产生的积极意义，也就是个人对社会所做的贡献。人的一生，就是不断地将内在的能力和德性发挥出来，使之客观化、对象化，并且创造出物质财富和精神财富的社会实践过程。这个过程一直持续到人死亡才能画上句号，死亡既是人生价值的最后体现，也是对整个人生价值的盖棺定论。正因为如此，古人才强调"死得其所"。毛泽东同志告诫我们："人总是要死的，但死的意义有所不同。"中国古时候文学家司马迁也说道："人固有一死，或重于泰山，或轻于鸿毛。"同时，《毛泽东选集》的"为人民服务"中也说道："为人民利益而死，就比泰山还重；替法西斯卖力，替剥削人民和压迫人民的人去死，就比鸿毛还轻。"

第二，人的社会价值依赖于人的内在价值，即人的知识、能力和德性。人的一生，既是知识、能力与德性不断积累、提高和完善的过程，又是内在价值不断转化为社会价值的过程。这个过程直至死亡才能完成。死亡阶段也就是人们内修外化的最后和最高阶段。

第三，是社会对个人的认可和满足。这种肯定与满足也在人死之时得到最后和最充分的体现。因此，毛泽东同志主张："今后在我们的队伍里，不管死了谁，不管是炊事员，还是战士，只要他是做过一些有益的工作的，我们都要给他送葬，开追悼会，这要成为一个制度。这个方法也要介绍到老百姓那里去。村上的人死了，开个追悼会。用这样的方法，寄托我们的哀思，使整个民族团结起来。"

同时，死亡除了对生命的否定外，又是对生命的肯定。只死不生，人生必然会灭亡。只生不死，人类同样不能生存，以世界人口增长率为2%计算，到公元2600年，世界人口将达630亿，那时即使将整个地球表面都建成住房，每人也只能占0.23 m² 的面积；到公元3550年，人类机体的质量将等于地球的质量；到公元7000年，人类机体的质量将等于已知宇宙的总质量。如果人类不死亡，宇宙就不可能容纳人类，自然资源也不可能满足人类的生存需要。死亡既能调控人口增长的速度，又能让死亡的机体参与大自然的能量循环，为新的机体提供能量。从这个意义来说，死亡不仅意味着对生命的否定，而且意味着对生命的肯定。

公元前522年，齐公与晏婴有一段非常有趣的对话。齐公曰："古而无死，其乐若何！"晏婴对曰："古而无死，则古之乐也，君何得焉？昔爽鸠氏始居此地，季蒯因之，有逢伯陵因之，蒲姑氏因之，而后大公因之。古若无死，爽鸠氏之乐，非君所愿也。"晏婴在对话中的确阐述了死亡于生者的意义，确实很有见地。人是自然的存在物，人的生老病死不可避免地受到自然法则的规定。虽然人有能动的一面，人可以认识和改造自然，但是正因为如此，人才更应该意识到自己的存在是在一个理性的事物秩序中被决定的；更应该懂得要命令自然就必须服从自然；还应该正视死亡的客观必然性，正确认识死亡的价值，树立正确的死亡观。

第四节　死亡过程

虽然人的死亡有可能是突发的，如因颈部被切断、头部碾压伤、高空坠落所致的多数内脏破裂、身体支离断碎等引起的意外死亡。但是，这些情况毕竟是少数。在一般情况下，死亡是一个逐渐发展的过程，它表现出各种不同的阶段性变化，这些变化是人体生命功能逐步丧失的结果。了解死亡的发展过程，对于急救患者、解决实际工作中所遇到的某些问题，都有重要意义。典型的死亡发展过程分为三个阶段，即濒死期、临床死亡期和生物学死亡期。死因千差万别，决定了不同死因的死亡过程各有特点和差异，但其基本规律是相同的。

一、濒死期

濒死期，又称死战期或濒死挣扎期，是人在临死前挣扎的最后阶段。在这个时期，人的身体和重要器官功能发生严重紊乱和衰竭。最初，患者多有面容苦闷、时有鼾声、血压升高等现象。随后，即出现呼吸困难，心搏减弱，体温、血压下降，意识模糊，大小便失禁，各种反射减弱、迟钝或消失，以及昏迷、抽搐等。最后，即逐渐过渡到临床死亡期。

濒死期的长短和表观与死因、年龄、健康状况等密切相关。不同的机体，濒死期持续的时间也是不相同的，有的只有几秒钟，有的可持续数小时甚至更长时间。法医检验中遇到的暴力性死亡，濒死期短暂，甚至没有。例如，延脑、脑桥、心搏传导系统的损伤，心脏破裂大出血及神经反射性心跳停止等引起的死亡，都是极为迅速的，大多数都没有濒死期。除上述死因外，还有窒息、中毒、损伤等引起的死亡，一般都有或长或短的濒死期。但是因病而死，特别是因慢性非传染性疾病死亡者，都有较长的濒死期。在同等条件下，青壮年和体质健壮者，有较长的濒死期，而且较为明显；老年人和体质瘦弱者，濒死期较短，其表现征象亦不明显。

二、临床死亡期

处于濒死状态的人，若未得到及时的救治或挽救无效，最后会发展到临床死亡期。这是生物学上死亡前一个短暂的阶段。在这个时期，心搏、呼吸停止，各种反射亦完全消失。一般情况下，我国医生就是根据这三大体征来诊断死亡的，所以称其为临床死亡期。处于临床死亡期的患者，从外表看，机体的生命活动已经停止，但是，机体组织内微弱的代谢活动仍在继续进行。在心搏和呼吸停止后 4 ~ 5 分钟，机体内尚存少量氧气，还能保持最低的生活状态，若使用人工呼吸机、心脏按压、心脏起搏器等急救措施，生命尚有复苏的可能。国外学者曾对 1200 例心跳停止后复苏成功的患者分析结果显示，94% 的患者是在心跳停止后 4 分钟内抢救成功的；6% 是在心跳停止后 4 分钟以上抢救成功的，但这些患者都发生了神经系统后遗症。因此，国外资料普遍认为人脑耐受缺氧的"临界时限"是 5 ~ 6 分钟，并认为在心跳停止 3 ~ 4 分钟后抢救成功者常有永久性脑损害。但这并不是绝对的。1973 年，《中华医学杂志》曾报道，北京、上海、南京心脏复苏小组对循环骤停 8 分钟以上的 12 例患者复苏成功。由此可见，脑耐缺氧的"临界时限"不一定仅限于 5 ~ 6 分钟。但是，脑耐缺氧超过 6 分钟确实会带来严重的后果。因此，在通常情况下，临床死亡的持续时间，也就是血液循环停止后，大脑皮层耐受缺氧的时间为 5 ~ 6

分钟。因此，在临床工作的医护人员，应争分夺秒地抢救危重患者，争取复苏，减少中枢神经系统的后遗症。当然，在不同情况下，临床死亡期的长短是可变的，如在低温或耗氧量低的情况下，临床死亡期就可能延长，甚至可延长到 1 小时或更久。

三、生物学死亡期

生物学上的死亡，指的是整个机体的重要生理功能停止而陷于不能恢复的状态。它的外表征象是躯体逐渐变冷，发生尸僵，形成尸斑。生物学死亡是一个逐渐发展的过程，首先是大脑皮层和脑细胞的坏死，接着是中枢神经系统功能的停止，最后是各个器官和组织功能的相继解体。生物学死亡是死亡的最后阶段，发展到这个阶段的患者已不能再复活，现代医学科学技术已对它无能为力。

第五节 死亡态度

一、死亡态度概述

死亡态度，是指人们对死亡现象的不同情绪反应、评价和行为倾向，包括对死亡的恐惧、焦虑、逃避、威胁、否认、害怕、好奇、关切、接受等各种态度。目前，研究者对死亡态度的内涵还没有统一的看法，主要原因有 2 个方面：①死亡态度的特定对象是"死亡"，使死亡态度的内涵异常复杂；②不同的研究者研究角度不同，且使用的研究工具也不尽相同，无法达成统一的看法。

在研究早期，受社会对死亡否定态度的影响，研究者将研究重点集中于对死亡与濒死的恐惧和焦虑、死亡逃避等负面态度上。随着对死亡态度研究的发展与深入，后来研究者逐渐认识到，人们在拥有负面死亡态度的同时也对死亡抱有正面态度，即存在接受死亡的态度。虽然不同研究者对死亡态度的内涵有不同的见解，但仍可归纳得出死亡态度包括死亡恐惧、死亡焦虑、死亡逃避和死亡接受 4 个主要部分。其中，死亡恐惧、死亡焦虑和死亡逃避属于负向的死亡态度，死亡接受为正向的死亡态度。

（一）死亡恐惧与死亡焦虑

在早期的研究中，死亡恐惧与死亡焦虑经常互换使用，其实二者的内涵并不完全相同，相比死亡焦虑对象的不确定和不具体，死亡恐惧的对象较为现实具体；而死亡恐惧的知觉程度也较为强烈明确，死亡焦虑则是种不易察觉的模糊感觉。产生死亡恐惧及焦虑的原因一般有 6 个方面：①死亡的未知性带来的恐惧。例如，不知道自己将在何时以何种方式死亡，过程是否痛苦等。②害怕失去现在拥有的一切。例如，害怕死亡打断自己完成目标，害怕失去生命中拥有的美好事物，害怕与熟悉的环境相分离等。③害怕丧失主动权，无法支配控制自己的命运。④害怕自身的死亡对亲人造成打击。⑤害怕他人死后的尸体、灵魂等可怕情景。⑥宗教信仰者担心死后会因活着时犯下的"罪恶"，遭受严厉的惩罚。

（二）死亡逃避

死亡逃避，指的是人们尽可能地回避与死亡相关的物品及话题，忌讳有关"死亡的字眼"，尽量用其他词语代替，避免想到如死人、殡仪馆、墓地等与死亡相关的内容。在 1994 年的研究中发现，对青少年而言，死亡逃避是一个重要内涵，人们通过逃避思考与谈论死亡，让自己远离死亡带来的恐惧和焦虑。

（三）死亡接受

Gesser，Wong 和 Recker 等学者将人们对死亡接受划分为 3 个层次。

1. 逃离导向的死亡接受（escape-oriented death acceptance）

这种死亡态度，指的是将死亡视为逃离痛苦生活的一种方式。当生命满载着痛苦与不幸，没有其他办法摆脱这一切痛苦时，人们对生活的恐惧将会超越对死亡的恐惧，死亡成为解脱痛苦的唯一途径，变成了受欢迎的选择。由此可知，逃离导向的死亡接受并不是因为"死亡的美好"（goodness of death），而是"活着的痛苦"（badness of living），人们表现出逃避导向的接受是因为他们无法有效地处理痛苦及存在的问题。

2. 趋近导向的死亡接受（approach-oriented death acceptance）

拥有这种死亡态度的人将死亡视为通往美好快乐来生的通道。具有强烈宗教信仰的人往往倾向于相信一个更好的来生，因而期待死亡的到来，让其早日进入来生美好的生活。这种死亡态度，可认为是受宗教承诺（religious commitment）影响而产生的死亡接受。

3. 中立的死亡接受（neutral death acceptance）

这种死亡态度，是指既不惧怕死亡，也不欢迎死亡，仅仅将死亡看作人生不可避免的必然过程，用坦然的态度面对死亡。这是最具有科学及现实意义的死亡态度。

二、死亡态度的影响因素

（一）个人因素

1. 性别

性别是最常见的影响死亡态度的因素，Lester 研究发现，较男性而言，女性更容易产生对死亡的恐惧。Neimeyer 和 Moore 的研究显示，女性的死亡恐惧程度高于男性，其原因包括 2 点：①女性较容易承认情感上的困扰，而男性很少公开表现；②女性之所以会有较大的死亡焦虑是因为他们控制生活事件的能力较小。

2. 教育程度

研究发现，受教育程度低的人更容易对死亡产生焦虑、沮丧、逃避等负面情绪。产生这种现象的原因，可能是由于受教育程度较低，限制受试者对死亡的了解和认识，从而产生了对死亡的畏惧和恐慌心理，导致了较高的死亡逃避和焦虑。

3. 个人身心健康状况

身心健康问题是最能唤起人们思考死亡和生命价值的重要因素之一。Abdel Khalek 等采用躯体症状量表、死亡焦虑和恐惧量表对 400 人进行调查，发现躯体症状分数与死亡焦虑分数呈正相关，身体状况越好，越少关注死亡。Lockhart 研究认为，身心健康状况可以预测死亡恐惧与逃避水平。汪和美等的研究结果显示，自己认为身心状况良好的患者中有 75% 能接受死亡；相比之下，自觉身心状况差的患者能接受死亡的只有 38.46%。董佩芳等却认为，自觉身心状况的好与坏对死亡接受态度的影响差异并不显著，而自觉身心状况一般者较前两者更不易接受死亡现实。综合以上研究结果，个人身心健康状况对死亡态度影响的差异性可能与调查对象所患疾病的类型及严重程度有关。

（二）社会环境因素

1. 家中谈论死亡情形

Stambrook 和 Parker 认为，幼儿听见成人谈论与死亡相关的话题时会产生对死亡的好奇与疑惑，虽然未必能得到正确的解答，但成人间的谈论态度与气氛会影响幼儿对死亡的认知与态度。Temple 等人认为，在父母避免谈及死亡家庭中成长的儿童成年后死亡焦虑较他人更高，在家庭环境中父母的态度会显著影响子女的死亡态度。由此可见，公开谈论死亡的家庭子女死亡焦虑程度较低，对死亡接受程度较高。家中越是避免谈及死亡，子女的死亡焦虑恐惧程度越高，并会否认死亡。

2. 接触死亡的情形

Devins 研究 86 名年轻人及 62 名老年人的死亡态度，发现重要人物（significant others）的死亡对受试者的影响非常显著。Hardt 等对 13 ～ 26 岁的研究对象调查发现，最近家属或朋友的死亡经历，对死亡态度的影响非常小。

3. 社会职业因素

多数研究证实了死亡态度职业效应的显著性。Iranmanesh 对伊朗护士的死亡态度和临终关怀态度的调查结果显示，大部分护士认为，死亡是生命的一个自然过程。Harrawood 等采用死亡恐惧多维量表对 204 名葬礼主持进行了调查，发现葬礼主持的死亡焦虑水平与每年参加的葬礼数目呈负相关。梁红霞采用藤腹朋子的"护士与死后处置"问卷对 118 名临床护士进行了调查，同样发现临床护士接触死亡越多，对"我死"的考虑就越多，对待死亡的态度就越积极。医护人员、殡仪员及陵园服务员等是接触死亡情形最多、谈论死亡话题最频繁的工作者，他们对死亡的态度直接影响着临终患者及亡者家属对死亡的认识与感受。因此，对此类职业人员进行死亡教育并通过他们的示范作用提高普通民众对死亡的正确认识是教育界的一项重要内容。

综合以上的研究结果，大多数的研究发现，接触死亡经验对死亡态度有影响。有接触死亡经验的人比起没有接触死亡经验的人，死亡接受度更高，对死亡恐惧与焦虑更低。只有少数学者的研究发现，死亡态度与接触死亡经验无关，可能由于受试者接触的死亡经验不同造成了研究结果的差异。

三、死亡态度量表

（一）单一维度量表（unidimensional scales）

在早期研究中，大部分学者将死亡恐惧或死亡焦虑作为研究主题，并依此来制订单一维度量表测量研究对象的死亡态度。如 Sarnoff 与 Corwin 编制的死亡恐惧量表（sarnoff and corwin fear of death scale）、Lester 的死亡恐惧量表（lester fear of death scale）、Templer 的死亡焦虑度量表（templer death anxiety scale）及 Dickstein 的死亡关切度量表（dickstein death concern scale）。但经过事后的因素分析研究，发现有的量表是多层面的，如 Lester 与 Templer 的量表包括恐惧死亡状态与恐惧濒死过程 2 个层面，Dickstein 的死亡关切度量表包括负面的评价、自觉的关心及两者皆无等 3 个层面。

（二）多维度量表（multidmensional scales）

最先提出多维度测量死亡态度的是 Collett 与 Lester 编制的死亡恐惧量表（the collett-lester fear of death scale，FODS），包括害怕自己死亡、害怕自己濒死、害怕别人死亡及害怕别人濒死 4 个层面。Nelson，L. D. 和 Nelson，C. C. 编制的四因素死亡态度量表（four factor death scale）也包括 4 个层面内涵——逃避死亡、恐惧死亡、否认死亡、愿意与濒死者接触沟通。

1987 年，Gesser，Wong 和 Recker 对之前学者的死亡态度研究结果进行了综合整理，得出了更全面的死亡态度内涵，并编制死亡态度描绘量表（death attitude profile，DAP）。该量表将死亡态度分为 4 个维度，包括恐惧死亡与濒死、逃离导向的死亡接受、趋近导向的死亡接受及中立的死亡接受。在考虑到人们对死亡恐惧负面态度的同时，将人们对死亡的接受程度不同划分为 3 个层次，即逃离导向的死亡接受、趋近导向的死亡接受和中立的死亡接受。

1994 年，Gesser，Wong 和 Recker 在以 300 名青少年、成年人、老年人为研究对象的死亡态度研究分析中发现，对青少年而言死亡逃避是一个重要内涵，因此对原量表进行了修订，得出了死亡态度描绘量表（修订版）（death attitude profile revised，DAP-R）。该量表增加了"死亡逃避"这一维度，修订后量表共有 32 题，测量死亡恐惧、死亡逃避、中立接受、趋近导向的接受及逃离导向的接受，共 5 个纬度。见表 8 - 1。

表 8 - 1 死亡态度描绘量表

项 目	非常同意	同意	中立意见	不同意	非常不同意
1. 当我生病时，我担心自己可能会死					
2. 我担心随时会发生意外死亡因而早死					
3. 想到我自己的死亡，就会引起我的焦虑不安					
4. 想到自己的家属有一天会死，令我感到恐惧					
5. 死亡是一种阴森可怕的经验					
6. 死亡意味着一切的结束，这个事实令我害怕					
7. 当死亡的想法进入我的脑海中，我都试着将它赶走					
8. 我害怕面对别人的死亡					

续表 8 – 1

项 目	非常同意	同意	中立意见	不同意	非常不同意
9. 我总是试着不要想到死亡					
10. 我尽量避开与死亡相关的事物					
11. 我想到生命的短暂，会令我不安与恐惧					
12. 我害怕看见棺木或经过墓地					
13. 死亡可以让我忘记所有的不愉快					
14. 参加丧礼仪式使我感到恐惧和不安					
15. 我认为死亡应被视为是自然而且是不可避免的事件					
16. 我觉得死亡既不是好事也不是件坏事					
17. 死亡只是生命过程的一部分					
18. 面对死亡事件时，我会平静地与别人讨论它					
19. 我可以接受死亡是不可避免的事实					
20. 我能坦然面对死亡是因为我相信有来生					
21. 我认为死亡是件愉快的事					
22. 我相信我死后会升天或到极乐世界					
23. 我相信死后能与我所爱的人相会					
24. 我觉得死亡是与上帝（神、佛……）及永远快乐的结合					
25. 我觉得死亡是通往极乐世界的入口					
26. 我既不害怕死亡也不欢迎它					
27. 我觉得死亡是悲痛与苦难的解脱					
28. 死亡将结束我所有的烦恼					
29. 死亡可让我从这个可怕的世界逃脱					
30. 我对死后的生命充满期待					
31. 我认为死亡可以解除我所有的压力					
32. 我认为死亡是我今生重担的解脱					

第六节 死亡意识

一、死亡意识的定义

狭义而论，死亡意识是对包括自己在内的人的生命有限性的认识；是对个体生命的珍视，对他人生命的尊重。广义而论，死亡意识就是关于死亡的感觉、思维等各种心理活动的总和，既包括个体关于死亡的感觉、情感、愿望、意志、思想，也包括社会关于死亡的观念、心理及思想体系。简而言之，死亡意识是指在对其感性存在有限性的深刻体悟，它迫使人们去关切自身生命的价值和意义，从而使人坦然地直面死亡，克服死亡恐惧，超越死亡，创造人的意义和价值。

二、死亡意识的认识

死亡意识是个深切的人生话题。不只是中老年人，就是青年、儿童对死亡也有自己的意识，只是不同人群对死亡的关注重点不同。在儿童时期，孩子们往往会提出类似"人从哪里来，又到哪里去"的问题。在儿童的死亡意识中，死亡是可以逆转的，就像做梦一样；少年时期，人们开始因无法永生而感到悲哀；青年人否定死亡，很多人认为死亡是可以战胜的；中老年时期，人们则表现出对生命的极度留恋和对死亡的深度恐惧。人的死亡意识正是通过对外部世界各种死亡现象的观察与归纳形成的。人的死亡意识大致可以分为 4 个阶段：①死亡的诧异期：从对死亡及其本性的好奇、疑惑和震惊中产生了古代人的死亡意识。②死亡的渴望期：把死亡看作是人实现"永生"、回归到神的必要途径。在中世纪，由于人们对宗教的狂热，把死后天国生活的渴望转嫁到对死亡的渴望上。③死亡的漠视期：人类把"热恋生存，厌恶死亡"作为人的天性。④死亡的直面期：人们不再漠视和回避死亡，而是"直面死亡"，面对死亡去积极地思考人生和筹划人生。总之，死亡意识是对有限生命的自我意识，是对感性存在的有限性领悟，它迫使人们去关切自身生存的价值和意义。

三、死亡意识的作用

死亡意识其实就是生命意识的特殊形态，记住你将死去意味着认识你自己。在罗马国家博物馆里悬挂着一幅古老的马赛克图案，它可以使我们深刻地认识到经典的哲学对死亡的理解。图画中的人与其说是活人，倒不如说是死人，因为他已形销魂散，毫无生气，生命正从他身上慢慢消逝，一切都在不断地指向死亡；但是，特别值得注意的是，人像下面占据了整幅图画近 1/3 面积的地方写着大写的希腊文字：GNOTHI SEAUTON!（认识你自己）。这幅图画仿佛像一面镜子，用直观的形象唤醒了人们对死亡的意识，让人们凭借死亡反观个体存在，形成和确定个体意识，渗透生命的终极意义。人的死亡意识不是在人弥留之际才感受到死亡，而是每一个人在生命的过程中难以避免的意识。

正是因有死亡的存在，生的价值才得以显现；正是因为有了死亡的存在，人生的许多追求和理想才生长起来；正是因为有死亡在前面等待着你，你才会感到生命有限，才想到要抓紧时间做点事情，从而不断地勉励自己，激发人的创造精神。因此，死亡意识的产生便是生命意识的觉醒。在所有的动物中，只有人类才能够清醒地意识到死亡的存在，但是唯有意识到死亡这一巨大阴影的存在，人类才能克服死亡恐惧，超越死亡，更自觉地从事伟大的创造。

四、死亡意识与人类社会发展

死亡本是人存在最大的恐惧，也是最大的悲剧，人类社会发展和人类社会形态更替过程中都蕴涵着悲剧色彩。然而，面对死亡，人们正确认识和把握现实的悲剧性，并想改善自己的生活质量，以各种形式进行惊心动魄的搏斗，才能超越死亡，才有了人的物质生活和精神生活，才有了人类的文明，同时也促进了人类社会的发展。

人知道自己终有一死，使人超越了宇宙，超越了动物界。从某种意义上甚至可以说，正是由于具有死亡意识，悲剧意识才可能形成，人才称其为人。然而，在人类社会发展过程中，人身上体现着一种"无为而为"的心理倾向，也就是说人明知道他们将来的所作所为一定会失败，却仍然努力去追求、奋斗、牺牲，明知不可为而为之。就像西西弗斯没有向命运低头，没有向厄运屈服，没有被这个巨大的宿命所吓倒一样，相反，他是以一种不屈不挠的精神与命运抗争，向宿命挑战。西西弗斯的故事给予人类的启发在于："生命的目的就是向死而生，生命的价值就是与死亡抗争。正是因为死亡的存在，人类才更加努力地去拼搏、去奋斗。"据现代历史学家汤因比分析，在冰河期结束的时候，欧洲大陆上的冰川收缩，大西洋的气旋带再度向北移动，使非洲草原出现了逐渐干旱的过程。当地狩猎居民的生存受到了严峻的挑战，他们可以有 3 种选择：①追随他们所习惯的气候环境和他们的猎物向北或向南迁徙；②留居原地，靠他们所能猎获的不怕干旱的生物勉强过活；③仍留原地，通过驯化动物和从事农业来寻求生存。而在这场与干旱的斗争中，最终不改变居住地点，也不改变生活方式的人灭亡了。而具有历史意义的是，有些人对干旱挑战的反应是既改变了居住地点又改变了生活方式，正是这些人从即将消灭的亚非草原上的某些原始社会创造了古埃及文明。

人类正是有了死亡意识，在面对残酷的自然环境及不断受到猛兽的攻击时，为了生存，不断进行技术的发明创造。例如，在旧石器时代，石器的打制和使用、火的运用和控制等帮助人们战胜残酷环境和猛兽的攻击，推动了人类社会向前发展。在著名的克鲁玛努人栖居地，人们发现死者能得到更悉心的关注，尸体被染色，双臂被交叠在心上，墓中还随葬着各种挂饰、项饰及做工精致的武器和工具，这说明人类的死亡意识更加突出，新技术不断地涌现，工具和用具（如弓箭、兽皮缝制的衣服、装饰品、雕刻、绘画等）制作水平也不断提高，使人类的进步以惊人的加速度向前推进。人类社会发展的历史就是人不断认识死亡意识、超越死亡意识的历史，正是在对死亡意识的认识与超越中使人类更加清醒，更有斗争意识，也更有信心能存活下来、发展下去，走向未来的新生。

在现实生活中，人们面对死亡困境可以有 3 种选择：①人们麻木地忍耐、消极地回避死亡意识。对于麻木的人来说，人生只是一场永远无法清醒的梦，就像"稀里糊涂过河，糊里糊涂拉磨"，常人漠视生死问题最典型的表现就是对死亡的漠视。②人们在幻想中生活，寻求虚幻的满足。他们躲避人生的苦难，追求平凡而闲适的生活。二者都是"非本真的生存"。③当人们在面对苦难、死亡等人类的生存困境时，直面死亡、反抗死亡，是一种"向死而生"的死亡意识，是人的一种"本真生存"的状态。而死亡意识是随着人类社会的发展而产生的。在人类社会的发展过程中充满了冲突，充满了"真、善、美"与"假、恶、丑"的对立。人类社会发展需要的是创造和奉献精神，需要的是人的思维意识；如果人类没有那种"无为而为"的死亡意识，没有那种与死亡抗争的"向死而生"的死亡意识，就没有悲剧的产生，也就没有人类社会的进一步发展。

五、死亡意识的价值

（一）构建合理的死亡观

人活着就应该留下奋斗的轨迹。走人生奋斗之路，往往不是那么舒坦惬意的，是要与艰辛、苦难打交道的，需要做出很大的牺牲。所以，大部分人对此敬而远之，熄灭了理想之火、奋斗之歌。然而，社会文明的进步又正好需要无数珍爱生命、提升人生价值的奋斗者的劳动。一个社会拥有积极乐观人生态度的奋斗之士越多，社会发展的步伐就越快。面对死亡，人们不是被动地埋怨与顺从，而是主动地对抗和周旋；不是拜倒于命运之下，自甘命运的摆布和嘲弄，而是力图凌驾于命运之上。可能最终会以失败告终，但正是经历过这种抗衡的失败，才会给人以较大的心理震撼，从而激发起人们对生命价值感和崇高感的无限景仰。西西弗斯就是不以苦乐为意，将那块巨石，也就是将他荒诞的命运努力地推向永远无法到达的山顶，充分表现了他不屈从于命运安排、勇敢地与命运斗争的精神。在《西西弗的神话》中，加缪告诉人们："生活也许十分荒诞，但同时也极有价值。尽管人类所有的意识都会随着肉体的死亡消失，人类的存在只不过是诞生之前的空虚和死亡之后空虚的一个间歇，但正是人们有了死亡意识，才会不断地与命运抗争，超越死亡，不断地进行创造活动，实现自身的价值，使生活变得更有价值。建立合理的死亡观，其目的就是为了获取更有意义的人生，获取最佳的人生品质，尽可能使自己的生命无怨无悔。"因此，我们应大力弘扬一种死亡观："珍爱生命、关怀生命、善待生命，享受生命之乐，体悟生命之趣，让生命更滋润、更光彩。同时，还要求人们把有限的生命投入到无限的创造之中，最终实现人的永垂不朽。"

（二）敞亮生命的意义

作为"万物之灵"，人类是有"意识"的存在，才能意识到自己的死亡，意识到自我唯一的短暂的一生，意识到生命的不完美性。人的存在之最高境界是追求生命的价值和生活的意义。人总是为了寻求意义而活着，总是为了失落意义而焦虑，"无价值"的生命和"无意义"的生活，是人"存在的空虚"。"如果抽离了生命的意义，死亡也便没有意义可言了。"只有不断"寻找和获取生命的价值和意义，人类生活的世界才会变得绚丽多彩，灿烂辉煌"。然而，现实是人们总得不到满足，总是要使现实变得对人来说更有价值、更有意义。正因为人类生命的有限性，人们才更加珍惜生命中的分分秒秒，让生命中的每一段旅程都充满现实价值，留下永不熄灭的印迹。由此可见，"死"的存在不是使"生"毫无意义，反而更凸显出"生"的意义与价值。当一个人能够紧紧拥抱生活，不浪费人生的宝贵时光，分秒必争，尽全力从事各种创造活动，珍爱生命，坦然面对死亡，毫无惧怕，超越死亡，就达到了"向死而生"的人生境界。别尔嘉耶夫在《论人的使命》中说道："死亡问题是生活中最深刻、最显著的事实，只有死亡的事实才能深刻地引出生命意义的问题。这个世界上的生命之所以有意义，只是因为有死亡，假如我们的世界里没有死亡，那么生命的存在就会丧失意义。因此，要正确地理解死亡，正确地对待死亡，必须要有超凡脱俗的精神力量，需要有精神的启蒙。"也就是说，人在其一生中生命的价值就在于使人理解死亡，正确地对待死亡，向死而生，超越死亡，不断创造，实现自身的意义和价值。只有我们每个人都具有一种浓厚的死亡意识，仔细地去冥思死亡，去坦然地面对死亡，才能不断地排除我们自己身上趋向死亡的东西，创造永恒并赋予我们的生命以永恒的意义；以生存的勇气，敢于把自己的生命承担起来，全身心地投入到生命的创造中去。死的意义不在于它仅仅是死亡本身，而在于它震动了终有一死的人的心智，使人对自己应当认识和思考的东西有所醒悟。因此，"死亦是使人心智明亮的前提"。达·芬奇说："度过有意义之一天，则带来香甜之睡眠；度过有意义之一生，则带来幸福之长眠。"于此动心而真实地践履者，就能为自己的生命注进无穷的活力。

（三）超越死亡羁绊

人类寻觅超越死亡的办法和途径经历了一个漫长的历史过程，其间走了很多弯路，甚至付出了血的代价。例如，中国古代的方士和道士认为，人们可以通过服用某种药物，或者经过某种身体的训练，就可以肉身成仙、长生不老。为了真正实现这个愿望，千百年来许多古人投入了无数的人力、物力、财力，但是，除了因此而丧命之外，所有的努力均未能得偿所愿。因此，这种企图通过一些实践来使人的肉身长生不老是无稽之谈。经验证明，自然生命必定会死亡。"种生命"之死无法超越，死亡的超越是指"类生命"的超越，"类生命"则是由人创生的，既包含了"种生命"又是对"种生命"的超越，它不仅突破了个体局限，也突破了时空局限，与他人、他物融为一体，并获得了永恒和无限的性质。因此，我们只能另辟蹊径，从精神之途去寻求死亡超越。

中国文化向来对死亡是避之唯恐不及的，这是中国人几千年来生存智慧的结晶，它的思想起源可以追溯到孔子"未知生，焉知死"这一人们耳熟能详的观点。儒家和道家对死亡都采取了形异而质同的态度——求生避死。这种思想传播至今，大大地削弱了中国人对死亡的深刻认识。然而死亡是无法避免的，于是儒家、道家都强调死亡的超越。儒家死亡超越强调"有为"，从道德方面追求生命的永垂不朽，通过肯定现实的人生价值和立德、立功、立言之"三不朽"来超越死亡。而道家则从自然法则开始，将生死看作自然物化，死并不可怕，死无非就是回归宇宙，回归自然，永远与自然同在，即与道同存。道家认为，死亡是一种与"道"合一的理想精神境界，只有不失其"道"并合之于"道"，才能获得一种超然的安宁，接近于生命的本源，从而超越生死的烦恼和局限，使生命具有永恒的价值。儒家、道家的超越死亡观对中华文化的死亡意识起着决定性的影响。

中国人走的是一种内在的超越之路，把人的重点放在"生"的方面，希望人们可以把握当下，并使有限的生命变得更有价值。在表现死亡方面，中国人也尽可能写得含蓄、蕴藉，想方设法冲淡、缓和死亡的恐惧、悲伤和痛苦，尽量让死变得超脱与旷达，呈现出优美、和谐的美感。表现在文学作品中，就是巧妙地将悲喜结合起来。例如，在《梁祝》的结尾加上一双翩翩飞舞的彩蝶，在《红楼梦》中把林黛玉说成是三生河畔的绛珠仙子，《窦娥冤》中窦娥死后冤情的昭雪，《牡丹亭》中杜丽娘的还魂及与有情人柳梦梅的终成眷属等等，以此来满足读者的不忍之心。而西方人则更喜欢强化死的恐惧和美化死亡，以唤起悲伤和痛苦的情感反应和灵魂拯救的快乐，通过肉体的磨难显示出精神的高贵，在与命运的抗争中获得人的尊严和崇高的人性。这些就形成了一种崇高壮美的风格，是走向外在的超越之路。

西方哲学，尤其是存在主义的死亡哲学，更是大胆直面死亡，重新认识死亡的意义。海德格尔曾告诉我们，死亡对人是如影随形的东西，人的一生时时刻刻均会受到死亡的威胁，人不论怎样求生都不可免除一死，死亡会使个人的存在变得根本不可能，这就激励人们认真思考自己存在的意义。因为死亡是人存在的一种最本真、最突出的可能性，尽管我们对死亡充满畏惧，但仍应该坚定地把死亡"承担"起来，"先行到死"。死亡是我们每个人必须自己承担的，尽管死亡是一种不幸，是难以承受的人生痛苦，但它又是人类存在的一种确定。只有敢于正面死亡，才有可能意识到生存的价值。超越死亡的追求对人生而言是非常重要的。一个没有对死亡超越的追求者在现实生活中非常容易沦入无所事事、无所作为、无所用心的状态；而有着对死亡超越的追求者，则在自我的生活中目标坚定、积极进取，力求有所作为、有所创造。因此，当我们从死亡的恐惧中挣脱出来，并意识到死亡也有它的意义与价值之后，就必须超越死亡的羁绊，使我们的人生更有方向，内蕴更加丰富，生活更加辉煌。

第七节　死亡原因

从宏观上分析人类死亡的原因及其影响因素主要包含遗传因素、自然因素和社会因素。三者之间是相互依存、互为关联的。其中，造成人类死亡的内在因素是遗传因素，而自然因素和社会因素则是造成人类死亡的外在因素。从内在因素来看，人类个体与其他生物体一样，有其特定的寿限遗传特性。而寿限与死亡密切相关，自然死亡则是生物物种活到终极特定寿限而死亡。从外在因素来看，自然领域中的天灾侵袭、疾病传播、气候条件突然改变，社会领域中的战争、贫困、剥削制度、环境污染、科学技术不发达、文化水平不高、精神疾病等，都会影响人类个体活到特定寿限。

一、导致人类死亡的自然因素

（一）自然环境对人类生存的影响

自然环境本身就存在着危害人类健康的理化生物学因素，如许多地方性疾病的发病原因，是由于当地地质中存在有害元素或缺乏人体的必要元素；而气候的恶劣、能源的匮乏、土地的贫瘠及自然环境中病原体的存在等，均构成威胁人类生存的"先天性因素"。而随着人口的不断增长，人类向地球的索取越来越多——土地、淡水、空气、矿产，并将废料遗弃在地球表层。加之人类活动对地球环境随心所欲的改造和破坏，如森林资源的掠夺性开采、现代工业引起的水源和空气的污染、植被被人为破坏后引起的水土流失、氟利昂的大量使用造成大气臭氧层的空洞等，都对人类的生存构成了很大的危险，极大地影响着人类的生活。

（二）自然灾害引起的人类死亡

1．洪涝

洪涝一直以来都被列为国际十大自然灾害事件之首，有极大的破坏力，给人类生活带来较大的影响。2014 年年末，印度一场突如其来的巨大海啸，共造成死亡或失踪的人员至少 20 万人；尼日尔 2012 年 7 月中旬引发大洪水，导致 306 人死亡，48.5 万人受灾，经济损失约 130 万美元。同样，我国也是灾情多发地区。2009 年第 8 号台风"莫拉克"登陆，造成浙江、福建、江西、安徽、江苏、上海 6 省（市）发生了不同程度的灾情，共造成受灾人口 1157.45 万人，死亡 12 人，失踪 2 人，直接经济损失 128.23 亿元。

2．火灾

火灾发生的总体数据显示，农村占的比重较大。近年来，全国农村平均每年发生火灾 6.7 万起，死亡 1500 余人，伤 2200 余人，直接经济损失高达 6.7 亿元。2004 年 2 月 15 日，浙江省海宁市黄海镇五丰村民聚集在一草棚内搞迷信活动失火引发特大火灾，造成 40 人死亡。2006 年 6 月 4 日，河南省平顶山市一家网吧发生火灾，致 1 人死亡，27 人受伤。据不完全统计，2007 年 1 ～ 7 月份，全国共发生火灾 144217 起，死亡 963 人，受伤 883 人，直接经济损失 46359.4 万元。

3．沙尘暴

近年来，沙尘暴又在我国肆行无忌，屡有发生。2012 年，一场罕见的沙尘暴袭击了新疆、甘肃、宁夏和内蒙古部分地区，造成 99 人死亡，20 人失踪，332 人受伤，直接经济损失达 8.25 亿元。

4．地震

1923 年，日本大地震促使近 10 万人遇难。1976 年 7 月 28 日，中国唐山大地震的死亡人数达 24 万之多。据统计，从 1905 年至 1990 年，全球导致人员死亡的地震超过 150 次，死亡人数约为 125 万人。2008 年 5 月 12 日，中国四川汶川 7.9 级大地震，死亡人数达 69225 人。

5．其他

如火山爆发、龙卷风、暴风雨、严寒、雷电等，均会引起人的死亡。

二、导致人类死亡的社会因素

（一）交通事故对人类死亡的影响

在交通事故中，汽车车祸比其他意外损失要严重。1984 年，全世界死于车祸的人数约 30 万人，2004 年上升至 120 万人。欧洲共同体成立几十年来，各成员国的道路上共有约 200 万人丧生。此外，世界各地每年都会发生数十起重大铁路事故。1999 年 8 月 2 日凌晨，印度东部孟加拉邦发生一起严重火车相撞事故，造成至少 500 人死亡，1000 多人受伤。近些年，空难引发的死亡逐渐引起了人们的广泛关注。1977 年 3 月 27 日，泛美航空公司和皇家航空公司的两架"波音 747"大型客机相撞，死亡 583 人，创下了世界空难死亡纪录。与此同时，水上事故也会引起大量人类死亡。据统计，20 世纪有成千上万艘船只沉没。举世闻名的是 1912 年 4 月 15 日，满载 1316 名乘客和 891 名工作人员的世界豪华巨轮"泰坦尼克号"在其首次航行中，因撞上巨大的冰山在北大西洋沉没，除 705 人生还外，其余 1502 人均葬身海底。从 1976 年到 1980 年，就有 118 艘船只失踪，其中百慕大三角就是一个屡发沉船的神秘地区。最后，随着 20 世纪航天事业的发展，宇宙飞行事故导致的死亡也越来越得到人们的关注。自从 1961 年人类首次进入太空以来，共 22 名宇航员因航天事业而献出了自己宝贵的生命，在 22 人中美国占 17 人。1986 年 1 月 28 日，"挑战号"飞船由于固体燃料加速失灵，发射 73 秒后在 14326 米的高空坠毁，7 名机组人员全部遇难。凡此种种，都是交通事故对人类生活造成的巨大影响，严重威胁到人类的生命健康。

（二）吸烟、酗酒与吸毒对人类死亡的影响

研究表明，若长期酗酒会造成慢性酒精中毒，引发脑血管疾病和癌症，甚至猝死，对人的身体健康产生了极大的不良影响。据世界卫生组织的资料记

载，饮酒者的死亡率比一般的人高 1 ～ 3 倍。在导致死亡的交通事故中，30% ～ 50% 是由于司机饮酒引发的。在美国，每年死于饮酒的人数超过 20 万，这个数字约占美国全年死亡人数的 8% 。由此可见，酗酒可以导致直接死亡，严重地危害到人类的生命健康。

与饮酒相同，吸烟也是不良的生活习惯之一。科学研究表明，吸烟是肺癌、膀胱癌、冠心病、口腔癌、喉癌、食道癌等多种疾病的危险因素。在吸烟盛行的国家或地区，65 岁以下男性因肺癌死亡的达到 90% 、因支气管炎死亡的达到 75% 、因冠心病死亡的达到 25% ，而这些疾病的发生与吸烟有很大的关系。中国预防医学科学院的一项科研成果证实，1993 年，中国烟草税收 300 多亿元，而治疗由吸烟引起的各种疾病、劳动力损失、早逝等方面的经济损失，高达 650 亿元，也是一笔相当庞大的损失。

除此之外，吸毒过量或毒品混杂滥用也可引起死亡。目前，毒品泛滥已成为当今世界最严重的公害之一。据 2003 年 3 月联合国毒品监督机构公布的一份年度报告指出，目前全球经常性和偶然性的毒品使用者已达 2 亿多人，其中 1.63 亿人吸食大麻，3400 万人食用安非他明，1400 万人食用可卡因，1500 万人服用鸦片制剂，800 万人食用摇头丸。全球毒品每年销售总额达 8000 亿～ 10000 亿美元，占全球贸易总额的 10% ，这一数字高于石油和天然气工业的收入，与全球军火贸易额相差无几。且数据还表明，亚洲地区是最大的鸦片毒品市场，2/3 的吸毒者均生活在亚洲。约 1200 万人注射毒品（在俄罗斯、中国、美国，注射毒品占吸毒案例的近一半），其中 14% （160 万人）还因此感染了艾滋病。联合国毒品和犯罪问题办公室的报告指出，全世界吸毒上瘾人数达到 2900 万。在 2014 年，全球约 5% 的成年人（2.5 亿人）至少使用了一次毒品，2014 年共有 20.7 万例与吸毒有关的死亡案例。凡此种种都表明，毒品严重影响到人们的生活质量。

（三）社会职业因素引起的死亡

在世界上，许多职业也潜伏着死亡的危险因素，它们时时刻刻都在危害着从业人员的身心健康。其中除了军人外，矿工被认为是最危险的职业。1989 年，在苏联死亡的矿工高达 400 多人，1990 年为 500 多人。除此以外，另一种较为危险的职业是新闻从业人员。据相关数据显示，1987 年有 32 名不同国家的记者被杀害，1988 年有 45 人，1989 年多达 70 人。据美国学者的统计，在体育职业引起死亡方面，最危险的运动是登山，据统计，每万名在规定条件下从事登山的人中就有 56 人丧生；仅珠穆朗玛峰在 1922—1988 年就夺走了 59 条人命。此外，击剑、滑雪、滑翔、汽车拉力赛等比赛中也常发生死亡。拳击的死亡率也很高，从 1943 年到 1988 年，就有 300 名职业拳击手丧命。在 20 世纪，共有上千名运动员在拳击比赛时被打死。因游泳而丧生的也很多。在俄罗斯，每年约有 1.7 万人被淹死。另外，球迷在骚乱中因挤压而死亡也屡见不鲜。

（四）社会暴力行为引起的死亡

这里的社会暴力行为，包括战争暴力行为、国家政治暴力行为、社会刑事暴力行为等。战争往往会引起大规模的死亡，据历史学家统计，全世界 1770—1990 年在各次战争中共死亡 1.015 亿人，其中约一半为平民。其中，第一次世界大战死亡 1000 万人；第二次世界大战死亡的人数超过 5500 万人，其中中国死亡人数高达 2100 万，仅南京大屠杀就有 30 万人以上死亡。自 2003 年 3 月 20 日美国攻打伊拉克以来，已造成 65.5 万伊拉克人死亡，平均每天死亡 500 人。统治阶级为了维护自己的利益，动用国家武器对敌对势力进行镇压；没有掌握政权的群体，为了达到自己群体的目的，也可能采取暴力或恐怖活动，这些都是以部分人的死亡作为代价的。而在和平时期，刑事犯罪是危害人类生命的主要原因，由此而引发的法律惩罚性行为——死刑，自然也导致生命的结束。资料显示，美国一些城市的凶杀案发生率很高，导致死亡频发，每年被枪械打死者超过 3 万人。美国刑事杀人案平均每年发生 2 万件，在 20 世纪 90 年代，每年死刑判决都稳定在 300 人左右；日本每年约有 1000 人因杀人罪被判刑。目前，全世界尚有 100 多个国家在立法上保留了死刑。

（五）其他社会行为引起的死亡

其他社会行为主要指环境污染。城市空气污染引起的死亡也较为严重。据相关数据显示，1952 年，英国伦敦持续一周大雾导致 4000 人死亡。墨西哥城位于海拔 2225 米的干涸湖床上，有 300 万辆汽车在行驶，由于空气稀薄，这里汽车排出的废气比海平面高度的汽车多一倍，因此，造成严重的空气污染。调查显示，在这里将近 70% 的婴儿血液含铅量过高，标度高到足以导致发育畸形。1989 年，为减少儿童接触冬季的烟雾，墨西哥城内的学校曾关门停课，儿童上街都得戴防毒面具。除此之外，工业、农业、日常生活中常接触或使用的化合物，如农用杀虫剂、酒类代用品、煤气等，对人类也有一定的致命危险。核工业污染引起的死亡也令人警觉。自 1945 年 7 月 16 日美国第一颗原子弹爆炸以来，地球上核爆炸进行了 2047 次以上。切尔诺贝利核电站事故造成欧洲无数人死亡或患病，加深了人们对核污染造成死亡的认识。社会行为还会导致物理因素引起的死亡（如各种机械性损伤、机械性窒息），高温（如烧伤）、低温（如冻伤）等所致的死亡，以及气压、放射、超声波、微波、高频等损伤引起的死亡。

三、导致人类死亡的社会心理因素

不良社会心理因素也可以间接导致人类死亡。据研究显示，经常处于不良心理会促成高危人群的形成及某些疾病的发生与发展。例如，不良社会心理恐惧、焦虑、绝望、悲观等会引发精神病、高血压、冠心病、癌症、溃疡等疾病。胃癌流行病学研究证明，在胃癌患者中，许多人是由于受过某种社会刺激或心胸不够宽广，尤其是在吃饭时生闷气而诱发的。学者们发现，经常处于失望、焦虑、抑郁等心境状态的抑郁型性格者，易患恶性肿瘤，这与该类性格者的抑制性情绪通过中枢神经系统降低免疫功能对致癌物质的防御能力有关。美国的有关报道也证实，强烈的社会心理刺激，会增加患癌症的风险。如不良的婚姻状况对肿瘤患者的死亡具有很大影响，15～64岁的男性白人，在婚者呼吸道癌症患者死亡率为十万分之二十八，消化道癌症为十万分之二十七；但离婚者则分别上升至十万分之六十五和十万分之四十八。

四、疾病对人类死亡的影响

严格来说，除所谓的自然死亡和暴力死亡外，人类的死亡基本上是由疾病造成的。即使在自然死亡中，所谓"寿终正寝"和"无疾而终"，也或多或少与疾病有一定的关系。这可能有两种原因：一是由于死者的疾病未被发现，或人们对其死亡的疾病在当时尚未认识；另一种是由于这样的疾病是没有多少痛苦的疾病。联合国2010年资料显示，全世界每年死亡人数有5000万～5500万人，绝大多数人（约93%）死于各种疾病。所以有人认为，死亡并非无法对抗，死亡仅仅是自然发展节奏的一个后果，而疾病才是死亡的真正敌人。只有经过医学科学的努力，才能不断地把那些可逆的病理过程同非可逆的病理过程分开，不断地采取一些措施使人体与疾病力量的平衡转变为有利于维持生命、延缓生命。

五、自杀对人类死亡的影响

自杀是一种非常复杂的现象。法国哲学家加缪认为："自杀是对个体生存意义的否定和对个体所在社会的否定，是因社会心理冲突而产生的一种蓄意终止自己生命，有目的、有计划的自我毁灭性行为。"几个世纪以来，许多哲学家、神学家、医生、社会学家及艺术家都对自杀现象进行了研究。据研究显示，自杀是有遗传倾向及家族聚集性的，但主要是由于不愉快的经历累积而成。随着现代社会节奏的加快和复杂化，面对各种压力和摩擦，一些人无法进行自我调节，因而选择了自杀。然而，自杀行为并不是一蹴而就的念头，而是长时间负面情绪积累而萌生的。自杀的形式也有多种，如服毒、上吊、跳楼等。海明威把猎枪伸进嘴里，扣动了扳机是要与疾病做最后的搏斗，并以此来维护自己那种"可以被消灭但不能被击败"的男子汉"尊严"；三毛采取自缢的方式是为了远离红尘的喧嚣，选择去另外一个世界继续流浪；阮玲玉用30片安眠药结束了自己的生命是为了表示清白，向残酷的世界做最后的抗争；谢津、陈宝莲、张国荣等明星义无反顾地纵身一跃是因为种种压力和无奈。

据第二届中美精神病学学术会议资料显示，导致中国15～34岁人群死亡的第一位死因是自杀，青少年自杀呈明显低龄化趋势。在现代社会中，大学生因自杀等行为导致的非正常死亡问题已日益严重，逐渐引起了社会的广泛关注。面对这些早谢的生命之花，了解这些孩子结束生命的原因是如此的轻率与幼稚，我们在悲痛之余更感震惊——年轻的生命竟如此不堪一击？为什么这么多孩子如此轻易地选择死亡作为解决问题的最终途径呢？

目前，自杀正成为中国越来越重要的公共卫生问题。资料显示，虽然63%的自杀者都患有不同程度的精神障碍，但仅仅有7%的自杀者在死前曾求助于心理医生。每一个自杀者都会对周围的人产生巨大的心理影响，他们需要具有专业知识的心理医生来缓解、疏导内心的痛苦，从而在今后的生活中保持健康的心态。据统计，在发达国家中，每百万人中就有500人从事心理学研究工作。而在我国，每百万人中仅有3～5人从事心理学研究工作，而由心理学研究转为专门从事心理咨询工作的学者则更是少之又少。

目前，针对降低自杀率，还尚未找到一个行之有效的解决方法，但是，目前预防自杀最为有效的手段之一就是精神疾病的早期诊断与及时治疗。另外，成立专门机构提供电话咨询，或进行专业干预，也是防范措施之一。然而，心理治疗的现状并不乐观。研究显示，在我国现有的2600万名抑郁症患者中，只有大约5%的人接受了相关治疗。抑郁症是引起自杀最常见的因素，而它是可以治疗并能够好转的。但在城市社区、农村，精神卫生服务十分落后，基层普通医护人员缺乏精神病症的知识，也缺乏必要的精神病治疗药物。目前，仍有大部分人对抑郁症的相关知识不了解，没有意识到抑郁症给人类带来的危害，因此，公共健康教育任重而道远。"关爱生命，关注自杀"不仅仅是一个话题，更重要的是要建立健全能够有效运行的干预援助机构，让更多的人能够感受到生活的美好，社会的温暖。

有生必有死，有始必有终。以生观死，对待死亡人们会更加坦然，避免或消除死亡带给人类的恐惧心理；以死观生，人们将懂得生命的有限性和紧迫性，促使人们在有限的时间界限里做一番创造性的事业。由此可以认为，死亡是"成长的最后阶段"，"你是什么，以及你所作为的一切，都在你的死亡中达到了最高潮"。有死的人生才是完整的人生，才是有意义的人生。死亡不仅仅是对实实在在个体生命的终极否定，更重要的是对一个完整人生是非功过价值评定的最终标准及最后一个环节。正视死亡，合理利用死亡给予我们生命发展的内在推动力，以有限的人生去创造无限的价值，以自己卓越的人生价值去焕发生命之光彩。

【参考文献】

[1] 何兆雄. 死亡的定义及标准 [J]. 医学与哲学（人文社会医学版），2010（6）：23–26.

[2] 罗斯. 论死亡和濒临死亡 [M]. 邱谨，译. 广州：广东经济出版社，2015.

[3] 李群. 生命与死亡——人生永恒的悲剧主题——论梁晓声小说的生死观 [J]. 辽宁大学学报，1991（3）：3–7.

[4] 张蕾蕾. 论莫言小说中的死亡主题 [D]. 宜昌：三峡大学，2015：77.

[5] 贾琳琳. 现代人的精神困境——论爱伦坡短篇小说中的死亡主题 [J]. 淮海工学院学报（社会科学版），2012，10（24）：71–72.

[6] 晁真强. 论中西文学里的死亡意识 [J]. 安阳工学院学报，2008，11（1）：67–69.

[7] 顾东风，H E Jiang，吴锡桂，等. 中国成年人主要死亡原因及其危险因素 [J]. 中国慢性病预防与控制，2006，14（3）：149–154.

[8] 林丽萍. 我国居民死亡原因分析概况 [J]. 黑龙江医学杂志，2005，29（10）：797–798.

[9] E. 格尔. 死论 [M]. 林克，译. 上海：上海三联书店，1995.

[10] 傅伟勋. 死亡的尊严与生命的尊严：从临终精神医学到现代生死学 [M]. 台北：正中书局，2010.

[11] 李霞. 生死智慧——道家生命观研究 [M]. 北京：人民出版社，2014.

[12] 吴辉，曾铁英. 医护人员对癌症终末治疗和死亡的态度及其影响因素的研究 [J]. 护士进修杂志，2009（6）：484–487.

[13] Abdel-Khalek A M, Lester D. Death anxiety as related to somatic symp-toms in two cultures [J]. Psychological Reports, 2009, 105 (2)：409–410.

［14］ Lockhart L K，Bookwala J Fagerlin A，et al. Older adults' attitudes toward death：links to perceptions of health and concerns about end-of-life issues ［J］. Omega-Journal of Death and Dying，2001，43（4）：331－347.

［15］ 周国平. 安静 ［M］. 太原：北岳文艺出版社，2002.

［16］ 陈战国，强昱. 超越生死：中国传统文化中的生死智慧 ［M］. 开封：河南大学出版社，2004.

［17］ 沈峰平，陈燕，赵继军. 护士死亡教育培训内容需求的影响因素分析 ［J］. 解放军护理杂志，2012（12A）：24－26.

［18］ 朱海玲，史宝欣. 中文版死亡态度描绘量表修订版的信效度研究 ［J］. 中国实用护理杂志，2011（8）：51－53.

［19］ 郑晓江. 中国死亡文化大观：上 ［M］. 2 版. 南昌：百花洲文艺出版社，2010.

［20］ 郑晓江. 寻求人生的真谛：生死问题的探索 ［M］. 南昌：百花洲文艺出版社，2002.

［21］ 黄应全. 生死之间 ［M］. 北京：作家出版社，1998.

［22］ 孙利天. 死亡意识 ［M］. 长春：吉林教育出版社，2001.

［23］ 程亚林. 悲剧意识 ［M］. 长春：吉林教育出版社，2001.

［24］ 孙正聿. 超越意识 ［M］. 长春：吉林教育出版社，2001.

［25］ 冯沪祥. 中西生死哲学 ［M］. 北京：北京大学出版社，2002.

［26］ 张曙光. 生存哲学——走向本真的存在 ［M］. 昆明：云南人民出版社，2001.

［27］ 颜翔林. 死亡美学 ［M］. 上海：学林出版社，1998.

［28］ 沈毅. 生命的动力意义——论死亡恐惧 ［M］. 杭州：杭州出版社，2001.

［29］ Kastenbaum R，Aisenberg R. The Psychology of Death ［M］. NY：Springer. 1972.

［30］ 穆敬雯，刘辉，关鸿军. 开展大学生死亡教育的成效分析 ［J］. 中国高等医学教育，2010（9）：65－66.

［31］ 段德智. 西方死亡哲学 ［M］. 北京：北京大学出版社，2006.

［32］ 王星明. 法律规制视角下推进我国临终关怀事业发展的若干思考 ［J］. 中国卫生事业管理，2014（8）：605－606.

［33］ 唐鲁，周玲君，赵继军，等. 中文版照护临终患者的态度量表的信效度分析 ［J］. 中国实用护理杂志，2014，30（22）：37－40.

［34］ 高茂龙，王静，王进堂. 北京市社区老年人临终关怀知晓率及其影响因

素研究 [J]. 中国全科医学，2014（19）：2262 - 2264.

[35] 张鹏. 传统生死孝道观与老年临终关怀 [J]. 医学与哲学（A），2014
　　（6）：34 - 36.

[36] 陈玲，Ingalill Rahm Hallberg，孙丽芳，等. 中国和瑞典养老现状之比较
　　及启示 [J]. 中国实用护理杂志，2014，30（8）：23 - 26.

第九章　濒死体验

所谓濒死体验就是濒临死亡时的体验，是指人们在遭受严重创伤或罹患重疾时，意外获得恢复后所叙述的死亡正在来临时深刻的主观体验，是人们在面对死亡时真实的心理反应，是人们在生命末端一种独特的感觉体验。目前，濒死体验的研究已经发展成为一门综合性研究，其广泛涉及临床医学、心理学、超心理学、精神病学等。濒死体验的研究方法不再通过简单的访谈式询问，了解经历过濒死体验的人有怎样的感受，也不再是对"死后世界"的主观体验进行浅表的探究，其更多的精力用于癌症晚期和临终患者人性化治疗与照顾的研究之中，以期寻求更为有效的治疗与护理措施。通过对濒死体验更加全面、深入、系统的研究，人们对死亡的认识和理解将会更加深刻，患者更能够平静、安详地接受死亡、面对死亡、迎接死亡，最终实现生命旅程的"善终"。

第一节　濒死体验概述

一、濒死体验的定义

2000 多年前，就有相关学者提到了濒死体验（near death experience，NDE），但对濒死体验仅停留在表面现象的认识。濒死体验在世界各地的各个民族间普遍存在，只是人们并未对濒死体验进行合理的解释，所以当人们看到这种现象时往往将其与不切合实际的内容联系在一起。随着社会的进步、人类观念的转变，人们对于濒死体验的认知越来越清晰，相关的研究越来越深入，近现代许多国家对濒死体验研究的成果也十分丰富。

美国学者 Raymond A. Moody 最早提出了濒死体验的相关概念，其提出濒死体验是人类在临终过程中的人体感觉体验，也是人类在走向死亡时的精神反应。由于这些体验通常是人们在被宣告临床死亡之后，或者是已经濒临死亡时才会产生的感觉体验，或那些处于毁灭性境遇中，预感到即将死亡而又侥幸脱险的人所叙述的他们在面临死亡威胁时的生理、心理和精神体验，所以将其命名为濒死体验。

濒死体验通常包括生理、心理及灵验的感觉。①生理方面，会出现感觉身体轻轻飘起、随风摇摆、浮在空中或通过长长的通道等；②心理方面，会出现身心极度恐惧或十分安详、感觉无比安全或温暖等；③灵验方面，会出现感觉灵魄与躯体相分离、在意识全无的状态下看见已故亲人、耀眼的亮光，甚至看见危急时刻医护人员对自己实施的抢救等。但不管是上述提到的哪种感觉体验，它们都有相似之处，即预感到死亡或濒死状态下的人体生理、心理和精神的感觉体验。

二、濒死体验的类型

濒死体验的类型有 3 种分类方法。

（1）1982 年，Sabom 学者将濒死体验分为 3 种类型：①离体型——从高处看见自己；②异地型——超越尘世；③离体合并异地型。

（2）1977 年，Noyes 等学者以人格解体为依据进行分类：①超脱型——多数病例中常见；②警觉型——事故受害者常见；③忧郁型——精神患者常见。

（3）根据濒死体验对患者造成的伤害可划分为 4 种类型：①并无严重疾病或创伤；②有严重疾病或创伤，但无死亡危险；③重病，如无内科、外科干预可能致死；④生命体征明显受损，如无内科、外科干预，预兆死亡。

三、濒死体验的认识论

从濒死体验的出现到后期不断发展的过程中，人们研究的内容主要涉及其组成和机制、文化、生物学特点及心理动力学等。

（一）感觉材料论

直接看到或感觉到的对象，称作感觉材料。感觉材料论认为感官知觉的研究，不仅与世界有关，同时也与人对世界的意识有关。感觉材料可以不由物质世界对象刺激感官而产生，而由人自身的活动或神的活动而产生。从唯物论出发，发现濒死体验不仅有个体差异，而且存在地区差异和文化差异。

1. 发生率差异

据估算，美国有濒死体验者 800 万，发生率为 4%。Rosen 描述的 200 个重症生还者中有 60 人出现过全景回忆。Druss 和 Kornifield 调查了 10 例心脏骤停患者，10 位患者都出现了幻想和幻觉。Dobson 等学者对 20 例心脏停搏生还者进行了了解，结果只有 1 例有超常体验。此外，1985 年，Morse 等发表研究报告，称心脏停搏濒死者的濒死体验发生率为 1%～5%。Osis 曾发放 1 万份问卷，询问医生是否接触过"曾经死过的"患者；他们是否有濒死体验。分析回收的 640 份问卷，证实患者自称看到死人要来参与他死后的生活。因此，在一定程度上可以认为医生对本现象的发现率为 6.4%。Greyson 在另一份报告中曾估计濒死体验的发生率为 9% ~ 18%。

2. 地区差异

在不同地区或国家，当人们遭受严重创伤或罹患重疾时，所出现有关濒死体验的主观感受不尽相同。人们会有隧道经历、离体体验、全景回忆、见他人或见其他世界的经历，但这些经历并不是同时出现的。例如，学者 Stevenson 等的相关研究报告显示，在中国 20 ~ 100 人有全景回忆、见他人和见其他世界的经历；在印度 16 人有离体体验、全景回忆、见他人和见其他世界的经历；在西不列颠 3 人有全景回忆、见他人和见其他世界的经历；在关岛、北美土著和新西兰，4 人、2 人和 1 人分别有离体体验、见他人和见其他世界的经历；在澳洲土著仅 1 人有见他人和见其他世界的经历。另外，我国学者冯志颖、刘建勋等的研究表明，1976 年唐山大地震幸存者中，发现有 81 例患者出现了濒死体验，其中出现隧道经历的有 1/3，全景回忆 1/2，离体试验 1/2，见到已故亲人或者他人的有 1/4。

3. 文化差异

文化差异与地区差异有关。印度的濒死体验所看到的另一世界与现代社会差别不大。关岛看到的是繁花似锦的世界，而且还是坐飞机去的。马伦尼西亚群岛的濒死体验经历者看到的人都坐在流沙井盖上。卡里埃（Kaliai）人的濒死体验伴有天主教和基督教等宗教色彩，这与宗教影响世俗生活有一定的关系。澳洲土著以神秘故事形式出现。新西兰毛利人则进入地下王国。国外学者 Pasricha 和 Stevenson 根据文化差异将印度与美国的濒死体验特征进行相互对比，具体见表 9 - 1。

表 9 - 1　印美濒死体验特征对比

特　　征	印度 N = 15	美国 N = 78
（1）看到自己躯体	——	51（65%）
（2）夜叉带到另一境界	12（75%）	——
（3）看到死去的熟人	4（25%）	12（15%）
（4）看到有影响力的人物	12（75%）	41（27%）
（5）全景回忆自己的生活	——	21（27%）
（6）册上无名错捉被放回	10（62%）	——
（7）有人代替去死	7（43%）	——

续表 9 – 1

特　　　征	印度 N = 15	美国 N = 78
（8）留恋尘世被放回	1（6%）	21（20%）
（9）被熟人或生人帮助放回	——	15（14%）
（10）被差人从另一境界中带回来	13（81%）	——
（11）有明显的躯体印记	4（25%）	——
（12）被推向手拿小册子的人	8（50%）	

以上差异表明，濒死体验受文化、习俗等的影响，就像印度的观音佛像同中国的大不相同。

（二）实事求是是认识论又是方法论

1．人格解体说

1979 年，Pfister 等学者研究了濒危人物的逃避现实心理，认为这是一种防御机制。Noyle 等研究在交通事故中生命遇到威胁的遭遇者（大约占 1/3），并将其与精神病患者进行了对比，发现后者也有 40% 出现过人格解体的综合征。而两者不同的是前者警觉性比较明显，而后者常常出现神志不清等情况，但其焦虑症状与精神患者出现人格解体有显著性相关，这可能与患者经历了交通事故有关。人格解体是面临极度危险并发焦虑的特殊反应。意像模糊和听力活跃及全景回忆，这一切可能是威胁生命的极端焦虑的一种比较严重的方式。人格解体理论的中心论点即做出部分牺牲，经历心理死亡以防止生理死亡。但低警觉因子理论完全反对人格解体论，而后者又从未提到神秘意识问题。

2．感觉剥夺说

感觉剥夺说，是指人类个体处于不透光的密室当中，失去光感、声感和肤感等刺激物。感觉剥夺包含 2 种假说：①躯体分离说。躯体分离是一种对危及生命的危险信号做出的一种反射性反应，潜在的致命因素可加快内部运作的过程，与感觉剥夺一样，其是一种适应反应（Greyson 等，1980 年）。②适应反应说。濒死体验对躯体有保护作用、平衡功能和防御性重建（冯志颖、刘建勋，1986 年）。

3．中毒精神病说

1980 年，一位曾经历濒死体验的美国医生洛丁（Rodin）认为，出现这种现象是由于氧气供给停止，二氧化碳和氮气含量增加，导致中毒性精神病。洛丁发表于《神经精神病杂志》的一篇文章提到了相关观点，与此同时有很多学者对他的观点提出了质疑，并发表相关的反驳性文章。但有趣的是，包括学者 Stevenson 教授在内，都不承认离体体验是生命后的生命。

4. 人格分离说

人格分离，又被称为人格解体，常见于受到巨大创伤的不同人群之间，如囚犯、人质和强奸受害者等。1991 年，Spiegel 和 Cardena 提到有 20%～50% 的创伤生存者会出现一种分离感觉，但这种分离是离心而不是离体。美国精神病学学会《精神疾病诊断与统计手册》（第 4 版）把人格疾病分为 5 个范畴：①心因性记忆缺失；②心因性神游反应状态；③人格解体综合征；④多重人格；⑤非典型分离障碍。

5. 记忆复苏说

隧道体验是胎儿娩出时通过产道的记忆，而患者在出现濒死体验时见到坏人杀自己，其实是人工呼吸压迫胸部的一种表现。这在一定程度上与患者胎儿时期的记忆有关（Druss and Kornifield，1967 年）。

四、濒死体验的过程及构成要素

1975 年，Moody 等研究者对濒死体验案例进行了相关分析。结果发现几乎所有人叙述的死亡过程都存在一些相似之处，将患者的这些描述进行归类和总结，大致可以分为 10 个方面：①到场医生或在场的其他人断定他们已经死亡或正在宣布自己已经死亡；②感到前所未有的宁静和安详，不再感到任何痛苦；③听到各种嘈杂声，有人听到轰鸣声，也有人听到音乐声；④被某种力量推向黑暗的隧道；⑤感到自己的灵魂脱离了身体，似乎自己作为另外一个人在现场之外的地方看到自身的状态，并且看到在场其他人的活动；⑥遇到其他生命体，有时会遇到已经去世的亲人或朋友，有人会遇到陌生的"施助者"，在前面带领着自己；⑦看到发光的生命体，一般会由远及近；⑧回顾一生经历的事件，有人说只回顾了重要事件，有的说包括了他一生全部经历的细节；⑨遇到边界或限制；⑩当自己准备走出这个边界或者限制时感到有一个强大的力量促使自己回头。虽然 Moody 等研究者将濒死体验概括为 10 个阶段，但是并非所有的人都经历过濒死体验的每一个阶段。患者所经历阶段的多少，取决于濒死体验的深度。Lommel 等人的调查也证实，并非所有的患者都经历过全部的情节。在他们调查的 62 个有过濒死体验的患者中，50% 的人知道自己已经处于死亡状态，56% 的人有积极的情绪体验，24% 的人出现了意识离开身体的经历，31% 的人感到自己沿着黑暗的隧道移动，23% 的人曾经与发光体进行过交流，13% 的人有过生命历程的回顾，8% 的人遇到了一个边界。

为了对濒死体验的内容进行深入全面系统的研究，1980 年，心理学家

Ring 对大量经历濒死体验的幸存者展开调查，并对相关的结果进行分析，将人类的濒死体验分为 5 类感觉。

（一）轻松安详

出现这种现象的患者约占 57%，这些患者在生理和心理上具有较强的适应力。他们称感觉自己在随风慢慢地飘扬，当飘到一片黑暗中时，感到平静、安详和轻松。而濒死时的相对平静或宽慰感，可掩盖患者在绝境中的恐慌感，而机体为了避免发生在眼前的这种危险状况，就会出现愉快的幻想或者回忆，以缓解心中的紧张感。人在危险境遇中的精神状态，可反映他（她）的生存能力。心绪平静、行为松弛、感觉到安详往往有利于身处绝境的人保护自己。相反，患者感到惊慌、恐惧或者垂死的悲痛往往会迅速剥夺体内所储备的能量，从而加速死亡的来临，这也是生物进化中的一种适应功能。对于部分患者而言，濒死时的平静或欣慰表现，还可能是对其艰苦奋斗一生即将终结的一种安慰性表现。临终时回顾自己一生的往事，有利于回避自己现在所面临的处境，或期待哀悼即将结束的生命。这种过去的重现可提供一种无始无终的感受，从心理上疏远面临的死亡，也可看作是对现实恐惧的一种躲避反应，这样有利于延缓死亡对自己的威胁，减少能量的消耗，促使患者内心转危为安。

（二）意识逸体

出现这种感觉的人占 35%，他们大多觉得自己的意识游离到天花板上或者半空中。有些人还觉得自己的思想已经脱离了自己的躯体，而自己的思想凝聚成为另一个人，站在远处极其冷漠地看着医生们在自己躯体周围忙碌着。这种躯体外的身体形象具有呼吸、脉搏等生命特征；而且，这种自身形象有时还会返回躯体。意识逸出体外的感受，可能是对身处绝境或遭受危难躯体的一种否认，以最大限度地降低身体免遭损伤的痛苦和极度恐慌的体验。这种感受也可看作是对受难躯体感觉的剥夺，通过建立一个躯体外的自身形象，以达到代偿性的平衡。

（三）隧道体验

持这种说法的人占 23%，他们觉得自己被一股极大的旋风吸到了一个巨大的黑洞口，并且在黑洞里飞速地向前冲去；而且觉得自己的身体被牵拉、挤压，洞里不时出现嘈杂的音响；但是此时他们的心情反而更加平静。穿过隧道的体验，在心理学上被解释为是诞生记忆复苏的表现，即重现胎儿通过母体产道降临人世的原始记忆，隐喻其再生于世的愿望。穿过"悠长的隧道"看见

"光明"，象征黑暗即将结束，死亡命运即将结束。看见非真实存在的人，可借助与亲人"团聚"的幻想，减少对死亡的恐惧。这种现象还可被认为是即将离世者的幻觉性愿望满足，有利于减少沮丧和扭转坐以待毙的消极状态。

（四）与家属欢聚

这类患者感觉到黑洞尽头隐隐约约闪烁着一束光线，并且吸引着自己不断向前，当他们接近这束光线时，觉得它给予自己一种无比温暖的感觉。亲朋好友们都在洞口迎接自己，他们有的是活人，有的早已去世。唯一相同的是他们全都形象高大，绚丽多彩，光环萦绕。此时，他们开始回顾自己的一生，经历的事情如同电影一样，一幕幕地在眼前飞逝。

（五）与宇宙合一

出现这种感觉的人占 10%，患者感觉自己与那束光线融为一体，刹那间，觉得自己犹如与宇宙融合在一起，同时得到了一种最完美的爱情，并且自以为掌握了整个宇宙的奥秘。

虽然上述 5 类感觉内容并不是缺一不可，但所调查的濒死体验者至少可以经历其中 1 ～ 2 类感觉。除此之外，还有一些科学家对有过濒死体验的幸存者进行了调查，发现除了这 5 类感觉的濒死体验外，还有醒悟感、与世隔绝感、时间停止感、太阳熄灭感、被外力控制感等。Ring 在前期提出的濒死体验的 5 大感觉的基础上接着提出了濒死体验比较简化的 5 个阶段的模型：①在死亡时刻出现一种宁静的感觉；②感到从身体里分离出来；③感到进入了黑暗；④看到明亮的光；⑤感到进入了光明之中。两位学者得出的结论存在较多的相似之处，但是相比较而言，Moody 的研究内容比心理学家 Ring 的研究内容更为深入和具体，他把濒死体验的感觉进行了升华，将 Ring 的研究内容进行了具体的细化，并加入了现象及具体的内容。

濒临死亡者的这些主观印象、感觉和体验，可从心理学和生物学角度解释其潜在的防御作用，使面临危险和死亡的个体试图从自身的感知中排除生命即将终结的现实。潜在的致命状态有助于濒死体验的出现，它发生在大脑功能尚可发挥作用时，可使人对面临的死亡有所准备。患者在刚刚脱离危险状况后，濒死体验有助于幸存者在心理上适应濒死事件的后果。例如，有些经历过濒死体验的人，其后在性格、信仰、生死观、对家属态度等方面可发生很大的改变。这种适应功能在动物进化中，则表现为由于受死亡威胁而产生的利他行为，如蜜蜂对入侵蜂房者的剧烈蜇叮，或知更鸟被鹰追赶时发出特殊警号。多数人在面临死亡时都具有矛盾心理，即客观上会产生死亡即将到来和主观上继续生存的愿望之间的矛盾，而后者可从那些神秘和超常的体验中达到心理上的满足。

五、濒死体验的理论解释

自从 Moody 出版了濒死体验研究方面的著作之后，这方面的论文和著作不断涌现，有的甚至成为畅销书。人们从多个角度对濒死体验现象加以研究，并尝试用各种理论对其成因加以解释，包括药理学解释、生理学解释、神经病学解释、心理学解释、意识转换解释等。

（一）药理学解释

从药理学角度出发，可以解释为一些药物可以让人产生错觉和幻觉，如二乙基麦角酰胺、大麻、氯胺酮及其他一些麻醉药物等都有可能会引起患者出现幻觉，这些药物容易使人出现濒死体验。但反对这种解释的学者指出，在一些出现濒死体验的案例中，很多人根本没有服用过这类药物，有的人即使服用了此类药物，但他们的濒死体验是在用药之前发生的，明显与药物的使用情况无关。还有很多药物对神经系统没有显著的影响，与幻觉的形成无关。由此可见，使用药理学来解释濒死体验的理由并不是很充足，且中间存在着许多无法解释的问题。在此基础上，大量的研究结果除了证实濒死体验出现的比例与药物的使用无关以外，同时证实了其与抢救过程中是否使用了导管、是否有过电生理学刺激等都没有显著的关系。

（二）生理学解释

基于以上的研究结果，有人提出了濒死体验到底是什么？我国的学者从生理和心理两个方面对其进行了进一步的解释，从濒死体验的三个阶段着手进行详细的论证。生理学解释认为，濒死体验是大脑缺氧后出现的一种现象，由于大脑在缺氧情况下常常会出现强烈的脑电活动，是大脑接近死亡时的一种补偿性反应，是大脑自我保护的呈现。有些实验证实，哺乳动物在心脏停搏、濒临死亡时大脑的活动不仅没有减弱，反而有所增强。但反对这种观点的人认为，在某些研究中患者并没有感到明显的生理压力，身体并未受到严重损伤，大脑并没有经历过严重缺氧的状态，因而这种解释也是不成立的。

（三）心理学解释

心理学对濒死体验的解释强调患者特殊心理状态的作用，如个人的愿望和期待等。尤其当生命处于危急状态时，某些情绪如恐惧、害怕等可以导致人格解体，并通过想象形成相应的幻觉。有人将濒死体验与处在隔离状态下的人经常出现的幻觉进行对比，如在船只失事后被隔绝在荒岛上的人由于强烈期待有人出现，会产生各种幻觉。但有的研究者指出，这种解释没有任何意义，因为对隔离状态下的幻觉的解释本身就不清楚，这种解释只不过是用一个谜来解释另一个谜。通常与某种愿望有关的幻觉、梦、错觉等也不会像濒死体验那样使经历者在很多方面发生改变，也很少像濒死体验过程那样与一些古典文献中记载的有关死亡的过程高度吻合。Lommel 等人的研究结果否定了生理学解释，他们指出，如果是单纯的生理学原因导致了患者出现濒死体验，那么他们调查对象中绝大多数都应该经历濒死体验，但实际上只有 18% 的人经历过濒死体验。患者的某些生理缺陷并不会影响他们是否经历濒死体验。与此同时，他们的研究也证实，濒死体验是否出现与患者对抢救过程的恐惧、以前是否有过濒死体验、是否事先知道有濒死体验这回事等心理因素都没有直接的联系。但是，Lommel 的团队主张："研究的重点应该关注濒死体验的某些具体要素，如离体经历及其他可以验证的方面。最后，作为对这些经验解释的一部分，'超越'的理论和背景应当引入。"

为了深入理解濒死体验，部分学者推测创伤后应激障碍是否可以作为濒死体验的一个预测因素。格雷森（Greyson）等学者进行了一项相关研究，比较分析了两组受试者，其中一组受试者是经历了创伤事件并发生了与此事件相关的濒死体验，另一组受试者是没有出现濒死体验的心理受创者。结果发现，经历过创伤事件的患者出现濒死体验的患者数量较多，部分患者没有出现濒死体验。有可能与应急事件的发生，使患者表现出躲避困境的现象有关。在该项研究中还发现，压力性生活事件（如重大疾病、机动车事故、企图自杀等）很少导致脑电图发生变化，这在心脏循环完全停止的情况下比较常见。尽管部分学者认为这样的观点存在着一定的偏见，但是作者发现，超过 75% 有濒死体验的患者都可以回忆起自己所经历的创伤事件，但是患者不能确定自己回忆是否是真实存在的。回忆这些事件可能是应激性压力的来源，我们必须注意到它不可预测，而且取决于事件本身的特征及其主观的回忆。所以部分学者提出，我们有必要将经历过心脏骤停事件但体循环还未停止的受试者所经历的精神创伤与经过抢救后存活患者的回忆进行比较，从而建立濒死体验患者心理、生理强度模型，可能是有用的。Gamper 等学者发现接近 1/3 的心脏循环停止后的幸存受试者没有明显的神经系统病变，但常常会出现创伤后应激障碍。Ladwit 等人没有特别关注濒死体验患者的临床疾病，但是在经历过心脏骤停后幸存的受试者中发现了许多精神性疾病，如由于潜在的焦虑症和致命性症状而出现急性冠状动脉综合征患者。然而，经历过心脏骤停的患者常常因为突然发生心脏骤停，除了存在明显的临床死亡状态外，还存在极度紧张的心理变化；而对于濒死体验患者而言，其表现似乎恰恰相反，患者不仅仅表现出对这种应激性压力的抗拒心理，同时也反映出对这种压力的适应性反应。濒死体验是一种主观体验，有时被认为是患者的主观死亡体验。濒死体验不仅是由于心脏骤停引起的，这些也可能发生在没有接近实际死亡的患者身上，甚至可能发生在因意外创伤而不会失去意识的患者身上。

（四）意识转换（超越）解释

"意识状态转换（超越）"理论（a changing state of consciousness）的观点认为，濒死体验出现的原因是人的意识处于一种转变状态，在这种状态中，人的感觉、认知、情绪状态等功能已经独立地存在于无知觉状态的身体内。当患者的感知觉与身体感觉相互分离时，人的自我认同感与其主流自觉意识部分或全部地分离，但人的意识保持了感觉能力，这种感觉能力可以不依赖于身体的感官而独立存在。例如，Greyson 通过研究精神分离性障碍（dissociative disorder）与濒死体验之间的相互联系，认为经历了濒死体验的患者其注意力是从物质环境向另外一种意识状态的转移，这种状态似乎并不是一种病理学上的分离性障碍，它似乎更是一种非病理学的经历，其中包含了某种特别的心理机制。意识转换解释中之所以使用"超越"这一概念，是因为他们认为不依赖于物质身体而独立存在的意识是对濒死体验中某些心理现象的最好解释。由于这种解释在一定程度上偏离了主流的科学理论，引起异议是可想而知的。有些学者认为，这种理论存在着事实和逻辑的错误，如 Lommel 的结论误解了大脑死亡的含义，脑电波消失不等于大脑完全停止了活动。

（五）神经病学解释

神经病学解释认为，濒死体验的产生原因是神经系统功能障碍，从而导致各种幻觉的出现，如自体幻觉（autoscopy）。自体幻觉患者常会看到自我的复制体在不断地进行着各种活动，这些活动可能是他以前做过的。这种由神经系统疾病引发的幻觉虽然与濒死体验中的幻觉有些相似，如都是生动的三维视觉形象。但其差异也很大，如自体幻觉的事件不是按照时间顺序出现的，也不是在一瞬间内完成，更不是患者生命中比较重要的事件，而大多数是些细小琐碎的事情。

加拿大的相关学者提出，有濒死体验的患者是如何应对所面临的危机呢？为了寻找与其相关的解释与证明，神经科学家 Michael Persinger 做了一项称为"上帝头盔"（God Helmet）的实验。这种实验仪器最初由 Stanley Koren 研发，主要用于研究超低频磁场对人大脑颞叶活动的影响。具体的做法是将摩托车头盔进行一定的改装，加上能够产生磁场的部分零件。Persinger 等人认为通过磁场刺激人的大脑颞叶，可以让人产生类似于濒死体验的感觉。在实验中，部分参与者也的确出现了这些幻觉。部分参与者将这种感觉进行虚化，称这种感觉是"神"一般的存在。这些幻觉与濒死体验的部分感觉是相一致的，但与真正的濒死体验相比，其还存在很大的差距。尽管实施者自身强调出现这种感觉是实验的结果，并非心理暗示的结果。但他的实验还是受到了很多质疑，人们怀疑这些幻觉来自对受试者的某些暗示，更依赖于受试者的性格特征。同样的，将这种头盔使用到其他人身上的时候，并不会产生相同的效果。其中在众多的参与者中，曾经经历过濒死体验的患者也参加过这项实验，他们在实验中体验到了一些琐碎的幻觉片段，但只承认这种体验和濒死体验有"一点点"相似，而与自己当时的感觉相差甚远。

加拿大的 Mario Beauregard 通过对 5 位经历过濒死体验患者的脑电波进行测试发现，经历过与强光交流的人在大脑结构上发生了质的改变，当他们在大脑中再现他们与强光交流的情景时，他们的脑电波与其他人有很大的差异。即便在休息状态下，他们的脑电波也与普通人有显著的差异，有很多三角波和纺锤形波；然而，Beauregard 仅仅只在进行深度祷告的修女身上检测到过这种脑电波。大脑结构的这种变化也可以从另一方面证实濒死体验与普通幻觉的性质完全不同。

总之，目前对濒死体验现象成因的理论解释还没有形成共识，每种解释都强调了某项或几项因素的作用，而忽略了其他因素的作用，那么濒死体验现象到底由哪些因素综合作用所导致，还需要研究者进一步深入的探索，需要实验及理论建构上的突破。

六、濒死体验相关量表与分型

濒死体验相关量表分为初步问卷与最终量表两种，前者用于筛查，后者用于诊断。还有部分量表用于衡量濒死体验的深度。

（一）濒死体验初步问卷

本问卷共 33 项，分别为心平气和感、欢欣感、时间停顿并失去意义、非尘世的现实存在、宇宙一体感、离体体验、被外力控制、神秘的非尘世人物、思维异常活跃、非自然的控制、有意义的视觉、感觉异常活跃、奇异的躯体感觉、隧道状黑暗地带、顿悟或豁然开朗、思维不由自主、正在死亡的感觉、处于不再回来的岔路或边缘、脱离周围环境、看到死人或鬼神、超感官知觉、有意义的声音、失落情绪、事出突然、生活回顾、自我感觉不实在、思维异常敏锐、世界似乎不实在、看到未来、负责任的判断、感觉模糊或迟钝、成为别人超感官知觉的对象、思维模糊或迟钝。结果选项包括"出现，不明确，未出现"三项。

（二）濒死体验最终量表

该量表主要分认知、情感、超常和超自然4个部分，共16项。计分可分3档：0分，1分，2分。①认知包括4个条目：时间加速、思维加速、回顾出现和豁然开朗。②情感包括4个条目：安详欣快感、欢乐感、天人合一感和周围亮光感。③超常包括4个条目：思维较前活跃、有超感官感觉、看到未来图景和离体现象。④超自然包括4个条目：见到新世界、见到神秘人物等。

（三）濒死体验度量工具

前面较多的研究都是通过调查总结患者出现濒死体验的相关感觉及出现某种感觉的比例大致有多少。那么，如何对患者的濒死体验感觉进行度量，用什么样的测评工具，就显得尤为重要。Greyson和Ring教授分别研制了可以应用于临床鉴别器质性脑综合征和非特异性应激反应的濒死体验度量标（near-death experience scale），可以用来衡量濒死体验的深度。随着研究的深入及人们需求的增加，Ring教授进一步提出了濒死体验的加权核心体验指标量表（weighted core experience index，WCEI）。此量表按照分数的高低将经历濒死体验的深度分为5个等级，按照由浅到深的程度进行排序，第一级指没有清晰的记忆（没有濒死体验），第二级指能够回忆起一些片段，第三级指中等深度的濒死体验，第四级指较深的濒死体验，第五级指很深的濒死体验。紧接着其他研究者又提出了对濒死体验深度测量的16因素量表（the near-death experience scale，见表9-2），该量表具有较高的内在一致性及较高的折半信度和再测信度，并且与Ring提出的"加权核心体验指标"有很高的相关度，并且与Rasch模型相符。使用这类量表可以对真正有过濒死体验的人和只是声称有过濒死体验的人加以辨别。

表9-2 濒死体验深度16因素量表

	人格因素	低分者特征	高分者特征
A	乐群性	沉默孤独	乐群外向
B	聪慧性	愚钝、抽象思维能力差	聪慧、抽象思维能力强
C	稳定性	情绪不稳定、无耐心	情绪稳定、有耐心
E	好强性	温顺、随和	支配、好斗、有己见
F	兴奋性	严肃、谨慎、安静	轻松、热情、活泼、幽默
G	有恒性	权宜、敷衍、轻视规则	有恒、负责、遵守规则
H	敢为性	畏怯退缩	冒险敢为
I	敏感性	粗心、迟钝	细心、敏感
L	怀疑性	信任、接纳	怀疑、警觉
M	幻想性	实际、合乎常规	幻想、不实际
N	世故性	直率、天真	精明能干、世故
O	忧虑性	安详沉着、有自信心	不安、多疑、自责
Q1	求新性	保守、传统、抗拒改变	自由、批评、求新
Q2	独立性	依赖群体	自立
Q3	自律性	冲动、无法自制	克制、自律、严谨
Q4	紧张性	放松、沉着、欲求低	紧张、迫切、欲求高

七、濒死体验的诊断标准与鉴别诊断

美国精神病学学会出版的《精神疾病诊断与统计手册》（第4版）中列举的各项诊断标准，注明将这类疾病作为一个新的病种进行命名。这有助于鉴别诊断顺应疾患（adjusting disorders）和严重精神病。

(一) 鉴别诊断的相关问题

虽然濒死体验与精神病在某些方面具有一定的相似之处，但从现象学的角度分析，仍然存在较大的差异。

第一，创伤后的应激障碍（posttraumatic stress disorder，FRSD）。这种现象主要出现在患者重伤或者暴露在死亡威胁之后，常常表现为抑郁症状。濒死体验的患者同样也会出现创伤后应激障碍后的噩梦和心理痛苦。但除此等侵扰性症状之外，濒死体验有回避症状，保持人际距离，大有来日方短的感觉。

第二，临床诊断还要区别自杀意念、安乐死的要求与创伤后应激障碍，以便与濒死体验划清界限。

第三，与人格分离相鉴别。人格分离具有持续性、多发性和慢性分离 3 个特征。濒死体验经历者与人格分离相比具有更多的分离倾向。Irwins（1993年），Gabbard/T wenlow（1984 年）的研究证实人格分离与濒死体验在年龄、性别和分布 3 个方面存在着统计学差异。

第四，濒死体验与自检镜（autoscopy）现象容易相混淆。自检镜，又称为自主运动检查镜，与多因性脑损害有关。不同的是濒死体验主要是从患者自身肉体以外对一些现象进行观察，是特异景象的积极重复，而自检镜现象是从肉体以内的体验。

第五，濒死体验与因物质引起的幻觉相似，但视觉变化更复杂，更具人格意义。顺应障碍是感情和行为的症状在应激物的正常反应中的表现。在濒死体验之后频繁出现愤怒、抑郁和人际困难，这是正常的。乱喊乱闹不应视为对正常丧事的顺应障碍。

（二）濒死体验不能得到及时救治的原因

第一，患者的经历常常被视为荒唐的感觉，不敢将自己的这种感觉告诉别人，这也是患者不能及时得到心理治疗和支援的一大主要原因。

第二，家属会对患者的这种"离奇"经历和行为表示难以理解，因此，尽量回避患者。他们常常不能正确地认识这种现象，并错认本病为精神病，而不是思想病、心理病，担心影响他人，渐渐远离这种患者，担心自己的家庭生活因此受到冲击，甚至导致离婚。

第三，濒死体验者"悟以往之不谏，知来者之可追，实迷途其未远，觉今是而昨非"。患者逐渐适应新情况，采取新的价值观和人生态度。

第四，人格死亡的破坏作用，不亚于肉体死亡。濒死体验患者可能会付出惨重的行为代价，如长期抑郁、关系破裂、职业分裂、严重的异己情绪、自觉废物一个，甚至长期为流言所苦。

（三）濒死体验的治疗方案

第一，针对个体进行相关治疗。主要是让患者讲述他的迷惑和痛苦，即使语无伦次亦无大碍。濒死体验患者与发生谵妄的患者是不同的，患者回忆其认知和感觉，比接受解释更有帮助。与创伤后应激障碍也不同，濒死体验经历者大多都愿意讨论自己过去的经验。

第二，集体心理治疗或小组支援。将有类似症状的患者集中在一个小组内，让患者与患者之间互相倾诉，互相排解，这样有可能会事半功倍。这种方法的主要作用是让患者自己教育自己，避免说教，减少抵触情绪和怀疑顾虑。

第三，药物治疗。目前没有相关的研究证明药物治疗有效，如果使用药物对此类患者进行相关的治疗，主要是从改变患者态度方面入手，但是患者一旦醒悟，前期的一切工作将前功尽弃，结果人财两空。

第四，沉思训练。1984 年，国外学者 Wilber 提出最好让患者读一些有关濒死体验的科普读物，可能解铃还须系铃人。但 Wilber 建议沉思训练最好不要采取，认为这种方法反而有可能成为濒死体验患者治疗的禁忌证。

第五，社会心理康复。可以让患者摆脱濒死体验的干扰，不再为此而孤独、自闭、自卑、愤怒、抑郁，回到正常的社会生活中去。

综上所述，濒死体验受多方面的影响，不同的人会出现不同的感觉体验，我们也可根据一些度量工具对其进行相关的评估。而对濒死体验的认识和理解，除了有助于对面临死亡的人进行救生、安抚和医疗照顾，通过言语描述帮助其领悟，以适应和增长对死亡的抵抗力。企图自杀者还可利用濒死体验增进他们对生命价值的崇敬和留恋，消除生活无趣和轻生观念，甚至还可导致某些具体矛盾的解决，或通过鼓励企图自杀者从濒死体验中获取幸存于世的喜悦，来摆脱自责和内疚，消除罪恶观念和厌世思想，重建有意义的生活。

八、国外濒死体验案例

（一）案例一

1987 年，西班牙巴塞罗那一位名叫查维·亚艾那的 24 岁青年工人，在工作中，不幸被一只装有机器的大箱子压伤，从而伤及头部，成为一个昏迷不醒的"植物人"。而 3 年后的一天，昏迷的亚艾那突然清醒过来，并向家属叙述了其在长眠不醒的 3 年时间中所遇到的经历，他说道："在梦里，我变成了一个孩子，已去世的姨妈牵着我的手，她带着我，穿过长长的走廊，走进了一条发光的隧道，隧道很长，感觉走不到尽头，姨妈告诉我说那是通向另一个世界的通路。她摸着我的头对我说：'你一直和我说，你想要找一个平静的地方，在那里你可以去做自己想做的事情。而你要我找的永恒的平静，在另一个世界你可得到。'隧道的光太强了，我不由自主地用手掩住双眼，但玛丽亚姨妈轻轻地把我的手拉了回来。"虽然亚艾那仅清醒了短短的 10 多分钟，却向人们叙述了他长眠不醒时的奇遇。10 多分钟后，亚艾那又长睡不醒，恢复到了"植物人"的状态。

（二）案例二

美国一位 65 岁的商人，向抢救他的医生们叙述了自己"死后"的情景："我感觉自己好像一朵天空的轻云一般，我的灵魂逐渐由我的肉身上升到天花板。这时我就想飞出医院这个地方，就算是墙壁与铁门都阻挡不了'生如轻云的我'。我很快地飞出医院，并且速度越来越快，我穿过一层层的云层，一直往前，感觉没有任何障碍可以阻止我的步伐，渐渐的我飞向虚无缥缈的太空。紧接着，我又以极快的速度，穿梭在一条无止境的隧道中，隧道既长又黑，我根本就看不见前方的路，凭借着自己的感觉及隧道另一端的光亮。我在隧道里飞了好长时间，我感觉那个光亮离我越来越近，光点越来越明亮，我感觉自己快要飞到尽头了。当我到达隧道的尽头，那光亮变成强烈无比的光源，刺痛导致我一时睁不开眼睛。但我的内心却无比的兴奋与喜悦，从未感到忧虑、沮丧、痛楚与紧张不安，这种感觉莫名其妙，无法解释，不需要任何理由。"

（三）案例三

诺贝尔文学奖获得者、美国著名作家海明威记录了其在 19 岁那年发生的一次濒死体验，他将这次的经历称之为"灵魂离体"。当时他在意大利前线的救护车队服役，1918 年 7 月 8 日的午夜时分，一枚弹片击中了海明威的双腿，使他身受重伤昏迷不醒。事后他告诉他的朋友盖伊·希科说："我觉得自己的灵魂从躯体内走了出来，我的灵魂在那一瞬间变成了一条手帕，就像有人提着我的一角把我从'口袋'中拉出来一样。手帕随风四处飘荡，飘向高空，飘过田野，最后终于回到老地方，进入了口袋。"

除海明威外，德国伟大的诗人歌德、法国最优秀的批判现实主义作家莫泊桑、俄国 19 世纪著名作家陀思妥耶夫斯基、美国最著名的小说家爱伦·坡、英国著名作家戴维赫伯特·劳伦斯等，都曾有过类似的体验，他们认为："人的灵魂藏于人的肉体之内，而且是肉体完美的复制品，其由极轻的东西组成，发光、半透明、十分适合于进行体外的活动。灵魂离开身体时，跟做梦差不多，我们会利用这段时间去自己内心最向往的地方，做自己想做的事情。"而这些文学家往往将这种感觉描述为"灵魂离体"或"灵魂出窍"，并将其记录在自己的文学作品中。所以，不论是在国内还是在国外，濒死体验最早出现在文学作品中，只是没有引起我们的注意。

综上所述，事实上濒死体验是一种很常见的现象，只是人们未对这种现象做出合理解释之前，不知道如何去理解这种现象。国外有相关学者对经历过危

机情况的患者进行了调查，如 Sabom 的调查结果显示，在这类成年人中有
43% 的人出现过濒死体验，也有的调查结果为 48%。而在经历过重病的儿童
中，有过濒死体验的比例高达 85%。美国盖洛普公司在 1980 年的一次抽样调
查中发现大约 5% 的美国成年人有过濒死体验。荷兰心脏病医生 Pimvan
Lommel 等专门对经历过心脏停搏后复苏的患者进行了濒死体验的调查和分析，
结果发现良好的短时记忆是患者能够回忆起濒死体验的关键因素之一，有记忆
缺陷的患者较少记得。也有研究者对 344 位这类患者进行了相关调查，结果显
示有 18% 的人经历了濒死体验。

国外有相关研究显示，在心脏骤停的患者中，有 2%～20% 的人出现过濒
死体验。但是，大多数的研究都未寻找到引起患者出现濒死体验的危险因素有
哪些，而有部分学者提出假设，对于心脏骤停的患者而言，体循环停止的时间
和复苏治疗的使用是否是患者出现濒死体验的危险因素，还有待研究。国外有
相关研究发现，濒死体验的出现存在着人口上的统计学差异，如 60 岁以下的
患者出现濒死体验的概率高于 60 岁以上的人群，Bruce Greyson 的研究也证实
年龄较小的人更加容易发生深度濒死体验。而年轻患者更可能出现濒死体验，
可能与患者回顾自己受批评期间的心理过程有关。实验室相关数据分析结果表
明，水—电解质平衡和动脉血气这些因素似乎不是引起濒死体验的决定因素。
荷兰的学者利用 8 年的时间对 250 例癫痫患者进行了前瞻性研究，结果发现其
中有 41 例患者出现了濒死体验，但患者的性别、教育水平、体循环恢复的时
间长短、是否使用药物治疗、患者的文化程度及血清钠的水平都不是引起患者
出现濒死体验的危险因素。

第二节　濒死体验研究现状

目前，对濒死体验的研究大致可分为两种：一种是仅从"濒死状态"或
已被医生认定为死亡状态后又苏醒的人所谈体验为对象的研究，另一种是以
"实际临死之前患者体验"为调查对象的相关研究。在这两者中，前者占据当
代濒死体验研究的主要方向，但无论何种流派的学者，他们都为濒死体验研究
的发展做出了巨大的贡献。

一、国外濒死体验研究

国外对濒死体验的研究开展较早，研究涉及多个学科，其发展的过程主要
是从最初该现象的出现到后期认知的不断深入。在几千年前，Plato 就在他编
写的《理想国》（*The Republic*）中记载过濒死体验现象。但是，由于当时科技

条件和人类思想的局限，早期人们对濒死体验无法进行科学合理的解释。随着科学技术及人类思想的不断进步，濒死体验不断被各个领域的学者发现，并对这种现象进行了相关的定义，开始进一步解释这种现象且进行相关的研究。其中，瑞士地质学家 Albert Heim 教授被认为是濒死体验研究的带头人，主要因为 Albert Heim 教授于 1892 年在攀登阿尔卑斯山的过程中发生意外跌落，他在跌落后感觉自己经历了一场"奇妙的旅行"，在这个过程中也实实在在地感受到了奇妙的濒死体验。自此事件之后，他对垂死境况与濒死体验产生了强烈的兴趣，便开始收集各种有关在经历了危及生命安全事故后自我感受的相关记录，并从中寻找濒死体验，还将它们整理成《跌落濒死的体验》一书，这是世界上第一位将濒死体验进行相对系统整理并出版相关书籍的第一人。

让濒死体验研究再次进入人们视野的是美国的 2 位杰出学者，即精神科医生伊丽莎白·柯普拉·罗斯和哲学、医学博士雷蒙德·穆迪。

伊丽莎白·柯普拉·罗斯来自瑞士，曾经在纳粹的波兰集中营生活过，这种难以忘怀的经历使她不再害怕死亡，面对死亡时不再垂死挣扎。后来她移居到了美国，并任职于芝加哥比林斯医院的心理科，治疗心理相关疾病。当时，医学界仍然把死亡看作医学的敌人，医生们不惜代价地抢救患者生命，却没有注意到患者更多的是需要人们关怀的感情需求。罗斯意识到现代医学人文关怀中还有相关领域是空白的，那就是临终关怀。罗斯医生本人最初是不可知论者，并不相信患者在死后会经历另外一种生活。但随着她把更多的时间投入到观察垂死的人身上时，其想法发生了部分变化。她意识到，患有绝症的患者经常声称他（她）们看到死去的朋友和亲戚，或听到他们之间的交谈，但其他人却无法看到和听到。而她的同事们并不把这种现象当成诊断或者治疗相关疾病的一个临床表现，最多认为是患者还未实现的愿望而已，或许有的人认为其是由于心理受到了巨大的创伤而出现精神错乱。可是罗斯医生没有忽视这个现象，并且非常认真地对待这件事。后来她发现了一个惊人的事实，那就是患者在临终前出现的幻觉中出现了刚刚死去的人，而患者并不知道他已经死去（如因车祸）。有时，临终幻觉里面甚至会出现自己并不认识的亲人。后来罗斯在她的著作《关于死后的生命》（1991 年）里又描述了一位 12 岁的女孩被救活的故事，女孩在清醒后向自己的父亲讲述了她死后的奇妙经历。她说自己到了一个非常精彩的世界，那里充满光明和爱意，一切都显得那么的安静。在那个世界她遇见了她的哥哥，而且哥哥还热情地拥抱了她，给她讲了很多故事，但是具体什么内容她记不清了。不过有一件事让她无法理解，她说："关键的问题是我没有哥哥呀，里面的感觉显得特别的真实。"此时，她的父亲突然泪如雨下，他承认说她确实曾经有过一位哥哥，但是在她出生前 3 个月去世了，这事从来没有告诉过她。由此罗斯医生从不可知论者开始转变，真正相信了濒死体验的真实性。

雷蒙德·穆迪于1969年获美国弗吉尼亚大学哲学博士学位，继而又进入医学院学习，后来在医学院担任医学哲学课程的教授。在他还是一位年轻的医学院学生时，一个叫乔治·里奇的心理医生的个人经历引起了他浓厚的兴趣。1943年，20岁的士兵里奇患肺炎等重病被医生宣布死亡，战友将其送入太平间时，一位勤务兵注意到死者的手臂在不停地抽动。军医给里奇的心脏注射了兴奋剂后，里奇竟奇迹般地活过来了，并完全康复，后来成为弗吉尼亚一位受人尊敬的心理医生。但是，这位心理医生的同事发现他有一个习惯就是总喜欢说他死去时的经历。他讲述自己进入特别亮堂的地方，感到无以言传的安静和兴奋，在那里他的心灵得到了完全的慰藉，从未感觉到死亡带来的恐惧感。同事们认为那只是幻觉，而穆迪则不那么认为。穆迪很快发现，这种类似的经历在那些受过生命威胁，却又从死亡边缘返回的人群中很常见。1975年，穆迪将收集到的濒死体验故事出版，名为《死亡记忆》，在本书中穆迪博士对150例患者的感受进行了分析，结果发现，在这些濒死体验的陈述中，存在着不可忽视的相似性。穆迪将这些相似之处进行了提炼总结，最终总结出15个方面：①无以言表；②亲闻死讯；③平静安详；④噪音；⑤黑暗通道；⑥脱离躯壳；⑦相遇；⑧光的存在；⑨回顾；⑩界限；⑪归来；⑫倾诉；⑬对生活的影响；⑭对死亡的看法；⑮确证。其实，上述15项内容还可以进一步分成两类，即当事人濒死体验本身和当事人在事后对濒死体验的看法。雷蒙德·穆迪博士在濒死体验方面除了《死亡记忆》这本书以外，还出版了专著《人的精神文化原型的发现》，在这部专著中他提到濒死体验的真相是胎儿时期记忆。胎儿时期记忆是人的精神本源，个人的精神起点始于双亲精卵结合后自我生命产生的那一瞬间。胎儿对母体内生长过程的感受已经全部印刻在自己的记忆之中，并形成在人生底层永远抹不去的固有记忆，它塑造了人的精神原坯。从个体生命的开始到脱离母体的整个胎儿期可分为5个过程：①个体生命诞生的瞬间，即受精卵和卵子结合的过程；②移至子宫内；③着床后和母体相连；④产道经历；⑤脐带创伤。这5个过程与胎儿的分娩过程相一致。

后来的研究者中比较著名的有心脏病医生米歇尔·萨伯（1982年出版了《死亡集：医学调查》）、莫里斯·罗林斯（1978年出版了《超越死亡之门》）、肯尼斯·凌（1980年出版了代表作《死后的生活：对濒死体验的科学调查》），这三位研究者都是美国人。非美国籍的著名研究者包括英国心理学家玛尔格特·格雷（1985年出版了《死后回归》）、戴维·劳里迈（建立了国际濒死研究协会）；彼得·凡威克（来自伦敦心理研究会）、萨玛·穆巴韦（来自赞比亚）。比上述稍晚的研究著作有贝蒂·J. 爱迪（代表作为《被光明拥抱》）、丹尼·布尔克莱（代表作为《被光明拯救》）、切里·苏瑟兰（代表作为《光明之子》）、麦尔文·莫斯（代表作为《走近光明》和《光明改变我》）。随着时间的推移，基于前期研究者的相关研究，1981 年康涅狄格大学设立了美国濒死研究协会，并在 1985 年组建国际濒死研究协会（the international association for near-death studies，IANDS）。美国濒死研究协会会长 Kenneth Ring 在 1984 年将濒死体验的主要体验分为西方较为认可的 5 个阶段：安详和轻松、离体体验、穿过黑洞或隧道、看到明亮的光线、进入光亮世界。1988 年，纽约世界民意测验研究所进行了大规模的"濒死问题"调查活动，结果发现，有数百万美国人声称他们曾有过濒死体验与感受。美国弗吉尼亚大学精神科教授 Bruce Greyson 提出濒死体验可分为下列 4 类，即认知的成分、情感的成分、超常的成分、超越的成分。Bruce Greyson 研究濒死体验 25 年，发明了葛雷森量表以评估濒死体验的真实度。日本 NHK 电台濒死体验节目制作人立花隆用了 1 年时间，分别在日本、美国、加拿大、意大利、印度等地取材，制作了大型系列报道节目濒死体验，其调查濒死体验的内容和以往研究大致相似。

最早由 Plato、AlbertHeim 等学者提出的濒死体验仅仅局限于从表面现象初步浅表地研究濒死体验的相关内容。随着社会的进步与医学科学的迅速发展，人们早已不限于只从现象上去认识濒死体验，而更趋向于客观、科学地解释濒死体验的产生。因此，人们运用各种先进的手段对濒死体验展开了系统、深入的科学研究。比如，英国著名的心理学家 Susan Blackmore 和《怀疑论杂志》的创办者 Michael Shermer 就通过神经生物学研究方法从医学和精神病学的领域切入濒死体验研究，南安普敦大学的 Sam Parnia 博士则运用分子生物学研究方法分析濒死体验产生的机理，其曾进行过一次"死亡试验"，参加试验的有 42 名年轻力壮的男女志愿者。"死亡试验"的办法很简单，即利用药物使 42 名志愿者处于与死亡相似的完全失去知觉的境地。在 22 秒的短暂时间内，志愿者各有所获，有的看见彩光，有的看见了家属，有的看见了自己发着蓝光的"灵魂"从自己的肉体中"逸出"，有的看见了一条发光的"隧道"。事实上，类似的"死亡试验"并非仅此一例，美国心脏病专家迈克尔·萨博也曾组织过一次"地狱考察"的活动，方法是用药物使一些人重度昏迷，又以高水平的抢救使他们复活，这些人的经历与上述试验结果相似。从 20 世纪 80 年代开始，医学界对人的临终状态给予了越来越多的关注。虽然试验的方式和研究的成果各不相同，但对于有过濒死体验者的感受，大家的意见基本还是一致的——和平宁静、穿过一条隧道进入另一个世界、前方出现一种光亮并进入花园等。许多从死亡边缘回来的人相信，他们经历了一种"生命回顾"；另外有人说，感觉像是与一种宇宙智能或意识融为一体。这些幸存者们因为"被带回来"而感到愤怒和悲伤的例子并不鲜见。许多经历了濒死体验的人坚持认为灵魂离体是他们的亲身经历，决非虚幻。然而，由于这类感觉一般人不可能体验到，仪器的测量也无法给出答案，因此，直到现在还有人对此争论不休。美国麻省理工学院的两位教授认为，濒死体验纯粹是无稽之谈，这无非是因为窒息而导致的死亡幻觉，它是由于感觉缺失而造成的。而在日本东京进行的"阿尔法3号"的科学试验则采用电生理的研究方法来探析濒死体验的脑电反应，此次研究为濒死体验的研究领域开辟了一个崭新的天地。"阿尔法3号"计划由多家跨国公司赞助，参加试验的志愿者共有16人，他们分别来自美国、日本和瑞士，年龄19～75岁不等，都是濒临死亡的垂危患者。他们是在经过了将近3个月深入细致的心理分析后，才被批准加入"阿尔法3号"计划。"阿尔法3号"计划的具体实施方法是，科学家在志愿者头骨中植入电极，并且与电脑相连，使电脑可以在80公里的范围内，接收到志愿者的脑电波，并在60秒内把脑电波译成文字，显示在计算机终端的荧光屏上。不断丰富的研究手段也为深入解读濒死体验提供了一定参考依据。

经过较长时间的深入研究，国外学者已经对濒死体验的相关内容进行一定领域的了解。从濒死体验的发现、命名、分类、理论解释及评价量表等各个方面出发，已经形成了较为完善的体系，并为其他国家对该方面内容的研究提供了一定的基础。

二、我国濒死体验研究

由于我国对濒死体验认识不足，开展此项研究相对较晚。最早濒死体验在我国清朝《聊斋志异》中就有提到，其被描述为已经死亡的人，周围人也接受他死亡的事实，但自己却不知身已死，灵魂经历一番特殊旅程后得以重生。这些描述与国外最早提出的濒死体验的内容是相一致的，但其没有提到"特殊旅程"具体内容包括哪些。而我国最早正式对濒死体验进行相关研究是我国天津市安定医院院长冯志颖教授采用质性研究中的现象学研究对唐山大地震中的幸存者进行深入了解，并获得了许多珍贵的研究成果。他们对1976年唐山大地震的幸存者进行了濒死体验调查，样本量达81例。这些幸存者中，半数以上的人濒死时对生活历程进行回顾，近半数的人产生意识从自身分离出去的感受，觉得自身形象脱离了自己躯体，游离到了空中，此时自己的身体分为两个，一个躺在床上，那只是空壳，而另一个是自己的身形，飘在空中，感到无比舒适。约1/3的人有自身正通过坑道或隧道样空间的奇特感受，这与国外的研究结果相一致；有时还伴有一些奇怪的嘈杂声和被牵拉或被挤压的感觉；还有约 1/4 的人体验到他们"遇见"非真实存在的人或灵魂形象，这种非真实存在的人多为过世的亲人，或者是在世的熟人等，貌似和他们团聚。研究报告称，在 81 例濒死体验患者中，有 47 例患者性格发生了巨大的改变，而且在他们幸存并回归正常生活后，对这种感觉仍然记忆犹新，研究者还对这些患者进行了长时间的追踪调查，结果发现一二十年后这种感觉仍然刻骨铭心，这与西方的研究结果惊人地相似。

我国关于濒死体验的研究对比国外来说较晚，对其的研究仅刚刚开始，还停留在访谈调查等方面，而且研究的学者也相对较少。目前，国内就濒死体验的相关研究还存在 3 点不足：①我国经历过濒死体验的患者所出现的感觉与国外学者的研究结果相比较存在哪些不同，出现不同的具体原因是什么；②缺乏适合我国国情的本土化濒死体验量表；③关于濒死体验的著作也相对较少。

三、濒死体验对经历者影响的研究

以往研究显示，濒死体验对经历者的各方面均有正面和负面双重的影响。

（一）正面影响

Raymond A. Moody 访谈多位濒死体验患者后，总结了其对人生的影响，即濒死体验彻底消除了人们对死亡的恐惧。Melvin Morse 研究发现，有濒死经验的儿童比同龄儿童更为成熟，与家属的关系更好，未沾染毒品，较少叛逆，品行端正。BarbaraR Rommer 认为，美好的濒死体验通常能够发挥积极的转化作用，让有濒死体验经历者的人生态度和信念产生重大改变，变得更和善、更有爱心。Pim Vam Lommel 发现，濒死体验后大多数患者对生命的意义有了新的认知，不再重视物质利益的失去，也不再恐惧死亡。Kenneth Ring 发现经历过濒死体验的人在此之后变得更加自信、更外向了，他们更加追求精神上的安宁，更加追求精神世界的信仰。还有相关学者的研究表明，这些患者在经历过死亡后，感觉自己的世界突然明朗了，这种感觉使得自己对死亡本身减少了痛苦，并减少了自己的忧虑，好像之前的经历降低了它的真实性。对于大多数患者来说，这种经历并不会令人不愉快，这与将死亡和疾病、疼痛和身体衰退联系起来的社会倾向恰恰相反。

（二）负面影响

既往研究对濒死体验的负面影响研究较少，仅有 Kenneth Ring 提到少数濒死体验者出现恐惧和抑郁的感觉，冯志颖也仅指出"遇见"非尘世的人，或灵魂、思维或行为不受意识控制和被审判等体验的人，性格多易变为盲目乐观或急躁。

四、濒死体验研究不足

濒死体验研究在国外已开展数十年，研究方式、方法、所收集的资料、涉足领域较为丰富和多样，但在我国由于受传统死亡观念的影响，濒死体验的很多研究领域尚属空白，主要有3点不足。①缺乏针对中国人濒死体验特征的研究。目前国内可查的实证研究仅有一项，大量的研究成果都源于国外，且为西方国家。西方人对待死亡往往抱持开放、探索的态度，而东方人对待死亡常抱持灵异、超常的态度，加上现在的研究已显示濒死体验内容受文化背景的影响，西方的研究成果不能完全客观地反映中国人的濒死体验特征。②缺乏濒死体验对经历者的负面影响研究。濒死体验对经历者的人生观、生死观、价值观均有不同程度的影响。东方人濒死体验内容负面体验较西方人多，是否会带给个体的负面影响也多，未能有研究证实。③国外研制了葛雷森量表来反映患者的真实感受，那将其应用在中国人群中是否合适，是否会受中国传统文化及对生死态度不同的影响，这一点还有待考察。

在现有的濒死体验研究中，国内濒死体验研究的空白较多，了解中国人濒死体验特征及对于经历者的正负面影响，并将研究结果运用于心理咨询、临终关怀、生死观教育中，有助于改变我们对死亡的认识和传统看法，正确看待生死。

第三节 濒死体验对善终的启示

所谓善终，是指把事情的最后阶段工作做完做好，有一个比较好的结果，好的结局；亦指人正常的死亡，老死，而不是死于祸患、刑戮或意外的灾祸，引申为无痛苦、舒适地走完人生的最后旅程。

中国的传统文化受到儒家、道家、佛家思想的长期熏陶，人们对死亡的看法也深受这些思想的影响，对死亡始终采取否定、蒙蔽的负面态度，甚至在谈论中不能提及死亡，它是不幸和恐惧的标志，因此听吉利语、说吉利话也就顺理成章。而西方文化主要受基督教的影响，基督教由耶稣之死来升华对"天堂"、永生的信念，他们认为死亡就是皈依天父（returning to the heavenly father in peace）。他们对死亡的这种看法比中国人传统的看法要更加开放，更加积极向上一些。中国人对死亡讳莫如深，使人们无法在日常生活中接受死亡，"善待"死亡，面对死亡表现较多的是害怕，而非面对现实的接受。要使患者能够更好地接受死亡教育，就必须从临终关怀方面入手。

随着人口老龄化的发展，慢性病患者人数逐步增多，人们对生活质量的要求及对有尊严死亡的愿望愈加强烈，社会对临终关怀服务的需求日益增加。作为一项有待深入发展的金色黄昏事业，临终关怀是我国 21 世纪健康发展的未来趋势，需要整个社会的共同参与。关键是形成正确的死亡观，而健康教育则是形成观念的重要途径。要想帮助临终患者"善终"，达到人生"幸福"，家庭和谐，社会文明，临终关怀知识的普及是基础，进行广泛而有效地宣传临终关怀知识，才能使更多的人真正全面地了解这项事业，才能将临终关怀的初衷真实地应用于患者身上，实现患者期待已久的结果。

善终服务（hospice），又称为临终关怀，指为垂死患者及其家属提供全方位的照顾。临终关怀的主要目标是达到善终（good death），但是，目前国际上对善终的概念尚无准确的界定，所以很难确定临终关怀的最终目标。临终关怀自 1967 年开展以来，人们开始了对死亡的相关研究，许多发达国家和地区如美国、英国、荷兰、日本、中国台湾、中国香港等都相继对善终观念进行了研究，建立了相应的善终文化。经过数十年的发展，善终的内涵逐渐丰富，成为达到"优死"状态所应具备的条件。目前被引用最多的善终概念是 1997 年由美国医学研究所（Institute of Medicine，IOM）提出的"患者和家属没有痛苦，基本符合患者和家属的意愿，尽量与临床、文化、伦理标准一致"。

简单来说，医学上的善终概念其实就是指，提高临终患者的死亡（终末期）质量，换句话说，就是从医疗护理上提高临终患者的死亡质量，帮助其达成善终。中国内地（大陆）目前的死亡质量相对还比较低。2015 年全球 80 个国家参与的死亡质量排名中，中国内地（大陆）排名第 71 名，而中国台湾排名第 6 名，中国香港排名第 22 名。与香港和台湾地区相比较，中国内地（大陆）的死亡质量排名落后，主要原因是老年安宁缓和医疗理念还未深入人心，其措施也未得到广泛和充分的实施。缓和医疗的理念非常重要，在这些理念的引导下采取相应的医疗护理措施，才能在真正意义上协助临终患者达成善终。现代缓和医疗的创始人桑德斯博士倡导，把每位患者作为一个整体看待，以人为本，不仅关注患者的疾病情况和躯体症状，还要重视他们的心理、精神和社会需求。缓和医疗中倡导积极的生死观，其所提倡的生死观主要是指在面对衰老和死亡的态度不消极、不恐惧、不忌讳，坦然接受，从容面对，所以笔者称之为"积极的生死观"。缓和医疗主张，承认衰老和死亡是生命的自然进程，死亡是生命的组成部分，是其必然结局。既然医学最终要面对患者的离世，何必要回避或讳莫如深，为了善终，医疗团队应帮助患者及其家属平复对死亡的恐惧，以平和的心态迎接死亡。另外，缓和医疗的生死观还强调，生命质量重于生命长度。在这个前提下，缓和医疗主张"不加速死亡，也不拖延死亡"，即反对采取自杀和安乐死的方式提前结束患者生命，也不放弃救治或消极地等待死亡，而是主张生命终末期的患者拒绝采取不能扭转疾病结局，而又增加患者痛苦的医疗措施（如心肺复苏、气管插管、气管切开和机械通气等）来延长患者没有生存质量的生命。因为，没有质量的生命越长，痛苦越多，这不但违背了医学减轻患者病痛的初衷，而且让患者在临终前承受痛苦，无法做到善终。

随着现代医学的进步和社会人口老龄化的发展，人类在不断关注生命"起点"质量的同时，对生命"终点"质量的思考也更加深入。而长期以来，人们对死亡存在着巨大的恐惧，临终也被看成是人类最大的忌讳。但是，完整的生命不仅仅只是"优生"，也应该包括"优逝"，这就是人们所谓的"善终"。在努力为临终者的生命赋以时间的同时，如何为临终者的时间赋以生命的意义，让他们的最后阶段可以以较高的质量度过，如何让人们在生命的旅途上实现真正的"善始善终"也成为许多学者研究的新方向。自1967年桑德斯博士在英国创办的世界上第一所临终关怀院开始，国外就对"善终"进行了大量的研究。1972年，Weisman教授对"善终"首先进行了解释，他认为善终是每个人意识到且接受即将来临的死亡，并且临终者能够妥善处理其心理上和身体上的重要事情，安详地离世。

因此，"善终"不仅要求临终者身体上无痛苦，也希望其保持心理上的平静。对死亡心怀恐惧的人就无法达成真正意义上的"善终"。而人们对死亡极为片面、消极的认识是导致人们对死亡和临终产生排斥的主要原因。

与此同时，通过对濒死体验研究的深入，人们发现如果借助某种方式，比如对大脑特定部位进行电刺激，可以诱发安逸、快乐的濒死体验，这些措施也可以运用于癌症晚期和其他临终患者的人性化治疗与护理中，帮助他们正确面对躯体与心灵上的痛苦，从而协助他们达成生理与心理上的"善终"，这也正是当代濒死体验研究的重要意义所在。除了将濒死体验应用在使患者获得一定程度的善终外，还可以应用在其他的方面，如将其用于自杀行为患者的预防工作中也有着重要的意义。

综上所述，濒死体验是涉及心理学、神经学、生物学、超心理学、宗教学等多学科的一个全新的研究领域。如何将濒死体验应用于临终护理、恶性肿瘤护理工作中仍有待深入研究。

【参考文献】

[1] Moody R. Life after Life：The Investigation of a Phenomenon-survival of Bodily Death [M]. New York：Harper Collins，2001.

[2] Greyson B. The near-death experience scale：construction，reliability，and validity [J]. The Journal of Nervous and Mental Disease，1983，171（6）：369－375.

[3] 刘衍青.《聊斋志异》对濒死体验的关注 [J]. 蒲松龄研究，2013（4）：20－28.

[4] 雷蒙德·A. 穆迪. 死亡回忆 [M]. 夏乐，译. 长春：吉林文史出版社，2007：12－23.

[5] 苗兴壮. 濒死体验现象研究综述 [J]. 中国临床心理学杂志，2015（5）：932－934.

[6] 陈旭，周琳. 国内外濒死体验的研究方向及现状 [J]. 科技创新导报，2014（8）：229.

[7] Greyson B. Near-death experiences and personal value [J]. American Journal of Psychiatry，1983，140（5）：618－620.

[8] 何兆雄. 濒死体验研究的认识论 [J]. 医学与哲学，2006，27（5）：41－43.

[9] 苗兴壮. 濒死体验现象研究综述 [J]. 中国临床心理学杂志，2015（5）：932－935.

[10] 李燕燕. 大学生自杀行为预防干预系统的构建 [J]. 广西教育学院学报，2011（2）：115－117.

[11] 吴疆. 濒死体验的质性研究 [D]. 武汉：华中科技大学，2012.

[12] 吴再丰. 濒死体验探秘 [J]. 自然与人，1999（3）：30－31.

[13] 冯志颖. 濒死体验对临危者的积极转化作用 [J]. 医学与哲学，1986（3）：36－37.

[14] 王云岭，杨同卫，朱世英. 濒死体验研究及其现实意义 [J]. 医学与哲学（A），2005，26（8）：20－22.

[15] 杜春秀，马荣华. 濒死体验研析对临床护理工作的启示 [J]. 全科护理，2017，15（8）：909－911.

[16] 吴疆，曾铁英. 濒死体验研究进展及其对"善终"的启示 [J]. 护理学报，2012，19（14）：7－9.

[17] 林艳红. 临终关怀的"善终"教育 [J]. 中国保健营养，2012（27）：5516－5517.

［18］徐山. 胎儿期记忆与穆迪《死亡记忆》濒死体验［J］. 黑龙江科学，2016（3）：130－133.

［19］吴疆，曾铁英. 濒死体验研析及其对护理工作的启示［J］. 护理学杂志，2010（22）：89－91.

［20］范家莉，孔悦，殷婷婷，等. 生命末期老年血液透析患者对濒死状态的感知和体验的质性研究［J］. 中华护理杂志，2015（11）：1291－1297.

第十章　殡葬文化

殡葬承载着厚重的传统文化印记，而殡葬的方式是各自文化的一种表达方式，表达对死者的怀念之情，是一种情感寄托。既反映了历史长河的不同历史阶段，又突出反映了现代社会的经济文化内容。对于殡葬文化的研究，在构建和谐社会和小康社会的建设中有着特殊的意义，同时对开展生命终末期护理管理具有现实意义。

第一节　殡葬文化概述

一、殡葬文化内涵

汉字中"文化"一词是由"人文化成"简化而来。在我国古代，"文化"是指人类对物质财富、道德修养、精神生活的创造成果。《易经》曰："刚柔交错，天文也；文明以止，人文也。观乎天文，以察时变；观乎人文，以化成天下。"而在国外，"文化"一词最早见于拉丁文 Cultmya，是指人对自然界有目的的影响及对人本身的培养训练。现今"文化"一词分为广义和狭义。广义的文化，是指人类在社会历史发展过程中所创造的物质财富和精神财富的总和，包括语言、宗教、哲学、科学、艺术、技术、国家、政治、法律、手工业等，以及个人和社会的生活方式、行为方式和思想方式等。狭义的文化，主要指精神财富，如文学、艺术、教育、科学等。

从古至今，可以将人类的"文化"分为两类，第一类是"生存文化"，如文学、艺术、教育、饮食、服饰、民俗等；第二类是"殡葬文化"，是与死亡相关的人类创造的社群活动中多种特质文化的复合体，其内容涉及实物、信仰、心理、伦理、道德、艺术，由此而延伸展开形成了诸如临终关怀、遗嘱文化、死亡教育、死亡观念、殡仪习俗、丧仪文化、葬文化、祭祀文化、葬仪经济、殡葬科技及其他有关活动等。我们常常提到的殡葬文化是广义文化的一个方面，专指人在其自然生命终结及终结后回归自然时举行的系列活动所体现的文化品位。

殡葬文化是一个动态的概念，它是一种丰富而多样的具体存在，曾是

2000 多年前我国儒家的经典之一。《礼记》中就对殡葬活动的礼仪进行了明确、具体的记载和要求，并确认了这些规则所具有的文化的、伦理的、道德的意义与价值。

殡葬，即殡殓埋葬。周制中提到，利用"属纩"方法确认亲人生命终结，次日举行"小殓"仪式，即在卧室为死者净身着寿衣。第三天举行"大殓"仪式，即在堂前东阶上（即主位）进行入棺仪式。亡人入殓后要停枢待葬，迁枢于西阶（客位），即"殡"。《礼记·檀弓上》记载，"夏后氏殡于东阶之上"，"殷人殡于两楹之间"，"周人殡于西阶之上"。《说文解字》："死在棺，将迁葬枢，宾遇之。"停枢待葬期间要举行一系列祭奠性活动来表达人们对于死者的思念之情。"殡"还可理解为"埋葬"，如《荀子·礼论》中的"三月之殡"，这里提到的"殡"就有"埋葬"的意思。"葬"有"藏"的意思，如《礼记·檀弓上》描述，"国子高曰：葬也者，藏也。藏也者，欲人之弗得见也。是故衣足以饰身，棺周于衣，椁周于棺，土周于椁……"狭义的殡葬一般指处理死者遗体的方法和对死者的哀悼形式，包括发讣告、向遗体告别、开追悼会、致悼词、送花圈挽联、出殡送葬、安葬等一系列的丧葬事项。古代的各种史诗或书籍中都有对"殡葬"相关的记载，从上述的各种解释中可以看出，殡葬实质上就是人类肉体的一种归宿。殡葬本身具有浓厚的人生情怀和审美意义，可简要概括为人死后的安葬方式、伦理规范，即殡葬理念和殡葬模式。

传统殡葬文化可以分为 3 个方面，即殡、葬、祭。①殡，就是人死之后对尸体的处理方式。尤其是汉族人，要在家里的中堂设一个灵堂，把尸体摆在台上接受前来吊唁人的悼念，这个时间长短不太一致，一般是头七天，有的是共计七七四十九天，这是殡的全过程。②葬，就是把尸体运到墓地的过程。③如今人们更加注重的是祭，即祭祀、祭祖，其体现的是汉族人的传统文化价值观。费孝通教授曾提到，中国人是有祖先和有子孙的民族，一些传统的汉人区，会把祖先灵位摆在堂屋正中间，尤其是过年的时候，还会把家谱摆出来，让祖先与后代进行形式上的交流，以示纪念。在我国农村，许多居民的观念和思想受儒家思想的熏陶，认为孝道礼教仪式、无论厚薄的礼葬形式、家园故土这三者构成了农村传统殡葬文化的 3 个基本要素，表示栖居与生命延绵在故土家园上的相互统一，是生者与逝者共同的期望。

中国殡葬文化既具有地域特征和民族特征，又具有时代特征。殡葬文化影响主流文化。生老病死是自然规律，是人生必须经历的过程，随着人类的殡葬活动不断增加，逐渐产生殡葬习俗，逐步形成殡葬文化，它是以家族为单位、以血缘关系为纽带，并且不断推陈出新，贯穿到中国的社会生产活动和生产力、生产关系、社会制度、社会心理和社会意识形式等各个层面的主要线索、本质和核心，这就是中国殡葬文化的基本精神；殡葬文化是人生价值的体现也是对生命的重新认识。

上述所提到的"生存文化"与"殡葬文化"之间相互影响，互为折射。我国古代的经典著作和四大名著中都有殡葬文化的内容，而殡葬文化也在内容和形式上反映了同一时代的生存文化。殡葬文化是围绕死亡事件和死亡活动而形成的思想文化体系，殡葬文化受社会经济、政治、意识形态、民风民俗、人情世故的影响和局限。因此，殡葬文化历来是社会的一个重要窗口、一面镜子，通过这个窗口可以鲜明地感受到时代的风貌、民族的文明和国家的兴衰荣辱，它与时代的生存文化相依托。

我国台湾学者郑志明认为，殡葬文化就是倡导人们通过仪式活动，能够安详地通过死亡阶段，慢慢接受生命本质的运作法则。生命观与殡葬文化一直是紧密联系又相互结合的，二者早已形成不可分离的深层结构，从观念层延伸到实践的行为层，其建立在人类精神意识下的主体运作上，以完整性的礼仪规范指导人类，更深刻地领悟生命的存在是有道理的，圆满自我善生与善死的主体生命。但由于人类普遍存在着"乐生恶死"的心理，有解不开的"恋世"情结，所以人们对生存文化十分感兴趣，不断研究，孜孜追求；而对殡葬文化却十分忌讳，不愿提及，甚至某些地方连去殡仪馆的车也打不到，电视、广播、报刊也很少见殡葬文化的有关报道，殡葬文化方面的讨论也仅局限于民政、殡葬有关的范围内。然而，乐生者总不能永生，恶死者却必然死亡，这是不以人们意志为转移的自然规律。尽管人们对死亡现象和殡葬文化通常怀着忌讳和反感，但死亡现象会发生在每个家庭，关系到每一个人。当一个婴儿呱呱落地之时，就注定了其必然会死亡，死亡是自人类出现就存在的客观事实。所以，只要有人类存在或活动的地方，就存在殡葬文化。殡葬文化历来是一个国家对社会进行管理的重要组成部分。所以，殡葬文化既是文化，也是指导殡葬管理的一门科学。

二、殡葬文化的本质

殡葬文化起源于人类生命的自觉，是区别人与猿的重要标志之一，也是人类文明创造的重要展现。殡葬虽然通常是围绕着遗体处理来进行的，但绝不仅仅是遗体处理，甚至主要还不是遗体处理。因为如果没有孝亲观念，没有寄托哀思和社会教化的功能，就不会有殡葬行为的产生。就其本质而言，殡葬文化是人们在观念形态、操作形态和实物形态中所表现的一整套价值认知系统。

（一）观念形态

观念形态主要指人们的知识、规范、价值观念和思维方式等。它作为所谓"传统"存在于人们的头脑里，印刻在人们的下意识中，成为人们日常行为的准则。在殡葬观念方面，人们受儒、道、佛三家的影响极深，其中又以儒家为主。儒家殡葬文化的宗旨是"慎终追远，民德归厚"，并将治丧视为孝子履行"孝道"的一个环节。人们极少直言死，多称"仙去""归去""作古""功德圆满"等，这些词在挽联中使用频率比较高。他们留下了道教和佛家的足迹，反映了人们对死亡的看法。

（二）操作形态（或活动形态）

操作形态，是指人们在衣食住行、婚丧庆典、工作学习、日常交往活动中表现出来的行为方式、态度、程序等，是"观念"在行为中的定型，是文化的外在体现。殡葬文化就其操作形态而言，形式多样。例如，祭奠用白色（如祭幛、丧服）；民间对先人灵柩、牌位或遗像磕头，或亲朋街坊绕灵三周以示告别；追悼会（旧称辞灵仪式），类似于在给死者"出远门"送行，办一个"欢送会"；治丧期间大放鞭炮，主要是因为热闹，并冲淡压抑和恐怖气氛；出殡时摔碗，是示意"打发"逝者出门，以免其再来纠缠活者，或说是送一个碗给死者到阴间去吃饭等。在古代，孝子居丧3年（实为25个月），其间不得"从吉"，即不得过正常人的生活，如婚嫁、出外做官、经商、娱乐活动等，意在推行"孝道"，强化两代人之间的联系。

（三）实物形态

实物形态，指人们根据一定的观念和一定的操作而创造出来的实物。通过这些实物，我们可以看到其文化特征。殡葬文化就其实物形态来说，具有明显的特征。传统的土葬中所用的棺材，民间称之为"寿器"。寿者，长久也。民间多将棺材的内部和外部的两头漆成大红色，以显示吉利。与此同时，还需准备寿衣、寿裤、寿鞋、覆面巾、红钱、龙头杠、孝服、白纸花、黑臂纱等。墓地常常被称为"阴宅"，墓穴则称"千年屋"。古代人要求死后有一块墓地，否则被认为是"死无葬身之地"，并认为这种方式将影响到来世轮回。现代殡葬服务则有殡车、冷藏棺（柜）、火化炉、电脑、鲜花等殡葬用物。

以上3种价值形态构成了人们对殡葬活动的价值认知系统，也反映了殡葬作为一种民俗活动在社会中有着极其重要的地位。在四大民俗活动（婚、丧、节、寿）中，殡葬所涵盖的文化内涵最深厚，对人的心灵震撼最深刻，因而对社会各方面的影响也最为深远。殡葬是生者按照自己对生命、人生的理解所举办的，也是办给生者看的，一场殡葬是否合格也是由生者来评判的，它的最终目的仍是生者。因而，殡葬文化本质上是一种特殊的生存文化，其中隐藏或寄托了对人生的归宿、生命价值的理解、对永生的追求、对现存社会的反映等。

三、殡葬文化的特征

殡葬文化包含多种形式和形态，不仅不同民族、不同文化背景、不同信仰的人之间殡葬文化各不相同。即使同一民族处于不同时代、不同地域、不同经济条件、不同文化氛围之下也会有不同的表现。

（一）民族性

殡葬文化的民族性特征是由人的民族性决定的。民族是"人们在历史上形成的一个有共同语言、共同地域、共同经济生活及表现于共同文化上的共同心理素质的稳定的共同体"。这六个"共同"决定了不同民族之间必然存在不同的殡葬文化，并决定了殡葬文化是随着民族的形成和发展而产生并发展起来的，不同民族的殡葬活动文化品位、文化特征也各不相同。

（二）地域性

生活于不同地域的不同民族在殡葬文化上有不同的表现，可以理解为广义上的殡葬文化的地域性特征。但殡葬文化的地域性特征，主要是指同一民族生活于不同地域，其殡葬文化的形式与内容亦有不同之处。例如，居住在沿海的居民，由于特殊的生存条件，所以他们常常会选择"海葬"的方式。可见，殡葬文化在不同地域会受到地理条件、生存条件的限制，从而发生某些变化，形成新的存在形态。这种新的形态，既可以充分体现出殡葬文化的价值和属性，又便于在具有不同自然条件与人文基础的环境中实施。

（三）延续性

殡葬文化的延续性，首先是由人类社会历史发展的继承性决定的。人类社会的发展是一个循序渐进的历史过程，每个时期都形成了适应于该时期发展需要的经济、社会和文化；同时，这种存在都必然要与过去时代保持着联系而表现出历史的连续性。文化的存在与发展受社会存在的限制、决定，并且还要与经济协同发展；同时，它还是既往文化规律的现存方式。

（四）变异性

殡葬文化也必然要随着社会经济、政治的变化而处于发展变化之中，不能适应新的生产方式、生活方式的活动内容、活动形式须放弃和改变，同时也必然要产生能够适应新的生产方式、生活方式需要的新形式、新内容，由此构成殡葬文化的变异性。同时，社会生产力的发展有助于民族之间的文化交流，也会引发殡葬文化模式的变化与发展。殡葬文化的变异能更充分地体现人的意识觉醒。因此，变异性是殡葬文化的一个明显特征。

（五）趋同性

趋同性是现代殡葬文化一个具有重要意义的特征，是人类发展到现代文明阶段后各种各样文化互相碰撞、整合、交融的结果。趋同性特征的形成主要是因为殡葬文化作为一种社会历史现象，一方面是历史发展中不可避免地受时代的限制，因而带有文化的功利因素，而随着人的意识觉醒程度的提高，一些失去时代意义的内容必然要丢弃；另一方面各种以人为本的文化模式应不断吸收社会文明发展的成果，展现人类文明的进程，体现殡葬文化由低级向高级、由愚昧向文明发展的规律性要求，这样的发展历程必然使各国、各民族的殡葬文化朝着更加文明的同一个方向发展，呈现出趋同性。

四、绿色殡葬

近年来，我们在注重城市建设的过程中，对生态文明的建设也逐渐重视，殡葬行业的改革也在不断地发展。而"绿色殡葬"的概念不断出现在学术论文、会议报告和各类科学研究中。人们开始接受绿色殡葬的概念，对这方面的研究也在逐步增加。许多学者分别从生态、经济、环境、旅游等方面，从不同角度对"绿色殡葬"的定义进行了探讨和思考。

目前，对绿色殡葬的定义通常分为广义和狭义两类。从广义的角度出发，一般指人类丧葬活动的过程中，在生态文明理念的指导下，在自然生态、经济社会承载能力范围内，以先进的文化理念为导向，合理利用先进的生态前沿理念、优秀的技术和全面绿色管理的方式，以统一殡葬行业的经济效益和生态效益，来促进殡葬活动协调发展，使殡葬生态环保、殡葬资源节约和殡葬效益相统一，促进人与自然和谐相处，从而稳步推进殡葬事业的可持续发展。狭义的绿色殡葬，注重以保护环境为出发理念，避免资源的浪费，充分利用资源，减少污染物的排放。

在前期部分学者研究的基础上，汪睿超等人提出了对绿色殡葬更加深刻的理解，认为前期提出的绿色殡葬仍然存在值得讨论之处，同时对绿色殡葬进行了广义和狭义的概念界定。广义的绿色殡葬，指不仅要减少丧葬活动对自然的影响，也要体现人与自然和谐相处的生态效益，更应该体现殡葬与人类社会的关系，达到殡葬活动、社会、经济发展、人类身心健康发展的和谐发展，要成为能满足人们各个层次需要的殡葬方式，实现人与社会、人与自然、当代和子孙后代之间的和谐相处及可持续发展。狭义的绿色殡葬，指的是人们坚持生态文明的理念，倡导保护环境，并在殡葬的整个过程中以人与自然和谐发展为目标，提倡简单、低碳、环保、可持续发展。

绿色殡葬提倡占地面积少或不覆盖，以及多种生态无污染的墓葬形式。其要求在殡葬过程中（包括葬前遗体处置、葬中的技术处理、骨灰的生态安置、殡葬过程的延续等）减少殡葬对环境造成的危害，实现殡葬环境优化，节约能源，应该强化绿色殡葬意识，建立绿色殡葬法规体系，完善机制，建立符合生态文明的绿色殡葬体系框架，绿色殡葬的深刻内涵是人与环境的和谐发展，人与自然的共同协调发展。根据类型主要分为生态殡葬（树葬、花葬、草坪葬，以及湖泊、海洋和河流葬等）、循环使用的殡葬（可生物降解的骨灰罐深埋方式）和其他新式的殡葬方式。与传统的墓地相比，绿色殡葬更环保，不占用土地或占用很少的土地，有时还会为城市创造出新的绿色。绿色殡葬追求回归自然。因此，绿色殡葬不仅是生态文明时代的丧葬活动，也是绿色发展的新理念，是新时代的殡葬活动，是环境伦理与生态文明的新实践。目前，随着社会的进步和文明的发展，绿色殡葬的内涵逐渐被越来越多的人所知晓。目前而言，绿色殡葬推行的当务之急是要落实殡葬改革工作，解决乱埋乱葬、陋俗难改、不节地、不环保等问题，努力实现丧事简办、节能降耗、生态环保。

（一）国外绿色殡葬事件

在国外，美国市场主导模式、瑞典基督教主导模式和法国政府责任模式为发达国家绿色殡葬的3种典型模式，尤其是在日本、美国，殡葬相关的服务、殡葬制度建设、骨灰处理、行业监管等建设都位于世界前列，值得我们借鉴相关经验。目前，日本的年平均死亡人数约为140万。日本的国土面积小，土地贫瘠，约3/4的国土是山地与丘陵。日本城市墓地的价格特别高，从3万元到10多万元不等，对于日本人民来说，只有低保人员才可以享受免费的殡葬服务。早在1884年，日本就对殡葬的相关规章制度做出规定，制定出台了有关坟墓、埋葬的法律。现行有关殡葬的法律经过了几十次修改，违反殡葬相关法律所应接受的惩罚规范也十分详尽清晰，殡葬设施的各类标准、殡葬服务人员的执业资格也有明确要求。日本的法律鼓励发展绿色殡葬，以保护环境为重点，创造风清气正的殡葬环境。政府在墓地、骨灰存放处等殡葬设施的建立方面具有审批权，而日本真正做到了政企分开，政府并不参与任何经营活动。日本的居民有权力购买墓地使用，墓地的种类分为公营、公园、寺院、民营等墓地。按照卫生环境劳动省的相关规定，日本居民若是想进行殡葬相关活动，需要事先提出申请，获得当地相关单位的批准才能实施。殡葬行业的经营服务管理、检查、申请等由日本各市市长负责，市长可以对殡葬经营企业提出现场检查、按要求整改等系列要求。在日本殡葬行业和任何其他热门行业一样，受到人们的尊重与重视。关于各类殡葬服务、绿色殡葬推行新方式的信息不断涌现，在政府的大力推动下，人们逐渐接受绿色殡葬这种新方式，认为保护环境与祭奠先人并不矛盾。美国殡葬行业相关资料显示，美国的人口有3.231亿，每年死亡人数将近270多万；每8秒有一个新生儿出生，而每14秒会有1个人离开这个世界。据了解，美国殡葬服务行业约有近170亿美元规模，殡葬相关的企业约有2.6万家，并且美国殡葬行业执行"事先许可"制度，若想经营殡葬服务的相关企业，经营者需要获得多重审批。美国政府在这里起到了很好的监督指导作用，本着公众利益至上、保护环境的原则，对于经营者的申请，政府甚至要召开听证会，让公民参与其中，在听证会的推行过程中，会充分保障公众的利益，倡导绿色殡葬的服务方式。在中国，殡葬相关的大学或者专业非常罕见，而在美国则不同。美国有很多殡葬的专科学校或者在一些大学里专门设置殡葬的相关课程，在教育方面，注重对殡葬服务的提升及对绿色殡葬的推广，尤其是在医学院校，对于殡葬文化课程的设置是必须的。同时，在美国从事殡葬服务工作的人，需要参加专门的考试获得从业资格，并需要每年进行年检，其服务工作人员有严格的准入准出标准。美国消费者在殡葬的支出方面，差距还是比较大的，从千元到上万元不等，已故人员的养老保险金会用来支付这些开支。在美国，消费者若是购买了殡葬的相关服务，会享有10天的"冷静时间"，推行"冷静时间"这一说法主要是一种人性化的安排，其意义在于如果消费者在此期间因后悔而想终止合同，可以随时终止，无须进行赔偿，而经营者则不能单方面终止合同。由此可见，公众利益至上确实是美国政府殡葬政策长期以来关注的重点。综上所述，不论是日本还是美国，绿色殡葬的推行方式都有很多值得我们学习的地方。例如，对殡葬从业队伍的高标准、严要求，对绿色殡葬理念的重视与普及，殡葬服务行业的人性化关怀与操作，推行绿色殡葬相关法律制度的成熟与完善，对于相关方面人才的培养（尤其是医学院校）等，都值得借鉴与学习。

（二）我国部分城市推进绿色殡葬的有益尝试

在我国已经有部分地区推行了绿色殡葬，主要是云南省昆明市、江西省大余县、安徽省定远县等地区，由于这 3 个地区的殡葬情况与南昌市或其下辖区县类似，具有很强的参照性；而且，近年来这 3 个地区采取了有效措施，绿色殡葬工作都取得了较为明显的成效，可提供有效的借鉴。

昆明市地处云贵高原中部，国土面积 21473 平方公里，有 6 个市辖区、1 个县级市、4 个县、3 个自治县，总人口 625 万。目前，昆明市共有 191 个农村公益性公墓，这几年火化率的平均值有明显上升，从 2009 年的 83% 上升到 2017 年的 96%。已故人员全部进行火化、骨灰全部使用公墓进行安葬等殡葬工作已在昆明市的多个县区得以实现。昆明市一直高度重视绿色殡葬工作的开展，并积极落实到行动中去，如花葬、壁葬、树葬、草坪葬、河流葬等绿色殡葬方式在昆明市的公墓中几乎都得到了推行。昆明市的广大党员干部也发挥了推行绿色殡葬的积极作用，党员干部带头做表率，在选择殡葬服务方面，能主动选取鲜花葬、草坪葬等方式。另外，媒体的大力宣传，使绿色殡葬的推行逐渐被公众所认同。目前，昆明市的绿色殡葬推行工作在全国已达到了中上游水平，其中，绿色殡葬生态安葬的比例已接近 24%。

大余县位于江西省西南部，该县国土面积 1368 平方公里，下辖 11 个乡（镇），105 个村、13 个居委会，总人口 31 万，是典型的经济欠发达山区县。土葬、棺葬、火化率低、抬棺游丧等陋习，一直是限制大余县乡风文明建设的主要因素。2016 年 10 月，大余县启动新一轮的绿色殡葬改革。2017 年 6 月，该县轰轰烈烈地开展了"向陋习宣战、树文明乡风"行动，以壮士断腕的勇气和魄力，革陈规、破陋习，绿色殡葬改革工作决心大、氛围浓、措施硬、成效好。截至 2017 年年底，大余全县规划建设农村公墓 28 处、面积 1240 亩，已建成穴位 17560 个；建设骨灰堂 6 座，设置骨灰存放格位 2800 个；迁移坟墓 1336 穴，回收处置棺木 14285 副，遗体火化率达到了 100%。措施的有力执行、殡葬行业的配套发展使搭设灵棚、抬棺游丧、乱埋乱葬等丧葬陋习得到了有效控制，绿色殡葬得到有效的推广。《中国社会报》、江西省民政刊物等都报道和宣传了大余县的做法和成效。

定远县是安徽省东部的一所县城，该县国土面积为 2998 平方公里，下辖 22 个乡（镇）和 253 个行政村，总人口 78 万，是皖东地区人口最多和面积最大的县。定远县长期被封建迷信的不良氛围所影响，乱埋乱葬的现象十分常见。最近这几年来，定远县政府大力推进绿色殡葬，通过媒体宣传、政策引导，鼓励当地人将孝顺的心意更多地用在老年人在世的时候，多关怀、多陪伴，让老年患者在生前吃得更好、穿得更好，而当他们过世时可以采用更加简约环保的办法去缅怀和祭奠。同时，定远县政府多方筹措资金用于平坟墓、扩耕田，不断推进村级公墓的建设，广大居民有了骨灰安置与祭奠先人的地方。农村往往是绿色殡葬改革的重点区域，定远县政府要求各村领导积极筹备理事会，专门负责村上的红白喜事，并将绿色殡葬改革的具体推行要求纳入了村规当中。通过定远县各级政府、媒体、广大居民等多方位的协同配合，该县火化率始终保持在100%。已故人员的骨灰盒安置等也不再占用新的土地，有的家庭会将骨灰盒放在家中进行祭奠，有的家庭按照相关要求放在公墓中，由专门人员统一进行管理。定远县厚养薄葬、节地生态安葬等先进理念也逐渐被广大居民所接受，该县丧事新办、文明节俭已蔚然成风。

另外，在殡葬管理体制改革方面，贵阳和广州推行较早，深圳在殡葬公益性服务和绩效考核方面排在全国前列。

五、人文殡葬

"十二五"规划时期，我国殡葬行业逐步进入转型发展阶段，人文殡葬作为一种新理念和指南，暗示了殡葬的基本属性和崭新的发展方向。所谓人文殡葬，是指区别于传统殡葬模式，以人文为根本属性，以现代殡葬文化为核心，具备人本性、文化性、开放性、创新性、传承性等诸多特性，集中体现以人为本的殡葬理念、人文关怀的殡葬服务，而人文精神的殡葬文化是现代殡葬发展的目标和发展的模式。人文殡葬要求殡葬活动满足服务对象（如逝者、家属）的生理、心理和精神的需求，使人的价值在殡葬活动中得到升华，实现人的全面协调发展。人文殡葬与绿色殡葬较为相似，是思想观念上的一场殡葬革命，给殡葬事业发展指明了方向，丰富了现代殡葬建设的含义。人文殡葬在思想理念上的表现有4点：①从本质上注重人的生命、尊重人的尊严、满足人的需求，树立人性化及个性化的服务理念，使人文殡葬意识成为殡葬从业者及全社会的普遍价值和共同理念；②人文殡葬直接体现于殡葬场所的人文景观及人文气氛；③人文殡葬的实质和目的在于提供形式不同的人文关怀，达到服务的过程化和情感化，即亲情化的服务理念、亲情化的服务流程、亲情化的服务追踪，满足人们殡葬消费中不断增长的人文需求；④人文关怀的核心在于肯定人性及人的精神存在，重视人的价值和多层次需要。殡葬服务活动使得生前的临终关怀被纳入殡葬服务中，一是关怀临终患者，减轻他们面对死亡的恐惧和压力，降低死亡前在生理、心理等方面的痛苦感；二是关怀患者家属，安慰逝者家庭，为他们提供专业化的帮助，并与后续的丧事服务活动自然地相连接。殡葬服务过程中的陪同抚慰，体现在整个殡葬服务流程中，实施"一对一"陪同抚慰，坚持标准化和个性化同时进行的原则。把"陪同抚慰"纳入标准化建设，制订强制性服务标准。注重亲情化、个性化服务，根据服务对象的不同提供人性化、多样化的服务项目。人文殡葬的主要表现之一为后殡葬，后殡葬服务起源于西方国家，反映了现代化进程中的价值观念对殡葬服务的影响，其主要内容是悲伤辅导。把人文关怀运用到殡葬活动后丧亲者的心理抚慰上，通过专门的辅导治疗，防止丧亲者出现过度哀伤、精神空虚等不良情绪。通过人文关怀服务的延伸，承担社会责任，维护社会秩序，成为和谐社会的稳定器。

（一）人文殡葬的内涵

1. 人文的内涵

"人文"一词最早出现在《易经》中，《易经》贲卦的象辞上讲："刚柔交错，天文也；文明以止，人文也。观乎天文以察时变，观乎人文以化成天下。"天文是天道自然；人文是人道，指社会人伦，两者相融实现"天人合一"，这是中国古代认为人间最和谐、最完美的状态。在现代《辞海》中："人文指人类社会的各种文化现象"，是人们创造的各类文化现象的总和。外文"Humanismus"译作人文主义、人本主义、人文精神等，最初由德国教育家尼塔默提出，表示一种课程学习；后来作为一种文化意义来运用，表示某种具有普遍意义的思想观念。随着中西方文化的交流，人文成为一种理性至上主义或一种人道主义精神、一种追求个人的自身解放和以人为本的价值态度。根据中西方人文概念可看出，人文有以下内涵：①人文有教育、教化之意。中文曰"观乎人文以化成天下"，"Humanismus"最早发端于古典教育和学习方式。②人文是一种理性至上主义的理念。充满人们对完美人格的追求，如完美、美德、尊严、人格、自由等。③人文是以人为本的人性关怀。从人性角度来思考人的问题，把人当作人来对待。④人文是人类文化现象的总和，是对人类遗留下来的包括哲学和语言文学等各种精神文化遗产的珍视和保存。

2. 人文殡葬的核心内涵

人文殡葬的核心是关注人，把人当作有血有肉有灵魂的人来看待，关注并满足他们对殡葬活动的需求。一是要关注服务对象（如逝者、家属）的生、心、灵的需求，"以满足丧户需求为中心"开展各种殡葬活动。二是要关注殡葬从业人员的身心。服务人员也是人，理应受到尊敬、理解、关怀和信任。他们也会犯错误，丧户应该理性地对待殡葬服务中可能出现的瑕疵，给服务人员更多的理解和包容。三是关注后人的生存与发展。自己活，也让后人活是人类繁衍的基本原则，是实现人类可持续发展的必然要求。

人文殡葬具有以下内涵：①尊重人，珍视人的价值与尊重生命是最宝贵的，逝者的尊严是无价的。人文殡葬崇尚对人最基本的尊重，所有人在人格上都是平等的，都应该有尊严地离开人间，在接受殡葬服务时都应得到尊重和关怀。②教化人，引导人们认识生命的价值。殡葬活动传播"孝"与"敬"等民族文化理念，展示生死的距离、生命的价值，教化生者，使后人了解生命的价值和意义，重建没有逝者的新生活。③提升人，提升个人的价值，中国传统认为，"死亡也应该是一种衣锦荣归的旅程。所以我们应该用最敬礼的方式将亡者送上旅程"。殡葬活动让逝者家属一起追思、回忆逝者，发现他的闪光点，提升逝者精神财富，使后人从中汲取力量，传承家族精神。④凝聚人，凝聚社会力量。人文殡葬注意发挥殡葬的社会及政治功能。逝者死亡后，与逝者有血缘、地缘、业缘、趣缘关系的群体都会凝聚起来，表达对逝者的敬重之意。殡葬活动稳固了家族养老育幼功能，提高了家族成员间的凝聚力；使家族精神得以继续。曾子曰："慎终，追远，民德归厚矣。"国丧及公祭会凝聚各地之力、民族力量、国家力量，展示国家及民族精神，使民族团结、社会和谐、国家进步。

3. 人文殡葬的基本特征

人文殡葬具有共同性、民族性、地方性、传承性、变异性等基本特征。此外，人文殡葬除具有殡葬的共有特征外，还有以下几种基本特征。

（1）精神关怀性。人文殡葬最基本的特征是精神关怀性。精神关怀性是殡葬事业可持续发展的动力。殡葬活动不是简单的遗体处理活动，而是表达生者对逝者的尊重、思念、回忆、感恩等感情，使生者获得精神满足的精神关怀活动。

1）安葬逝者是人类精神关怀活动。古人云："葬者，藏也。孝子不忍其亲暴露，故殓而藏之。"安葬遗体是人和动物的基本区别之一，是最基本的人性关怀。所以，各朝各代，国家都会保证"死有所葬"，这是对公民最基本的尊重，是对人最基本的人性关怀。

2）殡葬活动使人获得精神上的满足，"人是生理、心理和精神的整体，是有着血缘关系的生命、人际社会生命及超越精神生命的整体"。安葬逝者不是简单的体力劳动，而是一种精神关怀活动。安葬的是饱含亲人思念、关怀等感情的有血有肉的人。

3）殡葬事业传承人类生生不息、不断繁衍的精神。死亡是每个生命必然的结局，是自然规律。每个人的生命都会经历出生、成长、成熟、衰老、死亡的过程，衰老的生命走向消亡，为新生命留出空间和资源，供新生命完成新的循环，这是一个循环往复的过程，人类谁都无法逃避。当个体死亡时，殡葬活动是宣告逝者死亡。对人类来说，殡葬活动是一种庄严仪式，其传递的是一份责任，一种生生不息、不断繁衍的精神，这种精神靠生者去传承、去发扬、去延续。

（2）感化教育性。感化教育性指人文殡葬承担着教育生者珍惜生命、传承家族及民族精神财富、实现人生价值的任务。在中国，"观乎人文以化成天下"，"化"是人文的基本作用，人文殡葬必然具有教育教化性。

1）人文殡葬教育人们认识生死、珍惜生命。人们常说，在产房、监狱、殡仪馆及墓地能最大限度地接受生死教育。殡葬活动过程会对人们进行死亡教育，教育人们珍惜生命、热爱生命，让幼儿及青少年了解死亡、目睹死亡，消除对死亡的恐惧；让中年人思考自己的责任，要将后人带向何方。同时，年轻一代参加丧葬仪式会抚平中老年人心中的丧亲之痛，看到年轻的生命生机勃勃、后继有人，他们能勇敢地面对死亡。

2）人文殡葬活动感化教育对参加丧事的人有很大的教育作用。从殡葬活动中可感受逝者的自身魅力及人生价值。一些逝者去世后，参加仪式的人很多，助丧者也很多，大家都一起追思、怀念，为他骄傲，向他学习。另一些人则很少有人助丧，这种差距会引发大家的反思，善始才能善终，活着时要注重自身人格、道德的完善，对自己的人生重新认识和定位，不断完善自己。

（3）文化传承性。文化传承性是指殡葬活动是创造和传承殡葬文化的活动。以"文""化"人是人文的实质。

1）殡葬文书具有传承人类文化的功能。比如讣告、悼词、答谢词、祭文等是殡葬文化的载体，也是传承逝者精神财富文化的主要方式。古代很多墓碑文不仅文学造诣很高，而且堪称书法中的精品，成为珍贵的文化遗产。当前的殡葬文书格式化现象非常严重，个性化的文书较少，难以实现对逝者价值的传承。

2）殡葬礼仪传承人类服饰、语言、行为文化及殡葬仪式。葬是一种礼仪、一种符号，代表尊重，意在"孝"，重在"敬"。孔子曾说："丧礼，与其哀不足而礼有余，不若礼不足而哀有余；祭礼，与其敬不足而礼有余，不若礼不足而敬有余。"

3）音乐和舞蹈是殡葬文化的精神升华。音乐和舞蹈展示了殡葬的文化性、艺术性，是殡葬文化的精神升华。目前通用的哀乐改编自陕北唢呐吹奏，音乐深情、悲壮、博大，给人们以希望和力量。居丧跳舞在原始社会为了缅怀老年患者死亡，为他人留下生活资料。现代部分民族保留跳丧舞的习俗，比如湖北长阳土家族，是人们对于"白喜事"的庆祝，传承了土家族豁达、开朗的人生态度。反观大部分城市地区，居丧跳舞几乎不可能，哀乐也比较单一，制约着殡葬文化的传承和创新。

（4）服务公益性。服务公益性，指殡葬活动要回归服务本性，以"丧户为中心"，将服务的理念融入殡葬活动中，为殡葬服务对象提供个性化、多样化服务，满足丧户需求；同时，对个体殡仪服务必须关注社会公众的福祉和利益，不能损害他人利益。

1）殡葬活动的实质。按照我国对职业的分类，殡葬业属于第四大类（商业服务人员）第七中类（社会服务和居民服务人员）第十四小类（殡葬服务人员），服务理应成为殡葬活动的主要内容。然而调查显示，目前殡葬业商品性消费/服务性消费 = 7/3；在服务性消费中，劳务服务消费（即以消费劳动力商品为主的消费）/文化服务消费（即以消费精神文化性劳务为主的消费）= 8/2；在商品性消费中，商品消费：劳务服务消费：文化服务消费 = 70：25：5。从以上数据可以看出，殡葬业服务性消费比例较低，仅占30%；与殡葬属于服务业不符。文化消费所占比例仅为9.6%，难以承担殡葬业传承文明的任务。因此，人文殡葬要逐步增加文化消费、服务消费，发挥殡葬的服务本性。

2）殡葬活动必须以满足丧户需求，以人文为中心是以人为本的人性关怀。以满足丧户需求为中心开展殡葬活动，以客户是否满意作为评判服务好坏的标准。在硬件设施建设上，要求尽量为丧户提供便利，满足基本生理及安全需求，如在服务厅准备开水、暖壶、一次性水杯等，卫生间配备洗手液、卫生纸、梳妆镜等。减少障碍，如提供统一服务电话、设置引导牌、服务流程图等。殡葬服务项目程序化、规范化。每种服务的标准、流程、目的、文化内涵、收费也一并列出，供服务对象选择，做到消费前的信息透明、公开。

3）注重服务公益性，尊重社会风俗、维护公共利益。个人在选择服务项目时，要尊重社会风俗，维护公共利益，关注社会公众的福祉和利益。殡葬单位不能一味满足群众的需求，要在不违背法律、社会公德、不损害他人利益的情况下，提供服务。国家要关注弱势群体的殡葬问题，做到"死有所葬"，使每个个体生命都能有尊严地离开，维护生命的尊严。

4）制度设计合理，促进殡葬业健康持续发展。在殡葬活动中，很难实现公平交易，客户的付出与得到难以画等号，人文殡葬的精神关怀性、教育教化性及服务性就会沦为空谈。在制度设计上，要遵循经济性原则，倡导理性选择与消费。目前，部分殡葬单位承担了一定的公益责任，如清明公祭、惠民殡葬、无名遗体的保存等，这些项目所需资金必然会从其他项目中抽取出来，这种畸形的盈利模式违背价值规律，让公众认为殡葬价格存在暴利。相关部门应当明确自己的职责，设计合理的制度满足公共利益。对合理划定火葬区、殡葬设施的合理布局及资金来源、殡葬基本服务项目的盈利模式、惠民殡葬的资金来源、特需服务项目的收费问题、殡葬一线职工劳动安全、上下班时间等问题进行研究，从根本上解决制度设计经济问题，使殡葬业健康、可持续协同发展。

综上所述，人文殡葬主要是使殡葬活动在人文、理性思想的支配下，坚持以人为本的理念，在满足个性需求、维护个人尊严的基础上，引导丧户理性消费，圆满逝者人生，慰藉生者精神，感化教育世人，实现个人价值，维系家族团结、传承民族文化及维持国家稳定的精神关怀活动。它具有精神关怀性、感化教育性、文化传承性、服务公益性等特征。

第二节　国内外殡葬文化的差异

死亡是人生必须经历的阶段之一，它的必然性和神秘性引起了古今中外无数人士对人生的思考。葬礼是人们针对死者所实施的一种安葬仪式，用以怀念、圣化或者安抚亡灵及安置尸体。各民族传统的殡葬文化则体现了人们对个体的人生价值、意义及死亡的不同解释。东西方传统的主流殡葬文化也反映在宗教信仰、价值观念、地域风俗、社会经济地位等社会文化因素影响下的中西生死观的差异中，这种差异主要表现在东西方人们对待死亡的态度、对待死者尸体的处理方式、殡葬仪式所反映的宗教情感及对死者的缅怀形式。

一、中西方殡葬文化不同，所表现的思想也不同

国外现代殡葬更加注重开放和包容的社会精神。城市居民与公墓等殡仪设施的心理距离更近，对殡葬文化的理解度和接受度则会更高。这与我国与生俱来的对殡葬忌讳、畏惧、恐惧和歧视相比差距还是较大的。《联邦殡葬法》明确规定了"殡葬文化不可侵犯性"，只有具备充足的理由和通过严格的法律程序才能拆除或迁移殡葬设施。在不同的国家，对于墓地、殡仪馆的设置都不太相同，而且墓地、殡仪馆的地理位置也与国内的差距很大。在美国，各式各样的墓地、殡仪馆分布在居民区或商业区内，而且往往和其他建筑毗邻。更有甚者，神圣的教堂既可承办葬礼也可承办婚礼等宗教仪式服务。日本也曾提倡葬礼和婚礼同时在教堂内举行。国外现代殡葬发展还使殡葬空间不仅由过去的"阴森恐怖之感"代之为如今的"庄严敬畏之感"，还承担了人文纪念、生命教育、游览休闲、文化传承等多方面功能，这在许多国家都表现得很突出。例如，英国、日本等国家利用殡葬场所积极倡导生命教育，乌克兰出现了"棺材酒吧"，一些国家还出现了"棺材体验（假死体验）""殡葬主题餐厅"等，都延伸了现代殡葬的社会功能，让殡葬文化不断在生活的点点滴滴中有所体现。

我国殡葬文化是传统文明中特殊的组成部分。千百年来，人们在殡葬观念上一直尊崇着儒家、墨家的殡葬观念。儒家所倡导的"礼"和"孝"，构成了整个中国传统殡葬观念的基本核心内容，在此基础上形成的厚葬殡葬观，深深影响了后世的中国普通民众。孔子主张"慎终追远""事死如生""三年守丧"，其殡葬观念影响较远。"厚葬久丧以送死，孔子之所立也"，其弟子将"慎终追远，民德归厚"的主张作为殡葬观的核心内容贯穿始终。儒家殡葬观从社会礼制及伦理道德出发，有它合理性的一面。墨家的丧葬规则从底层社会出发，亦具有节俭、安民的积极意义。庄子对死亡则持一种超然态度。在我国殡葬文化中，虽然一些边疆地区的少数民族有海葬、湖葬、火葬等方式，但是土葬仍然是最主要的丧葬方式。这在一定程度上限制了我们的生存环境。这里提到的生存环境包含着两个方面内容，即地理环境和生存方式。所谓地理环境，众所周知，在古代，中华民族基本上以中原为主要活动地带，以平原、丘陵等地貌为主。生存方式，在中国古代，种植业是农耕社会最主要的生产方式。因此，选择土葬不仅受生存环境的影响，还与我国的传统文化有着密不可分的关系。

二、中西方殡葬文化不同，其所体现的观念也不同

目前"绿色殡葬"的方法在国外较为流行，其中新加坡和美国在此方面做得相对比较突出。美国公共墓地以草坪为主要场所，一块铜制的牌子放在草地上，不像是墓地反而像是一个公园，越来越多的美国人选择绿色葬礼。据此，殡葬业也不断推荐为个人量身定做创新的服务。美国殡葬从业者不但提供各式各样的"绿色葬礼"服务，还推出以再生纸张制成的环保棺材，将逝者生前所用的纸张经过再次处理做成自己逝后的"住所"。简单的硬纸板棺材仅需约100美元，这样不仅在一定程度上节省了殡葬所需的费用，避免了资源的再次浪费，还可以在这个制作的过程中，将患者毕生的部分东西做成其死后所需的棺材，尊重了患者的意愿，让患者去世后也包含了前世的影子。随着世界文化在各国间的相互传播，人们对于死亡的概念正在逐渐改变。在新加坡办传统葬礼的人现在很多都愿意选择海葬，让逝者骨灰在海里随海水而动。这种方式比起土葬来说比较简单，逝者的亲人拿到骨灰的第二天就可以进行了。一般去租一艘可以容纳10个人的船就可以解决所有的问题。综上所述，由于国外的文化与我国的文化存在一定的差异，其选择的方式也有所不同，从他们选择殡葬的方式可以看出，其综合多方面进行全面的考虑，在一定程度上可以避免资源的过度浪费，又可以尊重患者及家属的意愿。

中国的丧葬文化观念主要是古代思想家提出的一种伦理道德，换一种说法

就是中国从古至今逐渐发展的一种道德观念。自秦朝以来，道家、儒家和墨家提出的殡葬伦理观得到了继承和发扬。道葬重"道"，儒葬重"礼"，墨葬重"利"，其中儒家提出的以地域宗族来管理埋葬的思想一直沿用至今。

三、价值观念不同，对待死亡的态度也不同

西方主流丧葬文化表现的是浓重的宗教氛围和哀思肃穆之情。基督教徒的丧葬仪式，通常包括对死者进行唱圣歌的守灵、罪之赦免、奉献祈祷等宗教仪式。在地位显赫人物的葬礼上经常会伴随着大笔的钱或者物品的慈善捐赠，这些捐赠是希望对逝者的灵魂有所帮助。传统的天主教徒葬礼，还包括死前受洗、守灵、教堂弥撒仪式、墓地安魂仪式等。这些充满着宗教色彩的仪式主要用来免除死者的罪孽，防止他们的灵魂受到上帝的责罚。同时，西方的葬礼也表现了人们的哀悼之情。通常，在西方社会政要的丧葬仪式上，灵车前有士兵牵着一匹鞍具披挂齐全的马，没有骑手，但有一双鞋尖向后的马靴挂在马的身上，这个仪式象征着该逝去的大人物最后一次回望他的属下。没有骑手的马则表达了人们失去领袖的遗憾、哀伤之情。出席殡葬仪式的人大多都是仪表整齐、身着深色的礼服以示对于死者的尊重和哀悼。但是，基督教要求教徒们对逝者不必过于悲伤，人们在死者的葬礼或纪念仪式上欢呼"哈利路亚"，以庆祝死者将要得到复活。在斯拉夫人看来，死亡是人生必经的阶段之一，而葬礼是人们针对死者举行的一种安葬仪式。斯拉夫人认为，死亡是到另外一个人们看不到的世界去，在那里逝者可以继续生活，所以人们在送葬的时候希望逝者只是远离家门，在另一个世界过上富裕的日子并成为乐善好施的祖先。丧葬仪式对于逝者的家属来说，不仅仅是一种精神慰藉，也是一次个体性的自我体验，为死者举行丧葬仪式的生者注定也是将来的死者，对死者的人文关怀正是对生者的生命关切。

中国人传统的殡葬仪式，不仅体现了对待死者的哀思，也体现了中国人对待生死的态度和幽默。中国俗语称结婚和丧事为"红白喜事"，其中，丧事称为"白喜事"，把死亡看作顺应自然界万物生长的客观规律，对待死亡是坦然、从容的。正如李白的诗句："生者为过客，死者为归人"；庄子的诗句："生也死之徒，死也生之始"，"人之生，气之聚也；聚则为生，散则为死"。在农村许多老年人甚至是中年人都早早准备好了自己的棺材，老人们互相谈论或亲手制作自己的棺材。这种对待生死的达观、幽默也体现在丧葬音乐中。中国传统的丧葬仪式上通常要雇请专门的丧葬礼乐人员通宵演奏、说唱，传统的哭丧音乐曲调悲戚，能够烘托出悲伤哀悼的气氛，但另一方面，这些丧葬音乐也包含了调侃风格的乡村趣事、生活琐事的演绎，这些轻快、幽默的曲目和着

喧闹的锣鼓、鞭炮声可以冲淡人们悲伤的心情，让人调整心态，坦然接受逝者的离去，也为逝者摆脱世界的烦恼而欣慰。

四、中西殡葬仪式所反映的宗教情感不同

中国人受佛教和道教及儒家学说的综合影响，形成了自己独有的生死观。佛教认为，人在死后是有来世的，今世的修为决定了来世是受苦还是享福，是投胎转世到高等的物种还是低等的物种；道教认为，死亡是自然的过程；而儒家则持中立态度——"未知生，焉知死"，孔子提出"生，事之以礼；死，丧之以礼，祭之以礼"。这种视死如生的观点演变成了中国人传统丧葬的基本习俗，那就是厚葬和守孝。受佛教的影响，中国古人认为，神灵鬼魂的世界与人的世界是彼此相通、相互依存的。汉代许慎的《说文解字》对于死的定义是："死，澌也，人所离也。"所以，中国传统的丧葬仪式便包含了两个目的，一是对死者灵魂的百般讨好，以求其福佑；二是要力求摆脱死者鬼魂的纠缠，以避其祸害。在丧葬过程中就要向死者提供类似生前的生活条件以安置死者灵魂，现在出土的许多陪葬丰富的古墓便说明了这个道理。这种是"通过丧葬仪式将现实社会的等级关系移植到了灵魂生活的阴间世界"。古代汉族丧葬文化的主流形式是传统土葬，通常尸体被放入木质的棺木中，被埋入挖好的地穴中，地面上堆砌成的坟头的大小和形式与死者社会地位、财富的多少有关。古书《礼记》中专门规定了从黄帝到庶民的各种丧葬仪式，其中对于葬礼的用饭、死者的穿衣、棺材重数、坟墓修造等有着不同的分级。另外，自南北朝兴起对新近的死者进行七七斋也是传统的丧葬仪式之一。

西方的殡葬文化受基督教或天主教的影响，死者要埋葬在"圣地"，即教堂的公墓中，或者接近教堂的地方。他们认为，这样死者更接近于上帝，以便得到救赎，灵魂得以升天进入天堂。皇室显贵通常埋葬在宫殿旁的小教堂中，他们的尸体被放入棺材中且放置在教堂的地下室的墓穴中，高官富人阶层则埋葬在私人建造的家族地下墓穴中或者教堂墓穴中，与东方习俗不同的是这些墓穴有出口通道与外界相通。犹太教和基督教都选择这样的埋葬方式，据说是"以便尸体复活"。在早期的欧洲大陆，丧葬事宜主要是由教堂负责的。当时的殡葬文化中有二次安置骸骨的习俗，尸体首先是埋置在临时的坟墓中，经过一段时间后，再把骨骸拣出二次安放在藏骨堂或者直接埋置在墓地。藏骨堂是西方人用来最后保存逝者遗骸的地方，这种方法既能节省死人占据的土地和空间，也能体现宗教意义上的"身体是灵魂的栖身之所"。这些遗骸骨罐或者放置在公墓的列拱墙上或墙后。社会显贵们的遗骸也有的埋置在教堂地板下，这些大理石厚板上通常标明死者的名字、死亡日期等信息。那些再次直接埋置在

墓地的大多是普通人，穷人通常在坟上立个木头的十字架，为了防止日久腐烂也有立金属十字架的。如果家属负担得起，就在坟墓上立个墓碑，富裕的家庭通常会让墓碑具有艺术气息，设立一些雕像以寄托对死者的哀思，常见的是哭泣的天使等形象。无论在中国还是西方，除了对尸体进行埋葬之外，火葬也是最主要的处理尸体的方法之一。尸体火化是把尸体进行焚烧以代替传统的墓葬方式，但是火葬最初在中西方推行时，由于有违于人们的殡葬宗教情感而困难重重，火葬让中国人礼制分明的传统土葬文化无法延续，早期的基督教徒和罗马天主教徒曾反对尸体焚化，认为焚化尸体是异教徒的行为。但随着时间的推移，火葬方式也越来越流行并被大众所接受。

五、东西方对于死者缅怀方式的不同

中国人对待死去的祖先或者英雄的纪念方式是在固定的节假日对其进行祭拜。在儒家宗族观念的影响下，中国人对于死者的安葬是以家庭为单位的"聚族而葬"。那些生前行为不端的人，对其恶行的最大惩罚便是死后不能被埋入祖坟，无法接受子孙的祭拜。有些英雄豪杰由于生前为百姓做了好事，死后被后人尊为神仙，得到了人们的香火供奉，如三国时期的关云长长期被民间尊为文财神。人们相信那些被祭拜的祖先的魂灵可以保佑子孙免除祸端、享受人世的福寿康宁。但是，中国人对待鬼神又有敬畏和规避的态度，孔子的"敬鬼神而远之""未能事人，焉能事鬼"，以及俗语"人鬼殊途"都显示了人们对于鬼魂的疏远，不希望与之过于紧密。

西方人对自己的祖先没有强烈的祭拜仪式，但是他们对于那些逝去的圣哲有虔诚的缅怀之意。基督教认为，有德行的人死后可以进入天堂，他们的尸体在经过一系列的宗教仪式之后得到圣化，那些大圣人的尸骸通常埋葬在教堂里以供人们尊崇。通常社会地位显赫者的遗骸或先哲尸体会埋葬在教堂通道的大理石板下面或者教堂的侧面墙壁中或者地下室。对西方信徒来说，结婚和死亡一样，都是一种神圣的仪式，他们的婚礼也通常在教堂举行，结婚的新人在这一天都会脚踏着大理石板上刻着的死人的生平信息，下面埋葬的便是其骸骨。这种行为中国人却很难接受，甚至会让中国人有些毛骨悚然，很难在情感上理解这种行为。另外，西方人对于死者的思念之情也常常表现在用死者的名字来给新出生的婴儿命名，以示对死者的怀念；而中国人为了表示对祖宗的尊敬则要避其名讳。

综上所述，东西方传统主流殡葬文化的差异反映出中西方生死观的不同。东方的丧葬文化反映了中国人对待生死的达观、幽默态度，以及传统土葬所涵盖的复杂宗教情感；而西方丧葬文化主要表现的是浓重的宗教氛围，以及西方人圣化尸体的宗教情感。当然，这种不同的生死观也会影响人们选择不同的缅怀方式和殡葬方式。

第三节　殡葬文化的意义

中华民族历史悠久，幅员辽阔，民族众多，有璀璨的文化和优良的传统。殡葬文化源远流长，数万年前就有了一定的丧葬形式，相应地也就产生了殡葬文化。殡葬文化是社会总文化的一部分、一个分支，是生者为死者而建立、形成、发展起来的文化，是礼仪的一个重要内容，它反映并受制于社会总文化。例如，中国古代殡葬文化就受制于以儒家文化为主流的中国传统文化。先进的殡葬文化，也就是现代殡葬新文化，应该代表广大人民群众的利益，必须为广大人民群众服务。

研究和发展殡葬文化有利于推进殡葬改革，并创造一个良好的社会氛围。我国的殡葬文化长期受封建思想的影响，由于人们对图腾的崇拜、对死者的敬重，发展到对死者的畏惧，沿着这条线发展到"厚葬薄养"的传统习俗。因此，我们要用一种先进的殡葬文化来引导人、教育人，创造一个良好的氛围，减少殡葬文化发展的阻力。

研究发展殡葬文化有利于殡仪服务水平的提高。要使各项殡葬工作卓有成效、富有创新，离不开殡葬文化做底蕴。在发展的过程中，不仅要注重服务水平的提高，不断增加文化内涵，也应注重殡葬文化，同时，加快殡葬事业的发展。不论是硬件的建设还是软件的发展，都有文化在支撑，如殡仪馆建筑设计，其格局包括内部景观的设计。只有创造了文化的氛围，才能缓解人们的悲痛情绪，体现以人为本的服务理念。

如果能够重新认识殡葬文化，并赋予现代殡葬新文化，那么殡葬文化的建设将会有所提升。对殡葬历史文化的思考，目的是推进殡葬文化建设和发展。殡葬文化是一种古今中外的"融合物"，还没有形成新质，而这种新质的形成，是需要创新的。没有文化流通和交汇，就不能博采众长，创新就不能在众长的基础上进一步升华，创新的含量也不会高，甚至出现重复别人已经创新过的东西，这是智力劳动或者说文化劳动的浪费。殡葬文化作为大文化的组成部分，从目前我国的情况来看，是"唯心主义唯一占上风"的一个文化领域，迷信的、封建的、腐朽的东西，在民间流行的殡葬活动中还相当严重地存在着。殡葬服饰文化、公墓文化、殡仪馆建筑文化、殡葬技术和设备中的文化等等，内容非常丰富，这些新的学科分支可以建立起来，并形成殡葬文化学的学科群。

要研究眼下植根于民众中的殡葬文化的哲学信仰，建设现代殡葬文化，必须在最高层次的哲学理念上做根本的改变。这种改变有时比政治信仰的改变还要困难，需要的时间还要漫长。殡葬文化建设必须抛弃"灵魂不死"的理念，而代之以"更生文化"。生是相对于死而言的，人活着是一种生的状态，人死是"更生"状态。传统殡葬文化基于"灵魂不死"的哲学理论，现代殡葬文化则倡导"精神更生"。殡葬文化的特殊性，要求我们必须努力寻求能尽快被广大群众接受又具有科学理念的概括方式。人的一生，从社会学角度来说，就是人不断社会化的一生。所谓社会化，就是接受社会文化的过程。作为现代殡葬文化，不是对逝者留下的文化财富简单地重复和再现，更不是一般的收藏和保存，而是进一步的提升、升华，实现其"更生"。现代科学技术为以"精神更生"为基础的殡葬文化提供了技术手段。网上公墓就是一种可供"精神更生"的殡葬文化形式，无须到墓地，就可以在家里上网进行扫墓，并与逝者对话，这也是"精神更生"的体现。用"精神更生"的理念去改造传统殡葬仪式，则需要更多的学者来研究和不断创造。

第四节　我国殡葬文化的发展

中华人民共和国成立后，中国共产党人领导的新政府以高涨的热情展开了对中国百余年战争创伤的医治，并发起了一次对旧传统的全面改造，这其中包括殡葬改革。新中国的殡葬改革大体分为两个阶段，即倡导阶段和法制阶段。

一、殡葬改革的倡导阶段（1949—1985年）

中华人民共和国成立后，各级政府开始对社会进行全面改造工作，殡葬改革也是其改革的一个重点。殡葬改革的最早原因是平坟扩耕的需要。建国初期，中国农民占到全国人口的90%，1953—1956年第二次土地改革后，实行农民土地所有制，没收地主的土地，分给无地或者少地的农民耕种，同时还要分给地主应得的一份。土地资源的紧张，使改造土葬的计划提上日程。其次，粮食供给的有限也是殡葬改革的一个重要原因。中华人民共和国成立之初，国际上就有人预言，中国的每一届政府都无法解决人民的吃饭问题。全国人民的温饱问题成为新政府的艰巨任务，1959—1961年，中国出现了严重的饥荒问题，于是迫切需要平坟扩耕，增加粮食产量。最后，中国共产党作为唯物论、无神论者，在精神文明建设方面要求破除封建迷信，取缔迷信执业，推行新的殡葬礼仪。1956年，基于全国广大农村开展的农业合作化运动，内务部（民政部前身）提出了"墓葬改革"的口号，主要内容包括"平毁和迁移坟墓，规划并建立公用墓地，有计划性地建立火葬场"。之后，各地农村结合农田水利建设要求，平掉了大量的坟墓，扩大了耕地面积。在山西等省的部分农村，建立了集体公墓，在北京、上海等大城市建立了火葬场，积极推行火葬。

1956 年 4 月 27 日，在中共中央的一次会议上，毛泽东同志提出"所有的人身后都火化，不留遗体，并且不建坟墓"，并带头在"自愿死后遗体火化"的《倡议书》上签名。随后，彭德怀、刘少奇、周恩来等 151 名领导人也相继在《倡议书》上签名。《倡议书》上的内容是："现行的土葬占用耕地，浪费木材。实行火葬，不占用耕地，不需要棺木，可以节省装殓和埋葬的费用，也不能妨碍对死者的纪念，应该大为提倡。"这次集体倡议揭开了我国大规模的"以火葬为主要内容"的殡葬改革的序幕，加快了推行火葬的步伐。

1961 年，根据墓葬改革的发展情况，内务部把殡葬改革作为一项重要议题进行了研究，要求各地逐步建立火葬场，推行火葬；改革土葬，利用荒山、瘠地建立公墓；破除丧葬旧俗，节俭办丧；对有关殡葬事宜实行统一管理。

1965 年 7 月，内务部颁发《关于殡葬改革工作的意见》（14 号），该文件分为 4 个部分，即"大力推行火葬""改革土葬""改革旧的殡葬习俗""把殡葬事宜进行统一管理"。这是我国在全国范围内（首先是大、中城市）全面推行殡葬改革的开始，也是全面推行火葬的开始。经过 10 余年的努力，中国以"推行火葬，改革土葬"为主要内容的殡葬改革按照最初的计划进行着，但 1966 年开始的"文化大革命"把这一过程打断了。

1981 年 12 月，民政部召开了第一次"全国殡葬工作会议"。这次会议确定了今后的殡葬改革政策和方向。1982 年 2 月，国务院批转民政部《关于进一步加强殡葬改革工作的报告》的通知；1983 年 12 月，中共中央办公厅转发了民政部党组《关于共产党员应简办丧事、带头实行火葬的报告》，以推动全国的殡葬改革。这些文件的实施迅速扭转了火化率低、旧丧俗回潮的局面。

二、殡葬改革的法制阶段（1985年以后）

1985 年 2 月，国务院发布了《关于殡葬管理的暂行规定》。这是我国殡葬工作的第一个全国性的行政法规，标志着我国殡葬改革由倡导阶段已经进入到法制阶段的初始阶段。《关于殡葬管理的暂行规定》主要内容包括 3 个方面：①规定了殡葬管理方针，"积极地、有步骤地推行火葬，改革土葬，破除封建迷信的丧葬习俗，提倡节俭、文明办丧事"。②划分了火葬区和非火葬区，"凡人口稠密、耕地较少、交通方便的地区，应逐步推行火葬；其他地区允许土葬，但应进行改革。推行火葬和不推行火葬的地区，由省、自治区、直辖市人民政府划定"。③规定了建立公墓和保护耕地的制度，"凡不宜推行火葬或尚不具备推行火葬条件的地区，当地人民政府应本着有利于发展生产建设的原则，规划土葬用地；可以以乡或村为单位，利用荒山瘠地建立公墓；提倡平地深埋、不留坟头的葬法"，"禁止占用耕地（包括个人承包耕地和自留地）作墓地；已占用耕地的坟墓，应限期迁出或就地深埋"。1990 年 3 月，民政部办公厅下达《殡仪馆等级标准》及评定办法，殡仪馆被规定为 3 个等级，这使殡仪馆的建设、评定和管理有了一个客观标准。

1997 年 7 月 11 日，国务院第 60 次常务会议通过并发布实施了《殡葬管理条例》（国务院令 225 号），该条例使我国的殡葬管理工作正式进入法制化、规范化的道路。《殡葬管理条例》（国务院令 225 号）共分六章二十四条，分别是第一章总则、第二章殡葬设施管理、第三章遗体处理和丧事活动管理、第四章殡葬设备和殡葬用品管理、第五章罚则和第六章附则。《殡葬管理条例》确实在深化殡葬改革的过程中发挥了显著的作用。为了配合该条例的贯彻落实，民政部相继出台了许多涉及殡葬的规章制度，具体包括 1997 年 12 月 21 日颁布的《民政部关于禁止利用骨灰存放设施进行不正当营销活动的通知》、1998 年 5 月 19 日颁布的《国务院办公厅转发民政部关于进一步加强公墓管理意见的通知》、1998 年 9 月 16 日颁布的《民政部关于贯彻执行〈殡葬管理条例〉有关条款解释的函》、1999 年 3 月 3 日颁布的《民政部关于在清明节期间开展文明祭祀活动的通知》、2000 年 4 月 17 日颁布的《关于特殊坟墓处理问题的通知》、2002 年 4 月 16 日颁布的《民政部关于坚决查禁违规销售公墓穴位和骨灰格位的紧急通知》和 2005 年 4 月 17 日颁布的《关于进一步加强殡葬管理的紧急通知》等。此外，各地政府为了贯彻执行这些"条例""通知"，几乎都颁布了相应的实施条例和管理办法。北京等 9 个省、自治区、直辖市人大通过了地方性《殡葬管理条例》，有 20 个省、自治区人民政府发布了《殡葬管理办法》，绝大多数地（市）、县（市）和乡（镇）制定了殡葬管理的相关规定，全国初步形成了从中央到地方比较完整的一套殡葬管理法规体系。但是，《殡葬管理条例》颁布 10 多年来，随着社会的不断发展，实践中已经出现了许多新的矛盾和问题，现行《殡葬管理条例》及其配套制度已明显滞后，我国的殡葬事业亟须新的立法，以解决现实中出现的各种问题。

第五节 殡葬文化对医学的启示

一、殡葬文化对患者家属情绪管理方面的启示

国外有相关研究显示，46.6%失去亲人的妇女有一定程度的自杀意念，与其他研究结果一致。这些研究表明，家庭成员的丧失增加了自杀和自杀意念的风险。在研究的过程中还发现，近亲的死亡常常会导致家属出现严重的心理问题，并且会伴随很多消极的想法。因为失去一个人可能会导致他或她失去情感、社会方面的支持，少部分患者也会失去经济上的支持。因此，这种突然的失去可能会导致患者消极的想法，所以殡葬心理就显得很重要。

殡葬心理是人们在殡葬活动中的心理活动，包括对死亡本身的认识，对死者的感情，对殡葬活动的感受、认识，以及相关的情绪和以前的记忆等。毫无疑问，殡葬心理是一类社会心理。患者离开人世之后，患者家属是否可以较为快速地走出悲伤阴影、正式面对生活，投入到正常生活、工作中显得尤为关键。如何从殡葬文化这一角度出发，了解患者及家属的真实想法，帮助患者本身平静地走完人生的最后一段时光，帮助患者家属正确地面对突发事件的发生，最大限度地减少悲伤的情绪，较快地走出失去亲人的痛苦，尽快投入到正常的生活，这是我们医护人员值得关注的地方。

患者死亡后，其家属承受着失去亲人的悲伤，他们在情绪和行为上会产生各种反应，主要包括以下6类：①依恋心理。殡葬活动中的依恋心理，主要是指生者对死者感情上的依恋。依恋心理产生的原因是多种多样的，主要是由感情产生。②归宿心理。归宿心理就是人们在精神上的一类具有终极倾向的依归要求。③报恩心理。在殡葬活动中，丧家报恩心理是人们对于抚育自己长大成人的祖父母、外祖父母和父母等长辈怀有一种送终报答的心理。④迷信心理。迷信泛指对人或事物的盲目信仰和崇拜。封建迷信心理在殡葬活动中主要表现为看风水、相阴宅。这是一种落后愚昧的文化现象，历史上源远流长。⑤攀比心理。攀比是人们常有的一种社会心理。殡葬活动中，丧家的攀比心理尤其突出，有的人出于虚荣心和好面子，不顾个人条件，希望与别人比较，力图超越他人，出人头地，以此炫耀自己的不同凡响，这是一种病态心理。⑥炫耀心理。殡葬活动是具有炫耀心理的人炫耀自己的极好机会，让丧家炫耀自己的财气，还可以显示自己的一片"孝心"，博取好"名声"。在注重殡葬心理的同时，我们要做好哀伤抚慰。所谓哀伤抚慰，是针对丧恸者所产生的哀伤情绪所进行的协助疏导，其目的是通过心理疏导，帮助丧恸者在合理的时间内克服丧

亲的哀伤、走出丧亲的阴影、处理与逝者之间因为失落而引发的各种情绪，回归正常的生活。

患者死亡后，其家属承受着失去亲人的悲伤，他们在情绪和行为上会产生各种反应来设法解除或减轻痛苦，较多地采取防御策略（心理应对）以获得暂时的心理平衡。防御策略具有个性特征，对同样的生活事件，不同的人会有不同的防御策略。一般可分为积极性和消极性两大类。消极的防御策略由于可以在某种程度上暂时维持心理平衡而不致使人精神崩溃，也可具有积极作用。但防御策略过分运用或运用不当，破坏心理活动的平衡，往往会促使个体陷入病态，甚至引起精神疾病。因此，了解死者家属的情绪反应及心理应对方式，并采取相应措施，指导家属正确运用防御策略，可顺利度过失去亲人的痛苦阶段。

引起患者家属出现负面情绪的原因有很多，家属在较短时间内不能接受亲人去世的消息，所以，对于我们医护人员来说，最大限度地缓解家属的负性情绪，帮助其较快地走出失去亲人的痛苦。而我们上述提到的殡葬文化会影响患者家属的情绪，比如到底选择何种殡葬方式，是按照患者生前提到的下葬方式办理后续的事情，还是按照子女的意愿选择殡葬方式；是选择火葬还是土葬；等等。有的家属在患者将要死亡时，会要求医院开出院证明，在老年患者还有最后一口气的时候让老年患者回家，这种方式也和殡葬文化有相关性。有些地区的殡葬文化中，要求老年患者不能在医院经历死亡，必须在还有生命迹象的时候以最快的速度送回老家进行相关的处理。作为医护人员，应从殡葬文化的哲学层面出发，在患者家属方面给予恰当的心理引导。可以不断地接受目前一些新的殡葬方式，换种新的方式在思想上对死者进行祭奠。

二、殡葬文化对提高殡葬服务人员沟通能力方面的启示

良好的殡葬服务和与丧亲家属的沟通能力是殡葬服务人员的必备素质。长期以来，殡葬行业过分看重硬件设施的投入，而忽视了软件——服务人员沟通能力的培养，并由此产生了一系列的问题。突出表现为殡葬服务机构在服务过程中与丧亲者关系较为紧张、与丧亲者纠纷显著增加。殡葬服务人员与丧亲者的沟通是一门艺术，建立良好的殡葬服务及与丧亲者间的信任关系是保证殡葬服务质量的基础。而殡葬服务人员与丧亲者的沟通是建设和谐殡葬的有效方法。随着殡葬改革的不断实施，殡葬服务业的大趋势是培养具有创新意识和创新服务能力的复合型殡葬服务人才；而具备良好的沟通能力是其必须具备的条件之一，也是争创殡葬文明服务窗口的需要。要成为一名优秀的殡葬服务人员，除了具备专业知识外，还要对丧亲者具有同情心和责任心，且具备良好的

沟通能力，这既是自身事业发展的需要，也是在面对复杂的人际关系时，更好地与丧亲者沟通、适应殡葬工作环境的需要。为逝者家属服务，让他们尽快地从悲伤的情绪中解脱，恢复正常的工作、生活。"让生命在服务中升华"是殡葬服务人员追求的最高境界。民政部《关于进一步深化殡葬改革促进殡葬事业科学发展的指导意见》指出，要进一步优化殡葬服务内容、程序和标准，完善便民惠民的殡葬服务网络，逐步形成基本殡葬服务为主体、选择性殡葬服务为补充的服务格局。但多年来，仍有个别地方殡葬服务只是完成了"葬"的功能，"殡"的功能开发严重不足，没有起到抚慰丧亲者的作用，没有关注不断变化的群众需求，忽视了殡葬行业人文关怀的责任，没有发挥文化传承和生命教育的功能。建立以人为本的服务理念和充满人性化的殡葬服务体系，是殡葬改革发展的需要。实行殡葬服务的优质化，努力提高殡葬服务在市场经济中的竞争力，也是摆在殡葬工作者面前的重要课题。在我国，医护人员虽然不完全承担殡葬工作者的全部任务，但是以上的很多方面还是值得我们学习和借鉴。如何与患者及患者家属进行沟通，是医护人员需要长期研究的问题。

和谐社会需要和谐殡葬，和谐殡葬需要优秀的殡葬服务人员。和谐社会的本质特征就是人与人、人与自然的和谐相处。殡葬服务人员的服务理念和服务质量及自身的完善性则成为现代殡葬创新不可或缺的东西，也是每个殡葬服务人员生存和发展的源动力。当前，殡葬行业面临诸多挑战，要用科学发展观统领殡葬事业，为其赋予全新理念，树立"丧属至上，服务第一"的观念，按市场规律办事，用新的机制来整合现有的管理体制和经营机制，不断提高殡葬服务人员的整体素质，增强殡葬服务的活力和发展的稳定性，宣传殡葬工作的理念、服务的内容，让群众了解殡葬行业的发展趋势。只有这样，殡葬服务人员的工作才会主动、生动、感动。

重新梳理殡葬文化的源流，通过对殡葬文化的扬弃与传承，结合现代人的生活方式，构建一个科学的殡葬文化体系，既能促进殡葬事业的健康发展，也能满足广大人民群众在丧葬活动中的心理需求与文化需求。殡葬是死亡文化的操作形态，又属于社会民俗活动的一部分。殡葬服务作为特殊的桥梁，使服务人员和丧亲者之间的沟通有了载体。殡葬习俗源于殡葬文化，文化对人的思想和行为的影响更深刻、更根本。文化的传承与创新是文明演进中永恒的主题，殡葬文化的传承与创新亦复如此。如何改变人们对殡葬服务的传统看法，消除人们对死亡的恐惧，构建和丰富现代殡葬文化观的内涵，既不能守株待兔，也难以一蹴而就，需要殡葬服务人员以审慎和积极的态度去探索和实践。

【参考文献】

[1] 高海生，史广峰，裴清芳. 论殡葬文化的内涵、形态和特征 [J]. 河北师范大学学报（哲学社会科学版），2006，29（5）：140 – 143.

[2] 张文华. 中世纪晚期西欧殡葬文化浅析 [D]. 长春：东北师范大学，2013.

[3] 郑晓江. 中国殡葬文化 [M]. 上海：上海文化出版社，2012.

[4] 刘冲. 中国传统殡葬观探论 [J]. 赤峰学院学报（哲学社会科学版），2014，35（12）：127 – 128.

[5] 张丽丽. 现代殡葬理念在中国殡仪馆的实施与展望 [J]. 经济研究导刊，2013（25）：76 – 78.

[6] 程宏燕. 农村传统殡葬文化的道德叙事与现代性嬗变 [J]. 武汉理工大学学报（社会科学版），2016，29（6）：1120 – 1125.

[7] 陈磊. 我国殡葬法律制度研究 [D]. 北京：中国政法大学，2009.

[8] 阿丽娅. 哈萨克族和汉族生死观和殡葬习俗之比较 [D]. 杭州：浙江大学，2012.

[9] 魏加登. 殡葬中丧家心理及其后果分析 [J]. 社科纵横（新理论版），2010（1）：197 – 198.

[10] 汪睿超. 基于协同治理的绿色殡葬研究——以南昌市为例 [D]. 南昌：南昌大学，2018.

[11] 何秀琴. 人文殡葬的内涵及特征研究 [J]. 长沙民政职业技术学院学报，2015（2）：48 – 51.

[12] 陈磊. 我国殡葬法律制度研究 [D]. 北京：中国政法大学，2009.

[13] 王硕. 我国殡葬改革现状研究 [D]. 合肥：安徽大学，2017.

[14] 杨慧峰，钟辉，吴佩佩. 安宁疗护中对家属的哀伤辅导研究进展 [J]. 全科护理，2018，16（14）：35 – 37.

[15] 刘振东. 华北地区新型农村殡葬模式与绿色殡葬研究 [D]. 河北：燕山大学，2012.

[16] 邱小艳，燕良轼. 论农村殡葬礼俗的心理治疗价值——以汉族为例 [J]. 中国临床心理学杂志，2014（5）：944 – 946.

[17] 崔芳芳，李秋芳，赵毛妮. 国内外哀伤辅导的研究进展 [J]. 中华护理教育，2017（14）：872 – 876.

[18] 于静. 我国殡葬服务法律制度研究 [D]. 长春：长春理工大学，2014.

[19] 王治军. 殡葬的本质与殡葬服务 [J]. 社会福利（理论版），2013（2）：240 – 247.

［20］彭燕. 从传统殡葬文化解析中西生死观［J］. 哈尔滨职业技术学院学报，
    2012（2）: 126－127.

［21］朱文伟. 基于科学发展观的现代殡葬创新建设［J］. 辽宁行政学院学报，
    2013，15（8）: 116－118.

［22］丁成强. 民俗视野下农村殡葬制度改革［J］. 温州职业技术学院学报，
    2014（4）: 72－75.

［23］费中正. 身体的死亡与象征交换的重构: 殡葬文化研究初探［J］. 中州
    学刊，2013（12）: 84－88.

第十一章　安　乐　死

党的十九大报告中明确指出，积极应对人口老龄化，构建养老、护老、敬老等政策体系和社会环境，推进医养结合、老龄事业和产业的发展。虽然生老病死是不可抗拒的自然规律，但是目前我们社会的现实是注重"优生"，而忽略了"优死"。

人类自出现以来就追求长寿，长寿标志着人类社会的文明与进步，标志着社会的和平、民主、自由的发展进程，也标志着社会的和谐与幸福。生代表兴旺，代表希望，代表未来。随着经济水平和医疗条件的不断进步和发展，人类平均年龄不断提高，人们把长寿作为对幸福的追求。然而，有生必有死，受各种条件的限制、各种信仰的制约、各种认知的支配及各种突发事件的产生，死亡的环境、年龄、形式及死前的处境相差甚异。死亡大致分为两类，一类是死亡瞬间代替了生命，比如一个人在睡眠中死去，或者因突发意外事故突然离开了人世，这种平静的死亡方式几乎没有痛苦，痛苦只是留给仍活在世上的家属；另一类是到达死亡的生命临终期，那些因疾病或年迈失去自我生活能力的人，失去了意识，不能自由活动，甚至日常生活都无法自理，仅能靠药物和器械延续生命。从生理意义上来说，生物个体依然存活；但从生存质量上来说，遭受的煎熬却无法想象。在临终期，患者承受着剧烈的、难以忍受的痛苦，如作家巴金在生命的最后 6 年时光里，每天只能靠食管营养和呼吸机维持生命。生命是一条有刻度的线，有始有终，当一个人无法自由地生活时，他唯一的自由就是选择有尊严地提前抵达终点。为了不再延长这种濒死的痛苦状态，人们提出以"安乐死（euthanasia）"来适时地结束正在承受剧烈、难以忍受痛苦的终末期患者的生命。

安乐死是英文"euthanasia"一词的汉译，最早源于希腊文"euthanasia"一词，本意为安然死去或无痛苦死亡之意。安乐死与医学、哲学、经济、宗教、伦理、社会学、法学等各个领域密不可分。随着科学技术的发展和人类观念的改变，人们以往对死亡的恐惧心理遇到了理智的挑战，我们能更公开地讨论这个非常严肃的话题，反映了我们正渴望有效地掌握自己的生命，能主动地操纵从生到死的整个过程。

而人们对于安乐死，总是既小心翼翼又急切渴望，既有希望又有担忧，纠结、矛盾与困惑纠缠在一起。对患者而言，活着和怎样活着如何抉择；对医护人员而言，是要坚守救死扶伤的医德底线，还是要减轻患者精神、心理上的痛苦；对患者家属而言，是要承受患者痛苦憔悴的惨状且倾家荡产乃至人财两空，还是冲破穿透观念的束缚，正确处理情感与理智的关系……所有这些，无不困扰着人们。虽然安乐死合法化在理论上具有可行性，但民众观念的接受与认同却非朝夕之间可以改变，社会物质条件的积累也不是短时期内可以达到的。本章节旨在解读安乐死的本质、历史演变过程及立法现状等，对社会大众进一步认识安乐死具有重要意义。

第一节　安乐死概述

一、安乐死的定义

近年来，关于安乐死概念的讨论除了在道德和法律层面以外，其定义也是学术界讨论的焦点，概念是原则的基础，原则是概念在实践中的引申和延续，因此，将安乐死进行一个准确明晰的定义，对于将要进行的道德伦理分析也就显得意义重大。安乐死的概念是理解安乐死的出发点，许多有关安乐死的争议实际上由各自使用的安乐死的概念不同所致。据此，统一安乐死的概念才有可能为安乐死的讨论建立一个公共的平台。

安乐死是英文单词"euthanasia"的中文翻译，"euthanasia"一词来源于古希腊字根"eu"（好，优）和"thanatas"（死亡），即美好的死亡、无痛苦的死亡。英国著名历史学家和哲学家汤恩比（Arnold Toynbee）将其定义为"既不是为了惩罚某个人，也不是为了保护一些人而牺牲某个人，它是作为对当事人的一种慈爱行为来结束某个人的生命"。随着时代的发展进步，在英文官方词典上"安乐死"被解释为"无痛处死患不治之症而又痛苦者和非常衰老者"。美国医学会认为，安乐死是"基于仁慈以相对迅速且无痛苦的方式使不治之症患者死亡的行为"。《牛津法律大词典》中规定，安乐死是指"在无法救治的患者或病危患者的要求下采取引起或加速其死亡的措施"。《韦伯国际词典》（第3版）对安乐死的定义是"使患者脱离不治之症的无痛致死行为"。《新哥伦比亚百科全书》（1975年版）对安乐死的定义是"无痛致死或不阻止晚期患者的自然死亡"。综上所述，不同国家和地区对安乐死的定义有所不同。

对于我国来说，"安乐死"是西方社会的一个舶来品，最早于20世纪80年代中期由北京大学教授甘雨沛和吉林大学教授何鹏2位老先生从外国刑法理论中移植过来。关于安乐死的定义，我国学者也提出了一些代表性的观点。以高铭暄教授为代表的学者认为，安乐死是指对于身患绝症、治愈无望、处于难以忍受的极度痛苦之中、濒临脑死亡的患者，应其本人要求，采取措施，使其死亡或加速死亡。翟晓梅教授认为，安乐死是一种在临终患者的明确要求下，为解除患者无法忍受的痛苦而由医生实施的对临终患者的死亡过程进行主动医疗干预的行为。我国台湾地区学者陈焕生认为，安乐死是指为减轻濒死患者之痛苦，受其嘱托或得其承诺，以减少其痛苦之方法，提前其死亡之行为。《中国大百科全书·法学卷》中将安乐死定义为："对于现代医学无法挽救的逼近死亡的患者，医生在患者本人真诚委托的前提下，为减少患者难以忍受的痛苦，可以采取措施提前结束患者的生命。"中文对应的"安乐"一词，增添了人文关怀的色彩，从情感上更加容易被接受。"安乐死"在《新华字典》上被解释为对无法救治的患者停止治疗或使用药物，让患者无痛苦地死去。目前来看，外国词典上关于安乐死的概念解释中"处死"这一词就用得相对不够恰当，把"非常衰老者"也列入安乐死的概念解释中也颇为不妥。同样，《新华字典》中关于安乐死的解释"停止治疗"也不是一种严谨的说法。中国和国外对于"安乐死"的概念解析过于简单，这就给社会公众正确理解和接受安乐死设置了第一道障碍。

　　一般来说，对安乐死的概念包括广义和狭义2个方面。广义的理解，包括一切因"健康"（包括老、弱、病、残）的原因致死，任其死亡，令其自杀；狭义的理解，则把安乐死局限于对患有不治之症的患者或死亡已经开始的患者，不再采取人工的方法延长其死亡的过程，为制止剧烈疼痛的折磨不得不采用可能加速死亡的药物或其他措施。有学者认为，安乐死仅仅是一种死亡状态，而不是死亡方式，因为就目的和手段来讲，安乐死不构成一种新的死亡方式，应该归属于自然死亡一类。从哲学的角度来看，安乐死反映的是死亡从量变到质变的过程，患者由于疾病原因导致生理状况严重恶化，当健康状况下降到一定的临界点之后，就丧失了继续生存的可能，这是一个质变过程。从健康临界点到真正死亡的进程因人而异，因医疗条件而异，但是死亡过程的长短不能改变死亡来临的必然性，反而很可能由于过程的延长给患者增加痛苦，安乐死所起到的正是缩短死亡过程的调控作用。从根本上说，我们可以接受的一个安乐死的定义是对患有现代医学认为无法挽救的疾病且濒临死亡的患者，在患者知情和自愿的前提下，由患者真诚委托，由医务工作者实施，旨在维护患者生命尊严和减少患者的巨大痛苦，尽可能无痛缩短死亡过程的行为。安乐死是一种借助科学方法对死亡进程进行调控和干预的措施，其本身不是死亡的原因。

二、安乐死的特征

安乐死的本质不是决定生和死的问题，其实质在于决定人死的时候是痛苦的还是舒适的。安乐死的目的是通过人为的控制，使死亡状态呈现出一种无痛苦状态，由此而避免临终时精神和肉体的折磨，让临终者获得安详、舒适的感受，从而平静地接受死亡。根据上文关于安乐死定义的论述，我们可以得出安乐死具有4种特征。

第一，安乐死的实施主体，也就是安乐死执行者的特殊性。安乐死执行者只能是医生，而其他人员，如患者家属等都没有权利对患者实行安乐死。安乐死的执行是关系到个人生命的重大决定，必须有一定职业经验的医生来执行。

第二，安乐死对象的特殊性。并不是所有人都能采取安乐死结束生命，安乐死的对象必须有严格的划分标准。对安乐死持肯定态度的学者认为，实施安乐死的对象只能是患有不治之症，已无治愈希望且濒临死亡，并遭受极端、不堪忍受痛苦的患者。在这种情况下，生命对于患者来说只能是巨大的痛苦和负担，并且他们能清楚地感受到这种痛苦，往往会有生不如死的感觉。只有在这种情况下结束其生命才是符合人道的。

第三，安乐死目的唯一性。安乐死的目的有且只有一个，那就是减少患者死亡前的痛苦状态，除此之外一切动机和目的都是不允许的。如果实施安乐死，结束患者的生命是出于其他的动机，如减少家属经济上的负担、获得继承权、获取高额保险费或者医生为了赚取暴利等，都是不道德的，而且应当追究相关者的法律责任。

第四，安乐死的实施应出于患者真实的要求或同意。安乐死既是承诺行为，又是医疗业务行为。安乐死虽然是为了解除濒临死亡患者的肉体痛苦，但是这种行为毕竟是一种人为剥夺生命的行为，因此在执行安乐死前，必须要有患者在神志清醒时的嘱托或同意。人的生命是最宝贵的，患者的知情同意体现了安乐死的严肃性和对生命的尊重。

以上特征构成了安乐死的必要条件，必须全部具备才能称之为安乐死。概而言之，安乐死是经患者本人多次提出请求，采用仁慈和尽可能无痛苦的方式以减轻和解除患不治之症且濒临死亡的患者的痛苦而实现的一种优化的死亡状态。

三、安乐死的实施对象

安乐死的实施对象，在安乐死的讨论中是一个十分敏感而又相当棘手的问题。一般认为，安乐死的实施对象大致可以归纳为6类：第1类，晚期恶性肿瘤失去治愈机会者；第2类，重要生命脏器严重衰竭，并且不可逆转者；第3类，因各种疾病或伤残致使大脑功能丧失的"植物人"（脑死亡患者）；第4类，有严重缺陷的新生儿；第5类，患有严重精神病症，本人已无正常感知觉、认知等，经长期治疗已无法恢复正常可能者；第6类，先天性智力丧失，无独立生活能力，并无法恢复正常可能者。此外，还有人将老年痴呆患者和高龄的重病、重伤残者也列为安乐死的对象。

对上述每一类对象是否应该或可以实施安乐死，人们有着不同的看法，对第1类、第2类患者实施安乐死似乎容易被人接受，而针对后几类对象能否实施安乐死，争议相对来说比较多。如有人认为，安乐死的对象不包括脑死亡患者，因为脑死亡患者已经死亡。同时，也有人认为，有严重缺陷的新生儿也不应包括在安乐死对象的范围之内。

对于确定安乐死的实施对象，目前仍存在一定的困难。例如，怎样理解及定义不治之症？从医学发展史上看，真正的"不治之症"是不存在的，一切暂时的"不治之症"都可以转化为可治之症，而这种转化往往是通过不断延长患者的存活期来逐步实现的。如果人为地把这些绝症患者确定为安乐死的对象，是否会妨碍医学的进步、违背医德原则，也是目前需要研究者深入思考的一个问题。

四、安乐死的实施方法

安乐死的实施方法对患者而言，必须是无痛和无其他后果的。这就要求安乐死的实施方法必须严格符合人道主义，摒弃非人道主义。之前，我国不乏出现过这样的案例，为了解除患者的痛苦，采取过窒息死亡或者使用毒药的非人道主义行为。在实施安乐死前，必须严格确定实施对象，遵守安乐死的启动程序及采用恰当的实施方法，才能对患者进行安乐死。安乐死的本质不是让人达到死亡的目的，而是让濒临死亡的不治之症患者死于安乐。随着时代的发展，临终末期的患者在承受肉体和精神双重折磨的前提下，符合相应的条件也应该有权利选择"优死"。通过科学的方法对人类的死亡过程和死亡时间进行优化和调节，使他们可以有尊严地在自己"生老病死"的人生必经阶段，选择"优死"和"尊严死"。

五、安乐死的类型

（一）从医疗手段来区分，将安乐死分为主动安乐死和被动安乐死

主动安乐死，是指采取主动措施，如注射或让患者服用无痛快速致死的药物，从而促使患者死亡，又称为"积极安乐死"。主动安乐死大体上分为 2 种情况：一是给患者服用致命药物，不会让患者产生痛苦，从而加速患者的死亡；二是基于患者本人的要求，向其提供致命药物等，让患者自己服用后无痛苦地死亡。从表面上看，第二种情况是帮助患者自杀的一种行为。但是，主动安乐死又不同于一般的帮助自杀行为，因为其在本质上更符合安乐死的特点，可以认为是安乐死的一种类型。主动安乐死主要针对身患绝症、极端痛苦、头脑清醒的患者，这些头脑清醒的患者主动请求安乐死。主动安乐死已经在世界范围内得到有限度的认可，如荷兰 2000 年通过《依请求终止生命和协助自杀法》，承认在一定条件下医生可以对患者实施安乐死。

被动安乐死，是指对需要依赖生命维持技术生存的患者不给予或撤除生命支持，任其死亡，又称为"消极安乐死"。在现实的条件下，被动安乐死的情况复杂多样，有的情况属于安乐死范围，如无法挽救的患者存在痛苦且自愿要求中止维持措施，而中止措施本身又能减少疼痛或免除疼痛。有些只是停止治疗和维持的措施，不采取消除痛苦的措施。例如，对癌症晚期的患者放弃无意义的手术治疗或放射治疗，只给予基本的止痛处理等，患者因疾病的发展而死亡。被动安乐死主要是针对有严重缺陷的新生儿、无法表达意志的患者及"植物人"。由于这些患者无法真正表达自己的意愿，然而又身患绝症处于痛苦之中，不待其请求便可实施安乐死，以解除其痛苦。

关于主动安乐死和被动安乐死的区别，不同学者有不同的看法。道德哲学家认为无本质区别，从某种程度上来说，由于其行为动机与结果是相同的，因此，被动安乐死应该具有与主动安乐死相同的道德地位，两者都属于有意，但又是无可奈何的行为。被动安乐死的行为与提前到来的死亡存在着因果关系。虽然不像主动安乐死那样采取积极措施引致死亡，但是被动安乐死仍然是对死亡进程的人为干预，是以一种"不作为"的方式引致死亡。死亡作为行为的结果是主观预期的，是有意引致的。在一些情况下，如对于一个处于病痛折磨的临死患者，与其采取一些治疗措施加重患者的痛苦，不如按照患者的意愿放弃机械的维持，因而在某些情况下是可以接受的。公共政策学家认为，被动安乐死与主动安乐死之间存在的根本区别在于 2 点：①被动安乐死，患者死于疾病；主动安乐死，患者死于另一个人的行为。②主动安乐死排除了纠正误诊的

可能；而撤销或终止治疗，有发现、纠正误诊的可能。对于被动安乐死和主动安乐死，英国上诉法院的马斯蒂尔法官在布兰德事件判决后说："法院曾不得不在道德和法律的迷宫里寻找一条出路。撤掉使一个人艰难地维持生命的支持措施，同采取以结束一个人的生命为目的的积极措施有重大的区别，后者仍然属于谋杀。"

绝大多数人认为，被动安乐死在道德上是可以接受的，反对主动安乐死，尤其是在刑法领域，他们认为当下没有任何规定允许医疗工作者可以对绝症患者实行安乐死，安乐死的违法性不容否定。但是，有的学者赞同主动安乐死，他们认为按照患者自己的意愿，在不遭受任何损害和痛苦的前提下，决定加速自身的死亡进程，摆脱生不如死的煎熬。在这种情况下，医生和社会允许他们安乐死，在这方面应当给予适当的帮助，尊重他们的意愿。

（二）根据安乐死是否由患者本人提出请求，可以将安乐死分为自愿安乐死、非自愿安乐死和意愿不明型安乐死

自愿安乐死、非自愿安乐死和意愿不明型安乐死的分类与上文所提到的主动安乐死与被动安乐死的分类有一定的关联，但是这 2 种分类的侧重点不同。二者的区别主要集中于患者是否能够明确表达其自身的真实意愿。自愿安乐死，是指意识清楚、有行为能力的患者或曾经意识清楚的患者自由表达安乐死的意愿，可以是主动的，也可以是被动的，系由患者本人通过遗嘱或口头表态方式决定。非自愿安乐死，则是因本人无法表达意愿而由家属或监护人做出决定。意愿不明型安乐死，指行为能力有限或者无行为能力的人，不能或者无法明确地表达对死亡意愿而被其他人实施终止生命的行为。顾名思义，自愿安乐死是患者自己的选择，是患者在意识清醒的状态下，由本人表态或用遗嘱的方式要求实施安乐死，在此种意义上，自愿安乐死也可以看作一种主动安乐死。非自愿的安乐死是指由于患者无法清晰表述自己的意愿，根据他们的家属或者清醒时指定的代理人的意愿，对其实行安乐死，从一定程度上来看，非自愿安乐死也可以说是一种被动安乐死。

需要指出的是，非自愿安乐死不同于不自愿的安乐死。"不自愿的安乐死"是强制安乐死，指违背当事人的意愿而对其强制实施安乐死，该行为是违反人道主义的罪恶行径。这种分类的意义在于能够将患者的自愿作为安乐死正当理由拿来讨论。相比之下，非自愿安乐死在伦理学上比自愿安乐死受到更多的非议，存在的争议也较大。如果把患者的"自愿请求"作为安乐死的主观条件，而且认为这种请求权必须要由本人亲自做出，那么非自愿安乐死就不能得到道德辩护，因为没有人能够决定他人的生死。如果以"存在痛苦"作

为安乐死的必要条件，以"解除痛苦"作为安乐死的伦理依据，那么因脑死亡的患者、昏迷不醒的患者无法感知痛苦，他们在脑死和不清醒中自然离世本身就是一种安乐的死亡状态，不存在人工解除痛苦的问题，因而其本身不属于施行安乐死的对象范围，如果再对他们施行非自愿安乐死，非但得不到道德的辩护，在法律上也同样是对其人身权的侵犯。因此，许多学者不支持非自愿安乐死，将之从安乐死的定义中排除出去。总之，非自愿安乐死没有体现公民本人的意愿，没有体现对公民的尊严与生命质量的尊重与保护，它将这一权利交给他人行使，是对安乐死自主权利的否定，严格来说，并不符合安乐死适用主体的自愿条件。

（三）根据医生行为与患者生命结束之间的因果关系，可以将安乐死分为直接安乐死与间接安乐死

根据医生的行为与患者的生命结束之间的因果关系，将安乐死分为直接安乐死和间接安乐死。直接安乐死，是指医生的行为是以直接导致患者死亡为目的，即如果实施这种行为，必能终结患者的生命。间接安乐死，是指医生的行为能够减轻患者的痛苦，但也具有终结生命的风险与可能。也就是说，即使实施间接安乐死，医生的行为也只能是诸多可能导致患者死亡因素中的一个，而并非唯一原因。

直接安乐死与间接安乐死对主动安乐死下医生的故意形态进行了精细的区分。但实际上，直接安乐死与间接安乐死都属于主动安乐死。这种分类的意义在于，在直接安乐死中，医生对于患者的死亡持一种直接故意的状态；在间接安乐死中，医生对于患者的死亡持间接故意状态，这种不同的故意状态决定了医生行为责任性的大小。相比之下，直接安乐死比间接安乐死的争议更大。直接安乐死与间接安乐死的划分主要是依据安乐死的执行主体即医生的故意与否来划分，这类划分更本质的是从法律的角度来认识安乐死。因此，我们需要对安乐死与帮助自杀分开。安乐死的目的是在死亡过程中追求一种良好无痛苦的状态，而协助自杀只是为结束生命，这二者之间有着本质的区别。任何医疗手段都具有一定的风险性，间接的安乐死其本意不是致死，但是存在着导致患者死亡的可能性。

六、安乐死的生理作用机制

对于安乐死的讨论还有一个重要的问题，即安乐死是否真的"安乐"？它采取的具体方式及作用机制到底是什么？这个问题也是引起"安乐死"不断争论的重要源头。对于当下的医疗技术和条件，目前采用安乐死的方式主要有

注射氰化物、休眠中枢神经、注射凝血剂和高浓度钾。

（一）氰化物的作用原理

人体细胞本身不含叶绿素，因此，人体的体温调节、肌肉运动功能的开展必须依赖人体对食物的摄取；与此同时，为了人体生理的协调，在要摄取食物之前，人体生理会自主分泌一种特别的物质，在医学上称其为辅酶 NAD，中文名为烟酰胺腺嘌呤二核苷酸。这种辅酶可以与所摄入食物中的 H 结合，产生 $NADH_2$，这一过程会给身体补充能量。之后，用完的 H 和 O 结合会形成水。而氰化物的作用就是阻止这种水产生的过程，此时身体的生理调解反应也不再分泌 NAD 酶，聚留在体内过量的 O 会导致心肌衰竭。

（二）休眠中枢神经的作用机制

先使用一定量的安眠药使安乐死对象进入睡眠状态，再注射麻醉剂以抑制中枢神经；然后通过强力麻醉剂，作用于人的脊髓颈、胸节段灰质前角的呼吸运动神经元，使人体的呼吸系统神经麻痹，无法进行自主呼吸，最终导致缺氧而死。

注射凝血剂的作用机制主要是作用于人体血液蛋白的凝血因子，临床上用的主要有氨甲苯酸注射液，这种药物作用于人体后，会使血液内的凝血因子迅速被激发，产生重要的应急作用，开始在血管内形成血栓，使血液流动性越来越差，最后使血液流动完全停滞，身体各个器官无法通过血液供氧，最后包括脑在内的各个器官逐渐衰竭，直至死亡。用于凝血的药品还有凝血酶注射液、酚磺乙胺注射液。

（三）注射高浓度钾的基本原理

人体细胞内外的 Na 和 K 的含量不一样，细胞内外的能量交换主要依靠Na-K 泵进行，而注射高浓度 K 会严重损坏这种泵，使细胞内外无法进行能量交换；其次，高浓度 K 会使心脏搏动加快，最后导致心力衰竭而死亡。

相对来说，合法使用安乐死的地区，更多采用的是第二种方法，即休眠中枢神经。因为这种方式更加符合国际上关于安乐死的伦理规定，如安乐死对象要处于无意识状态，其次要求时间迅速，死后安乐死对象的状态要尽量符合生前的面容颜色等。从安乐死实施方法的作用机制来讲，在生理层面安乐死可以实现无任何痛苦的"安乐"，可以使患者在安宁祥和中平静地离去。

七、相关概念比较

（一）安乐死与生前预嘱

近年来，随着医疗模式的转变和医学科学技术的不断进步，患者在就医过程中越来越关注对生命的"尊重"和"自主选择"的权利，"生前预嘱"的概念于1969年由美国律师路易斯·库特纳提出，目前在我国也得到了一定的推广和实施。虽然"安乐死"和"生前预嘱"都提倡"尊严"和"选择"，但二者存在着一定的区别和联系。

如上文所述，安乐死是患者在患有不治之症时，由于其身心都处于极端痛苦的状态，因而在患者及其家属共同要求和医生的同意下，采用人为的医学方法，使患者在无痛苦的状态下结束生命的全过程。虽然安乐死被认为是一种权利，但通常人们依然认为安乐死有悖于传统医德、践踏人权且阻碍医学科学技术水平的进步和发展，同时还可能带来一系列的负面社会问题。受诸多主流思想的影响，目前许多国家都没有将安乐死合法化。生前预嘱（living will），是指人们在健康或者意识清楚等无生命威胁的情况下签署的，在自己如果突发意外被确诊为不可治愈的疾病并丧失自主意识或临终时，放弃一切痛苦的医疗护理抢救措施，以期尊严死亡的指示性文件。生前预嘱的出现为人们在临终前提供了一个新的选择，通过实施生前预嘱实现"尊严死"，在患者临终时不过度地给予医疗措施，让他们可以自然又有尊严地走完生命的最后旅程。

有观点认为，生前预嘱像是患者在给自己安排"安乐死"，但又不同于"安乐死"。安乐死采取了帮助患者生命终结的措施，如为了减少患者痛苦，根据患者的意愿用药物帮助患者结束生命，安乐死是积极的、主动的行为，是带有协从性质的"助死"。生前预嘱，不是一种主动结束生命的过程，而是一种消极的、被动的"等待措施"，是医疗措施的"不作为"，如放弃依赖呼吸机和心肺复苏等手段维持生命的治疗。生前预嘱选择的是"尊严死"，是一种自然死亡状态。在行为主体方面，安乐死的患者不要求无可救药，生前预嘱则要求患者必须没有生还的可能性。1976年8月，美国加利福尼亚州首先通过了"自然死亡法"，允许患者按照自己意愿放弃使用生命支持系统而自然死亡。此后20年间，生前预嘱和"自然死亡法"几乎扩展到美国全境。而对于安乐死，目前大部分国家依然持反对态度，多数没有进行立法。

（二）安乐死与临终关怀

医学伦理学意义上的临终关怀，是指对失去治疗价值的患者用药物或其他方法给予姑息性治疗和支持性照护，以期提高患者的生命质量，延长其生存时间。临终关怀的服务对象不仅是临终患者，同时包括患者家属。临终关怀的目的是给予患者生理、心理、社会及精神支持等方面的照护，以减轻临终患者的身心痛苦。1961 年，英国的桑德斯博士建立了世界上第一所临终关怀院，自该机构建立以来受到了国际社会的普遍重视。随后，各个国家的临终关怀机构也接踵而至。在西方国家，约有一半的临终患者生命的最后一刻是在临终关怀机构度过的。我国于 1988 年在上海成立了中国第一家临终关怀医院。临终关怀医院又称为"安息所"或"香客房"，其英语原文为 Hospice，意指为垂死者建立的医院，但实际上还包括其他一些场所，甚至可以设立在患者的家中。无论其形式如何，只要符合临终关怀的原则和管理，其实质就是使临终患者平静度过生命最后时刻的处所。英国的杜威·罗斯博士指出，临终关怀的构想是由于现代医学护理的弊端而衍生的，医生和护士的职责不仅仅是治疗，同时包括减轻痛苦和安慰患者。

临终关怀的产生，使患者从过去"治疗或治愈"的医学观点，转向"关怀与援助"的观点，并从单纯的延长患者生存时间转为提高生存质量。临终关怀与安乐死在目的、方法、生命价值观等方面都有相似之处。临终关怀贯穿患者的生命末端全程，最主要的任务是缓解、消除临终患者巨大的生理疼痛，对于已无治愈希望的患者，其治疗的目的已不再是单纯的维持生命，而是如何使余生过得相对舒适。当患者处于不终止生命就无法减轻痛苦的交叉点时，在患者和家属同意的前提下，遵循严格的程序，结束患者的生命便是安乐死，它是临终关怀的最后一笔。

第二节 安乐死的历史演变

一、安乐死的历史发展

人们对安乐死的认识是一个从感性认识到理性认识不断升华的过程。虽然西方国家对于"安乐死"这一概念的讨论和研究是在文艺复兴之后，但是安乐死实施的记载可以追溯到斯巴达人时代。斯巴达人为了保持健康与活力，将生来存在畸形或有残疾的婴儿丢入山谷，放弃喂养；如果按照前文中关于安乐死的分类，应当被称作是"非自愿安乐死"的鼻祖。也有传闻在史前时代的部落中，每当发生战争或自然灾害时，就会将年老体弱者和病患抛离出队伍，以增强整个部落的生命力。亚里士多德曾在其著作中表示支持这种做法。在《理想国》一书中，柏拉图赞成把自杀作为解除无法治疗痛苦的一种办法。毕达哥拉斯等许多哲人、学者、政治家都认为，在道德上对老年患者与虚弱者实施自愿的安乐死是合理的。

当人类社会生产水平低下，生活物资不足以养活所有的社会成员时，这种安乐死的习俗减少了无力生产自身必需生活物资的成员，减轻了社会的负担，在当时可能较为适宜。人类社会进入生产力水平比较高的阶段后，这种安乐死便不普遍。对人类思想文化有巨大影响的宗教认为，人的生命是天神赐予的，死亡也由天神来决定，只有君主有权代表天神主宰臣民的生死；病痛，包括临终前的痛苦，往往被看成天神的惩罚；于是视自杀与安乐死是篡夺了造物主主宰生死的权力。16 世纪后人本主义的兴起，从天赋人权的基本思想出发，并不提倡安乐死。但是，也有学者从社会的效益和理性的思考出发，考虑和提出安乐死的主张。

随着现代生命医学技术的迅猛发展，一方面使人们的生命质量得到了很大程度的提高，但另一方面也促使一部分濒临死亡的患者在人为的控制下，依靠生命维持技术而得以痛苦地延长。这种状况极大地激化了医学伦理中的一对固有矛盾，即延长患者的生命与解除患者的痛苦。在这对矛盾的基础上，相关安乐死的病例和争论不断出现，最终使安乐死合法化运动在 20 世纪初期与人权运动结合在一起正式走上了历史舞台。

1931 年，现代安乐死运动在英国诞生。同年 10 月 16 日，英国医学卫生官员学会（The Society of Medical Officers of Health）发生了一件"会长致辞"（the Presidential Address）事件。当时的发言者是莱切斯特市（Leicester）医学卫生官员米拉德博士（C. Killiek Millard）。他对安乐死的立法请求做了一次演讲，该演讲在当时引起很大的轰动，他甚至起草了一个名为"自愿安乐死（立法）法案"的议案。他引用了摩尔在《乌托邦》中的辩解，认为延长垂死者的痛苦是不符合人道的。米拉德还在自杀与安乐死之间做了道德比较和考察，他将日本、印度与基督教等国家进行了对比。在日本和印度，一定条件下的自杀是受到尊重的。所以，他的结论是无论任何条件下的自杀都是错误的，而特定条件下的安乐死则是对的。1935 年 12 月，米拉德在教堂和医院人士的支持下，成立了英国第一个"安乐死合法化委员会"，其后美国、丹麦、瑞典、荷兰等国家也陆续出现了类似的组织。但是，安乐死运动很快就随着德国纳粹主义的兴起及其对非日耳曼种族的屠杀而遭受挫折。"二战"期间，根据其信奉的优生学理论及其纯净种族的理念，纳粹党人用"安乐死""尊严死亡"等名义有计划地屠杀慢性病、遗传病和精神病患者及犹太人等其他民族人士达 600 万人。从 1938 年法西斯分子滥用安乐死到 20 世纪 50 年代后期，安乐死臭名昭著，关于安乐死的讨论也很少出现了。

1950 年，世界医学会总部（Assembly of the World Medical Association）向各国医学会建议，"谴责任何条件下的安乐死实践"。但 2 年后，一项要求修改"人权宣言"（Declaration on Human Rights）的报告提出，不可救治的患者有权决定是否进行安乐死，该报告由英国和美国的 2513 名神职人员、医生和科学家签名，呈送给了联合国。

从 20 世纪 60 年代起，随着工业革命掀起的第三次浪潮，医学革命也得到复苏，在一个个具有里程碑意义的个案推动下，安乐死合法化的讨论再度兴起。1967 年，美国成立了"安乐死教育基金会"。1968 年，威廉姆斯（Glanville Williams）教授以"安乐死协会"的名义重新写了一个法案，由拉格兰议员（Lord Raglan）于 1969 年呈送给英国上议院，但在辩论后仍然没有获得通过。

1976 年，美国加利福尼亚州颁布了《自然死亡法》（Natural Death Act），法案宣称医生没有义务做无效的治疗，实际上是承认了被动安乐死。这是世界上第一个正式的被动安乐死法令。后来，为了统一各州的自然死亡法，美国统一州法委员会于 1985 年 8 月通过一项"统一重危患者权利法"。对于安乐死，美国联邦法律规定，任何医疗卫生部门都应该告诉成年患者他们有权以明确表示的方式拒绝维持生命的治疗。患者也有权以书写"生前遗嘱"或指定代理人的方式决定维持或撤除治疗。现在，美国已承认安乐死的合法性，患者有权拒绝无意义的治疗。其他西方发达国家没有形成成文法，司法实践中用判例法处理有关被动安乐死的案例。1976 年，在东京举行了第一次"国际安乐死讨论会"，会议通过的《安乐死国际会议宣言》，宣称要尊重人"生的意义"和"尊严死"的权利。1994 年，日本学术会议发表了"关于尊严死"的报告书。报告指出，"尊严死"是对挽救无望的患者终止实施延长生命的治疗措施，保持患者的尊严，平静迎接死亡。他们提出实施"尊严死"必须具备三个条件：第一，确定患者处于不能恢复的状态，也就是没有挽救的希望；第二，患者意志不清醒，医生不得终止治疗，可由近家属代替做出决定；第三，充分考虑患者病情，可以终止人为延长生命的方法。2000 年 11 月 28 日，荷兰众议院通过安乐死法案。2001 年 4 月 10 日，该法案又获参院通过，从而使荷兰成为世界上第一个使安乐死合法化的国家。2002 年 9 月 23 日，比利时也开始正式实施安乐死，医生只要严格按照实施安乐死的有关规定，将不会受到刑事追究。从而继荷兰之后，比利时成为世界上第二个以法律形式合法实施安乐死的国家。

从安乐死在西方社会的历史演变过程来看，经济发展水平与社会大众对安乐死的认可程度直接相关。由于大部分的欧美国家都有相对完善的社会保障和全民医疗体系，当有人提倡安乐死时，社会舆论讨论的焦点集中在患者的生存质量而非医疗体系的问题上。实际上，欧美国家对安乐死反对的呼声也从未间断，从近几个世纪的发展历程来看，反对安乐死合法化的主要力量为宗教人士。尤其是基督教会认为，任何人没有被赋予杀人的道德权利，这种权力同样无法通过宪法被授予；同时，基督教会认为体验痛苦是人生必须经历的一个过程，为了达到安乐的目的不可以不择手段。因此，基督教会成为国外安乐死立法过程中的主要障碍。从国外社会对安乐死的接受程度来看，在短期内社会各界在安乐死这一论题上达成一致并不现实。

二、国外安乐死重要的历史事件

（一）事件一

1984 年，一位 95 岁的患者要求 Dr. Alkmaar 医生为她施行安乐死。Dr. Alkmaar 咨询了其他医师，其他医师也同意为患者实施安乐死，因此，Dr. Alkmaar 医生就为这位患者施行了安乐死。在这个案例中，患者不是终末期患者而是慢性病患者。

早在 1981 年，荷兰鹿特丹（Rotterdam）地方法院列出了不起诉自愿安乐死的 9 条准则：①患者必须正处于不能忍受的痛苦中；②患者必须是有意识的；③死亡的要求必须出于患者的意愿；④必须给予患者除安乐死以外的选择，并让他们有充分的时间考虑这些选择；⑤当尝试其他缓解疼痛的方法都无效时，才能施行安乐死；⑥患者的死亡不能造成其他人不必要的痛苦；⑦必须有超过一个以上的医生参与患者安乐死的决定；⑧只有医生才能执行安乐死；⑨在患者做出接受"安乐死"的决定前，确保已向患者给予了充分的医疗照护。

Dr. Alkmaar 在地方法院和上诉法院都被判处违反刑法第 293 条，但是并没有受到法律上的具体刑罚。后来上诉到最高法院时，最高法院推翻了先前的判决，撤销了对 Dr. Alkmaar 医生的起诉。对此，最高法院的解释是 Dr. Alkmaar 医生面临了维护患者生命和解除患者痛苦的冲突，而 Dr. Alkmaar 医生则是对此冲突做出了一个恰当的解决办法。

1984 年的这个案例，在荷兰安乐死历史中占有举足轻重的地位。在 1984 年以前，虽然关于安乐死的施行准则中并没有限定是终末期患者，但几乎所有的个案都是终末期患者的例子。因此，高等法院的判决使我们发现荷兰安乐死的施行对象，已从终末期患者延伸至"非末期患者"。与澳洲北领地于 1995 年通过的《末期病患权利法》所规定的安乐死施行对象有很大的区别。因此，荷兰皇家医药协会公布了 5 个不起诉自愿安乐死的准则，包括：①患者主动要求；②此要求必须经过患者及家属的慎重考虑；③患者求死的意愿坚定且持续；④患者确实处于不能忍受的痛苦中；⑤医师必须咨询另一名医师，且该名医师也同意对患者实行安乐死。这 5 个准则也受到最高法院的认可。

（二）事件二

1991 年，50 岁的 Hilly Boscher 患有严重的精神疾病，她已有很长的一段时间处于沮丧的情绪中，原因是破碎的婚姻及 2 个儿子相继去世（一个死于自杀，另一个死于癌症）。当第二个儿子死后，她决定结束生命，于是她与安乐死协会交涉，协会指派 Dr. Chabot 医生来处理此案件。Dr. Chabot 诊断出 Hilly 患有严重且难以治愈的心理疾病，符合实施自愿安乐死的准则，于是 Dr. Chabot 咨询了其他医生的意见，但除了 Dr. Chabot 医生外，其他医生都没有对 Hilly 做详细的诊察工作。1991 年 9 月，Dr. Chabot 医生开了一个致命的药方协助 Hilly 自杀，并向法医报告，然而 Dr. Chabot 被控违反了《刑法》第 294 条。

直至 1994 年，Dr. Chabot 案件上诉至最高法院。最高法院指出，没有理由认为医生协助患者自杀的行为，是不能施行于遭受"心理疾病"的煎熬和折磨，Dr. Chabot 虽然咨询过其他医师，但尚未得到其他医师的同意就自行协助患者自杀，所以仍因触犯《刑法》第 294 条而被起诉，但最终最高法院并未做出任何刑罚。从最高法院的判决中我们发现，Dr. Chabot 医生被起诉的原因并不是因为他协助患有心理疾病的患者自杀，而是他没有严格遵守安乐死的准则（尚未得到其他医生的同意）。

从 1984 年"临终末期病患"案例到 1994 年的"患有心理疾病但生理健康"的案例，可以看到荷兰对安乐死的态度一再让步，这确实足以让人担心事情是否有可能会一发不可收拾，同时这两个案例也常常被反对安乐死的团体拿来抨击荷兰的安乐死条件太过宽松。同年，荷兰对国会制定的施行准则和 1990 年制定的 *Notification Procedure* 做了相关修改：①患者主动要求，出于自愿。②患者的要求经过慎重考虑。③患者的要求坚定且持续。④患者处于不能忍受的痛苦中且没有治愈的希望。⑤实施对象一定是处于临终末期的患者。⑥安乐死必须由医生来执行。⑦医生在协助患者实施安乐死前必须咨询另一名医师，且得到他的同意。患者若是精神疾病患者，必须至少由另外两名医师共同诊断，其中一名必须是心理医生。⑧医生必须保留个案的完整报告。⑨医生必须向地方法医呈报（医师协助自杀/安乐死），而不是宣告自然死亡。

（三）事件三

1995 年，有一位医师在婴儿父母的明确要求下，为出生 25 天的女婴注射致死药物，导致了女婴的死亡。该女婴患有 13 三体综合征（Trisomy 13 Syndrome），又称 Patau 综合征（Patau Syndrome），即出生就有严重的缺陷，包括唇腭裂、脑部发育不健全、心脏神经的缺陷、手指重迭等，同时女婴还出现了心肺肾脏衰竭、头皮溃烂感染、上肢抽筋的情况，并且患有 Trisomy 13 Syndrome 的儿童有 90% 以上的概率活不过 1 年。最后，此案例仍被起诉，但不予刑事处罚。

有些人担心荷兰对于安乐死的态度一再地放开，从终末期病患到"非末期病患"，从"生理的疾病到心理的疾病"，从有缺陷的新生儿滑到"无法表达意愿"的其他患者身上，如严重智障或失去沟通能力的患者，最后甚至到"非自愿安乐死"。

1995 年，荷兰政府委托 Paul J. van der Maas 所率领的调查团，针对 1994 年全年医生协助致死所做的个案进行研究，研究报告对医生做决定时应有的考虑进行了详尽讨论。同年，皇家医药协会对施行准则做了补充：①若患者同时接受"医生协助自杀"和"安乐死"，医生应选择"医生协助自杀"而不选择"安乐死"；②被咨询的医生必须是有经验，且与咨询他的患者没有家属或同事关系；③医生个人反对安乐死或协助自杀，必须让他的患者知道他的立场，并帮患者寻找愿意协助患者的医生。

第三节　安乐死的伦理分析

目前，围绕着安乐死的争论不断。安乐死到底是尊重生命的神圣，还是对生命的亵渎？是合情合理的选择，还是一种违法犯罪行为？国内外各领域围绕着这些争论，分别提出了自己的观点，赞同者和反对者各执一词。

一、赞成者的观点

（一）生命质量说

此观点认为，人类不仅要追求寿命的延长，更重要的是追求幸福感，即生活中幸福指数的高低。如果一个人正在遭受生理和心理的双重折磨，丧失了生活中应有的幸福和快乐，其生存的价值和意义也就丧失了。关于这一论点在我国儒家的经典著作中，就曾提到"生以载义"而"死守善道"的说法，即人生最害怕的不是死亡，而是不能时时刻刻坚守道义，让自己芳名永留。因此，要珍惜生命，只有活着才有机会实现自己的人生追求和价值。由此可见，追求更高的生活品质和质量才是人生的价值目标。若一个人生命垂危，只能在巨大的痛苦中等待死亡，周围的人都拒绝他的请求强迫他继续承受痛苦，无疑是对患者的一种折磨，而为其实施安乐死可以帮助患者摆脱痛苦，有尊严地死去。

（二）新医德说

该观点认为，医生的职责不仅包括治愈患者的疾病，而且还要帮助患者缓解痛苦。随着现代医疗技术水平的发展，虽有部分绝症可以被治愈，但同时也延长了人们被疾病折磨的时间。因此，医学的发展不仅要注重疾病的治愈，更要为患者提供缓解疼痛的技术。一般来说，生命的意义要学会承受痛苦，不能仅因为自身痛苦就要放弃生命。但是，选择安乐死并不是要求人们选择放弃生命，而是在面临不可避免的死亡、自身无法创造价值且必须忍受煎熬时，请求医生提供可以减轻痛苦的死亡方式。此时，医生应尊重患者自身意愿的选择。

（三）权利赋予说

持此观点的学者认为，每个人都有按照自己意愿生活的权利，可以自由处置与自己紧密相关的事项，包括自己的生命。"权利即是规定或隐藏在法律规范中，实现于法律关系中的，又是主体以相对自由的作为或不作为的方式获得利益的一种手段。"权利的本质是为主体带来利益，这种利益既包括物质利益，也包括精神利益。人们享受的权利与自己利益紧密相关。安乐死的权力属于人权的一部分，应当成为我国公民的一项基本权利。患者可以在治疗过程中对自己接受的治疗方案和措施做出选择，也应当允许其做出安乐死的选择。患者选择安乐死属于行使其自主权的表现，在没有损害他人利益的基础上，我们应当给予必要的尊重。美国学者德沃金认为："法律必须保护那些惧于非命的人，但是法律也必须保护那些持相反信念的人；若不能得到他们所信任医生的帮助以达到一种轻松而平静的死亡，那也将是令人恐惧的。"

（四）生命价值说

该观点认为，人的自然属性归属于个人，由个人进行支配。而社会属性的个人又要求个人归属于社会，要想满足个人目的必须受到社会的管理和规制。人是自然和社会的统一体，衡量一个人的价值既要看自身价值，还要看其对社会或群体带来的价值。现代人都是社会人，其社会属性无疑高于其自然属性，因此，生命价值取决于其对社会贡献的大小。安乐死的实施对象为丧失劳动能力者，其无法继续为社会做出贡献，更多的是向社会索取，已经丧失了生命的社会价值，同时患者自身痛苦不堪，如果患者选择安乐死，那么我们也应当尊重其选择。

（五）资源有限说

持有此观点者认为，虽然经济不断飞速发展，但是社会资源有限，其总量在不断减少，医疗卫生资源应当在每个社会主体中进行平等的分配，挽救每一个仍有治愈希望的患者，但当已无治愈希望的患者深受痛苦折磨，又自愿要求解除痛苦的情况下，仍然坚持进行治疗，占用大量的医疗公共卫生资源，一方面不但增加了患者和家属的精神痛苦，另一方面还浪费了大量的人力和物力，这既不符合公平原则也不符合社会价值。如果对安乐死进行立法，给绝症患者开启安乐死亡的出口，可以解放出更多的医疗资源，不仅可以更好地救助有治愈希望的患者，同时还可以把节约出来的资源用于社会主义建设和提高人民生活水平等方面。

二、反对者的观点

（一）生命神圣说

持有该观点的人认为，生命是宝贵的财富、神圣的赐予，实施安乐死严重违反了生命意义，是变相的杀人行为。在我国儒家的文化中对生命极其重视。孔子曾说："未知生，焉知死？"他认为人应当更多地讨论生的意义，无法明白生命的意义就不能谈论死。被后人尊称为"亚圣"的孟子指出："生亦我所欲"，"死亦我所恶"。求生是人的本能，在任何情况下都不可违背，死亡是每个人应当竭力避免的。安乐死的愿望背离了自然死亡，背离了生命被赋予的本意。安乐死行为是任意支配、缩短自己或他人生命的杀人行为，改变了生命原本的轨迹，承认安乐死，无异于承认社会有剥夺生命的权利。

（二）违反人道说

该观点认为，对社会没有危害行为的无辜患者，法律却允许他们被无端地杀死，违背了人道主义的基本宗旨。人道主义者一直以来标榜关心和帮助弱者，患者在经受痛苦的时候为其提供必要的帮助，减轻其肉体和精神痛苦，让患者能够安然地离开人世。虽然赞成实施安乐死是以减轻患者痛苦为借口，但这始终是剥夺他人生命的行为，而被实施者并没有违反法律规定应当被判处死刑的违法行为，那么以任何理由和借口结束其生命都违反人道本质。

（三）违反伦理说

该观点认为，不论在外人还是患者家属看来，安乐死都违反了道德要求。在亲人遭受疾病折磨时，人为地结束其生命，对家属来说是一道难以逾越的难关，与几千年来根植于中国人心中的孝道相悖。当自己的长辈身患绝症，子女应该守护在身边以尽孝道，如果因为不能治愈就想要为父母实施安乐死，就是催促其死亡，将会受到社会的唾骂，被认为是"大逆不道""不肖子孙"。

（四）阻碍医学发展说

该观点认为，医学技术的发展是在攻克临床实践中一个又一个的疑难疾病中不断前进。医生的职责是减轻患者的痛苦、延长患者的生命，放弃为其治疗甚至积极加速患者的死亡，这种行为不仅违背了医生的职业道德，也会造成医疗发展的惰性，阻碍医学和治疗技术的进步。同时，对于疾病而言，"绝症"并非一成不变，回顾人类的历史，就是在不断和病魔做斗争的过程中医疗技术得到了巨大的提升；目前看来是绝症的疾病，在不远的将来可能就会被战胜和攻克。现实中也确实存在许多医学无法解释的奇迹，患者在被诊断无法救治后仍能奇迹般地康复和生存，对患者实施安乐死无疑是斩断了患者治愈的可能，也会使医生在研究和探索患者治愈的方法上错失很多机会。

（五）道德滑坡说

持此观点者认为，安乐死立法会导致道德滑坡，即在实施安乐死的进程中会导致人们沿着道德下降的斜坡，由自愿安乐死逐渐滑向非自愿安乐死，最后患者非自愿死亡也被合法化。如果安乐死被法律承认为选择死亡的一种途径，患者将会不自觉地受到这种道义逼迫而做出违背自身意愿的选择，就会引致人们为了节省开支、缓解经济压力而给患者施压，为家属提供逃避义务的借口，甚至可能会逼迫不想被安乐死的患者强行接受安乐死。关于安乐死的争论是有意义的，因为无论在理论上或实际上对于这些问题还难以做出结论，也是目前医学伦理学所面临的难题。

综上所述，有人反对任何形式的安乐死，认为这是见死不救，是与人道主义相悖的。安乐死会导致医生懈怠甚至放弃控制疼痛和发展临终照护等领域的研究。但是，大多数人认为某种形式的安乐死是符合伦理道德的，事实上某种形式的安乐死是许多国家（包括我国）的医务界早已采取的常规措施。例如，临终患者心脏病发作不再实施抢救措施，给不可能再苏醒的昏迷患者停食，等等。例如，英国的一位妇女说："当我的死期到来时，我希望能让我平静并尽快地死去，不要插入喉咙里的管子和扎在胳膊上的针。"罗马教皇曾经要求医生遵守的一条原则为："当患者确实没有希望治愈的时候，医生的首要任务是减轻患者的痛苦，而不是延长他们的生命。"

在我国，对安乐死尚未进行立法，也未颁布过有关的政策、条例，但在实际生活中有许多与此相关的问题。例如，有相当多的医院拒绝收治晚期癌症患者，这表明医生已经对患者的生与死做出抉择，有人认为这本身就属于被动安乐死，但这种情况人们一般都能接受。而对于主动安乐死，社会舆论则有很大的分歧。

第四节 安乐死的立法现状

一、国外安乐死的立法现状

（一）荷兰——世界上第一个安乐死立法的国家

迄今为止，在世界安乐死立法发展的长河里，荷兰是最早承认安乐死合法的国家，其发展历经了由个案判决到逐步在法律上被承认并进行立法的全过程。荷兰议会于 2001 年 11 月 29 日通过了安乐死法令，并从 2002 年 4 月 1 日起正式生效。安乐死从此在荷兰结束了近 30 年的"不合法"历史，开始拥有"合法身份"。

安乐死在荷兰的历史可以追溯到 20 世纪 70 年代甚至更早。但其对安乐死的立法不是一蹴而就的。早在 1973 年，一位医生为解除多次表达死亡意愿患者的癌症疼痛，开具了致命剂量的吗啡，这位患者因被注射过量吗啡而死亡。法院经审理后，判处这位医生监禁 1 周，缓刑 1 年，这是荷兰首次在法院判决中默许安乐死的案件。

1990 年，荷兰政府成立了研究安乐死实践的医学研究委员会。荷兰皇家医学会与司法部就如何上报安乐死程序达成了一致。1993 年，荷兰议会通过了《关于没有希望治愈的患者有权要求结束自己生命》法案，使荷兰成为世界上第一个规范医生实施积极死亡协助的国家，但这并非对安乐死的合法化，只是允许医生在严格遵守规定的情况下为患者执行积极的死亡协助。1999 年，荷兰通过修正案，规定年满 16 岁的人，在绝症的临终末期可以自己选择是否接受安乐死，如果年满 12 岁而不满 16 岁的患者有安乐死的要求，则必须经过父母的同意。直到 2001 年，荷兰通过了安乐死法案，对荷兰长期存在的安乐死行为予以管理和规范，规定为患有不可治愈疾病的患者，经过一段时间的充分考虑之后，可以自愿提出结束生命的书面请求，主治医生在收到患者的请求后应向其详细陈述实际病情和继续治疗的预期结果，在另一名医生的协助下对患者的情况进行再次诊断、商讨后方能实施安乐死。这部法案对安乐死的提出和审核有严格的条件和要求，医生对垂危患者实施安乐死时，必须满足以下所有条件：①由患者本人"深思熟虑"后提出实施安乐死书面申请；②确定患者病情已无好转及治愈希望，且患者在经受"令人无法忍受"的折磨；③向患者如实通报其病情及以后的发展情况；④与患者协商并得出结论，认为安乐死是唯一的解脱办法；⑤一直看护患者的医生就上述4条写出书面意见；⑥征得另一位"独立"医生的支持；⑦按照规定的程序对患者实施安乐死行为。

就荷兰的国情来看，安乐死的立法本身就有着一些有利条件。①荷兰是全世界医疗服务水平最高的国家之一，不仅医疗水平先进，而且医疗保障水平也很高，医疗保险广泛普及。在荷兰95%以上的公民享有私人医疗保险，长期疗养也包含在医疗保险范围内，并且涵盖没有私人医疗保险的民众，人民不用为经济压力被迫选择安乐死。②临终关怀护理非常成熟。在荷兰，几乎每一家医院都有疼痛控制及缓和医疗的临终关怀护理中心，护理人员不仅重视患者的生理护理，同时注重对患者的心理护理。③医生与患者之间良好的医患关系及医生高尚的医德，为实施安乐死奠定了基础。这得益于荷兰的家庭医生制度，患者与医生之间除了医生与患者之间的关系之外，还建立了良好的友谊，这使他们交流密切，彼此信任。基于这种信任，患者可以把自己的生命托付给自己信任的医生。④荷兰民族崇尚自由，并且比较开放和包容。民众易于接受新鲜事物，各种新鲜的思想和态度也能快速地融入这片土地。

（二）比利时——世界上第二个安乐死立法的国家

比利时国会于2002年通过了《安乐死容忍法》，成为继荷兰之后第二个通过法律认可安乐死的国家。该法案规定实施安乐死必须满足以下条件：①患者必须是成年人，在意识清醒的情况下提出申请；②患者提出的申请是自愿的，没有来自外界压力的影响；③患者所患疾病确属无法治愈，并且患者身心正在遭受巨大痛苦的折磨。医生在确认患者满足以上条件后，应当及时与患者交流，告知其身体现状、生命期限及继续治疗的方法和结果，确定患者是在自愿的情况下做出安乐死的选择；增加对患者的诊断次数，及时了解患者身体状况后与其他医生共同诊断，对患者的申请反复进行考察。患者提交申请后到安乐死实施前不得少于1个月，如果患者有要求，医生也应当与患者家属商量是否实施安乐死。

（三）澳大利亚——安乐死曾经合法，但又被推翻

澳大利亚可以说是世界上最早制定安乐死法案的国家，1995 年 6 月 16 日，澳大利亚北部地区（又称"北领地区"）议会通过了世界上第一个"安乐死法"，批准实行符合特定条件的安乐死。尽管遭到了当地医学会的反对，这项法律还是于 1996 年 7 月 1 日正式生效，同年颁布了《晚期患者权利法》，对积极安乐死进行了规定。积极安乐死的适用条件包括：①申请主体仅限于经医生确诊为绝症临终晚期的患者；②须有 2 位执业医生及 1 位精神科医生对患者的病情和精神状态进行诊断；③患者需签署安乐死意愿书，且有 3 位医生对诊断无异议后在意愿书上签字；④患者在签署意愿书后有 48 小时的冷静期和 7 天的等待期，在此期间患者可以随时取消死亡意愿。然而，此法案在澳大利亚引发了很大争议，在生效 8 个月后即被废除。安乐死在澳大利亚重新定义为非法行为。

（四）瑞士——安乐死在个别城市合法

瑞士法律规定实施安乐死的条件主要有以下几点：①患有绝症且无法治愈，并且患者目前正在遭受身体和精神的双重折磨，痛苦难以忍受；②如果是非瑞士公民申请安乐死，患者需要提供医疗证明来证实其符合瑞士安乐死的实施条件，并且需要到权威公证机构做公证；③如果患者因为患有心理疾病，即使忍受再大的心理痛苦，瑞士的安乐死机构也不会同意对其实施安乐死；④从申请安乐死到实施安乐死，患者有一段比较充分的考虑时间，大约为 4 个月左右；⑤安乐死的具体方式是可以在申请过程中选择的，可以选择注入麻醉剂、氰化物等方式。

（五）美国——联邦政府不完全认同安乐死，但部分州认同

在各部门立法及实践上，美国一直处于世界的探索者位置，但在安乐死的合法化方面，美国一直处于保守状态。1938 年，美国安乐死协会建立。在接下来的 1 年中，美国的安乐死协会起草了安乐死立法建议，递交到纽约州和内布拉斯加州进行审议，最终都遭到了否决。到了 1976 年，加利福尼亚州公布的《自然死亡法》中规定，成年患者可以在面临死亡无法逆转的情况下制定遗嘱，授权医生撤除维持其生命的医疗设施，而医生对由此造成的死亡不承担任何责任。这是第一个关于消极安乐死的法案，申请主体仅限于成年患者，其家属无权提出请求，必须确定患有不可医治的疾病，而且需要有 2 名医生证明患者处于濒死状态。该法案还规定执行撤除维持生命设施的行为，必须在确定

患者处于临终状态 2 周以后，医生必须严格依照规定实施，否则就构成违法行为。

俄勒冈州——1994 年 11 月，俄勒冈州正式通过的"尊严死"法案规定，患者经 2 名医生诊断后确定生存时间小于半年，可以提出安乐死的申请，实施安乐死之前要经过半个月的观察，医生可以提供药物给患者，但不能实施用药行为，同时禁止在家属或朋友的帮助下完成自杀，但是允许患者通过书面文书的形式决定自身医疗的治疗程序和治疗方式，这在美国多数州都被允许。1997 年 10 月，俄勒冈州再次就安乐死举行全民公决，投票结果表明，60% 的公民赞同患者有权在医师协助下完成安乐死。

佛罗里达州——1997 年，一个名叫查尔斯·豪尔的人因输血感染艾滋病病毒，豪尔要求塞西尔·麦基弗医生在他的病症发展成为艾滋病且存活无望的时候，帮助其完成安乐死。豪尔上诉佛罗里达州法院，要求在此情况下不追究麦基弗的法律责任。法院认为，豪尔神志清醒，主动要求死亡，根据州《保护隐私条例》和《联邦平等保护条款》，同意他的请求。但是州检察官将此案上诉到联邦初审法庭，1997 年 7 月 17 日，最高法院推翻了佛罗里达州法庭原来的判决，理由是《保护隐私条例》不适用于此案，应当防止在他人协助下的自杀，医疗的权威性和完整性必须得到法律的保护。

夏威夷州——2002 年 2 月下旬，夏威夷州众议院允许神志清醒的晚期患者要求医生开具处方，口服致命药剂死亡，但禁止使用注射或其他在他人帮助下完成的安乐死。

在长达上百年的安乐死是否应当合法化和如何合法化的争辩中，美国各界主要有几种担心：①道德滑坡。若将安乐死合法化，必将导致道德的滑坡，甚至会引起自杀人数猛增。2008 年俄勒冈州健康部门公布的数据显示，安乐死的合法化后并没有导致人们蜂拥而上地选择自杀，道德滑坡的担忧也不攻自破；②社会各界密切关注采用医生协助自杀的临终病人，担忧该类弱势群体可能会由于种族、贫穷、受教育程度低等原因而不理智地选择安乐死以结束被病痛折磨的生命；③担心临终病人由于来自内部或外部的巨大压力，诸如亲属、自身的健康状况或经济状况等方面的原因而盲目选择安乐死。为了消除人们的担忧和顾虑，健康部门研究调查了一组病情相似、年龄、性别、种族、受教育程度相仿的患者，结果显示，贫穷、教育程度的高低、有无保险、是否畏惧疼痛等原因都不是患者做出选择的影响因素。选择医生协助自杀的患者来自不同的年龄阶段及各行各业。影响患者做出安乐死决定的因素主要有自主能力的丧失及无力控制躯体功能的恶化等。可以说，美国部分州安乐死合法化，给了临终患者一个可以选择"尊严死"的权利。

（六）英国、法国、日本等国家——安乐死至今尚不合法

1999 年 12 月 8 日，一个英国慈善团体要求政府质询部分医疗卫生部门官员，因为那些官员正在为老年患者实施"非自愿安乐死"，目的是"为拥挤的医院腾出床位"。据说，根据这些官员的要求和规定，医院停止向这些老年患者提供食物和水。2004 年 8 月 1 日，英格兰和威尔士贵族院关于一起"被动安乐死"议案举行听证会，目的在于使医生帮助患者实施安乐死变为合法行为。同年，苏格兰自由民主党成员马修斯·珀维斯参照美国俄勒冈州的相关法律，起草一项将"仁慈杀死"的合法化议案。珀维斯认为，"当患者请求医生帮助他们结束生命时，他们想要的是摆脱痛苦，在生命终结时保持尊严，这一点非常重要，选择比活着本身更伟大的境界"。由于英国法律与苏格兰法律存在差异，珀维斯希望关于安乐死合法的提案在正式裁定之前，能得到苏格兰社会广泛的关注。珀维斯的提议得到社会广泛支持，却遭到罗马天主教教会的批评。安乐死在英国至今没有得到合法化，导致英国患者不得不出国"求死"。一个总部设在瑞士，名为"尊严"（Dignitas）的组织已经帮助 22 名临终的英国公民实施了安乐死。在英国，他们拥有 557 名成员。与其他西欧国家相比，英国法律对安乐死更为严苛，寻求海外帮助的办法也存在一定的困难。安乐死必须在瑞士实施，如果患者的病情非常严重，出国旅行非常困难，陪同患者出国"求死"的家属或朋友回到英国将面临起诉。

安乐死在法国也尚未得到合法化，但 2005 年 4 月 12 日通过的新法，对生命终末期问题做出了定论，虽然拒绝了安乐死的立法，但制定了"放任死亡权"，允许停止治疗，或拒绝停止治疗，或者拒绝锲而不舍的顽固治疗。法案给"任由死亡"的权利开了路，但不是以主动的方式进行安乐死。

在亚洲，日本从法律层面来说是第一个有条件承认安乐死的国家。1950 年，东京地方法院在一例安乐死案件判决文书中有这样一段文字：为了解除患者生理上的剧烈痛苦而实施危害其生命的行为，可以被认定为刑法学上的紧急避险行为。1960 年，名古屋法院在另外一起安乐死案件的判决中明确承认了有条件安乐死的合法性，并且明确了安乐死的条件：①根据现代医学知识和技术判断，患者患的是不治之症且已到生命末期；②患者身受难以忍受的巨大痛苦；③安乐死的目的是减轻患者死亡的痛苦；④患者意识清楚能够表达意思，并且本人同意；⑤由医生执行；⑥执行方法合理恰当。具备以上条件，剥夺他人生命才符合刑法中的紧急避险行为。但时至今日，日本并未颁发有关安乐死的成文法。

二、中国安乐死的立法现状

据卫生部和国家卫生与健康委员会的相关统计表明，我国每年的死亡人数约 1000 万人，其中有 100 多万人在极端痛苦中离开人世，如癌症晚期的剧烈疼痛等。在这众多的死亡者中，又有相当多的一部分人曾要求过安乐死，但因无法律保护而被拒绝。为了适应现实需求，我国于 20 世纪 80 年代开始对安乐死进行研究，但在全国各地引起了非常大的争议。1981 年，上海医科大学的蔡根法在《医学与哲学》上发表文章主张讨论安乐死。1982 年，关于医学伦理学术的全国第二次讨论会在大连召开，来自山东、天津等地的代表基于安乐死发表了很多的论文，在社会上引起很大的反响。1986 年，在陕西省汉中市发生了我国第一例关于安乐死的案件。案件中被告人王某的母亲夏某患多种疾病，极度痛苦，且因严重并发症导致其深度昏迷。患者儿女得知母亲病危难愈，看其忍受疾病的折磨和煎熬，即产生让其无痛苦安乐死的念头。在夏某儿女再三请求并表示愿意签字承担责任后，主治医生蒲某在 24 小时内开了 200 毫克复方氯丙嗪的医嘱，给夏某注射（并在处方上注明是家属要求，患者儿子王某在处方上签字），加速了夏某的死亡。检察部门对蒲某以故意杀人罪提起了诉讼。该案件经过 6 年的审理，蒲某最终得以无罪释放。但是这个判决并不代表承认了安乐死是合法的，他们的行为仍属于故意剥夺他人生命权利的行为，但因其主观恶性和社会危害性不大，法律给予了同情和宽大处理。然而并不是因为安乐死实现了合法化才将其释放，主要是因为患者真正的死亡原因并不是由于他所开的药物，也就是说这个药物并没有很大的危害性，导致犯罪不成立。在我国，这个案例曾经引起了非常大的反响和热议，见仁见智，从其社会价值、伦理价值等方面做出了不同评价。

1997 年，在上海举行的全国性"安乐死"学术讨论会上，参加会议的多数代表表示赞成安乐死，个别代表认为安乐死的立法迫在眉睫。"在我国，立法既没有对'安乐死'予以认可，也没有明文否定。受不同学说影响，各地法院针对基于临终患者的请求而实施的'明文安乐死'采取的处理方式各不相同。"有的法院引用《刑法》第十三条"但是情节显著轻微危害不大的，不认为是犯罪"的规定，做出无罪判决；有的法院引用《刑法》第二百三十二条的规定，故意杀人的，处死刑、无期徒刑或者十年以上有期徒刑；情节较轻的，处三年以上十年以下有期徒刑。另外，各个地方处理的方式也不统一，明显违背了"在相同的情形中，所有的人都应当得到公平对待"的法治原则。

1998 年 10 月，在祝世讷教授的领导下，山东中医药大学安乐死课题研究组经过长期研究，提出了我国第一份安乐死立法建议稿——《安乐死暂行条例（草案建议稿）》及其说明。这份建议稿是在吸收了国外众多理论研究成果和实践经验的基础上，结合我国具体国情提出的。它的很多观点建议具有重要参考价值和意义，但是对一些复杂情况的处理还需做更深入、更恰当的规定。

迄今为止，我国无论是允许还是禁止安乐死，都无相关的立法规定及计划。我国法律规定，公民人身权利受法律保护，任何人不得非法剥夺他人生命。由于安乐死已经体现了社会需求，因此已成为具有社会性质的问题。但由于安乐死的问题比较复杂，涉及道德、伦理、法律、医学等诸多方面，时至今日，我国对安乐死既没有否认，也没有承认其合法性。随着我国进入老龄化社会，加之死亡原因的多样化问题，安乐死问题愈演愈烈。从总体来看，现在对消极安乐死往往采取默许的态度，而对积极安乐死坚决否定。消极安乐死和积极安乐死都是区别于自然死亡的方法。然而，消极安乐死是以中断治疗和放弃抢救的方式使临终患者生命缓慢枯竭，人们对这种现象已经习以为常，有极少的个人会对这种做法提出质疑，但相对来说在伦理上比较容易接受。

三、安乐死发展趋势的思考

随着现代医学技术的不断发展和进步，人们对生命内涵与外延的理解不断加深，对生命质量的要求也不断提高，安乐死的发展不再是一个禁区，而成了一种必然趋势。但是，对待安乐死的问题，各领域中的相互争论还会持续相当长的一段时期。安乐死之所以引起广泛的争议，综合来看主要是因为安乐死中有许多相互冲突的矛盾。首先，就安乐死本身来看，矛盾双方就是生与死，用死亡来实现生命本来就备受质疑。其次，安乐死要通过他人的帮助甚至由他人实施，这本身与谋杀相似。这种行为不得不让人在涉及安乐死的问题上犹豫再三。最后，安乐死作为道德领域中的问题，必然牵扯到很多道德难题。在确定伦理领域中的一些相关概念时，必然要超越悖论的束缚。在界定人的权利和义务上，必须要超越人的权利和义务量化的局限性。在死亡的界定上，必须要超越对死亡界定的困难。人类的进步在于超越，在对待安乐死的问题上也要超越。

我国对于安乐死的立法有其特殊性，需在影响我国安乐死立法的各因素等方面进行努力，方能找到解决我国安乐死立法问题的有效方法。总之，安乐死就像一把双刃剑，运用得当就能解决患者的痛苦，失去控制就会成为犯罪工具，但我们要理性认识安乐死对个人、家庭和社会的重要性，只能通过制定健全的法律法规为安乐死的实施提供一个可行的标准。目前，国内学者对安乐死的研究越来越深入，近 10 年来专门对安乐死进行研究的论文多达 200 篇，主要围绕安乐死的概念、分类、伦理剖析、法理基础及安乐死立法等方面进行论述，这为安乐死的合法化提供了强有力的理论依据，也提供了许多制度上的建议和设想，更加强了人们对安乐死本质的了解和认识。安乐死牵涉到社会、医生、家属与患者的生命权益，不能够随意立法实行，而应当制定符合我国国情的具体程序，先实现刑法上不追责，再逐渐过渡到无罪，最后真正实现安乐死的立法。

【参考文献】

[1] 庞博. 安乐死合法化的法理问题研究 [D]. 沈阳：沈阳工业大学，2018.

[2] 何强. 安乐死伦理分析 [D]. 太原：山西大学，2005.

[3] Burlon M M H. Letter re：Hans Jacob and brain research on Hamburg "euthanasia" victims："Awaiting further brains！" [J]. Neurology，2017，89（10）.

[4] Archer D，Barton M，Mair T. Medical，surgical treatment or euthanasia—how can we make the decision easier for a colic horse in equine practice？ [J]. Equine Veterinary Education，2017，29：20 – 21.

[5] 莫洪宪，杨文博. 论安乐死的分类与概念清理——安乐死研究误区的批判 [J]. 刑法论丛，2011，27（3）：258 – 288.

[6] 杨世勇. 安乐死的合法化及其实施构想 [D]. 兰州：兰州大学，2018.

[7] 韩跃红，李昶达. 安乐死辩论中的"尊严悖论"[J]. 道德与文明，2015（6）：37 – 43.

[8] 杨思宇. 安乐死的多视角阐释 [D]. 北京：中央民族大学，2015.

[9] 高铭暄. 新编中国刑法学：下 [M]. 北京：中国人民大学出版社，1998.

[10] 翟晓梅. 死亡的尊严 [M]. 北京：首都师范大学出版社，2002.

[11] 刘兵. 我国实施安乐死的现实障碍及其伦理分析 [D]. 昆明：昆明理工大学，2018.

[12] 霍增辉. 在法律与道德之间："安乐死"问题的再思考 [J]. 兰州学刊，2008（4）：121 – 124.

[13] 朱红梅. 被动安乐死及其伦理问题 [J]. 医学与社会，2006，19（7）：34 – 37.

[14] 郝杰. 安乐死的伦理价值研究 [D]. 重庆：西南大学，2009.

[15] 倪伟. 论自由权的边界：安乐死合法化问题研究 [D]. 厦门：华侨大学，2018.

［16］张文显. 法理学［M］. 4 版. 北京：北京大学出版社，2011.

［17］罗纳德·德沃金. 自由的法：对美国宪法的道德解读［M］. 刘丽君，译. 上海：上海人民出版社，2001.

［18］王冬梅. 论安乐死在伦理学中的现实合理性及在我国合法化的困境［J］. 宿州学院学报，2016，31（5）：13－15.

［19］杜婉婉. 宪法视角下的安乐死合法化研究［D］. 合肥：安徽大学，2017.

［20］马宗奎，沈晓. 医疗卫生领域的安乐死研究述评——基于内容分析法［J］. 中国卫生产业，2016，13（8）：196－198.

［21］张婕. 中国传统生死观视域下医学生生命教育研究［D］. 南京：南京医科大学，2017.

［22］李鑫. 中国安乐死和伦理合理性探析［D］. 四川：四川师范大学，2017.

［23］吴林. 从尊重生命角度探讨安乐死的合理性［J］. 经济研究导刊，2016（31）：186－187.

［24］王刚. 德国刑法中的安乐死——围绕联邦最高法院第二刑事审判庭 2010 年判决的展开［J］. 比较法研究，2015（5）：89－107.

［25］苏洋. 我国安乐死合法化研究［D］. 重庆：重庆大学，2016.

［26］阿玛丽洛尔. 中外安乐死法律问题比较研究［D］. 北京：北京邮电大学，2017.

第十二章　丧亲者的哀伤辅导

　　丧失（Loss）是每个人生命中持续经历而又无法避免的体验，在一个人的成长过程中，可能会失去有形的东西（如玩具、书本、宠物、金钱等），也可能会失去无形的东西（如青春、机遇、梦想等）。丧失会给个体带来痛苦、哀伤、怨恨和愧疚等一系列错综复杂的情绪，尤其当失去生命中关系亲密的重要亲人（如家属、配偶、朋友等）时，更会给当事人带来无尽的伤痛。Holmes 与 Rahe 于 1967 年编制的生活应激事件量表（the social read justment rating scale）中，包含了个人生活中的种种变化及这种变化带来的应激程度。经调查显示，压力程度最高的应激事件是丧偶，可见至亲的去世将会给个体带来巨大的影响。

　　近年来，随着自然灾害的频繁发生及高风险社会下癌症、车祸、自杀等各种非正常死亡现象的大量涌现，丧亲问题日益增加及复杂化。据统计，2008年，我国汶川大地震造成了 69227 人遇难，17923 人失踪；2010 年，0 ～ 30 岁死亡独生子女累计约为 851.7 万人；2015 年，因癌症死亡的人数达 281.4 万人。最新数据结果显示，2017 年，我国死亡人口数高达 986 万，死亡率为 7.11‰，若以每个逝者有 5 个直系家属，10 个左右的朋友计算，在中国每年就有约 4930 万人要承受丧亲之痛，9860 万人要承受丧友之痛。由于受到丧亲事件的时间、原因及类型等因素的影响，丧亲者在面对丧亲事件时出现的心理反应存在很大差异；对于大多数人而言，悲伤的情绪和想法会随着时间的推移逐渐减轻或者消失，但少数人无法缓解。如果一旦丧亲事件不能得到及时妥善的处理，有可能会导致丧亲者出现精神和身体等方面的疾病，甚至会增加丧亲者死亡的危险。研究表明，85% 的丧亲者在一段时间后能够从丧亲中缓解和恢复，15% 的丧亲者会出现悲伤过度所带来的一系列症状，如抑郁、痛苦、焦虑、滥用药物或酗酒、疾病、适应困难等。虽然并不是所有的丧亲者都需要寻求帮助，但我们需要开展预防性和治疗性的丧亲照顾，以应对丧亲事件所带来的风险和问题。因此，丧亲人群的心理健康状况亟须关注，推进丧亲者的照护和辅导也有着一定的必要性和紧迫性。

第一节　丧亲者的基本概念与内涵

丧亲者（bereaved people），主要指失去父母、配偶及子女的人，通常叫作死者家属。失去最亲近的亲人，是一次非常痛苦、难忘的经历，因此在人的情感和心理等方面会出现一系列的哀伤反应。哀伤反应（grief reaction）是人们在失去心爱的人或事物后所产生的一种情感反应，是一种痛苦的经历和悲痛的体验。哀伤作为一种情感反应，分为正常哀伤反应和延长哀伤障碍。正常哀伤反应是一种正常现象，随着时间的流逝哀伤情绪会逐渐减弱。延长哀伤障碍（prolonged grief disorder，PGD），又称复杂哀伤（complicated grief，CG），是指在失去亲人6个月后依然会出现强烈持久的哀伤情绪，对个体的生理、心理和社会功能等方面产生不利影响，是一种病理现象，主要表现为对逝者强烈而持久的怀念，并伴有难以接受死亡，回避死亡，感觉生活空虚、毫无意义等认知、情绪和行为反应。这些反应严重损害了个体的社会功能，同时还伴有其他的症状表现，如对亲人的离世感到悲愤、内疚、自责，感觉失去了自己身体与生活的一部分，难以融入新的社交及其他活动等。此时，及时对丧亲者进行相关的哀伤辅导，帮助其平复情绪和情感，回归正常生活尤为重要。在哀伤适应的过程中，持续联结（continuing bonds）也是近年来被密切关注和讨论的因素之一，是指"丧亲者与逝者心理之间存在持续的内在关系"。目前，对哀伤辅导（grief counselling）尚无统一的定义，国外学者将其定义为促进丧亲者对失去的适应并回归自己的生活，通过评估确定个体的哀伤风险级别，给予相应的干预措施以阻止其向非正常哀伤演变。国内学者将哀伤辅导定义为专业人员协助丧亲者或即将离世的患者在合理时间内产生正常悲伤，以使其能够重新开始正常的生活。国内外学者对哀伤辅导定义并无较大差异，重点都是为了促进丧亲者对哀伤情绪的适应。

第二节　丧亲者的哀伤反应

丧亲者常常会出现一系列的情绪、认知及行为症状，健康及社会功能受损，身心疾病的发病率及死亡率也大大增加。在面对丧失亲人时，50%～85%的人会在丧亲发生的最初几周甚至几个月内体验到强烈的哀伤情绪并伴随出现各种哀伤反应，如过度的怀念、闯入想法和画面、烦躁不安、认知混乱等。对于大多数人来说，这些令人痛苦的情绪、想法和行为会随着时间的推移逐渐减轻或消失。但调查显示，至少10%的人群哀伤反应却迟迟无法得到缓解，即上文所提到的延长哀伤（prolonged grief）。延长哀伤不同于抑郁、焦虑及创伤后的应激症状，它是一种独特的症状群。2015 年出版的《国际疾病分类（第十一版）》（*International Classification of Diseases*，*ICD* – 11）将延长哀伤障碍（prolonged grief disorder，PGD）收录为一种新的疾病分类，归入应激相关障碍类目下。如果已经发展成了延长哀伤障碍，若不及时进行干预和治疗，将会给个体带来持久的伤害。

一、哀伤反应的理论研究及应用研究

（一）理论研究

1. 悲伤过程假设

早在 1910 年，弗洛伊德就已经对忧郁和哀伤的现象进行了比较性和观察性研究。他认为，当旧有的联结由于逝者的离世而消失时，倘若心力从关系中被抽离释放出来的话，过渡性精神投入的过程便会开始。丧亲者被迫面临切断与逝者的联结，并抽离已投入在逝者身上的情感能量，就会经历悲伤。生者的情感会随着投入重温与逝者相关的每一个记忆，并持续地发现逝者不再存在这一现实而产生波动与抽离。随着时间的推移，这些不断投入和抽离的经历会逐渐转移到新的对象身上，直到生者的哀伤反应最终可以画上休止符。可是，如果这一自然的哀伤过程遇到异常的外在或内在干扰，如当事人仍然停留在某种与逝者矛盾或被内疚支配的关系下，生者的精力则难以转移，因而形成延迟、夸大或病理性的悲伤，这种复杂的哀伤需要特别地关注和处理。在此后的半个世纪，心理学家大多赞同弗洛伊德的看法。研究哀伤的荷兰心理学者 Stroebe 将他们的观点总结为"悲伤过程假设（grief work hypothesis）"，即当事人的一系列认知过程，包括直面丧失、回顾去世前后的事件、在心理上逐步与逝者分离，都是一个积极持续和需要付出努力的过程。最重要的是当事人需要认识并接受亲人丧亡的事实，压抑情感表达则是病态的现象。

2. 痛苦工作

Lindemann 发展了"痛苦工作"的概念，强调在强烈的悲痛面前，要让自己痛苦的感受和经历完全发泄出去，否则容易产生不良的后果。痛苦工作包括对丧亲的哀痛、体验哀痛、接受丧亲的现实、在失去亲人的情境下重新调整生活等。

3. 依恋理论

英国精神病学家 Bowlby 是心理动力学派中以研究亲子依附关系为重点的学者，他整合了精神分析与生物学的概念，在《依恋与失落》中提出了依恋的生物学理论。对 Bowlby 来说，悲伤情绪是一种分离焦虑，任何关系的瓦解，均会引致个体焦虑、愤怒、对抗或寻找的行为。当一个人失去所爱的时候，尝试重新获得与逝者的亲密关系会自然成为当事人的焦点及动机，如果丧亲者最终不能够打破过去的联结，则可被认为是适应不良。20 世纪 60 年代，Bowlby 与另外一位从事依附理论的学者 Ainsworth 归纳出 3 种亲子依附的类型。后来 Martha Welch，Main 和 Solomon 又加上第四类。这 4 类依附行为分别有 4 个类型。

（1）安全型（secure type）。孩子在与母亲或者其主要照护者一起时，可以自由放松地对环境进行探索，当母亲或主要照护者离开且有陌生人进入时，孩子会表现出焦虑的情绪及寻找母亲或照护者的行为。当母亲或主要照护者回来对孩子做出安抚，彼此再次接触后，孩子又会安静下来，继续他们自己的活动。这些孩子的依附模式主要来自充满爱的童年，他们有足够的安全感，不会常常去依赖别人，对环境充满了好奇，也不怕跟陌生人接触，同时在面对压力的时候，情绪也相对比较稳定。

（2）回避型（avoidant type）。孩子对母亲或主要照护者的离开没有明显的焦虑表现，同时也不会在母亲或者主要照护者回来时寻求亲近与安抚，他们对待母亲或者主要照护者的态度与对待陌生人似乎没有什么大的区别。这些孩子的依附模式可能是因为缺乏身体接触或者疏忽照顾的亲子关系。

（3）矛盾型（ambivalent type）。孩子对母亲或者主要照护者的离开表现得非常不安，即使母亲或者主要照护者回来时尝试做出亲近与安抚，也难以平复孩子的情绪。有矛盾依附倾向的孩子往往表现出既渴望亲近又抗拒接触的矛盾，他们通常比较依赖、讨好他人，很难与他人建立健康的界限，同时缺乏自信，敏感且容易感觉被拒绝和背叛。

（4）混乱型（disorganized type）。孩子对母亲或者主要照护者的离开及陌生人的进入表现出难以理解的行为，如拍手、撞头等怪异行为，即使母亲或者主要照护者在场陪伴，他们也会有想逃离现场的表现。

4. 认知应对理论

丧亲是生活中的一个重大事件，往往引起个体严重的应激反应。Folkman 和 Lazarus 的"交互作用模型"提出，当个体遭遇创伤性事件时，应对自身进行认知评估，内容包括初级评价、次级评价和再评价。初级评价即判断自己是否受到丧亲事件的威胁。在次级评价中，要对自己能否有效利用人际、物质和社会资源等应对威胁进行判断，以及由应对活动可能带来新的问题等。经过次级评价后，个体能够认识到某种应对措施，能够成功地控制威胁、应对挑战，则初级评价的结果就会改变。再评价是在第一、第二两步评价基础上，对现实情境做出再度认知评价以判断这种潜在的应激源是否具有现实意义，通过再评价可能会使应激源的性质与强度发生变化。他们认为，个体对环境的初级评价和次级评价的不同导致了两种类型的应对策略，即问题集中性应对和情绪集中性应对，个体会依据应激情境而采用动态的应对策略。深入探究丧亲情绪应对的整体思维，发现丧亲者的应激源是亲人的死亡，无法采用"问题集中性应对"，只能采用悲痛的"情绪集中性应对"。

5. 心理社交转移

Parks 把死亡引发的悲伤情绪视为一项重大的心理社交转移（psycho-social transitions，PSTs），说明死亡是一个重大的生命事件，它引发丧亲者觉察到内心对"恒常"世界的期待和假设，以及对外在"无常"真实世界之间的差异和矛盾。丧亲者在死亡事件中，起初可能会经历较多"失去的感觉"，但是失与得是一体两面，丧亲者在经历失去痛创的同时，也在重新审查与调整自我的世界观和对于人我关系的假设，这样的转化历程是一种"由失去到领悟获得"的调整历程。

6. 社会学角度

Walter 从社会学的角度提出，丧亲者是以建构逝者传记的方式走出悲伤，将对逝者的回忆整合于生活之中。他认为，不断地"谈论"逝者，能够帮助丧亲者重新理清思绪、处理未完成事件及走向未来。

（二）哀伤反应的应对研究

1. 精神分析

Frued 认为，精神分析为丧亲者提供了一个诉说的氛围，可以让丧亲者自由表达对丧亲客体的爱与恨，表达时会伴随强烈的情感体验，甚至忧郁。通过移情，求助者将重要客体投射在治疗师的身上，治疗师成为丧亲者新的联结客体，这是哀伤后所恢复的重要能力。

2. 强调"侵入和逃避"维度

Stroebe 提出了"依恋与悲伤双程模型"，将依恋理论和认知应对理论进行整合，以整体动态的观点解释哀伤调适过程。Stroebe 发现，亲人的逝去本身就是多重失落与压力的来源，他将丧亲者的哀伤过程分为丧失导向和恢复导向两类。前者涉及评估丧失和内心重新安置逝者的位置，后者涉及丧亲后生活的改变和重新适应新的角色等。前者直接与逝者相关，后者则是因亲人去世而衍生的。如果丧亲者能在两者之间灵活地来回摆动，不滞留于一端，表示其具有较强的适应性调节功能。倘若没有发生摆动，长期滞留在任何一端，都有可能导致复杂性哀伤。Stroebe 认为，现实生活中的丧亲者并不完全像弗洛伊德所认为的仅聚焦于失落经验，而是在双程模型中表现为灵活地摆动于丧失导向和恢复导向之间，从而将丧亲者长时间反复的哀伤调适过程视为一个动态线性的历程。研究发现，男性在双程模型中表现偏向于恢复导向经验，而女性在双程模型中表现为偏向于丧失导向经验，她们在悲伤初期多倾向丧失导向，随着时间流逝则逐渐倾向恢复导向。

二、丧亲者的主要哀伤反应

（一）丧亲者的情绪反应和认知反应

丧亲与情绪变化之间存在的联系已被人们所普遍认同。研究表明，丧亲后通常会伴有负性的情绪体验，特别是直系家属的死亡。因为亲人的死亡常常是重要客体的丧失，是与内心世界重要客体联结的消失，会带来内疚感、失控感和孤独感等。Bonanno 认为，悲伤和愤怒是丧亲者最常见的两种情绪。香港学者陈维樑认为，任何人在失去所爱或所依恋的对象时面临的状况既是一个状态，也是一个过程，其中包括了悲伤与哀悼的反应。丧亲者的应激反应过于强烈，特别是在强烈的情绪状态下，他们的认知反应便可发生不利的变化，如悲愤、恐惧和抑郁等情绪反应，可以不同程度地损害他们的认知功能，甚至造成严重的认知功能障碍。同时，由于丧亲者的应激反应过于强烈，也会破坏他们的心理平衡，而心理平衡是准确感知、记忆和逻辑思维的前提。有时候这种情绪反应同认知功能障碍间形成恶性循环，使丧亲者陷入难以自拔的困境。

（二）丧亲者的行为反应

面对丧亲的痛苦，丧亲者常见的行为反应有哭泣、失眠多梦、食欲不振、恍惚、胸部压迫感、肌肉无力，甚至呼吸急促及窒息感等；丧亲者远离社会人群，经常无故叹息、坐立不安、持续地过度活动；愿意停留在逝者常去的地方，或有保留逝者遗物的完整、反复翻看逝者遗物和配饰、怀念逝者的物品或避开逝者的遗物、避免提及逝者等表现。

（三）丧亲者的生理反应

面对丧亲的痛苦，丧亲者强烈的心理应激反应，必然会引起体内生理的应激反应，如心跳加快，血压升高，肾上腺素、去甲肾上腺素水平升高，血糖与游离脂肪酸升高，肾上腺皮质激素与甲状腺激素水平升高，同时出现胃肠蠕动节律的变化等。形成了心理生理障碍，即心理应激引起的生理功能障碍，进而出现一系列的心身疾病。他们一方面有持续的躯体功能不适等症状，表现在循环、呼吸、消化、泌尿、生殖和神经肌肉等各个系统；另一方面，持续的睡眠障碍，整天萎靡不振，注意力不集中，记忆力减退，工作效率下降，容易疲劳，有慢性疼痛症状，情绪不稳定，易激惹，有抑郁、焦虑、恐惧心理，甚至出现强迫观念、疑病观念等，可被诊断为各种类型的神经官能症。凡是躯体器官变化停留于生理变化阶段，均属于心理生理障碍。若进一步发展或合并其他致病因素导致病理解剖变化，便称为心身疾病。由此可见，心身疾病与心理应激反应是密切相关的。

第三节　丧亲者哀伤反应的影响因素

由于受到丧亲事件的时间、原因、类型等因素的影响，丧亲者在面对丧亲事件时会出现不同的心理体验。有研究者发现，人口学变量诸如性别、年龄、种族、家庭收入和受教育程度会对哀伤反应产生相应的影响，如女性、老年人、受教育程度较低、家庭收入较低、非优势种族或民族的群体相比其他人更容易产生延长哀伤反应。丧亲事件的特征，如丧亲时间长、逝者年龄、与逝者的关系、与逝者的情感程度、逝者离世原因等也影响丧亲者对丧亲事件的哀伤反应。通常而言，丧失一级家属（父母、配偶、子女、兄弟姐妹）或关系亲密的重要他人、非自然死亡原因（如交通及意外事故、自杀、他杀等）、丧失事件不可预料、逝者享年较小时，丧亲者的延长哀伤反应强度最大。延长哀伤在不同的丧亲群体中有其普遍性，而由于中国特殊的传统孝道文化、丧葬文化及前期的计划生育政策等，国内的研究主要集中在部分丧亲群体的延长哀伤反应上，研究结果也有一定的特殊性。例如，杨玉婷等对失独父母的自传体记忆与延长哀伤的关系进行了研究，结果发现失独父母延长哀伤与丧子时长和子女去世年龄显著相关。丧子时间越长，哀伤程度越轻，孩子去世时年龄越大，父母哀伤程度越重；尚志蕾等采取对照研究和横断面研究，通过分层随机抽样对失独父母的创伤后应激障碍、延长哀伤障碍、抑郁、一般心理健康及生理健康状况进行了相关研究，发现失独父母创伤后应激障碍、延长哀伤障碍、抑郁和一般心理问题发病率处于高水平且显著高于正常父母，常见慢性疾病（如冠心病、肿瘤及其他未分类疾病）的患病率也有明显升高。失独早期的高自杀意念是失独父母创伤后应激障碍、延长哀伤障碍、抑郁和一般心理问题的一个重要预警因素。徐慰等对重大疾病丧亲者的延长哀伤症状进行了问卷调查，结果发现重大疾病丧亲事件相对于其他类型的丧亲事件来说并没有很大的突然性。在经历丧亲之前，由于家属已经罹患重症，个体在照料家属和参与治疗的过程中，已经提前有了一定的心理预期，即患者发生死亡的可能性，这从某种程度上降低了个体在丧亲后患上延长哀伤障碍的风险。另一方面，与其他类型的死亡（如意外死亡）不同，家属从患病到死亡会经历一段时间，此时个体可以用相对较长的一段时间来逐渐适应家属即将死去的事实，在这个过程中，个体有相对充足的时间与临终患者进行告别，并可以协助患者完成一些未了的心愿，这在一定程度上可缓解丧亲者的哀伤反应。此外，重大疾病的治疗往往伴随着大量的医疗费用及长时间的病床陪护，这一长期的治疗过程会给丧亲者带来严重的经济负担，并且可能会身心俱疲，而患者的离世对于丧亲者来说或许是一种解脱，这也可能是造成哀伤反应缓解的一个因素。何丽对 301 名丧亲者进行了调查研究，结果显示，丧亲的对象对于哀伤反应有显著的影响，其中，逝者为子女的丧亲者哀伤反应最严重，其次是配偶，再次是兄弟姐妹和父母，丧亲者和已故者的关系越亲密，其哀伤反应就越重。因此，当丧亲对象为一级家属（包括父母、配偶、子女、兄弟姐妹），死亡原因是意外、非预期的、已故者年龄较轻的情况下，丧亲者会承受更加强烈的哀伤反应，这些人是延长哀伤障碍的高危人群，更加需要高度关注和重视。

第四节　哀伤辅导的意义

弗洛伊德认为，哀伤是对失去客体的一种纪念方式。如上文所述，丧亲者在丧失亲人时，其哀伤过程是涉及情绪、行为和躯体感觉的一个整体过程，它对于丧亲者重建心理平衡、恢复自我功能至关重要。如同身体受到创伤要承受肉体的疼痛，机体也需要一个恢复过程。因此，从表达、面对丧失到重建心理平衡，丧亲者会经历一个循序渐进的心理恢复过程。对生命中一些不可预测性和突发性的丧失进行及时的哀伤辅导，在当今社会显得尤为重要。哀伤辅导一般是由专业的心理咨询师或有资质的辅导团体帮助丧亲者在丧亲发生后的合理时间内，用恰当的方式表达哀伤，并且能够利用适当的方式处理哀伤情感，克服障碍，以促进丧亲者重新适应新生活的能力。

当代经济的发展，生活形态的改变，使我们的生活经验远离自然环境，较少目睹自然界中生命周期和死亡现象，而目前的家庭结构也以小家庭为主，缺少与老年患者生活的经验，较少有机会经历老年人生病到死亡的过程。我国研究者贾晓明以精神分析为理论背景，分析了中国现代城市丧葬祭奠仪式的心理功能。他认为，农业社会的人际关系较为封闭和稳定，因死亡事件而举办的丧礼仪式也比较隆重和复杂，在繁复过程中让生者有较足够的时间释放悲恸，同时也会得到亲朋好友的安慰与支持。现代生活节奏快，人际关系较为疏远，即使面对亲人的逝世，多因时间、空间等因素，对丧葬进行简化处理。哀伤辅导可为丧亲者提供一个允许悲伤和哀悼的时空，让生命的缺憾在适当的诉说中得到释放与安顿，最大限度地减少丧亲事件转变为创伤性事件的可能，预防丧亲者心理阴影甚至心理危机的发生。

第五节 丧亲者的哀伤辅导研究现状

国家统计局调查显示，2006 年至 2011 年我国死亡人口从 892 万增加到 960 万，死亡率从 6.81% 上升至 7.14%。据估计，每年会产生约 9000 万丧亲者，且该群体的人数将随着我国老龄化社会的到来大幅增加。哀伤辅导发展于姑息护理，是姑息护理的一部分。1977 年，加拿大医师 Balfour Mount 首次提出了"姑息护理"的概念，随后姑息护理服务机构在世界发达国家相继建立。经过 40 多年的发展，加拿大、英国、美国、澳大利亚等发达国家已经建构了较为完善的姑息护理服务体系。2013 年，在美国国家质量姑息护理通识项目（the National Consensus Project for Quality Palliative Care，NCP）中，把对丧亲家属的哀伤支持作为姑息护理项目的核心部分。虽然针对哀伤辅导的发展并不是很顺利，但自弗洛伊德关注哀伤问题以来，哀伤辅导在西方国家受到了众多研究者的密切关注，尤其是 20 世纪 70 年代以来，有研究者先后对哀伤辅导的性质、病态哀伤模式、治疗方法等进行了相关研究，旨在帮助丧亲者顺利度过悲伤期，开始新的生活。目前，国外对丧亲及哀伤辅导等方面的研究已较为成熟，而在我国，虽然丧亲人群基数很大，但关注丧亲人群的相关研究并不多，直接关注丧亲者哀伤反应的研究更是寥寥无几。2008 年以前，护理学领域的研究者是丧亲人群关注的主要群体，研究内容多为介绍西方的理论及干预方法，但未对这些理论和方法开展真正的实证研究。2008 年以来，心理学和精神病学的研究者才开始对丧亲人群的心理健康状况进行调查研究。在为数不多的调查中，关注点主要为抑郁症状、创伤后应激障碍症状和健康结局等。仅有少数研究者通过质性研究来了解哀伤反应的过程。

一、哀伤辅导的三级哀伤支持模型研究

国外学者贝尔金提出了针对丧亲者心理干预的理论模式有 3 种，即平衡模式、认知模式和心理社会转变模式。首先，平衡模式认为，丧亲者通常处于一种心理情绪相对失衡状态，他们原有的应对机制和解决问题的方法不能满足他们当前的需要。因此，此时心理干预的重点应该为稳定丧亲者的情绪，使他们重新获得丧亲前的心理平衡状态。这种模式适于处理丧亲者早期心理干预。其次，认知模式认为，丧亲导致丧亲者心理伤害的主要原因在于丧亲者对丧亲事

件的境遇进行了错误思维，而不在于丧亲事件本身或与丧亲事件有关的事实。认知心理干预模式是通过帮助丧亲者认识到存在于自己认识中非理性和自我否定的成分，重新获得思维中的理性和自我肯定的成分，从而使丧亲者能够实现对丧亲应激事件的控制。认知模式较为适合丧亲应激反应逐渐接近丧亲事件前心理平衡状态的丧亲者。最后，心理社会转变模式认为，对丧亲者应激反应的分析，应该从内、外两个方面着手，除了考虑他们个人的心理资源和应对能力外，也要了解丧亲者的家庭、职业、宗教信仰、社会支持和社区环境等对丧亲者的影响。心理干预的目的在于将个体内部适当的应对方式与社会支持和环境资源充分地结合起来，从而使丧亲者能够有更多的机会去解决问题。

英国国家临床高标准研究所（the National Institute for Clinical Excellence，NICE）依据照顾者和家属的实际需求，制订了姑息护理三级哀伤支持模型。该模型倡导所有的丧亲家属均应接受相关的哀伤支持，即一级哀伤支持；当丧亲者经评估后发现存在患有延长哀伤障碍的风险时，则需要二级哀伤支持；当丧亲者出现延长哀伤障碍的相关症状时，除了一级和二级的相关支持以外，还需要三级哀伤支持。该模型与 Aoun 等提出的三级哀伤支持公共卫生模型一致，同时 Aoun 呼吁姑息护理应融入公共卫生领域。英国索贝尔临终安养院（the Sobell House Hospice）对 1989—2002 年的 4903 名丧亲者进行了回顾性分析，研究结果显示，58.4% 的丧亲者处于低风险，可以通过家庭和朋友的支持处理哀伤，即仅需一级哀伤支持；35.2% 的丧亲者处于中度风险，需要专业培训的志愿者或者社会团体提供二级哀伤支持；6.4% 的丧亲者处于高度风险，需要有由专业人员进行干预的三级哀伤支持。见表 10 - 1。

表 10 -1 哀伤支持三级模型

公共健康干预级别	风险/需求级别	支持类型	提供支持者	目标人群	知识需求级别
普适性	一级	有关丧亲和相关支持信息	家属、健康和社会保健专业人员	所有哀伤者，包括正常哀伤	低需求
选择性或靶向性	二级	非专业支持	培训过的志愿者、互助团队、社区支持	有发展成复杂需求风险者	中度需求
指导性	三级	专家干预	精神健康服务、哀伤服务、心理咨询	复杂需求者	高度需求

目前丧亲者的哀伤支持心理干预主要遵循 6 个步骤。

第一，明确问题。从丧亲者的角度出发，确定心理应激问题，这一步需要使用专业的倾听技术，以投情、真诚、尊重、接收、不偏不倚和关心的态度进行倾听、观察和理解，可以帮助丧亲者宣泄恐惧和悲伤的情绪，从而达到治疗效果。同时，耐心地倾听，也可以表达心理干预人员对丧亲者的关心和尊重，从而有益于双方建立相互信任的关系，便于进一步了解和分析丧亲者的心理问题。

第二，保证丧亲者的安全。评估丧亲者生理和心理安全的危险程度或严重程度，把丧亲者对自己和他人的生理和心理伤害降低到最小，以科学事实为依据，安抚丧亲者所担心的事情不会发生或只有很小的可能发生。

第三，提供支持。与丧亲者建立良好的关系，使其认识到心理干预人员是他可靠的支持者，通过语言、声调和肢体语言向丧亲者表达心理干预人员是以关心、积极、包容的态度来处理他所经历的丧亲事件。心理干预人员与丧亲者进行的沟通和交流是积极、无条件地接纳丧亲者。

第四，变通方式。心理干预人员向丧亲者提出并验证应对心理应激的多种方式。大多数丧亲者会认为亲人去世，一切都完了，自己的生活将会发生翻天覆地的改变，再也不会回到以前了。心理干预人员需帮助他们了解更多解决问题的措施和途径，充分利用环境、社会支持等资源，采取各种积极应对方式，采用建设性的思维方式，最终确定能实现处理丧亲者境遇的适当选择。

第五，制订计划。心理干预人员在制订计划时，要充分考虑到丧亲者的自控能力和自主性，与丧亲者共同制订行动计划，以克服其情绪失衡状态，确定丧亲者能够理解并赞同制订行动计划。

第六，获得承诺。回顾有关计划和行为方案，并从丧亲者那里得到真实、直接、适当的承诺，以便了解丧亲者能否坚持实施为其制订的心理干预方案。

二、国外丧亲者哀伤辅导现状

国外关于丧亲者哀伤辅导的研究较多，主要辅导对象包括失去父母的儿童及青少年、失去孩子的父母、失去配偶的成人及癌症患者家属等。

20 世纪 60 年代中期，西方社会开始应用"热线电话""寡妇互动小组"等社会支持系统来帮助丧亲者度过失去亲人的难关。70 年代后，"忧伤小组"成为哀伤辅导的主要服务模式。该小组的基本任务是将丧亲者归类为不同的小组（如丧失配偶组、丧失父母组等），在专业咨询者的指导下，每周干预 1.5 ～ 2 小时，持续 3 个月或更长时间。每次干预活动都会制订不同的目标：第一个月以认识丧亲后自己情绪的变化规律、心理适应过程和分担忧伤为主；

第二个月以成员间的体验交流，互相帮助为主；第三个月的重点是帮助丧亲者面向未来，重建生活价值和目标，逐步摆脱丧亲的悲伤，使丧亲者最终适应新的生活环境，其间咨询者可以布置家庭作业，如写日志、写信等。

国外进行哀伤辅导的方式也较为多样，除了进行面对面的哀伤辅导，还可以在互联网上进行哀伤教育或利用虚拟真实技术鼓励哀伤者进行社交活动。大量研究表明，哀伤辅导可以帮助丧亲者降低哀伤反应，促进对丧失的接受与适应，减少精神、心理和不良行为问题。Guldin 等人研究发现，失去父母的儿童或青少年其自杀风险较高。在此基础上，Sandler 等同时对 244 名丧亲的儿童和青少年进行丧亲家庭计划干预（family bereavement program，FBP），共进行12 次集体干预和 2 次个案干预，干预后 6 年和 15 年通过对丧亲者进行测量评估，发现丧亲家庭计划干预项目可以降低儿童或青少年的自杀倾向和自杀行为，这为丧亲家庭计划干预项目推广至其他丧亲人群提供了基础。Raitio 等对83 名丧子母亲进行哀伤支持，同时对 52 名丧子母亲进行常规干预，结果表明两组人员在丧亲反应方面无差异，但接受支持信息较多的干预组人员在自我成长方面优于对照组，说明丧亲者得到的社会支持越多，其自我应对与自我成长越好。

美国关于哀伤辅导的研究较早，其研究者多为死亡和临终关怀心理抚慰研究的领导者和先驱者。因此，哀伤辅导的发展比较完善，同时也制订了较为完整的姑息护理三级哀伤支持概念模型、哀伤风险筛选工具、哀伤辅导合作团队。不仅向患者提供姑息护理，同时对患者家属提供哀伤支持，促进家属对哀伤的适应、降低延长哀伤障碍的风险。目前，国外进行哀伤辅导的形式主要包括个人心理治疗、同伴支持干预、团体支持干预、在线干预等形式。提供辅导的人员可根据丧亲者的哀伤风险进行选择，可以是自己的家属、经过培训的志愿者、社区服务团队，也可以是医生、护士、心理咨询师等医疗卫生保健专业人员。开展地点可以选择在医院、社区或疗养院等实际场所，也可以选择网络上的虚拟场所。

三、国内丧亲者哀伤辅导现状

目前，国内的哀伤辅导研究刚刚起步，研究范围主要集中在对青少年、农村丧亲个体、失独父母的哀伤过程、对重大疾病（如癌症）的哀伤反应及预测因素的研究等方面。通过数据库文献检索的结果发现，虽然我国关于哀伤辅导的研究方向较多，但无系统的哀伤辅导指南，相较于中国香港地区，内地哀伤辅导发展较为缓慢，同时目前也不够完善。

袁乐欣等人在总结了哀伤辅导发展的基础上，比较了香港哀伤辅导发展及服务内容与内地的差别，指出内地的哀伤辅导在增设独立哀伤机构、增加哀伤辅导从业人员的类别及加强哀伤辅导的宣传力度，为丧亲者提供更多援助等方面应加强努力。王丽等通过对 180 名符合中国Ⅲ类标准潜在器官捐献者家属进行了质性访谈，发现其家属存在不同程度的哀伤，并通过倾诉宣泄、角色扮演、封存负性情绪等方法对其进行了哀伤辅导，结果显示家属的哀伤心理不适感有所减轻，并指出哀伤辅导不是一蹴而就，而是一个循序渐进的过程。任素英等通过对因死胎引产的 32 名产妇进行了有针对性的哀伤辅导，并利用抑郁自评量表和焦虑自评量表对其心理情况进行了心理评估，结果发现哀伤辅导后，产妇的哀伤程度明显改善。王桂英等对 322 例失去胎儿的产妇进行了哀伤辅导，发现实施哀伤辅导能帮助产妇缓解焦虑和抑郁症状，逐渐走出失去胎儿的心理阴影，恢复正常生活。吴丽月等人对汶川地震后的儿童进行了哀伤辅导个案研究，经过半年的努力，接受辅导的儿童开朗了很多，能正确看待亲人的离世，能主动表述自己在日常生活与家属之间的趣事，感受到亲人朋友对自己的关爱，与家属和同学的关系融洽了很多。许多高校也应用了哀伤辅导来处理（如某同学的突然离世等）高校危机，帮助身边的同学释放心中的怀念、愧疚或自责的情感，逐渐恢复正常的生活和学习。

目前，国内进行哀伤辅导的形式主要有空椅子技术、角色扮演、保险箱技术和仪式活动等。

（一）空椅子技术

空椅子技术一般只需要一张椅子，把这张椅子放在丧亲者面前，假定丧失客体（亲人或朋友等）坐在这张椅子上，鼓励丧亲者把自己的内心想对他或她说却没来得及说的话表达出来，从而使丧亲者内心逐渐趋于平和。这个过程帮助丧亲者完成了与丧失客体没有来得及的告别，宣泄了丧亲者的思念与哀伤，处理其内心的自责与愧疚。

（二）角色扮演

角色扮演，即让丧亲者扮演丧失客体的角色，通过角色扮演，换位思考，丧亲者在不知不觉中进入角色，深入理解所扮演角色的想法，体会到丧失客体对自己能够继续好好生活的期望，以此作为调节丧亲者消极情绪、增加继续生活的动力之一。

（三）保险箱技术

保险箱技术，是一种较为简单的负面情绪处理技术，仅依赖于想象即能完成。辅导者指导丧亲者将丧失导致的负面情绪放入想象中的容器中，即将创伤性材料进行"打包封存"，以实现个体正常心理功能的逐渐恢复。另一种方法是辅导者指导丧亲者将已失去的美好回忆锁入一个想象的保险箱中，钥匙由他自己掌管，并且可以让他自己决定是否愿意及何时打开保险箱的门，来重新触及那些记忆及探讨与丧亲者有关的事件。此方法可以在较短时间内缓解丧亲者的负面情绪。

（四）仪式活动

仪式活动，通常代表结束一个活动，同时开始一个新的活动。哀伤辅导最重要的一个步骤是让当事人正视丧亲的现实，而且在心理上接受与丧失客体的分离。仪式活动有追悼、写信、鞠躬、写回忆录等多种形式。

虽然目前国内关于哀伤辅导的研究取得了一定的成果，并证明为丧亲者提供一定的支持可以减轻他们的哀伤，但关于哀伤辅导的具体实施方法尚未有统一的标准。李梅等人结合我国丧亲人群的实际需求，提出了丧亲人群在居丧适应期间进行哀伤辅导的系统构想，制订了三大系统、一个手册和一套干预。其中，三大系统是指专业援助队伍培训系统、丧亲者心理关怀评估系统及丧亲者生活适应社会支持系统；一个手册是指丧亲者心理自助指导手册；一套干预是指丧亲者进行专业哀伤辅导干预时，哀伤风险的评估工具。具体内容有 5 点。

1. 专业援助队伍培训系统

为了更加有效地为丧亲者提供哀伤辅导服务，需要发展一批拥有专业素养的人才队伍。我国现有较多的社会工作者群体，以及为丧亲者提供一线服务的殡葬机构，因此这些人员有必要掌握与哀伤有关的心理健康知识。培养一批掌握哀伤专业知识的人才队伍，使其为丧亲者提供服务，从而缓解丧亲者的哀伤，帮助其恢复日常社会功能。

2. 丧亲者心理关怀评估系统

丧亲者在居丧期间往往会出现生理和心理等健康问题，如失眠、抑郁、焦虑等情绪。建议设计一套科学的评估系统，采用丧亲者社会支持量表、抑郁量表、焦虑量表、复杂哀伤量表、生活质量量表等，综合反映丧亲者的心理健康状况。该评估结果将有助于丧亲者了解自己的心理状况并加强关注，也有助于关心丧亲者的家属和朋友更直观地了解其心理状况。通过追踪心理评估的方式对丧亲者进行持续心理关怀，亦可以起到评估风险、监控预警、传达关爱等作用，并对如何有效帮助丧亲者提供科学依据。

3. 丧亲者生活适应支持系统

丧亲者在居丧期间经常会经历一段生活习惯和规律被打乱的时期，而生活规律的混乱不利于丧亲者生理与心理健康的恢复与适应。该支持系统拟利用手机软件技术，对丧亲者的生活作息和心情指数进行动态评估，并及时向丧亲者反馈恢复健康与适应日常生活的建议。该系统为丧亲者了解、重视自己的身心状态提供了科学指导，有助于丧亲者及家属朋友对其生活适应状态的关注与提供适宜的支持，帮助其尽快恢复生活规律，回归健康的日常生活。

4. 丧亲者心理自助指导手册

丧亲者在居丧期间的心理状态会经历一段非常艰难的时期，在此期间如何利用科学有效的方法进行自我恢复，需要专业哀伤知识的指导。该手册包含与哀伤有关的详细知识与生动案例，为丧亲者如何评估自己身心状态、何时寻求何种支持、如何接受丧亲事实、调整自我认同、重构人生意义等提供了科学专业的指导，有助于丧亲者通过心理自助达到对丧亲后生活的良好适应。

5. 丧亲者专业哀伤辅导干预

以团体辅导与个案辅导相结合的方式，为丧亲者提供专业的哀伤辅导心理干预。提供引导丧亲者谈论逝者故事、将悲伤"正常化"、进行生死观的解读、强化内化持续联结、接受逝者死亡的事实、完成心理分离告别、现存角色提醒、调整自我认同、积极资源评估与提醒、确认支持资源、意义重构、自我成长等支持，以专业的心理辅导帮助丧亲者顺利度过居丧哀伤时期，帮助其走出阴霾，重新适应新的生活。

四、哀伤及哀伤辅导的主要任务

（一）哀伤

我国学者陈维樑等人将体验丧亲后的哀伤分为三个阶段。

1. 第一阶段：震惊与逃避

这一阶段丧亲者主要的反应是否认、不愿面对现实、思维变得迟缓、麻木、梦幻般的状态。这一阶段大概会持续数小时到数月不等，持续时间与逝者死讯的突然性及生者与逝者关系的亲密度有关。

2. 第二阶段：面对与瓦解

这一阶段的主要反应是愤怒、退缩、无限的哀伤与思念。这一阶段丧亲者会将逝者进行理想化，同时也会产生内疚感，埋怨自己以前对逝者不够好等。这一时期的时间因人而异，可能持续数月到两年。

3. 第三阶段：接纳与重整

这一阶段丧亲者会逐渐恢复正常，注意力由内在伤痛渐渐转移到外在世界，学会接纳生活中许多不可逆转的改变。有的丧亲者会延续逝者的兴趣或未完成的心愿，有的丧亲者一生都会沉浸在哀伤中无法恢复，其间可能会倒退到前面任何一个阶段。尽管阶段性的反应是必然持续的一个过程，但并不表示面对丧亲者所承受的压力我们无能为力。哀伤辅导的目标是协助丧亲者在恰当的时间内以恰当的方式引发正常的哀伤，让丧亲者体验失落感，正确处理已表达或尚未发泄的潜在情感，克服失落后再适应过程中的障碍，以健康的方式坦然地将情感投入新的人际关系，逐渐地修复内部和社会环境中的自我。

（二）哀伤辅导的主要任务

在哀伤辅导中，有以下三项任务。

1. 第一项任务：体验失落

这项任务包括让丧亲者在认知和情感层面上承认死者已逝的事实，放下与逝者在现实中重聚的幻想。丧亲者焦虑的核心是因为心里还有幻想存在，对于已经逝去的亲人还抱有希望。当面对丧亲时，第一步要学会接受既定事实，承认不可挽回的现实存在。这一时期，亲人和朋友的陪伴十分重要，良好的支持系统可以帮助丧亲者更好地适应这一时期的过渡。

2. 第二项任务：体会哀痛

在不得不承认现实已不可逆转后，很多哀伤者会选择压抑自己的情绪。表面上，他们似乎已能很理性地面对亲人的离开，开始恢复正常的生活，但他们会拒绝谈论有关逝者的话题。然而，悲伤的情绪如果没有得到及时的宣泄，一直被压抑，反而会让哀伤者的情绪长期得不到处理；因而，第二项任务是要让丧亲者充分体会失落与分离带来的痛苦，能够将悲伤情绪彻底宣泄出来，从而疏导哀伤者的悲痛情绪。

3. 第三项任务：体现新生

本阶段的任务是丧亲者要去重新适应一个逝者不存在的新环境，调整新的生活规律、生活习惯等。将情绪的活力重新投入到其他的关系中，使生活回到正轨。适应一个新世界并不意味着就要忘却旧的，但对于许多丧亲者而言，往往会把开始新生活看作是对死者的背弃，而无法将个人的内在资源投注到新的对象或关系中去。

依附理论专家约翰·鲍比认为，若哀伤者再次想起逝去的亲人时，再也没有恸哭、身体不适等状况，甚至能够把情感投放在生活中，哀伤的处理就进入完成的阶段。

五、哀伤辅导的具体内容

目前，哀伤辅导的主要内容包括3点：①让丧亲者接受并承认亲人已逝去的事实，通过举办悼念活动、为其邮寄慰问信，或通过面对面的交流疏导等方式进行哀伤辅导。②提供有关丧亲经历的信息和教育，通过为丧亲者进行心理教育实现。③支持服务，为丧亲者提供团体支持、丧亲家属工作坊、团体座谈会，或由专业人员为其举办研讨会和随访慰问等，也可为其进行基于网络的支持，包括虚拟的公告板和聊天室等。

1986 年，我国香港特别行政区成立了一家慈善团体——善宁会，其目的主要为丧亲者提供善别辅导（即哀伤辅导）服务，并通过不同的生死教育活动，倡议及教育公众正面讨论死亡，宣扬珍惜生命、积极生活的理念。1997 年，善宁会下属机构谭雅士杜佩珍安家舍服务中心成立，是香港首个社区善别辅导、教育及资源中心，其提供的哀伤辅导内容主要包括 3 点。

（1）提供善别辅导。本着"去者能善终，留者能善别"的宗旨，该机构为失去挚爱的丧亲者提供支持和援助，协助他们面对因丧亲引起的情绪及生活上的困难，重新投入新的生活。主要提供的服务包括 2 点：①个别及家庭哀伤辅导服务。通过与专业辅导员的面谈，帮助丧亲者面对心中的痛苦和现实困扰。②成立善别辅导小组。通过小组辅导，让有相同丧亲经验的组员互相支持和学习，重拾信心，开始并适应新的生活。例如，为丧亲儿童及其家长设计的宿营活动；举办节日思亲会；成立丧亲者的互助组织；组织经过辅导员培训并有服务意愿的丧亲家属进行义工服务，包括情绪支援、过来人分享等。与善宁会相似的机构还有铭琪癌症关顾中心、生命热线、向晴轩热线等。

（2）推广宁养服务。宁养服务（即临终关怀）是为终末期患者及其家属提供心理、生理和社会的全面支持服务。机构通过举办不同的培训及教育工作，推广临终关怀的概念并提升相关的服务水平。其中，有为一线医护人员及护理员提供的临终照顾培训课程、为专业人士举办的研讨会，以及为公众而设的讲座和工作坊等，把临终关怀的精神推广至各个阶层。提供哀伤辅导（接受现实）、推广宁养服务（临终患者及家属的心灵服务）、宣传生死教育等。目前，中国内地进行哀伤辅导并没有较为统一的内容，各研究者可根据自己的需要对辅导内容进行设定。

（3）宣传生死教育。生死教育的目的是要让群众认识生存、临终、死亡和哀伤等事实，让人们懂得生之有涯，从而对生命进行思考，积极面对人生。通过举办不同的社区活动、公众推广活动、论坛及病友组织活动等，把正面的生死教育观传播至社会各个阶层。

六、哀伤障碍的评估工具

近年来，随着对丧亲者哀伤的重视，大量的研究致力于确定延长哀伤障碍是一种独立存在的精神障碍，并尝试为其制订一定的诊断标准。在诊断标准不断探索的同时，研究者们制订了许多延长哀伤障碍的评估工具，用于哀伤障碍的评估。目前，国外使用的较为成熟和著名的一个哀伤障碍评估工具是Prigerson 等在 1995 年编制的复杂哀伤问卷（inventory of complicated grief，ICG），它是目前测量哀伤使用范围最广的问卷，该问卷共包括 19 个条目，采用 0 ～ 4 进行计分，得分越高，代表哀伤出现的频率越高，痛苦程度也就越严重。经检验，该量表具有良好的信效度。其后几年，Prigerson 又对该量表进行了两次修订，即复杂哀伤问卷的修订版（inventory of complicated grief-revised，ICG-R），从 19 个条目扩展为 34 个条目，后来又增加了 3 个开放性题目，最终该问卷共包括 37 个条目（具体见附录 1）。

另外一个常用的评估工具是悲伤体验问卷（grief experiences questionnaire，GEQ），由 Barrett 和 Scott 于 1989 年编制，是用于测量各种悲伤成分的自评问卷，共包括 11 个悲伤维度，即躯体反应、一般悲伤反应、寻求解释、缺少社会支持、耻辱感、内疚感、死亡责任感、羞耻感、被抛弃感、自我毁灭行为和对特殊死亡形式的反应，每个维度有 5 道题目，评分采用 5 级等级评分制，分值越高，代表丧亲者的哀伤水平越高（具体见附录 2）。

持续联结量表（continuing bonds scale，CBS）是由 Field 与 Filanosky 等人编制，主要包括内化联结和外化联结两个维度，共 16 个条目。经过因素分析验证了这个版本的持续联结量表对哀伤领域的研究具有重要意义。Stroebe 认为，Field 编制的持续联结量表在一定程度上反映了个体的心理表征，而其他测量工具几乎都无法直接评估个体心理表征。同时，这个量表将内化与外化联结分离，弥补了以往研究中使用一维结构的量表测量持续联结而得出不一致结果的缺陷。

目前，国外对哀伤的研究较为丰富和成熟，而我国有关这方面的研究及报道较少，这可能与缺乏适合我国哀伤评估的量化工具有一定的关系。2013 年，我国学者何丽等人引进了复杂哀伤问卷，对其进行了修订，并考察其在中国丧亲者中的信效度。复杂性哀伤问卷修订版共包括 37 个条目，前 33 个条目用来评估失功能哀伤反应发生的频率，采用 1（少于一次）～ 5（每天几次）级评分，得分越高代表丧亲者的失功能哀伤反应越严重；条目 34（询问距离丧亲发生的时间）、条目 35（询问症状持续的时间）、条目 37（描述哀伤反应的过程）是开放性题目；条目 36（症状是否出现明显的波动）为是（＝1）、否

（=0），该量表的总分为前33个条目的得分之和。2015年，李梅等人对持续联结量表进行了修订与汉化，形成了持续联结量表中文版。为了增加评估的相对准确性以及相关统计方法对数据是连续变量的要求，中文版的CBS将其由原来的4点计分改为5点计分。1表示"完全不符合"，5表示"完全符合"（具体见附录3）。

第六节 丧亲者心理护理及哀伤辅导干预案例分析

一、案例一：1例中年丧偶女性居丧期心理护理

（一）案例简介

丈夫李某，55岁；妻子范某，52岁；结婚25年，夫妻感情和睦，有一个女儿18岁。李某经商，是家庭的主要收入来源。妻子是一名家庭主妇，照顾丈夫和孩子的日常生活。某日，李某在小区篮球场打完球后感觉左侧胸部疼痛，随后回家洗澡卧床休息。晚饭时妻子叫其起床，发现李某面色苍白，大汗，口唇发绀，立即拨120急救电话后送医院抢救，医院诊断为急性心肌梗死，于当晚21：20抢救无效死亡。李某生前身体健康，每年体检1次，从未发现心脏异常。丈夫的突然离世，妻子范某伤心欲绝，无法面对现实。在李某的整个丧事过程中，范某一直都处于精神恍惚之中，葬礼结束后依然沉浸在悲痛中，茶饭不思，自责内疚，寡言少语、注意力不集中，并且对周围的任何事情都提不起兴趣。1个月内范某的体重下降了6公斤。家属们尽量避免谈论其丈夫生前的相关事情，担心加重其悲伤情绪。

（二）护理方法

1. 评估并确定问题

（1）悲伤反应评估。

首先对范某进行综合评估，包括家庭基本情况（如社会人际关系、家庭经济情况、文化背景及宗教信仰等方面）；亲人的离世对个体和家庭所产生的影响，可能会造成一定的躯体或精神功能障碍（如情绪、行为和认知，有无健康并发症等）。该丧亲者目前在情绪方面表现悲伤抑郁，认为是因为自己没有及时发现丈夫的病情而深深自责、愧疚，同时感到无助、孤独和麻木等；在认知方面不愿意相信、也不能接受丈夫已经去世的现实，沉迷于对丈夫的思念，认为丈夫仍然存在等；在行为方面表现为经常哭泣、不知所措、注意力不

集中、早醒、失眠、多梦、食欲不振、排斥与人交往等，整体心理健康状态较差。评估结果显示，该丧亲者的主要问题有2点：①在认知方面，丧亲者本人及其家属不了解悲伤反应的过程是正常现象，也不清楚应该如何调适；②丧亲者的悲伤情绪没有得到及时的宣泄，缺乏社会支持，同时也没有发展新的社会人际关系。

（2）发生复杂悲伤的危险因素评估。

通过评估悲伤反应的危险因素，鉴别丧亲者是否属于发生复杂哀伤反应的高危人群。根据文献等资料对发生复杂哀伤的危险因素的描述，本案例范某发生复杂哀伤的高危因素有6点：①亲人的突然离世；②与逝者关系密切，在情感上依赖逝者；③文化水平中等，未曾接受过死亡教育；④性格较为内向，不擅于与人交往；⑤社会支持缺乏；⑥逝者的年龄为中年，是家庭的主要经济来源等。通过综合评估，确定范某属于高危人群。

2. 确定居丧心理护理目标

居丧期心理护理和哀伤心理辅导是临终关怀护士和社区护士的工作任务之一。根据居丧理论，Worden认为，哀伤心理辅导的目标是协助丧亲者完成与逝者之间的未尽之事，向逝者告别，其特定目标有4点：①增加丧亲的现实感；②协助丧亲者处理悲伤情绪；③协助丧亲者克服丧亲后再适应过程中的障碍；④鼓励丧亲者向逝者告别，以健康积极的心态将情感投入新的人际关系里，燃起新的生活希望。

根据本案例的综合评估与诊断，确定对丧亲者进行心理护理所要达到的3个目标：①使丧亲者的悲伤情绪得到最大程度的宣泄，鼓励其主动谈论内心感受，接受丈夫逝去的现实；②使丧亲者及其家属认识到适当地谈论逝者是战胜哀伤的必经过程，帮助她战胜悲伤情绪；③帮助并鼓励丧亲者将对丈夫的情感投入到发展新的人际关系中，最终使丧亲者敢于面对现实，充满新的希望，更好地面对未来生活。

3. 居丧心理护理方案及实施

居丧心理护理主要以家庭访视和电话咨询为主。

第一阶段：与丧亲者建立良好的护患关系，收集资料确定现存的主要问题。介绍家庭访视的目的和具体事项，鼓励丧亲者主动倾诉目前的心理和生理状态，收集基本信息，了解丧亲者的人格特点，并进行日常生活指导，帮助其掌握一些简单的自我放松技术及改善睡眠的方法，与之建立初步的信任关系。

第二阶段：帮助丧亲者面对丈夫已经死亡的事实，鼓励其倾诉，宣泄不良情绪；进一步收集资料，包括了解家属对其的态度及想法，掌握解决问题的关键。第一，谈论丈夫去世的情况，如发病的过程、抢救的经过、得知丈夫去世时的反应、是否和丈夫进行了告别、葬礼举行的过程等等，以帮助丧亲者强化亲人逝去的真实感，让其面对并接受丈夫死亡的事实。第二，通过情境回忆，触动丧亲者的悲伤反应，协助处理死亡事件发生后的感受。在会谈过程中，以真诚、共情、尊重的态度为基本条件，做到无条件接纳丧亲者的情感反应，鼓励其任何形式的宣泄悲伤情绪，不做判断，不做评价和建议。例如，不指责丧亲者有想要结束生命随丈夫离世的想法；不说空洞而毫无帮助的安慰之词，如"一切都会好起来的""我能理解你的心情""过去的就过去了，想开一点"等等。为丧亲者营造一个能开放自我、充满安全感的氛围。第三，由于丧亲者和家属对丧亲后的悲伤反应缺乏正确的认知，没有充分认识该反应是经历丧亲后的一种正常适应过程，而仅仅是避免提起和谈论逝者，希望她能尽快恢复正常的生活，导致她刻意压抑悲伤情绪，不能够真实地倾诉自己的情感，反而成了其恢复正常生活的障碍之一。护理人员在这一阶段的任务就是帮助丧亲者认识到面临该巨大的应激事件，适度的痛苦、悲伤以及抑郁情绪都是正常的，应坦然接纳自己的情绪和行为反应。告知其家属在帮助丧亲者度过悲伤、恢复正常情绪过程中的注意事项，了解哀伤反应的认知、情绪和行为表现。

第三阶段：协助丧亲者与逝者的关系进行重新定位，转化为丧亲者记忆的一部分。学习承受与亲人死亡有关的信息和场景。鼓励丧亲者将自己想要对丈夫说的话以写信的方式或面对丈夫的照片直接说话，进一步表达对逝者的思念、歉疚等情绪。该方法与和护士交谈倾诉相比，更为隐秘、灵活和安全。逐渐引导丧亲者把过去在丈夫身上的情感转移到其他新的关系中。

第四阶段：增强丧亲者面对未来的勇气和能力，巩固护理干预效果。具体做法如下：①可通过特殊的日子，如逝者生日时，丧亲者和女儿可在逝者坟墓前做具有象征意义的告别仪式，帮助丧亲者顺利完成与逝者心理层面的分离。弗洛伊德的观点认为，解决丧亲者在居丧期间的孤独、拒绝与外人交往，甚至不再结婚等问题的关键是要完全切断生者对逝者的依恋，结束过去转向新的依恋。而 Strobe 等的研究证明，最佳的解决办法并不是使丧亲者在心理上完全放弃已经逝去的亲人，而是重新构建与逝者的心理联结。该告别仪式的目的就是协助丧亲者在情感生活中为逝者找到一个更适宜的地方，使他们在将来可以更加坦然地将活力投注在其他人际关系中，能继续有质量的生活而不是完全切断生者对逝者的依恋情绪。②鼓励丧亲者学习积极的应对方式，能够利用有效的社会资源，重新开始新的生活，如积极参与社会活动，重新寻找新的就业机会等。③将注意力集中至当前的生活，引导丧亲者为今后的生活制订一些计划，并鼓励其积极采取行动，如参加体育锻炼、学习知识技能等。④讨论回顾整个心理护理过程，确定结束护理。

（三）结果

干预结束后通过电话回访对丧亲者进行评估，显示心理护理已经达到了预期的目标，丧亲者在情感上已经完全接受了丈夫逝去的事实；摆脱了悲伤抑郁情绪；同时丧亲者发展了新的人际社会关系，重新走向工作岗位，并以积极的心态面对未来的生活。

（四）总结

1. 共情与倾听

在本案例中共情和倾听是护士运用的最重要的治疗性沟通技巧。共情的重要目的在于打开丧亲者的内心世界，使丧亲者正视自己的经验和能力，真实地领悟到自己的情绪感受和思维方式。为丧亲者提供了一种环境，使其能够从被压抑的自我及痛苦的情感中宣泄出来，得到护士理解、支持和帮助。

2. 重视大众的健康教育

本案例的丧亲者，其家属由于缺乏对丧亲的正确认识及处理方式，未给丧亲者提供适宜的宣泄途径，不利于丧亲者从悲伤情绪中顺利摆脱出来。因此，在居民中宣传并普及哀伤期的相关知识，对正确处理哀伤期心理反应和促进心理调适具有重要的现实作用。可采取不同的途径和方法，尤其通过大众传媒、社会宣传，提供相关的心理教育资讯等。

二、案例二：1例失独父母的哀伤辅导

（一）个案背景资料

一对失独夫妇，男（以下称"丈夫"），1962年出生，本科学历，无宗教信仰，姐弟2人，在一家公司担任经理；女（以下称"妻子"），1963年出生，家庭主妇，本科学历，无宗教信仰，姐妹2人。家庭经济情况为中上水平。2014年，独生儿子（1992年出生）突发意外死亡。儿子学习成绩优异，懂事孝顺。家庭和谐，一家人有共同的音乐爱好、读书爱好以及旅游爱好等。夫妻感情和睦。

案例经过：2014年4月7日（周六），晚饭后夫妻两人出门探望好友，儿子自己在家。晚上21：00时左右回家，房门钥匙打不开，呼叫无回应，随后请来社区的开锁师傅，打开房门，发现儿子躺在书房，脸色苍白，呼之不应，随即拨打120，约15分钟后救护车赶到，送往医院抢救，抢救1小时后医生宣布抢救无效死亡。儿子去世后夫妇俩害怕回家，一直住在宾馆，除了告诉家

里的亲戚外，对身边的同事、好友、邻居等都隐瞒此事。处理完儿子的后事后，两人不敢外出，害怕与人接触。妻子几乎天天以泪洗面，食欲不振，严重失眠，自责内疚，认为如果当天自己不外出就不会发生此事，情绪极度低落，对任何事情都没有兴趣，脑海经常挥之不去的出现儿子躺在书房以及急诊抢救的场景，甚至想到自杀陪儿子一起离世。丈夫每天上班 1 小时到 2 小时，强装什么都没有发生，在公司处理一些紧急事情后即回家，回家后不言不语，对儿子内疚和亏欠，情绪低落，除了给死去的儿子写信，其他事情均无兴趣。丈夫晚上睡眠过程中经常被噩梦惊醒，惊醒后独自流泪。二人暂时由兄弟姐妹轮流陪伴。

（二）分析与临床诊断

Holms 等人编制的生活事件心理应激评定表中显示，亲密家属死亡分数可达到 63 分，在 43 种生活事件对当事人的影响中排名第五。可见，丧失亲密家属对丧亲者的影响非常大，尤其是逝者为独生子女且为突发死亡。根据首次收集的资料进行分析判断，妻子的主要反应为：认为是自己的原因害了儿子，如果当天不出门儿子就不会死。脑子里一直出现这个想法，其他的事情均不能集中注意力。情绪极度悲伤，思维矛盾。一方面完全不能接受儿子已经逝去的事实，另一方面有自杀的念头，认为自己死了可以和儿子在一起（目前尚未有自杀的行为和计划），活动减少，多数躺在床上或沙发上，除了自己的日常起居，其他事情均没有精力去做。晚上失眠严重，依赖安眠药可以勉强能睡一会。丈夫的主要反应为：经常发呆，注意力不集中，思绪停留在儿子生前的点点滴滴，胸口阵发性的疼痛，有时会捶胸顿足，经常看着儿子的照片以泪洗面。情绪极度低落，一直纠结"为什么如此优秀的儿子突然就没了"？反复地想，怎么都想不通。工作效率明显下降，身体疲乏，精力不足，睡眠浅，经常梦中惊醒。

综合分析，本案例由于失独，哀伤反应更为特殊和复杂。主要哀伤反应有以下 4 点。

1. 应激反应

独生子女死亡后，其父母在早期会出现急剧强烈的心理应激反应，如意识蒙眬、茫然、注意力不集中等，重者会出现自杀、躁狂、冲动毁物、攻击他人或者急性精神病性障碍等；如果不进行及时干预，会出现严重的后果。本案例中的妻子有茫然、注意力不集中、情绪极度悲伤、反复闯入性的痛苦回忆、警觉性增高等。丈夫有发呆、注意力不集中、反复回忆、情绪低落、睡眠中惊醒等反应。

2. 逃避心理

失独父母内心深处的巨大悲痛情绪，随时都有可能被勾起。如见到同龄的孩子，节假日、孩子的生日等。曾经有位失独的母亲说，别人过节，他们却是"躲节"。有一些失独者则选择离开居住地，去一个陌生的环境，逃避与孩子有关的一切，包括邻居甚至是亲戚，他们选择切断与亲朋好友的联系。本案例的失独父母选择住在宾馆，不敢回家，回避朋友、同事和邻居，害怕别人问起儿子的事情，也不愿主动和别人谈论儿子的事情。

3. 自责（内疚）心理

失独父母在面对导致孩子死亡的原因时难免会出现认知偏差。若因孩子生病而去世，父母会认为是自己没有照顾好孩子；若因车祸离世，父母会自责没有保护好孩子；若因亲子关系不和而自杀，父母会终生责怪自己。本案例中，夫妇两人均有自责心理，尤其是妻子一直内疚自己当时不应留儿子一人在家，是自己的过错导致了儿子的突然离世。

4. 抑郁反应

世间最悲伤的事情莫过于"白发人送黑发人"。对于大多数丧子的父母来说，强烈的悲伤反应虽然可能会随着时间的流逝而逐渐缓解，但部分失独父母的这种抑郁情绪很有可能会伴随一生。本案例中，夫妇的情绪低落非常明显，几乎体验不到任何的积极情绪。由于"失独父母"个体的特质不同、人生经历也各不相同。正常悲伤的三大心理过程表现为回避阶段（震惊与逃避）、面对阶段（面对与瓦解）和适应阶段（接纳与重整），三个阶段之间没有明显的界线，可能会出现多阶段并存的现象。该案例夫妻未经历过特殊的应激事件和创伤经历，经过综合分析，判断为正常的哀伤反应第一阶段，即震惊与逃避。心理受伤是失独事件发生后最严重的问题，因此危机介入必须尤为重视该方面，即对失独者进行紧急的情绪干预。经过和丧亲者商定，计划哀伤辅导 1 次/周，每次 1.5 小时，共进行 10 次。

（三）哀伤辅导

根据哀伤辅导理论，哀伤辅导的目标是协助丧亲者完成与逝者间未尽之事，并向死者充分告别；与哀悼任务相应的特定目标是增加丧失的现实感；协助丧亲者处理已表达的或潜在的情感；协助丧亲者克服丧亲后再适应过程中的障碍。建立新的生活平衡，继续有效的生活，积极面对未来。

1. 第一阶段——准备阶段

主要目标：收集资料，进行心理评估，判断哀伤的类型及严重性，尤其对抑郁情绪、自杀危险性做出评估；与丧亲者建立良好的咨询访问关系；向丧亲者介绍辅导的主要方法，并告知辅导过程中的有关注意事项等。此阶段主要采用来访者中心疗法，支持和鼓励来访者倾诉目前的心理和生理状态，描述所经历的情感和行为反应。主要运用以尊重、真诚、共情、以来访者为中心、积极关注、开放的态度等辅导策略，充分倾听来访者，为下一步的辅导工作做好铺垫。

2. 第二阶段——工作阶段

（1）心理教育——哀伤反应的正常化。

心理教育在心理咨询、心理治疗和心理危机干预中十分重要，可以促进咨访关系，提高咨询的治疗或干预的依从性。介绍丧亲后出现的一般哀伤反应以及悲痛表达的阶段（如否认、愤怒、抑郁等情绪），本次哀伤辅导的主要目的及重要性等，以此提高来访者对出现的哀伤反应的理解，使他们认识到目前经历的正常化。辅导过程中通过开放式提问，鼓励来访者的情感表达。使来访者能够认识，被压抑的情感可能只会使这种情感随着时间的流逝变得越来越强和越来越具有破坏性。

（2）谈论逝者——增加死亡的现实感。

鼓励夫妇两人一起回忆儿子去世前 24 小时的活动和健康情况，分享与儿子有关的回忆。和来访者一起进行简单的心理社会评估，内容包括逝者的生活方式、学习情况、价值观及体育活动等。同时，也可以谈论整个抢救以及孩子后事的处理过程，增加来访者正视儿子已经去世的现实。布置家庭作业，让来访者给死去的儿子写一封告别信，并观察来访者的反应。建议来访者每天留出一个固定的特殊时间段集中哀悼（如每天晚上 20 ～ 30 分钟）。当这段时间哀悼结束后，鼓励其恢复以前的日常活动。

（3）讨论生活——建立新的生活模式。

探究来访者的日常生活安排，包括住宿、儿子个人用品整理、社会交往及如何谈论儿子去世的消息。这些探究对于哀伤者来说可能还没时间来得及去想，但也是否认逝者死亡的一种方法。谈论生活的安排，也是正视儿子死亡的一种方式，同时也为建立新的生活平衡提供了行为指导。特别强调哀伤者健康的饮食习惯（如少食多餐、避免高脂肪或高胆固醇摄入、避免酒精和咖啡因）和良好的睡眠习惯，鼓励写日志来记录当前的睡眠情况，必要时选择药物帮助睡眠。

（4）认知行为调整——减轻内疚心理。

来访者特别是妻子深深的自责，认为儿子的意外死亡是由于自己的外出导致的。允许来访者表达没有关照好儿子的愧疚情感，但通过回忆儿子的抢救过程及医疗死亡证明，提醒其孩子的死亡是由于某种医学原因，从自责内疚方面上转移注意力。讨论信仰，假如相信儿子的灵魂在另一个空间存在，希望家长做点什么和怎么做。本案例中丈夫的认知得到了妻子的认同，当丈夫告知"我慢慢地感觉到儿子一直在看着我们，希望我们能够快乐地生活"。儿子死亡的事实不可逆转，进一步探究如何认知此事有助于将来有效的生活。该来访者一旦建立了"儿子希望我们快乐"，改变了思想和行为，并逐渐关注公益事业，如本案例中的夫妻开始帮助养老院的老年患者、孤儿院的孤儿等，认为儿子也希望他们这样做。内疚的情感会逐渐演变成儿子希望父母怎么做，认知的改变，行为的改变，逐渐形成了失独父母新的生活平衡。

（四）效果评估及巩固发展

通过对来访者的生活方式、社会功能、日常处理事务能力的反馈评估，反映辅导效果。目前，来访者基本恢复了儿子去世前生活状态，也能有正常的社会交往圈。尽管面对儿子的有关事件仍然内心很疼，甚至流泪，但能控制自己的情绪，睡眠也基本恢复正常，不需借助任何药物可以自然入睡，半夜最多醒来 1～2 次，并能继续入睡。夫妇俩也做了一些计划，如出去旅游和对公司未来发展进行设想。为进一步增强来访者今后面对生活的能力，巩固辅导效果，与来访者共同讨论将来遇到一些特殊日期的应付技能，如遇到儿子生日、儿子同龄人升学或者结婚等，为结束此次哀伤辅导做好准备。鼓励来访者积极参加各项社会活动，以积极的心态和行动面对未来。

（五）总结

在哀伤过程中需要充分考虑哀伤所处的阶段和性别，每个阶段的反应不同、辅导关注点不同，性别在哀伤反应中也有区别。在夫妻两人的辅导中特别强调性别不同会有不同的反应，增加互相之间的理解。另外，也须考虑中国文化以及中国人特有的行为模式，根据不同个体选择恰当的介入方法及沟通技巧。积极探索来访者自身资源，在咨询师的帮助下来访者自己能够积极面对未来，建立新的生活模式，改善心理健康功能。

三、案例三：校园危机干预——高等院校班级哀伤辅导报告

（一）案例背景

2016 年 6 月 17 日晚 21：00 时，一名在校大四学生李晓光（化名）在下晚自习回宿舍的路上经过校门口十字路口时，被一辆闯红灯的酒驾司机开车撞飞，经抢救无效死亡。该突发事件发生后，班内同学尤其是同宿舍同学出现了

悲伤、愤怒、恐惧、焦虑等情绪和一系列行为反应，如有的同学表现为否认李晓光同学去世的事实，沉迷于对逝者的思念中，甚至产生幻觉，精神恍惚、心不在焉；有的同学表现为注意力不集中，常常偷偷哭泣，食欲不振和连日失眠等，该班班主任在了解了同学的情况后，决定对该班同学进行哀伤辅导。

（二）班级哀伤辅导的方案设计与实施

1. 辅导目的

帮助该班级的同学正确认识"死亡"事实，协助他们合理宣泄情绪并处理相关未尽事宜，增强学生的社会支持感，帮助他们重新回归到现实生活。

2. 主要辅导方法

（1）整个辅导过程以催眠放松疗法为主线，使学生们降低内心防御，在潜意识状态下打开心扉，释放并宣泄自己的情绪。

（2）将团体辅导方法融于其中，营造安全和谐的辅导氛围，互相支持，加强归属感。

（3）运用身心语法程序学（neuro linguistic programming）疗法（简称NLP疗法），与潜意识进行沟通，减少不良情绪与行为症状，提升自信，挖掘潜能。NLP疗法是一种整合心理疗法，结合典型心理学、认知心理学、心理动力学、人本主义理论等，专注于人的潜能与自我价值的提升，对协助处理学生的情绪问题、化解内心矛盾及恰当的自我评价等具有明显、快速而长久的治疗效果。

3. 辅导准备

辅导的道具，主要包括多媒体、放松音乐、班德瑞冥想音乐、《相亲相爱一家人》与《明天更美好》的手语视频、书写纸、心形卡片和礼品盒等。

4. 辅导时间和地点

辅导时间为3个小时，辅导地点为学校120 m² 的团体辅导教室。

5. 辅导过程

本次辅导分为五个阶段。

（1）第一阶段：事件再现，接纳丧失。

1）播放舒缓的背景音乐，以缓慢柔和的指导语带领全体同学进入冥想，引导学生在潜意识状态中充分体会自己内心的情绪状态。

【指导语】现在，请你找一个你认为最舒服的姿势，闭上双眼，缓慢并均匀地吸气、吐气，调整你的呼吸，继续……时间回到你刚刚听到意外消息的那一刻，当时你正在做什么呢？感受一下你当时的情绪，是震惊、恐惧、悲伤，还是有其他的感觉？那时的你，脑海中想到了什么？你的身体有什么不一样的反应？是心跳加速、呼吸急促还是喘不过气？请你细细地去体会它，并且接纳它，不要感到害怕，这些情绪和反应都是正常的。在遭受如此重大的事故时任何人都会出现这些反应，虽然每个人的反应各不相同，但这些都是正常的，请你不必担心、害怕甚至逃避。请你慢慢睁开双眼，把当时与现在的想法、行为及身体反应详细记录下来。

2）全班40人，共分6个小组，小组成员之间相互交流。

3）本阶段小结：大家出现的这些情绪反应都是正常的，每个人遇到类似的事情都会出现同样的反应。我们必须要接纳这些情绪，经历过一段时间的沉淀后，你的这些身体反应和情绪感受都会有所不同，慢慢地都会好起来。归根结底，无论是震惊恐惧、痛苦哀伤还是愤怒否认，背后的原因都是对李晓光同学的不舍。

（2）第二阶段：体验哀痛，释放情绪。

1）播放幻灯片，一起回顾逝者的过去。

2）体会心中的哀痛。

【指导语】闭上眼睛，重新调整你的呼吸，缓慢地吸气、吐气、放松……（再次回到潜意识放松状态）。刚才，大家看到了李晓光同学的照片，这些照片肯定会碰触你内心深处对他的情怀，让你回忆起你们曾经的点点滴滴……现在请大家把注意力集中在你的内心，去真实地感受你的内心，你和李晓光同学是否还有一些约定没来得及去做？是否他曾经帮助过你，你还没来得及表达谢意？或者你们中间是否曾经有过误会还没来得及化解，等等。现在，你肯定有很多话要对他讲。现在，请大家继续将注意力集中在你的内心，认真地思考，你想对他说些什么？道歉也好，祝福也好，如果你已经想好了要对他说的话，就请你慢慢睁开双眼，把你想对他说的话写在心形卡片上，把它作为礼物送给晓光同学。

3）小组交流。

4）按照顺序把心形卡片作为礼物——投放到礼物箱中，对着逝者的照片深深地鞠躬，进行告别，同时表达同学们对他的祝福。

（3）第三阶段：告别逝者，转身上路，播放冥想音乐。

【指导语】现在，请大家继续闭上眼睛，调整你的呼吸，慢慢地吸气、吐气、放松……（再次回到潜意识状态）。想象你现在走出教室，看到一个熟悉亲切的身影向我们走过来，由模糊慢慢变为清晰，那就是李晓光，请看着他，和他热情地打个招呼，他笑了。天色渐渐暗了下来，李晓光转身向远处走去，越走越远，最后消失在天边。你或许会非常地失落、难过、不舍和牵挂。现在转过身来，你的眼前是一条阳光大道，这里有你亲爱的老师、爸爸妈妈，还有许多可爱的同学，还有你从未见过的陌生人，他们一起陪着你继续走下去。他们会一直陪伴你、支持你。你并不孤单，在他们的陪伴下，你将会变得越来越强大，越来越强大。（屏幕显示李晓光的照片，文字：李晓光同学，愿你一路走好！）

（4）第四阶段：把意义储留心中，活出精彩。

1）将意义储存在心里，帮助自己在未来的路上走得更好。

【指导语】现在，请大家闭上眼睛认真地思考："这次事件里面是否拥有一些对你未来的人生有意义的东西？"或者"你是否可以在这次突发事件中有所学习和成长，是否因为有了这次经历，你以后能够更加注意交通安全，珍爱自己的生命，更好地照顾和保护自己，让你的人生更加健康幸福快乐？"当同学们回答说"是"时，教师用较为缓慢低沉的声调引导同学说："现在我们把这份意义从这件事情里面分出来。伸出你的右手，把它按在左手上，感觉一下它的重量，它在手中的感觉。现在慢慢地把手放在你的胸口，将这份意义融入你的心中，感受一下这份意义进入内心的感觉。这份感觉舒服吗？（等同学们点头或回答后，再继续下去。）好！现在做几个深呼吸，每次都大口地吸气，感受这种舒服的扩大，变得更加温热的感觉。再做三四个深呼吸，直到你感觉这份意义已经融入身体的每一个部分，以后都会与你一起，帮助你，支持你。发生这件不幸的事，对生者都造成了一定的影响，让我们来呵护一下自己好吗？现在请你把双手抱于胸前，拥抱自己，轻轻地拍拍自己，告诉自己：'我爱我自己，我相信我自己'（重复一遍），'我爱我自己，我珍惜我自己'（重复一遍），'我爱我自己，我鼓励我自己'（重复一遍），'我爱我自己，我完善我自己'（重复一遍）。"

2）尊崇命运，珍爱生命，活出精彩。

【指导语】请大家闭上眼睛，想象已逝去的李晓光就坐在我们前面的椅子上，跟着老师一起说："李晓光，你是我的同学和好朋友，这次因为车祸你永远离开了我，我心里非常难过，但我必须要接受命运的安排。同时，尊重我活下去的权利和责任。命运可以操控我们什么时候离去，在它的面前，我们只能接受。我们在一起的那段时光，你给予了我很多帮助，我们一起成长，我很感激你。我会将你默默地放在心里一个非常重要的位置，并且带着这份感情，去经营好我自己的人生。我会更加珍惜我的时间和生命，好好学习，完善自我，去做更多的好事，也去帮助别人，使自己未来的每一天都更加幸福快乐！"

3）全体同学起立向逝者的照片三鞠躬。

【指导语】李晓光同学，为了表示对你的感激与对你命运的尊崇，我向你鞠躬。一鞠躬！二鞠躬！三鞠躬！

（5）第五阶段：彼此祝福，笑迎未来。

全体同学围圈而坐，每人发一张纸，请同学在纸的顶端写上"×××（自己姓名）的祝福"，然后向右传给每位同学，每个人都写下自己对他人的祝福和建议，也可以用绘画的形式表达出来。结束后每位同学仔细阅读他人的建议和祝福，并对他人深怀感恩。播放手语视频《相亲相爱一家人》和《明天更美好》，全班同学手拉手齐唱《相亲相爱一家人》和《明天更美好》。在歌声中重新振作起来，继续前行，走好未来的人生路。出示祝福语：愿逝者安息、生者永恒！

6. 辅导效果

哀伤辅导结束一周后对班级的代课教师、班干部和部分同学分别进行了回访，了解到目前同学们已经逐渐放下李晓光同学逝世的事实，既不有意回避谈论，也不再将注意力停留在该事件上，开始回归以往的学习和生活，班级氛围逐渐恢复正常。部分同学食欲不振、失眠等不适都已经逐渐消失。从学生的反馈和评价来看，本次辅导取得了较好的效果。需要指出的是，班级哀伤辅导是危机事件发生后进行集体心理干预的有效方式，但不是唯一方式。干预的方案与方法必须根据哀伤者的实际情况有针对性地设计和实施。班级哀伤辅导针对的是大多数学生，对于特殊学生较难以兼顾，这就需要辅导者通过观察，及时筛查出来，因人而异地进行个案辅导。

（三）总结

在团体哀伤辅导过程中，心理健康知识的分享非常需要，学生可以通过正确认识情绪，进行自我评估，并在需要帮助时，主动寻求专业的求助。在制订哀伤辅导方案时必须考虑事件的严重程度、涉及范围、发生和持续时间、事件当事人和相关人群等特点进行灵活设计。在此次辅导过程中我们明显感受到，该事件对班级学生的影响不尽相同。这与个体同逝者的亲密程度、个体是否曾有丧失创伤经历等有关。对于校园哀伤辅导，要把生命逝去的悲痛转化为生命教育的契机。泰戈尔说："教育的目的应当是向人类传送生命的气息。"哀伤辅导可以让学生从人文情怀的角度看待死亡，尊重生命，反思死亡的现象和生命的意义，同时能够理解哀伤辅导也是一种生命教育，使青少年学生有机会对比自身，感恩生活，由死观生，由生观死，感受生命的存在，回归生命的本质，激发生命的精彩。在以哀伤处理为主题的团体辅导中适当适时地穿插"明天会更好""相亲相爱一家人"为主体的小活动，可引导学生探讨生命的意义，探讨世界观、人生观和价值观。哀伤辅导的过程也是启发学生进一步发现生活美好和幸福的历程，也是启发学生珍爱生命、珍惜拥有、善待自己、尊重他人、活出生命精彩的历程。

综上所述，丧亲者的哀伤辅导，就是帮助丧亲者在合理的时间内，引发正常悲伤，并健康地完成悲伤任务，以增进重新正常生活的能力。因此，我们在实际生活和工作中应关注和加强丧亲者的照护和心理辅导。

附录1　复杂哀伤问卷修订版（inventory of complicated grief，ICG）

下列描述是人们在经历亲朋好友离世后可能出现的反应。回答没有好坏之分，请您根据自己的实际情况，选择在过去一个月中与您感受最相符的描述，请在每一描述后圈出相应的数值。注："他/她"代表的是您丧失的那位重要家属。

项　目	少于一次	每月一次	每周一次	每天一次	每天几次
1. 他/她的离世让我不知所措	1	2	3	4	5
2. 我常想起他/她，这让我难以进行平常所做的事情	1	2	3	4	5
3. 关于他/她的回忆让我心烦意乱	1	2	3	4	5
4. 我觉得自己难以接受他/她的离世	1	2	3	4	5
5. 我渴望见到并怀念他/她	1	2	3	4	5
6. 我对与他/她有关的地方和事情感到格外亲切	1	2	3	4	5
7. 我不由自主地对他/她的离世感到愤怒	1	2	3	4	5
8. 我不相信他/她已经离世	1	2	3	4	5
9. 我对他/她的离世感到惊讶、茫然和震惊	1	2	3	4	5
10. 自从他/她离世后，我就难以信任他人了	1	2	3	4	5
11. 自从他/她离世后，我觉得自己失去了关心他人的能力，或疏远了在意的人	1	2	3	4	5
12. 在我身体的同一部位体验到了与他/她相似的疼痛和症状，或我觉得自己出现了一些和他/她相同的行为和特征	1	2	3	4	5
13. 一些我曾在他/她离世前做的事情，现在已经不做了；或曾愿意见的人也不再见了。如果回答"是"，您觉得不做这些事或不见这些人对您造成了多大的困扰	是		不是		
	1	2	3	4	5

续上表

项　　目	少于一次	每月一次	每周一次	每天一次	每天几次
14. 我会回避一些与他/她有关的提示线索	1	2	3	4	5
15. 我会回避一些提醒他/她已经离世的线索	1	2	3	4	5
16. 有时候，失去挚爱会让人觉得生活难以继续。您在多大程度上觉得自己的生活难以继续（如结交新朋友、培养新兴趣）	1	2	3	4	5
17. 我觉得没有他/她的生活是空虚、毫无意义的	1	2	3	4	5
18. 我听到他/她对我说话的声音	1	2	3	4	5
19. 我看到他/她站在我跟前	1	2	3	4	5
20. 自从他/她离世后，我觉得自己变得麻木了	1	2	3	4	5
21. 我觉得他/她离世了而自己还活着，这是不公平的	1	2	3	4	5
22. 我对他/她的离世感到怨恨	1	2	3	4	5
23. 我嫉妒那些没有失去挚爱的人	1	2	3	4	5
24. 我觉得没有他/她的未来是没有意义和目标的	1	2	3	4	5
25. 自从他/她离世后，我觉得自己很孤单	1	2	3	4	5
26. 我很难想象没有他/她的生活是美满的	1	2	3	4	5
27. 我觉得自己的一部分已经随着他/她的离世而死亡了	1	2	3	4	5
28. 我觉得这次丧失事件改变了我的世界观	1	2	3	4	5
29. 自从他/她离世后，我就失去了安全感	1	2	3	4	5
30. 自从他/她离世后，我就失去了控制感	1	2	3	4	5
31. 我觉得自己的哀伤对社交、职业或其他方面的能力造成了损害	1	2	3	4	5
32. 丧失事件发生后，我觉得烦躁、紧张不安、易受惊吓	1	2	3	4	5
33. 丧失事件发生后，我的睡眠受到困扰的程度	1	2	3	4	5
34. 这些感觉出现时，距离这次丧失事件有多久	（　　　　）个月				
35. 您体验到这些感觉有多久了	（　　　　）个月				

续上表

项　　目	少于一次	每月一次	每周一次	每天一次	每天几次
36. 您哀伤的强度是否曾出现过明显的波动？即是否有一段时期您并未体验到强烈的哀伤，在那之后这些感觉又重新出现并困扰您	是		不是		
37. 您能描述一下自己哀伤的感觉是怎样随时间变化的吗					

附录2　悲伤体验问卷（grief experience questionnaire，GEQ）

指导语：在完成下列问卷的问题时，请回忆自从亲人去世后，你的感受。有可能有些问题并不适合你，那你可以选择"从不"。对于那些你仍能记忆犹新的体验，请努力回忆这些感觉持续了多长时间。你可能发现有些体验是短暂的，而有些在最终消失之前持续了很长一段时间，还有一些感受和体验是你现在仍然在经历着的。在考虑问题是否适合你之后，请努力判断并做出适合你的回答，在亲人去世后到现在你经历这些感受的频率。除了用下列描述和回答之外，你还有其他感受和体验，也可以在问卷纸的空白处写下来。

项　　目	从不	很少	有时	经常	几乎总是
1. 你认为应该去看医生	1	2	3	4	5
2. 感到自己生病了	1	2	3	4	5
3. 感到发抖、抽搐和颤动	1	2	3	4	5
4. 感到头晕、眼花或晕厥	1	2	3	4	5
5. 感到紧张不安	1	2	3	4	5
6. 认为人们在慰问你的时候有不舒服的感觉	1	2	3	4	5

附录3 持续联结量表中文修订版（continuing bonds scale，CBS）

指导语：请回想您在过去两个月的情况，圈出每句话的描述与您的实际情况的符合程度。句中的（ ）代表您去世的亲人。

项　　目	完全不符合	比较不符合	基本符合	比较符合	完全符合
1. 我会想起（ ）对我的正面影响，如何让我成为今天的我	1	2	3	4	5
2. 我发现自己正试着按照（ ）对我的期望去生活	1	2	3	4	5
3. 我把（ ）当成我的榜样，想变成像他/她那样	1	2	3	4	5
4. 虽然看不见（ ），但我想象他/她好像在指引着我或保佑着我	1	2	3	4	5
5. 当我做重要决定的时候，我会回想（ ）会怎么做，从而帮助我做决定	1	2	3	4	5
6. 我留意到自己试着去实现（ ）的愿望	1	2	3	4	5
7. 我觉得（ ）继续活着，因为他/她对我的影响让我成了今天的我	1	2	3	4	5
8. 我觉得（ ）也会欣赏我所看到和我所做的一些事物	1	2	3	4	5
9. 我会想象和（ ）分享发生在我身上的一些特别的事	1	2	3	4	5
10. 我会想象（ ）的声音在鼓励我继续前进	1	2	3	4	5
11. 我确实听到（ ）在和我说话的声音	1	2	3	4	5
12. 我有时会做一些事情就像（ ）并没有去世一样，比如大声叫他/她的名字或者准备他/她吃饭的餐具	1	2	3	4	5
13. 即使仅仅是一瞬间，我也曾把别人错认成（ ）	1	2	3	4	5
14. 我确实感觉到（ ）的抚摸	1	2	3	4	5
15. 我想象也许（ ）会突然出现在我面前，就像他/她还活着一样	1	2	3	4	5
16. 我实际上会看见（ ）就站在我面前	1	2	3	4	5

【参考文献】

[1] He L, Tang S, Yu W, et al. The prevalence, comorbidity and risks of prolonged grief disorder among bereaved Chinese adults [J]. Psychiatry Research, 2014, 219 (2): 347 –352.

[2] 赵云龙. 国内外关于丧失的研究综述 [J]. 职业时空, 2009, 5 (9): 147 –148.

[3] Aoun S M, Breen L J, Howting D A, et al. Who needs bereavement support? A population based survey of bereavement risk and support need [J]. PLOS ONE, 2015, 10 (3): e121101.

[4] Nielsen M K, Neergaard M A, Jensen A B, et al. Predictors of complicated grief and depression in bereaved caregivers: a nationwide prospective cohort study [J]. Journal of Pain and Symptom Managment, 2017, 53 (3): 540 –550.

[5] 唐苏勤, 何丽, 刘博, 等. 延长哀伤障碍的概念、流行病学和病理机制 [J]. 心理科学进展, 2014 (7): 1159 –1169.

[6] 吴琦, 胡韵, 朱卓非. 慢性哀伤理论的发展与应用 [J]. 护理研究, 2016, 30 (28): 3472 –3474.

[7] Heeke C, Stammel N, Knaevelsrud C. When hope and grief intersect: rates and risks of prolonged grief disorder among bereaved individuals and relatives of disappeared persons in Colombia [J]. Journal of Affective Disorders, 2015, 173 (1): 59 –64.

[8] Parker G, McCraw S, Paterson A. Clinical features distinguishing grief from depressive episodes: a qualitative analysis [J]. Journal of Affective Disorders, 2015, 176 (1): 43 –47.

[9] 叶盈, 杨可, 傅静. 丧亲事件对丧亲者的影响及相关因素分析 [J]. 中国全科医学, 2018, 21 (29): 86 –90.

[10] Boerner K, Burack O R, Jopp D S, et al. Grief after patient death: direct care staff in nursing home sand homecare [J]. Jounal of Pain and Symptom Management, 2015, 49 (2): 214 –222.

[11] 何玉梅. 哀伤辅导在校园危机干预中的应用及思考 [J]. 芜湖职业技术学院学报, 2016, 18 (1): 20 –23.

[12] 杨玉婷. 失独父母自传体记忆与延长哀伤的关系研究 [D]. 北京: 北京理工大学, 2015.

［13］郑霞. 哀伤辅导在校园危机事件中的应用［J］. 校园心理，2014（4）：280 - 281.

［14］Morris S E, Block S D. Adding value to palliative care services: the development of an institutional bereavement program［J］. Journal of Palliative Medicine, 2015, 18（11）: 915 - 922.

［15］Hodges L J, Humphris G M, Macfarlane G. A mate-analytic investigation of the relationship between the psychological distress of cancer patients and their carers［J］. Social Science & Medicine, 2005, 60（1）: 12.

［16］施永兴. 临终关怀学概论［M］. 上海：复旦大学出版社，2015：72.

［17］杨慧峰，钟辉，吴佩佩. 安宁疗护中对家属的哀伤辅导研究进展［J］. 全科护理，2018，16（14）：1693 - 1695.

［18］Bonanno G A, Kaltman S. The varieties of grief experience［J］. Clinical psychology Review, 2001, 21（5）: 705 - 734.

［19］Horowitz M J, Wilner N, Marmar C, et al. Pathological grief and the activation of latent self-images［J］. American Journal of Psychiatry, 1980, 137（10）: 1157 - 1162.

［20］Prigerson H G, Bierhals A J, Kasl S V, et al. Traumatic grief as a risk factor for mental and physical morbidity［J］. American Journal of Psychiatry, 1997, 154（5）: 616 - 623.

［21］Boelen P A, Bout J van den. Complicated grief and uncomplicated grief are distinguishable constructs［J］. Psychiatry Research, 2008, 157（1 - 3）: 311 - 314.

［22］Collier R. Prolonged grief proposed as mental disorder［J］. Canadian Medical Association Journal, 2011, 183（8）: e439 - e440.

［23］潘金洪. 失独哀伤过程的复杂性及其特征的多样性分析［J］. 人口与社会，2017，33（1）：3 - 11，32.

［24］陈洁. 通过建立未来可预期社会关系的丧亲哀伤辅导［J］. 赤峰学院学报（自然科学版），2016（6）：181 - 183.

［25］Wakefield J C. DSM-5: an overview of changes and controversies［J］. Clinical Social Work Journal, 2013, 41（2）: 139 - 154.

［26］Boelen P A, Prigerson H G. Commentary on the inclusion of persistent complex bereavement related disorder in DSM-5［J］. Death Studies, 2012, 36（9）: 771 - 794.

［27］何丽，王建平，唐苏勤，等. 复杂哀伤问卷修订版的信效度［J］. 中国

心理卫生杂志，2013（12）：937-943.

［28］王翠春，张利萍. 告别逝者，重新上路——一例大学班级哀伤辅导的设计与实施［J］. 中国教师，2012（22）：78-80.

［29］李秀. 失独者悲伤调适及其本土化干预模式研究［D］. 南京：南京中医药大学，2014.

［30］Hudson P，Hall C，Boughey A，et al. Bereavement support standards and bereavement care pathway for quality palliative care［J］. Palliative and Supportive Care，2017，16（4）：1-13.

［31］Aoun S M，Breen L J，Rumbold B，et al. Reported experiences of bereavement support in Western Australia：a pilot study［J］. Australian and New Zealand Journal of Public Health，2014，38（5）：473-479.

［32］张文文. 丧亲大学生延长哀伤状况及其哀伤辅导研究［D］. 上海：上海师范大学，2015.

［33］Snaman J M，Kaye E C，Torres C，et al. Helping parents live with the hole in their heart：the role of health care providers and institutions in the bereaved parents' grief journeys［J］. Cancer，2016，122（17）：2757-2765.

［34］Sandler I，Tein J Y，Wolchik S，et al. The effects of the family bereavement program to reduce suicide ideation and/or attempts of parentally bereaved children six and fifteen years later［J］. Suicide and Life-Threatening Behavior，2016，46（S1）：S32-S38.

［35］Knowles L M，Stelzer E M，Jovel K S，et al. A pilot study of virtual support for grief：feasibility，acceptability，and preliminary outcomes［J］. Computers in Human Behavior，2017（73）：650-658.

［36］Waller A，Turon H，Mansfield E，et al. Assisting the bereaved：a systematic review of the evidence for grief counselling［J］. Palliative Medicine，2015，30（2）：132-148.

［37］Bylund-Grenklo T，Fürst C J，Nyberg T，et al. Unresolved grief and its consequences：a nationwide follow-up of teenage loss of a parent to cancer 6-9 years earlier［J］. Supportive Care in Cancer，2016，24（1）：3095-3103.

［38］Morris S E，Dole O R，Joselow M，et al. The development of a hospital-wide bereavement program：ensuring bereavement care for all families of pediatric patients［J］. Journal of Pediatric Health Care，2017，31（1）：88-95.

［39］Thurman T R，Luckett B G，Nice J，et al. Effect of a bereavement support group on female adolescents' psychological health：a randomised controlled trial in South Africa [J]. Lancet Glob Health, 2017, 5 (6): e604 - e614.

[40] Lundorff M, Holmgren H, Zachariae R, et al. Prevalence of prolonged grief disorder in adult bereavement: a systematic review and meta-analysis [J]. Journal of Affective Disorders, 2017 (212): 138 - 149.

[41] Kim Y, Carver C S, Spiegel D, et al. Role of family caregivers' self-perceived preparedness for the death of the cancer patient in long-term adjustment to bereavement [J]. Psycho-Oncology, 2015, 113 (12): 55 - 62.

[42] 何丽, 尉玮, 谢秋媛, 等. 301 名丧亲者哀伤反应及其影响因素 [J]. 中国临床心理学杂志, 2013 (6): 932 - 936.

[43] 何丽, 尉玮, 胡泊, 等. 负性认知对丧亲者情绪问题的预测作用 [J]. 中国临床心理学杂志, 2014 (4): 605 - 609.

[44] 尚志蕾. 重大急性应激 (失独) 导致的 PTSD 及其影响因素研究 [D]. 上海: 第二军医大学, 2016.

[45] 伊凤. 悲伤体验问卷 (GEQ) 中文版的修订及信度效度检验 [D]. 大连: 大连医科大学, 2012.

[46] 周圆. 校园危机干预: 哀伤辅导的实施与反思 [J]. 思想理论教育, 2013 (8): 71 - 74.

[47] 齐欧, 齐穗娟. 空椅子技术在哀伤辅导中的应用 [J]. 中国社会工作, 2018 (24): 49.

[48] 韩玉梅, 丧亲群体的持续联结与延长哀伤的关系及意义建构的中介作用 [D]. 上海: 上海师范大学, 2018.

后　记

护理工作是卫生计生事业的重要组成部分，与人民群众的健康利益和生命安全密切相关。《全国护理事业发展规划（2016—2020 年）》提出，以需求为导向，丰富护理专业内涵，大力发展老年护理、慢性病管理、康复促进和安宁疗护等服务，创新护理、扩展服务，体现人文关怀，满足人民群众多样化、多层次的健康需求。在老年护理服务发展工程中也强调，"十三五"期间要加快完善安宁疗护机构准入、服务规范、人才培养的有关政策，健全并完善相关机制，逐步提升安宁疗护服务能力，加强安宁疗护能力建设。

《生命终末期护理管理》结合《全国护理事业发展规划（2016—2020年）》的文件精神，针对生命终末期患者的特点，采用系统的文献研究，总结我国常见疾病终末期的护理方法，从而为护理人员进行生命终末期护理知识的学习提供学术资料；通过对国内研究现状的总结分析，提出不足及研究展望，为生命终末期护理研究提供思路；旨在帮助患者和家属接触病痛、获得最佳的生活质量。

生命终末期护理的内容包括姑息护理、临终关怀和死亡教育三个部分。编写组经过长时间反复沟通与讨论，由两位主编最终拟定了编写大纲、编写体例、编写要求、大部分内容要点，并根据各自的学术旨趣分配了编写任务。全书共十二章，其中第一章由宁艳花、陈莉编写，第二章由宁艳花、陈莉编写，第三章由宁艳花、陈莉编写，第四章由宁艳花、郭浩乾编写，第五章由宁艳花、郭浩乾编写，第六章由宁艳花、郭浩乾编写，第七章由刘国莲、何旭文编写，第八章由刘国莲、何旭文编写，第九章由刘国莲、牛萌编写，第十章由刘国莲、牛萌编写，第十一章由刘国莲、刘赟赟编写，第十二章由刘国莲、刘赟赟编写。两位主编负责对全书的写作思路、总体架构进行设计，对书稿进行修改、完善与把关。

本专著获得宁夏医科大学专著出版基金资助，评审专家给予本书以充分肯定并支持出版！本书在编写过程中，参考了许多相关的研究论著，借鉴了一些国内外学者的观点和研究结果，参考的内容都一一标明出处。此外，由于编撰人员水平及时间有限，本书难免存在不足之处，恳请广大读者批评指正。

编者

2019 年 9 月